三叉神经损伤

［美］迈克尔·米罗若　**主编**
Michael Miloro

陈敏洁　**主译**
杨　驰　**审校**

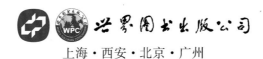

世界图书出版公司

上海·西安·北京·广州

图书在版编目(CIP)数据

　　三叉神经损伤 /(美)迈克尔·米罗若主编；陈敏洁译. —上海：上海世界图书出版公司, 2019.9
　　ISBN 978-7-5192-6402-4

　　Ⅰ. ①三… Ⅱ. ①迈… ②陈… Ⅲ. ①三叉神经痛—诊疗 Ⅳ. ①R745.1

　　中国版本图书馆 CIP 数据核字（2019）第 128104 号

Translation from the English language edition:
Trigeminal Nerve Injuries edited by Michael Miloro
Copyright © Springer-Verlag Berlin Heidelberg 2013
This Springer imprint is published by Springer Nature
The registered company is Springer-Verlag GmbH
All Rights Reserved

书　　名	三叉神经损伤 Sancha Shenjing Sunshang
主　　编	[美] 迈克尔·米罗若
主　　译	陈敏洁
审　　校	杨　驰
责任编辑	马　坤
装帧设计	南京展望文化发展有限公司
出版发行	上海世界图书出版公司
地　　址	上海市广中路 88 号 9-10 楼
邮　　编	200083
网　　址	http://www.wpcsh.com
经　　销	新华书店
印　　刷	上海颛辉印刷厂
开　　本	787 mm× 1092 mm　1/16
印　　张	22.75
字　　数	500 千字
印　　数	1-2000
版　　次	2019 年 9 月第 1 版　2019 年 9 月第 1 次印刷
版权登记	图字 09-2018-198 号
书　　号	ISBN 978-7-5192-6402-4 / R·504
定　　价	260.00 元

译者名单

主译 陈敏洁

审校 杨 驰

译者 （按拼音排序）

蔡协艺　柴　盈　郭智霖　韩孜祥

霍　亮　刘芷扬　浦益萍　钱文涛

汪　湧　王轶雯　魏文斌　徐光宙

张伟杰　张文豪　张晓虎　邹多宏

序　一

三叉神经是人体第5对脑神经，遍布于口腔颌面部。它具有感觉与运动双重功能，履行着保证人体牙颌面健康的作用。临床上，无论是感觉或运动功能的丧失都将对人的生存质量产生不利影响。

神经疾病可分为疼痛和麻痹两大类，对三叉神经来说，三叉神经痛，特别是所谓原发性三叉神经痛，是对人类生存质量影响最大的疾病，而三叉神经麻痹也可严重影响到患者的感觉功能或咀嚼功能，导致生活质量下降。为此，关于口腔颌面部神经疾患的诊治已被列为我国《口腔颌面外科学》一书中的一章。

以往，对三叉神经痛诊治的专著比较多，因为迄今为止它仍然是一个未彻底解决的难题，而对三叉神经麻痹的重视和讨论则甚少见于专著和研究。

2013年，由Michael Miloro为主编，出版的《三叉神经损伤（*Trigeminal Nerve Injuries*）》一书，着重对三叉神经损伤引起的三叉神经麻痹性功能障碍进行了全面的叙述和讨论。这本书大大丰富了关于三叉神经麻痹的诊断和治疗，尤其是介绍了三叉神经损伤后的显微手术，给出了随诊结果和评价；对于口腔颌面外科和牙槽外科医师的临床实际工作具有很大的帮助。例如医源性的三叉神经（主要是下牙槽神经和舌神经）的损伤，是临床最常见阻生第三磨牙拔除术后的并发症，除药物外还能给予手术干预。虽然，我国在20世纪70年代显微神经外科即已广泛开展，但多限于面神经及脊副神经，在三叉神经方面却基本上是一个空白点。

由陈敏洁教授主译，我院口腔颌面外科及神经外科多名专家参与翻译的这本《三叉神经损伤》，将对我国的口腔颌面外科、牙槽外科在这方面的临床诊治工作起着拾遗补阙的推动作用。

笔者要感谢他们的劳动，也诚挚地向国内同道推荐本书。

中国工程院院士
上海交通大学荣誉讲席教授
上海交通大学医学院附属第九人民医院终身教授
2018年12月于上海

序 二

　　颌面部是人体感觉最敏感的部位,而三叉神经是颌面部的主要感觉神经,一旦损伤,不仅仅是感觉丧失的苦恼,后续产生的神经病理性疼痛更将严重影响患者的生活质量。口腔临床医师,特别是口腔颌面外科医师,在其执业生涯中都经历过感觉神经损伤,而且往往束手无策,也常常引发医患矛盾。

　　随着神经损伤基本认知的更新和现代神经显微外科技术的发展,三叉神经损伤的诊断与治疗均有了很大进步。由Michael Miloro主编的《三叉神经损伤》一书,综合了大量长期从事该疾病研究的医务工作者的经验,涵盖了三叉神经损伤的分类、病因、影像学检查、非手术治疗和手术治疗,详尽地解决口腔医师可能遇到的各种三叉神经损伤。特别是三叉神经的显微外科治疗,更是代表了最前沿的治疗技术。

　　目前,我国在三叉神经损伤方面的研究仍是空白。陈敏洁教授多年来一直从事三叉神经疾病的临床和研究工作,由其主译的《三叉神经损伤》中文版将有助于提高我国口腔颌面外科医师对三叉神经损伤的认知水平,推动这方面的临床工作。

中国工程院院士
2018年12月于上海

序 三

三叉神经作为口腔颌面部重要神经，主要支配颌面部皮肤、口腔黏膜、牙及周围软组织、舌和口底等区域的感觉，以及支配咀嚼肌等肌肉的运动，其损伤后所带来的诸如麻木、刺痛、烧灼、运动障碍等各种神经病理性症状往往会给患者带来极大的痛苦，并严重影响患者的日常生活。与其他神经损伤相比，三叉神经损伤的一大特点是其病因以医源性损伤为主，涉及牙槽外科、种植外科、正颌外科、牙体牙髓治疗、整形外科等诸多医疗行为，上述学科的临床医师在其职业生涯中多会经历三叉神经损伤。因此，不论对于患者还是对临床医师来说，都应关注这方面的问题。问题是，与其他颌面部乃至全身的神经损伤性疾病相比，目前我国临床医师对三叉神经损伤及其修复的重视度远远不足，治疗方法及技术相对匮乏；更缺乏基于循证医学的有效临床研究结论来指导治疗决策。造成这种现状的原因可以说是多方面的，其中，缺乏该领域的著作系统介绍三叉神经损伤的防治也是重要原因之一。

由 Michael Miloro 教授主编、多位该领域著名专家参编的《三叉神经损伤》一书完整且系统地总结了三叉神经损伤的病因及预防、神经损伤与再生的机制、临床检查及评价、神经损伤的手术、非手术及康复治疗的方法及疗效，是一部三叉神经损伤的诊治指南。可以说该书第一次向我们全面地展示了三叉神经损伤的系统知识，该书的翻译及出版对于包括口腔颌面外科、口腔种植科、牙体牙髓科、整形外科在内的各类临床医师来说，不仅可以让其系统地认识三叉神经损伤，更重要的是提高了临床医师对于三叉神经损伤及其治疗的重视程度，而且可以有效减少相关的医源性损伤的发生率，对医患双方都有较大意义。同时，该书为我国该领域内的学者提供了一个全新的研究视野，也为我国该研究领域的发展提供了有价值的参考。他山之石，可以攻玉，我相信仔细研读此书一定会受益匪浅。

2019 年 3 月 1 日

译者前言

　　三叉神经损伤虽然发生率低，但对患者造成的生理、心理伤害较为显著，而其诊治仍是世界性的难题。作为口腔颌面外科医师，在日常工作中无法避免该类患者。即使目前没有最佳治疗方案，明确诊断、判断预后、提供咨询和安慰患者、尽可能给予对症支持治疗和必要时的手术治疗仍是我们的责任。

　　三叉神经损伤的基础和临床研究很少，相关的文献和专业书籍更少。Michael Miloro 主编的《三叉神经损伤》一书，邀请了这个领域最有经验的外科医师执笔，进行基于一定病例量的个人经验总结。更难能可贵的是，提供了英国和丹麦两个多中心研究的可靠数据，对三叉神经损伤做了全面而又各有侧重的介绍。本书每一章都有清晰的图表，重点总结相关问题的诊断和处理流程，更有影像资料和手术治疗的图片显示，兼具科学性和实用性，对口腔各科医师的临床实践都有很强的参考价值。

　　本书的翻译工作凝聚了我院口腔颌面外科和神经外科多位同仁的努力，没有他们的辛勤工作和无私奉献，本书无法及时出版。译著中的一些名词尽可能按照国人习惯做了调整，同时由于学术方面的需要，本书所涉研究者姓名均保留为原文，特此说明。每章经译者翻译后均由主译审核，并由杨驰教授最终审校。当然，译文中仍可能存在错误和疏漏，在此诚挚希望广大同道给予批评和指正。

2018 年 12 月

前　言

> 我们生活在一个由科学和技术构建的精妙
> 世界中，然而却很少有人真正了解它们。
>
> ——卡尔·萨根（Carl Sagan）

　　三叉神经显微外科研究仍处于起步阶段。伴随着科技的进步，我们也需要积累更多的知识和临床经验来解决这些复杂的临床问题。实际上，三叉神经损伤的处理应被归为口腔颌面外科的一个亚专业，但这个领域需要特殊的训练、知识、临床技能和经验，以便正确诊断和治疗三叉神经外周分支损伤的患者。除了局部麻醉之外，也许英国文献中最早报道关于舌神经和下牙槽神经损伤的文献是1946年Cowan在《英国牙科杂志》（*British Dental Journal*）上发表的一篇下颌阻生第三磨牙压迫舌神经的文章，以及1947年Beauchamp在同一杂志上发表的一篇拔牙过程中下牙槽神经断裂的病例报道。1958年，Simpson在《口腔外科杂志》（*Journal of Oral Surgery*）上发表了一篇关于"下牙槽神经和颏神经损伤"的文章，但这一专业领域直到20世纪60年代才引起口腔颌面外科医师的注意。此前很少有文献关注这一内容，仅有Ralph Merrill在《口腔外科杂志》上的关于下牙槽神经损伤后减压治疗的少数案例报道。20世纪70年代，美国各地为那些有兴趣接受高级专业培训的外科医师开设了显微外科培训课程，包括华盛顿大学。一些外科医师，如Chuck Alling、Nick Choukas、Ralph Merrill、J E Hausamen、Roger Meyer、Lenny Kaban、George Upton、Bob Campbell、Joe Van Sickels、Peter Mozsary、Larry Wolford、John Gregg、Arden Hegtvedt、Barry Eppley、Bruce Donoff、John Kiesselbach、Jim Hayward、Lee Dellon、Sue Mackinnon、Leon Davis、Ray Dionne、Bruce Epker、P P Robinson、John Zuniga和John LaBanc等，都是七八十年代在三叉神经损伤领域发表文章的第一批专家。整个90年代，有许多关于三叉神经损伤的文献，然而，大多数是病例报告和基于个人外科经验的特殊手术技术的描述，缺乏基于循证医学的数据。

　　进入21世纪以来，这个领域最有经验的外科医师已经开始进行基于多年来一定病例量的个人经验总结。尽管很多经常评估和治疗神经损伤患者的学者都对这种研究有兴趣，但在这一领域仍缺乏一项设计良好的多中心临床试验。也许我们迄今为止能找到的唯一一项回顾性多中心研究是由 LaBanc 和 Zuniga 于 1992 年在《北美口腔颌面外科临床研究》(*Oral and Maxillofacial Clinics of North America*)杂志上发表的。这篇文章的作者是 John Zuniga 和 John LaBanc，标题为《三叉神经损伤：诊断和处理》。这是首次尝试将三叉神经损伤的问题带到美国口腔颌面外科医师临床实践的一线。10 年后，第二篇与口腔颌面部神经损伤临床试验相关的文章发表在《北美口腔颌面外科临床研究》杂志上，作者为 John Zuniga 和 John Gregg。这两篇临床研究都致力于提高认识并拓宽三叉神经损伤患者的治疗途径。另外，《北美口腔颌面外科手术图谱》(*Atlases of the Oral and Maxillofacial Surgery Clinics of North America*)于 2001 年出版和 2011 年再版，其中有章节展示了特定的神经显微外科技术。由于缺乏关于三叉神经损伤的兼具逻辑性和全面性的论著，故书中特列"三叉神经损伤"这一章节，涵盖我们目前所知的三叉神经显微外科专业的必要信息，并由该领域公认的国际上有相关经验和专业知识的专家撰写。虽然不少三叉神经损伤专家直至最终交稿日仍未完成写作，但他们一直十分热情地参与这个重要的项目。一本优秀的参考书对于执业临床医师（包括牙医、牙科专家、口腔颌面外科医师以及其他医疗和牙科专业人员）是必不可少的，不仅有利于对神经损伤患者做出适当评估，还有助于了解短期和长期治疗方案。更重要的是，可以确定在何时转诊患者，以及向谁转诊患者，如神经显微外科医师、神经科医师或其他医疗专业人员。在多数情况下，可以向神经科专家咨询并应用药物；然而，一个经验丰富的三叉神经显微外科医师可能并不那么容易找到。美国口腔颌面外科医师协会为那些希望寻找神经显微外科专家的牙医和外科医师提供帮助，这些信息随时可提供给所有医师。实际上，应该建立区域转诊中心，以便最恰当地治疗神经损伤的患者。由于美国大多数区域的专家都是全职或兼职的大学教师，因此经过认证的口腔颌面外科培训项目可满足临床医师对初诊患者转诊和分诊的需求。已经有越来越多的口腔颌面外科医师接受了神经损伤患者评估和治疗技术方面的培训，因此全国各地和全世界将有更多的神经显微外科医师，以改善三叉神经损伤患者的治疗服务。

　　我们已经了解了很多关于神经损伤和修复的知识，而且在过去几十年里文献中也有很多报道，虽然有些认知已经发生变化，但三叉神经损伤的诊断和治疗方面几乎没有进展。John C. Warren 于 1928 年 2 月 19 日在《波士顿医学和外科杂志》上发表了一篇题为"是神经痛还是疼痛的感觉"的文章，分享了三叉神经痛药物治疗效果不佳的病例，他虽切除了神经末端分支，然而患者的三叉神经痛症状很快复发。1991 年 9 月 25 日，Roger

Meyer在伊利诺伊州芝加哥市举行的第73届美国口腔颌面外科医师协会年会和科学会议上的一篇摘要报告中指出,推迟一年以上的神经显微外科手术对长期神经感觉功能恢复有显著的负面影响。之后他在2012年发表的文章中,基于近20年来对167位患者的回顾性研究,证实了他的观点。另一方面,三叉神经损伤的临床评估和治疗方面也取得不少进展,包括使用锥体束CT三维成像对第三磨牙拔除术中下牙槽神经损伤的风险评估、使用内镜辅助手术进入视觉困难部位、使用神经生长因子等细胞因子、激光焊接神经吻合部位、采用同种异体神经组织进行神经移植等,同时外科医师的经验也不断提高。有趣的是,根据几篇文献(包括Pogrel和Robinson以及其他人的经验),神经损伤患者的外科手术率少于10%。显微外科医师以及尚处于培训阶段的住院医师能接触到大量患者,从而能够快速提高神经损伤评估的诊断技能。

　　目前,缺乏基于患者评估、手术适应证、感觉异常的接受程度、适当的探查和修复时机以及三叉神经修复后预期结果的循证医学数据来指导治疗决策。当患者有不愉快或疼痛的症状时,最合适的药物治疗方案是什么? 药物应用于局部和/或全身? 神经病理性疼痛的行为治疗、B族维生素疗法、低剂量激光疗法、心理治疗以及神经显微外科治疗的作用是什么? 由于大多数现有数据都是回顾性的,因此多中心研究对于准确回答这些问题至关重要。这应该是由经验丰富的神经显微外科医师参与的、使用标准数据采集(例如桑德兰分级系统)和检查报告参数(例如功能性神经感觉恢复的MRSC分级标准)的设计良好的多中心临床研究。Zuniga等人在1998年进行了标准化尝试,确定了桑德兰分级系统对下牙槽神经和舌神经损伤评估的可行性。我们完全信任那些在过去20年间不断总结其个人经验、并在这一领域发表论著的外科医师,本书即汇集了大部分人在该专业领域的专业知识。此外,有文献表明,即使经验丰富的外科医师也无法预测现有的手术治疗方式能否恢复神经感觉功能(总体成功率低于50%,尽管最近的研究显示成功率达80%～90%),故还必须探索其他治疗方案,包括非手术治疗和其他在损伤部位加用神经生长因子和维生素的新技术。随着影像学技术的不断进步,还可以通过无创成像模式分辨神经束的破坏程度。此外,神经病理性疼痛的多模式疗法对于防止其进展为复杂的局部疼痛综合征至关重要,该领域的临床和实验研究至今仍在继续。

　　最后要说的是,当我联系一些作者讨论《三叉神经损伤》(*Trigeminal Nerve Injuries*)这本书的写作想法时,绝大多数作者反响热烈,大家普遍认为这个项目很有意义,而且早就该执行了。事实上,这个领域的著名专家均参与了本书,关于面神经损伤的手术治疗一章尤为精彩。从2011年9月17日在费城召开的第93届美国口腔颌面外科医师年会,Sverre Klemp、

Springer-Verlag和我初步确定这样的想法后,这本书在很短的时间内就完成了。我想感谢所有参与合作的专家,感谢你们对三叉神经损伤领域做出的重大贡献;并向本书的每位作者表示致敬,你们为这本关于三叉神经损伤的书贡献了自己的专长。我很高兴我们已经拥有了国际著作权,可以在国际上推广患者诊断和治疗方面的共识,并且我们可以考虑组织一次诊断和治疗方面的国际多中心试验,就三叉神经损伤患者治疗的新建议和指南达成共识,这也是本书最终的目标。

迈克尔·米罗若
于美国伊利诺伊州芝加哥市

致　谢

感谢Beth和Macy，是你们给予我无私的爱和支持。

感谢我的良师益友，宾夕法尼亚大学的Joseph Foote博士（1949—2010）（牙科博士，医学博士），是他在我研究三叉神经损伤诊断和治疗的起步阶段给予我鼓励和支持。

感谢俄亥俄州立大学的Arden K. Hegtvedt硕士（1958—1993）（牙科硕士，医学硕士），我们从未谋面，作为本研究领域一颗冉冉升起的新星，他工作热情高，热爱教学，对三叉神经的显微神经外科研究做出了贡献，我对他的英年早逝深表遗憾。

目　录

三叉神经损伤治疗的历史回顾

John M. Gregg

对产生感觉的基本位点的错误理解导致人们对人体神经损伤的认识和治疗延缓了几个世纪。直到对美国独立战争幸存者的神经损伤进行的临床治疗和评价，神经损伤的定义才被确立下来，随后两次大战的神经损伤研究又逐步阐述了其发生的神经机制。19世纪对神经损伤的治疗主要采用二期神经消融的方法，但没有取得良好的疗效。20世纪，随着对神经损伤动物模型的相关研究和手术显微镜的发展，治疗逐步趋向于神经修复和再生。其中，对手部神经损伤的显微外科修复技术的成功经验可以应用于三叉神经外周段损伤的修复。

目前的经验认为，三叉神经的直接端-端吻合可以获得最大程度的感觉功能恢复，包括部分病程较长的三叉神经断裂。对有较大缺损的三叉神经修复，过去曾采用导管连接，但成功率不高；自体神经移植被证实有效率更高，近期有学者对尸体进行的同种异体神经移植、干细胞组织工程研究也显示了一定的应用前景。然而，通过外周神经手术来缓解神经病理性疼痛的疗效并不令人满意，神经损伤和神经病理性疼痛的机制也无法合并应用到全身和口腔颌面系统。

颌面部的神经损伤常会影响人们的生活质量。然而，直到最近3个世纪，外周神经损伤的破坏力才开始被重视，探寻有效治疗方法的科学研究也应运而生。

本章节收集了关于神经损伤的已发表的书籍文献，特别是美国独立战争和世界大战中神经损伤的临床治疗方法和疗效的早期记录，回顾过去两个世纪的发展，总结了关于神经损伤的主要发现和那些杰出的神经学家和临床工作者的主要贡献，特别聚焦于三叉神经损伤的现代显微外科技术在近几十年的发展历程，以期发现更实用的诊断方法以及有效的手术和非手术治疗方法。

回顾历史是为了指导未来发展方向，本章节以"展望"作结，强调现代神经损伤研究面临的挑战，列举了一系列待解决的问题，以引导对神经损伤的更深入的基础研究，寻找更精确的临床诊断标准和更有效的治疗方法，并提供更广泛、专业的普及教育，以利于神经损伤患者的筛查、转诊治疗和护理。

1.1　早期认识

西方对外周神经损伤的认识在很长一段时间里一直沿袭古希腊哲学家亚里士多德和希波克拉底（公元前460—370）的观点，即人的5种感觉和灵魂都起自心脏，而不是神经系统[1]。盖伦(131—200)质疑了前人的观点，他解剖了新生猪的喉神经，发现外周神经和大脑是感觉存在的介质[82]。1664年，笛卡尔发现"截肢术后会产生痛苦"，从而推测感觉是"一种快速移动的粒子，通过神经纤维最终传递到大脑"[25]。

虽然对周围神经的功能还不十分了解，早期也有一些代表性的关于神经损伤治疗的报道。13世纪，意大利的William报道了一个士兵的尺神经吻合术；1608年，Gabriele Ferrara详细描述了该术式的缝合技巧[6,38]；1847年，James Paget对一个11岁男孩的正中神经施行了吻合术，获得了"完全愈合"[144]。Augustus Waller制作了舌咽神经(Ⅸ)和迷走神经(Ⅹ)损伤的青蛙动物模型，描述了远心段神经纤维的退变和近心段神经轴突的再生，并发现年轻者的神经功能保留更多[137]。这一实验成为神经损伤研究的一个里程碑。

对神经损伤解剖学变化的进一步认识依赖于光学显微镜的发展和Anton van Leeuwenhoek(1632—1677)对其的应用。另外，被誉为神经解剖之父、1906年诺贝尔奖获得者(与Camillo Golgi共享)、来自西班牙的Ramon y Cajal采用了银染色来显示神经的微观结构、远心段神经纤维的退变和施万细胞(Schwann cell)引导的再生视锥细胞[118]。他还预测了"突触"的存在，但这个专用名词是Sherrington(1857—1952)提出的，用于定义神经之间的连接[130]。

神经损伤的生理学表现也在18世纪中期被提出。Galvani(1737—1798)描述了神经纤维对电刺激产生的反应[84]。von Helholz(1821—1894)和Duchenne发现了外周神经纤维的"动作电位"，并测量了人类神经的传导速度[33]。这些研究为Erlanger和Gasser获得1948年的诺贝尔奖奠定了基础，

后者的主要发现是受刺激的单神经纤维的动作电位，并揭示了神经束包含感知触觉的粗A纤维和连接伤害感受器的C纤维。这些动作电位后来成为神经损伤患者神经电生理检查的最基本指标[34]。

1.2　神经损伤的临床特征：从战争中获取的经验

过去两个世纪的大型战争带来了神经损伤临床研究的飞速发展，先驱者是美国独立战争中的Silas Weir Mitchell(1864—1906)[101,102]。服役期间，他作为外科高年资副主任医师在拥有400张床位的特纳斯街费城医院工作，他和他的儿子治疗了几百例在葛底斯堡战役中幸存的神经损伤患者，并随访了40年。在他的论著里，他描述了多种临床表现，被后来的临床医师和神经学家证实为创伤性神经病变的主要症状。其中一些被S W Mitchell引用的重要神经损伤症状包括：

1. 幻觉，每日暗示性的有规律的疼痛。

"我更加确定这条腿不是原来的那条了。"[101]

2. 灼痛感(一种顽固的创伤后自主神经与躯体感觉神经的对抗效应，与温度、环境和精神因素相关)。

"一个24岁的宾夕法尼亚州志愿者在查尔斯韦拉被枪射中了大腿，被包扎前他已在地上躺了28 h，他抱怨脚后跟有严重的灼痛和轻度的感觉丧失。"

3. 轻触诱发痛(神经损伤的常见表现)。

"不同的创伤后最普遍的表现就是轻触也能诱发疼痛。"

4. 神经损伤的心理影响[称为"创伤性

神经衰弱"，第一次世界大战（一战）中称为"战场疲劳"，现代称为"创伤后应激障碍"（post-traumatic stress disorder，PTSD）]。

"也许，除了医师，很少有人能意识到长时间的、无法忍受的疼痛对机体造成的影响。当剧烈的疼痛持续几天或几周，整个体表都会变得很敏感，每次震动和光亮的改变都会带来极度的痛苦。在这种痛苦的折磨下，脾气就会改变，再和蔼的人也会变得易怒，再勇敢的士兵也会变得懦弱，再强壮的男人也会变得比一个歇斯底里的女孩还要神经质。"

5. 慢性疼痛的性别差异。

"这些症状更多地发生在女性身上，歇斯底里的发作会被当作疾病的发展。"

6. 复杂的神经损伤会影响功能。

"神经损伤后感觉功能的完全恢复几乎是不可能的。"

7. 部分神经损伤导致的病理性感觉异常比完全神经损伤导致的病理性感觉异常更明显。

"最严重的症状往往来自小伤口，很少伴随大面积创伤的。"

8. 创伤后神经病理性疼痛与神经痛的比较。

"一个有神经痛的患者很少会在睡醒后马上就感觉到疼痛，而有灼烧痛的患者一醒来就会感觉到疼痛。"

9. 嗜神经病毒的损害表现会伴随神经损伤而出现。

"有时，在神经损伤病程中，经常会见到活跃的皮疹、溃疡，或疱疹性小囊疱、大疱。"

10. 三叉神经损伤的特点。

"John Schultz，一个23岁来自威斯康星州的德裔志愿者，于1863年7月3日在葛底斯堡袭击战中受伤。据推测，一颗迷你弹头撕裂了他的耳郭，穿过颊部、颧骨、下颌支，从颌下间隙穿出，又打断了他的锁骨，停留在斜方肌内。变形的迷你弹头2周后才由Keen医师取出，患者由起初的额神经支配区域的麻木，最终变成唇运动时的刺痛感。"

S W Mitchell是本杰明·富兰克林之后众多著名的美国人之一，他被誉为神经学的奠基人。他前半生从事科学研究，而后半生献身于文学事业。他撰写了19部小说，其中1部还是在84岁高龄时写的，另有7部诗集，1部关于华盛顿的历史书，1部关于Kris Kringle也就是圣诞老人的故事书（也有说法，他是第一个提出圣诞老人的人）。

那个时代的早期探索者包括S W Mitchell、Henry Head和James Sherren，以自我损伤的方式对神经损伤进行了研究。Mitchell冻伤了自己的尺神经以观察手的感觉变化，以便记录相邻的皮神经损伤。Henry Head损伤了自己的桡神经，记录了第一痛觉（A-δ纤维）和第二痛觉（C纤维），并命名为"粗痛觉"和"精痛觉"[58]。当时用狗做科学实验是被禁止的（现在也是）（见《活体解剖：科学行为准则》，1888），而Mitchell却率先在医学领域采用动物实验研究，他提出只有科学工作者才能决定动物是否可以、何时以及以何种方式被用于实验，"否则，在一个公众问题上，就会出现外行领导内行的现象。"

1.3 20世纪早期神经损伤的治疗：神经损毁

美国独立战争后期至20世纪早期，对疼痛性的三叉神经损伤的治疗主要集中在外周段的破坏性技术上。Harvey Cushing采用的是半月神经节的损毁治疗[20]。20世纪前几十年，多数神经外科和口腔颌面外科医师会选择阻滞麻醉下的三叉神经外周神经切断术（眶下神经、颏神经等），可以达到快速的止痛作用。神经切断术对典型性三叉神经痛和需要短期缓解的疼痛有效，但长期疼痛缓解的疗效并不理想，反而会在切除神经的支配区域产生"麻木性疼痛"[49,68]。

手术切除外伤后的神经断端神经瘤过程中，即便烧灼断端或用神经外膜包裹断端，也不能防止神经瘤的再生[141]。这一临床经验启发了White，他推测"防止创伤性神经断端神经瘤复发的最有效方法就是清除瘢痕化的神经组织，将健康断端进行端端吻合"。

不过，到了20世纪中期，另一些神经破坏性治疗方法又开始广泛流行，如各种浓度的乙醇（酒精）、酚类（甘油）、福尔马林、沸水的注射[21,142]。但是，这些方法常常继发反应性神经炎、加重感觉神经功能损伤和病理性感觉异常，最终大部分都被放弃了。

那些早期的神经损毁方法也有幸存到现在的，但现代有更多的治疗三叉神经损伤和损伤后疼痛的方法。如65～75℃的射频热凝消融术可部分或可逆地损毁神经，以降低A-δ纤维和C纤维功能亢进产生的疼痛，而保留触觉恢复的潜能[52]。近期，三叉神经感觉根的放射治疗（伽马刀）可以减轻创伤性三叉神经痛，而保留部分触觉和本体感觉功能[72]。

1.4　多学科联合治疗方法的出现

华盛顿大学麻醉学教授John Bonica研究了第二次世界大战（二战）中意大利安齐奥战役的神经损伤患者，并在西雅图成立了第一个多学科临床研究中心，治疗慢性创伤后疼痛[12]。他指出未来的相关科学发展和患者治疗进展都将得益于多学科临床医师和科研工作者的合作。他的观点促成了国际疼痛研究协会（International Association for the Study of Pain，IASP）的成立和《疼痛》（Pain）杂志的创刊。

在治疗创伤后神经疼痛方面，Bonica开创的多学科联合模式也很好地处理了手术、非手术和微创治疗方法三者之间的平衡。20世纪在这一领域也出现了两种比较有前景的非手术治疗方法：神经阻滞法和神经刺激法。

1.4.1　神经阻滞法

20世纪早期是局部神经阻滞法治疗创伤性神经痛的巅峰时期[13]，局部麻醉被证实比药物治疗具有更长久的止痛功效，可以更好地改善临床症状和神经功能。即便是现在，神经阻滞法仍是一种治疗慢性疼痛的重要方法，只是改进为长效麻醉剂合并肾上腺皮质激素的多神经干阻滞[119]。

近期，神经阻滞发展为低风险的复合制剂注射，包括氯胺酮、三环类抗抑郁药、α受体阻断剂、加巴前体和利多卡因，用于受损三叉神经的外周支[39,59,73,107]。也有报道采用肉毒杆菌毒素A注射治疗顽固性三叉神经痛，但其作用机制现在尚未了解清楚[81,148]。

1.4.2　神经刺激法

物理刺激法治疗神经病理性异常也是一种比较古老的方法[71]。公元前2750年，埃及陵墓里就有壁画显示用带电的尼罗河鲶鱼来缓解人体的疼痛。亚里士多德和盖伦都主张将电鳐置于头面部以治疗头痛。此外，中国人在外周神经的经络位点用带电和加热的针灸刺激治疗创伤后疼痛也有4 000年的历史了。尽管经典的针灸方法治疗疼痛在国际上已经普遍应用，但尚未有对照试验来证实针灸方法优于安慰剂[35]。19世纪，电流甚至可以用于拔牙时镇痛[41]。近期，电疗也被证实对创伤后疼痛有效[79]。

有趣的是，用电鳐做理疗，电压可达40～50 V，与现代用于创伤后疼痛的人工电疗镇痛治疗产生的电量相当，如经皮神经电刺激（transcutaneous electrical nerve stimulation，TENS）、埋入式电极刺激、颅内大脑电刺激[69]。

TENS是基于Melzack和Wall在1965年提出的"疼痛的闸门调控学说"[86]而发展起来的一种低电流刺激镇痛法，20世纪70年代曾被广泛应用。这一学说认为，刺激外周神经中粗大的触觉纤维能抑制产生疼痛的细小的C纤维，而C纤维在外周神经损伤时会增多[11]。遗憾的是，尽管TENS有一定的临床疗效，但始终未用于治疗三叉神经损伤[77]。

埋入式神经周围电极的脉冲刺激治疗有一定创伤性，对脊椎神经创伤后疼痛有效，也曾用于治疗三叉神经创伤后的疼痛[64,129]。

颅内电刺激治疗（intracerebral stimulation therapy，ICS）是一种大脑深部刺激治疗法（deep-brain stimulation，DBS），兴起于20世纪70年代，主要用于缓解帕金森病的震颤，对神经病理性疼痛也有一定疗效[53]。近年来，大脑皮质运动区的刺激治疗（motor cortex stimulation，MCS）有利于缓解顽固的创伤后神经痛，也包括那些严重的传入神经阻滞的病理性感觉异常[105,117]。

近年用于神经损伤后恢复的刺激治疗主要是激光治疗。有病例报道，低能量激光（low-level laser，LLL），也称冷激光或软激光，对外周神经可选用可见光谱中的650～850 nm段，但其效果是否超过安慰剂还有待证实[4,92,98]。

1.5 "二战"后的发展：对Mitchell发现的深入认识

与美国独立战争相似，第二次世界大战也促进了对神经损伤的认知。Henry Seddon爵士由于其对外周神经外科的发展奠定了基础而被人所铭记：他提出了神经移植的理念，还建立了基于解剖结构退变的神经损伤分类系统，即"神经麻痹、轴突中断和神经断裂"[127]。Sunderland在此基础上，将神经损伤进一步细分为5类（Ⅰ～Ⅴ级）；Mackinon和Dellon又增加了一类，即混合性神经损伤（Ⅵ级）[80,132]。

神经损伤的感觉功能恢复分级系统也诞生于"二战"后的英国。Highet分级法以无感觉（麻木）为起始，逐渐恢复至能感受伤害性刺激的模糊感觉，最终恢复为正常触觉功能（可伴有或不伴有感觉过敏）。其中，中间阶段的模糊触觉被英国医学研究委员会评分量表（Medical Research Council Scale，MRCS）认定为有效的感觉功能恢复[10]。

"二战"后的几十年中，Mitchell列举的许多临床发现的关于神经损伤的发生机制逐渐被阐明，包括如下几项。

1. 烧灼痛

"他躺在战场上，28 h后，腿上才恢复湿冷的感觉，同时感到脚后跟极度的烧灼痛和其他感觉的丧失。"

直到1944年，人们才认识到损伤的躯体感觉神经纤维与邻近的交感神经纤维之间存在"交叉神经支配"[31,46]。之后的研究证实，兴奋的交感节后纤维包裹受损的感觉神经节，发出侧芽与感觉纤维连接，就形成创伤性神经瘤中的"伪突触"[26,42,85,126]。创伤还可以通过化学刺激在创伤性感觉神经瘤中诱导非突触性兴奋[3]。

许多创伤患者陈述低温或冷刺激会加重烧灼痛（称为冷痛觉过敏），可能是来自C纤维的伤害感受器直接产生的异位冲动[120]，也可能是来自C纤维与自主神经纤维连接后的异位冲动[43]。这类由交感兴奋诱发的疼痛，采用星状神经节阻滞麻醉常常有效[13,115]。

1959年，Noordenbos对神经纤维的光谱分析发现，神经修复早期可见少量的有髓鞘的A-δ纤维和大量再生的小神经纤维[104]。临床上的神经感觉检查还发现A纤维的触觉感受功能是神经损伤后最晚恢复的（即最早丧失，最晚恢复）。患者会在神经损伤后主诉慢性持续性的感觉异常（即麻木）和痛性的病理性的感觉异常（即酸痛、烧灼痛），其原因可能是小C纤维的过度兴奋[19]。

2. 针刺样感觉异常和疼痛

"患者起初表现为颏神经区域的麻木，随后发展为下唇运动时的针刺样痛。"

临床上痛性和非痛性感觉异常的"扳机点"机制研究起自于1915年Hoffman和Tinel的工作[16]。他们在临床上发现直接刺激再生神经的远心端会引起针刺样和电击样感觉，被称为"蒂内尔（Tinel）征"，他们认为这些临床体征预示了"新生的神经轴突的生长"。但随后的研究又更正，"蒂内尔征"是神经损伤后神经瘤引起的慢性外周神经病理性表现，而不是神经再生的客观体征。

Foerster研究了触碰受损神经干（不论是否伴有"蒂内尔征"）后的疼痛反应，并创造了一个专用名词——"痛觉过敏"[40]。现代研究也证实了临床上的痛觉过敏可以代表连续神经瘤的敏化，或是断端神经瘤的慢性敏化。随着创伤性三叉神经瘤显微镜研究的发展，瘤内外周敏化的机制逐渐被阐明[50,51]。痛性神经瘤内含有慢性炎症细胞及大麻素和

热敏感辣椒素1（炎症前期物）受体[5,9]。

3. 部分神经损伤和完全神经损伤的区别

"小神经纤维的损伤会产生更明显的临床症状，大神经干的损伤引发的临床症状反而较少。"

对神经损伤动物模型和神经损伤患者的研究都表明，神经病理性疼痛往往与神经损伤程度相关[62,149]。对三叉神经损伤患者的神经感觉定量检测也证实：A-β纤维保留多，与早期的疼痛扳机点相关；反之，伴有钝性疼痛和烧灼痛的持续性感觉异常与神经完全损伤后C纤维的过度再生相关[19,63]。

4. 触诱发痛

"任何形式的创伤后都会出现触诱发痛。"

Mitchell发现，有些神经损伤患者会表现出一种自相矛盾的症状，既有感觉丧失（"麻木"），又有一过性的过度敏感（触发性的感觉异常和疼痛），即感觉迟钝与疼痛共存。多年以来，大量文献表明触觉诱发疼痛（触诱发痛）和对疼痛刺激的过度反应（痛觉敏感）是由于周围和中枢神经"敏化"造成的[136,145]。实验表明神经主干创伤后，其中未损伤的粗大的有髓鞘的A-β纤维会出现炎性辣椒素受体过度表达和兴奋阈值降低，这一现象可以部分解释触诱发痛的形成原因[15]，也可以解释部分神经损伤后的即刻痛和1～3天内触诱发痛的发生机制。神经损伤3～4周后的慢性疼痛和痛觉过敏则是由于C纤维的过度再生和中枢敏化造成的[27,45]。

5. 周围神经损伤后的中枢反应

"神经痛的患者很少是在睡眠中被痛醒的。"

20世纪70年代中期，对三叉神经感觉根和脊束下核横切面的活体染色证实了周围神经损伤可以引起相应的中枢退化[47,48]，这些研究解释了临床神经损伤和中枢神经

紊乱之间的关系[66]。组织化学研究显示，神经胶质细胞刺激N-甲基-D-天冬氨酸盐（N-methyl-D-aspartate, NMDA）受体兴奋，可以使中枢三叉神经区域内受损的神经元逐步被激活[124,125,147]。神经元兴奋性增高合并抑制功能丧失，最终导致"中枢敏化"，在临床上产生痛觉过敏和触诱发痛[32,108,145]。

中枢神经系统对外周神经损伤的适应性反应是现代康复治疗的理论基础，即诱导中枢神经修复。在外周神经损伤的修复过程中，Dellon提倡的感觉训练法可以在丘脑和皮质感知区域产生可逆性的改建[23]。近期研究证实，感觉训练法应用于下颌矢状劈开术后三叉神经损伤的患者，可取得良好的疗效[90,109]。

6. 幻觉感觉异常

"我确实感觉现在的腿和原来的不一样。"

慢性三叉神经损伤的患者常常抱怨口腔颌面功能受损，以及令人困扰的感觉异常，包括运动"幻觉"和刺痛"余像"[54]。Livingstone认为幻觉的产生是由于创伤性神经瘤的过度兴奋，现代实验在动物和人体的神经瘤中均发现异位强化兴奋灶，从而支持了这一理论[76,120]。幻觉感觉异常也可能来源于感觉传入缺失后各级中枢的解剖和生理反应[78]。

幻觉感觉异常的中枢神经机制发现于1984年的一个经典实验：切除猴子特定的脚趾会导致其躯体感觉到脑皮质区域的明显解剖紊乱[88]。近年来，fMRI（功能磁共振）显示：在反复损伤和慢性神经病变后，人类的丘脑和皮质中枢亦会发生脱髓鞘病变[83,134]。

7. 受损功能的难治性

"神经损伤后感觉功能的完全恢复几乎是不可能的。"

1860年，Mitchell已经发现神经损伤后的功能丧失是个很棘手的问题，这个问题在100

多年后的今天依然存在，仍需要新的生物学理论和新技术解决神经功能的重建问题。

1.6　神经修复的发展

20世纪中期，有两件事深深地影响了神经创伤的基础研究和治疗：一是神经损伤动物模型的进展，二是手术显微镜的引入。

神经损伤动物模型发展于20世纪中期，在创伤后神经病变的机制研究和显微神经外科修复的临床培训中均发挥了重要作用。坐骨神经慢性窄缩性损伤（chronic construction injury, CCI）的动物模型由Bennett和Xie改进，被广泛接受并用于神经创伤的机制和疼痛治疗方法研究[8]。CCI实验动物具有可靠的、快速的行为学表现，可以模拟人类神经损伤的感觉丧失和触诱发痛。眶下神经的CCI动物模型也被用于研究三叉神经损伤[135]。

标准的坐骨神经损伤啮齿动物由Daniel和Terzis在20世纪中期推广应用于实验，也是最早用于显微外科实验室训练的模型动物，现在供显微外科专科医师培训使用[22]。

二战早期，外科医师已开始尝试直接用自体管腔连接神经缺损（不缝合）[14,111,139]。1953年，Carl Zeiss手术显微镜问世，给神经损伤的治疗带来了巨大变革，由过去的切除神经瘤改善症状发展到外周神经损伤修复的新领域。维也纳的整复外科医师Hanno Millesi开创了早期手神经修复技术[93]，他强调了在神经外组织层进行神经束缝合修复的重要性，以使得"神经内管"正确对位（接合）[94]。他的技术很快被欧洲、日本、北美采用，并对20世纪七八十年代神经修复成功标准的制订起到一定作用[22,80]。

但是，Millesi的方法直接用于三叉神经损伤的修复受到一定的限制。一方面是手术入路困难；另一方面，与脊神经相比，三叉神经有明显的分束现象，较细的神经束缺少足够的外膜组织[114]。由于上述原因，三叉神经的端-端显微缝合发展为现代成熟的内膜缝合技术代替外膜缝合。

德国的整复外科医师和口腔颌面外科医师受Millesi方法的启发，首次成功实施了三叉神经的显微缝合[55,56]。在美国，三叉神经显微缝合的主要转折点是在1979年，Hausamen和Reuter医师在华盛顿西雅图大学Phillip Worthington医师的帮助下，举办了为期1周的显微外科学习班，并主持了三叉神经修复方法的小组讨论[146]，包括Ralph Merrill在内的一些美国口腔颌面外科医师受邀参加了这次学习班，之后成为三叉神经显微外科的先驱者和领导者[87]。此后，一些有影响力的临床医师，包括C C Alling（亚拉巴马州）、R B Donoff和L B Kaban（哈佛大学）、A Pogrel（旧金山）、L Davis（内布拉斯加州）、B N Epker和L M Wolford（德克萨斯州）、L A Assael（俄勒冈州）、R A Meyer（亚特兰大市）、J M Gregg和J R Zuniga（北卡罗来纳州）、V B Ziccardi（新泽西州）以及P P Robinson（英国谢菲尔德市），相继在各教学中心举办了一些小型研讨会和学习班。

因此，20世纪90年代在口腔颌面外科领域的杂志上涌现了大量的关于三叉神经损伤的临床文章，为21世纪的发展奠定了基础[2,30,50,51,57,60,65,74,95,103,113,123,131,151]。

1.7　21世纪共识："胜利的三叉神经"

21世纪前10年的特征是，尝试取得一些关于创伤性三叉神经病变的"最先进的和科学的"结论。

1.7.1　舌神经损伤

下牙槽神经（inferior alveolar nerve, IAN）的损伤很少发生，且损伤后可自行恢复功能。相比之下，舌神经（lingual nerve, LN）的损伤反而会给患者带来明显不适[57]。幸运的是，损伤的LN通过外科修复可以很大程度地恢复功能（60%～90%）[7,121]。

1.7.2　外科修复

即便是严重的三叉神经损伤，应用显微外科技术进行神经修复也能有效地改善感觉功能[133]。然而，临床上采用外科修复方法治疗创伤后神经病理性疼痛仍然没有可靠的结果。

1.7.3　神经修复的时机选择

尽管一般认为，三叉神经机械性损伤后几周至几个月内进行修复更有效，但同类型动物实验和临床证据都显示，部分神经损伤后几年内修复也同样有效[89,121,150]。

1.7.4　神经修复的显微外科

三叉神经损伤后断端的直接解剖对位（神经吻合术）被证实是最有效的方法[91,112,131]，不能直接吻合的神经缺损可以通过神经移植间接吻合。从组织相似性上看，神经移植供区的最佳选择是自体的腓肠神经，其次是耳大神经和前臂皮神经。尽管长期随访结果显示腓肠神经的缺失是可以耐受的[99]，但与直接神经吻合相比较，选择这些神经进行移植会导致供区并发症、解剖不相容和感觉恢复程度轻的结果[29]。近年来，一个有希望但还未被证实的替代方法是选择经酶促变性、伽马射线和冻干处理后同种异体的相同神经（来自尸体)进行移植[128,143]。

1.7.5　神经套管桥接术

有记载的利用套管来增强神经再生的神经修复技术可以追溯到19世纪早期[111,140]。近年来,套管已采用生物可吸收的聚乙醇酸和胶原制作,可以有效地桥接10 mm以下的三叉神经缺损[17,18,37]。动静脉管壁、肌肉和一些人工材料(如聚四氟乙烯GORE-TEX等)未被证实能有效修复较大的神经缺损[96,110,116]。然而,当神经减压或缝合修复术后,用套管进行"袖套式保护"被认为是可行的。使用较广泛的袖套材料是牛胶原或猪的相关提取物,以及新型产品——细胞外基质神经保护黏合剂(AxoGuard, Axogen®, Alachua, FL)。近期,干细胞组织工程套管可增强神经再生的实验研究也展示了可喜的成果[28,128]。

1.7.6　三叉神经损伤的评估

几十年前,三叉神经损伤的临床评估方式从以前的快速"床边筛查"发展到使用详细的系列定量感觉检测方法(quantitative sensory testing, QST)[36,63,122,152]。尽管QST有利于三叉神经损伤患者治疗计划的制订,但仍没有特定的QST模式被美国或国际权威机构认可。

影像诊断的改进主要表现在更精准的MRI辅助LN定位和骨内的IAN定位[75,97]。但是,受损神经自身详细内部结构特征的成像技术进展很慢[24]。

1.7.7　三叉神经损伤的流行病学

过去10年中,两种类型的三叉神经医源性损伤的发生率有所增加,即牙种植相关的神经损伤和局部麻醉相关的神经损伤。尤其在北美,下颌后牙骨内种植体的急剧增加导致IAN损伤的相应增加[67,100]。

2000年,美国使用高浓度麻醉剂(4%阿替卡因)进行神经阻滞后,局部神经阻滞麻醉相关的三叉神经感觉神经病变也出现增加趋势[44,70]。这些神经病变很可能是药物的化学神经毒性效应造成的,而不是机械注射损伤[61]。经随访,这两种神经损伤预后有发展为神经病理性疼痛的趋势[114]。

1.8　待解决的问题

21世纪的挑战依然在于深入认知三叉神经损伤和提供更多以循证为基础的成功治疗经验。应对这些挑战有6个特定的解决方案,或称"愿望清单",具体如下。

1.8.1　流行病学

三叉神经损伤的发生率、病因、临床特征和自然转归的精确统计数据还十分欠缺,而这些数据对回答患者咨询、提供保险分析、分配科研资源和制订恰当的治疗策略都是非常重要的。

解决方案:需要一个国家和/或国际范围的三叉神经损伤登记系统,内置报告激励措施。这一登记系统可以委托AAOMS和IAOMS这类机构进行协调管理,并使用当前的电子病历(electronic medical record, EMR)系统进行数据采集和检索,以获取有用的生物信息。

1.8.2　临床诊断方法

诊断三叉神经损伤需要两个方面的改进:软组织成像方法和定量感觉检测设备。

解决方案:发展能显示受损神经显微结

构的软组织成像,包括创伤性神经瘤的定位和类型、手术修复前的桑德兰分级。为QST提供标准化和临床实用的设备,以便测量神经纤维功能丧失的全部范围,并量化兴奋型神经病理表现(触诱发痛和痛觉过敏)。开发相应的支持技术来测量有害的热刺激反应阈值和感觉神经传导速度、检测异位动作电位,并定位先前神经损伤的确切位置。

1.8.3　创伤性三叉神经痛

尽管经历了半个多世纪的集中研究,对于创伤性神经病理性疼痛仍然没有普遍有效的手术或非手术治疗方法,目前有人认为这是一种不可治愈的疾病[106]。

解决方案:对于创伤性神经痛的患者,寻找既能缓解神经病理性疼痛又能促进神经修复的非手术治疗方法是发展方向。这些疗法可以包括局部多模式综合治疗,以避免全身不良反应。其他有希望的疗法需要在三叉神经损伤患者中进行特殊评估,包括先进的行为感觉恢复技术、电刺激镇痛技术、肉毒杆菌毒素A神经消融术、分级放射治疗(伽马刀)和低能量激光治疗。

1.8.4　新的外科治疗方法

目前,即便对于优秀的口腔颌面外科医师来说,可用于提高神经损伤患者的功能和改善其症状的有效外科治疗方法在技术上也很难实现,其原因主要是神经走形和显微外科技术的复杂性。

解决方案:改进针对急性神经损伤的诊疗室或手术室即刻治疗技术,包括神经断端的无缝线"胶接"技术、"装订"技术或激光"焊接"技术,同时改良相关结合材料,改进神经包裹保护屏障的成本和实用性。另外,必须加强干细胞组织工程与套管支架系统相

结合的实验室研究和手术技巧。

1.8.5　专业培训

对于三叉神经损伤的发病率、性质、预防和治疗,目前在任何级别的医学或牙科教育中都没有统一的培训,并且很少有(如果有的话)针对感兴趣的外科医师的显微外科培训项目。

解决方案:在本科口腔、医疗、护理、口腔预防和药学教育中,引入以病例为基础的教育课程,即创伤性神经病变的临床病例展示。鼓励将教学、实验室操作和临床经验介绍纳入专科医师培训中,特别是口腔颌面外科住院医师培训项目中。还应该考虑制订三叉神经损伤治疗的研究计划,这可能需要多中心的协调配合,以确保足够数量的患者接受不同的治疗方法。此外,为了培训口腔颌面外科住院医师,必须增加针对临床执业医师和科研研究员的基于病例的持续医疗/牙科(CME/CDE)教育计划和三叉神经损伤相关的专题讨论会(如Miloro M的"三叉神经紊乱的诊断和治疗",AAOMS年会)。

1.8.6　医疗保健普及

对于持续存在三叉神经损伤的患者,目前的医疗保健主要由单独的医疗和牙科医师诊治或者使用连续转诊系统进行治疗。第三方保险或残疾报销会优先考虑有时限和基于程序的干预措施,而这些干预措施可能不适合许多慢性神经损伤患者的需求,特别是那些患有神经病理性疼痛的患者。

解决方案:对复杂的慢性神经病理性综合征,拥有各种医疗保健专业顾问的多学科团队治疗已被证明比单个的治疗师治疗更有效。

虽然理想状态下,跨学科的诊治模式(如口腔颌面外科、口腔修复科、理疗科、神经病

学、精神病学、临床心理康复医学、麻醉科和疼痛科)更适合在教学中心的学术环境中进行,但也可以在私立医院组织跨学科的特设小组。

结　论

对周围神经损伤的科学认知是改进其治疗方法的基础,这一过程是一段漫长而曲折的历史。尽管对三叉神经损伤诊治的特别关注相对来得较晚,但基于最近几十年取得的进展,依然给患者带来了希望。

(陈敏洁)

参考文献

[1] Adams F (1849) The genuine works of Hippocrates. William & Wood, New York.

[2] Alling C C (1986) Dysesthesia of the lingual and inferior alveolar nerves following third molar surgery.J Oral Maxillofac Surg, 44: 454－457.

[3] Amir R, Devor M (2000) Functional cross-excitation between afferent A-and C-neurons in dorsal root ganglia. Neuroscience, 95: 189－195.

[4] Anders S (2004) Phototherapy promotes regeneration and functional recovery of injured peripheral nerve. Neurol Res, 26: 233.

[5] Anand U, Otto W R, Sanchez-Herrara D, et al (2008) Cannabinoid receptor CB2 localisation and agonistmediated inhibition of capsaicin responses in human sensory neurons. Pain, 138: 667－680.

[6] Artico M, Cervoni L, Nucci F, et al (1996) Birthday of peripheral nervous system surgery: the contributions of Gabriele Ferrara (1543—1627). Neurosurgery, 39: 380－382.

[7] Bagheri S C, Meyer R A, Khan H A, et al (2010) Retrospective review of microneurosurgical repair of 222 lingual nerve injuries. J Oral Maxillofac Surg, 68: 715－723.

[8] Bennett G J, Xie Y K (1988) A peripheral mononeuropathy in rat that produces disorders in pain sensation like those seen in man. Pain, 33: 87－107.

[9] Biggs J E, Yates J M, Loescher AR, et al (2007) Vanilloid receptor 1 (TRPV1) expression in lingual nerve neuromas from patients with or without symptoms of burning pain. Brain Res, 1127: 59－65.

[10] Birch R, Bonney G, Wynn Perry C B (1998) Surgical disorders of the peripheral nerves. Churchill Livingstone, Philadelphia.

[11] Bohm E (1978) Transcutaneous electrical nerve stimulation in the chronic pain patient after peripheral nerve injury. Acta Neurochir, 40: 277.

[12] Bonica J J (1953) The management of pain. Lea & Febiger, Philadelphia.

[13] Bonica J J (1953) The management of pain. With special emphasis on the use of analgesic block in diagnosis, prognosis and therapy. Lea & Febiger, Philadelphia.

[14] Campbell J B, Bassett C A, Girado J M, et al (1956) Application of monomolecular filter tubes in bridging gaps in peripheral nerves and for prevention of neuroma formation. A preliminary report. J Neurosurg, 13: 635.

[15] Campbell J N, Raja S N, Meyer R A, et al (1988) Myelinated afferents signal the hyperalgesia associated with nerve injury. Pain, 32: 89－94.

[16] Clark D (1983) Jules Tinel and Tinel's sign. Clin Plast Surg, 4(10): 627－628.

[17] Colin W, Donoff R B (1984) Nerve regeneration through collagen tubes. J Dent Res, 63: 987.

[18] Crawley W A, Dellon A L (1992) Inferior alveolar nerve reconstruction with a bioabsorbable nerve conduit. Plast Reconstr Surg, 90: 300－302.

[19] Cruccu C, Leandri M, Iannetti G D, et al (2001) Small-fiber dysfunction in trigeminal neuralgia. Neurology, 56: 1722－1726.

[20] Cushing H (1900) A method of total extirpation of the Gasserian ganglion for trigeminal neuralgia. JAMA, 34: 1035－1041.

[21] Cushing H (1920) The role of deep alcohol injections in the treatment of trigeminal neuralgia. JAMA, 75: 441－443.

[22] Daniel R K, Terzis J K (1977) Reconstructive microsurgery. Little Brown, Boston.

［23］ Dellon A L (1988) Evaluation of sensibility and reeducation of sensation in the hand. J.D. Lucas, Baltimore.

［24］ Deng W, Chen S L, Zhang Z W, et al (2008) High-resolution magnetic resonance imaging of the inferior alveolar nerve using 3-dimentional magnetizationprepared rapid gradient-echo sequence at 3. OT. J Oral Maxillofac Surg, 66: 2621−2626.

［25］ Descartes R (1664) Meditations, L'Homme. E. Angot, Paris.

［26］ Devor M (1983) Nerve pathophysiology and the mechanisms of pain in causalgia. J Auton Nerv Syst, 7: 371−384.

［27］ Devor M (1994) The pathophysiology of damaged peripheral nerves.//Wall P D, Melzack R (eds). Textbook of pain. Churchill Livingstone, New York.

［28］ Di Summa P G, Kingham P J, Raffoul W (2010) Adiposederived stem cells enhance peripheral nerve regeneration.J Plast Reconstr Aesthet Surg, 63: 1544−1552.

［29］ Dodson T B, Kaban L B (1997) Recommendations for management of trigeminal nerve defects based on acritical appraisal of the literature. J Oral Maxillofac Surg, 55: 1380−1386.

［30］ Donoff R B, Guralnick W (1982) The application of microneurosurgery to oral-neurologic problems.J Oral Maxillofac Surg, 40: 156−159.

［31］ Doupe J, Cullen C H, Chance G Q (1944) Posttraumatic pain and the causalgic syndrome. Neurol Neurosurg Psychiatry, 7: 33−748.

［32］ Dubner R, Ren K (2004) Brainstem mechanisms of persistent pain following injury. J Orofac Pain, 18(4): 299−305.

［33］ Duchenne G B (1872) De l'electrisation localisee et deson application a la pathologie et a la therapeutique. Baillie, Paris.

［34］ Erlanger J, Gasser H S (1924) The compound nature of the action current of nerve as disclosed by the cathoderay oscilloscope. Am J Physiol, 70: 624−666.

［35］ Ernst E, Lee T Y (2011) Acupuncture: does it alleviate pain and are there serious risks? A review of reviews. Pain, 152: 755−764.

［36］ Essick G (1992) Comprehensive clinical evaluation of perioral sensory function. Oral Maxillofac Surg Clin North Am, 4: 503−526.

［37］ Farole A, Jamal B T (2008) A bioabsorbable collagen nervecuff (Neuragen) for repair of lingual and inferior alveolarnerve injuries. J Oral Maxillofac Surg, 66: 2058−2062.

［38］ Ferrara G (1608) Nuova Selva di Cirurgia Divisa in treParti. S Combi, Venice.

［39］ Finch P M, Knudsen L, Drummond P D (2009) Reduction of allodynia in patients with complex pain syndrome: a double blind placebo-controlled trial of topical ketamine. Pain, 146: 18−25.

［40］ Foerster O (1927) Die Leitungsbahnen des Schmerzgefuls und die chriurgische Behaundlung der Schmerzzustande. Urban & Schwarzenberg, Berlin.

［41］ Francis J B (1858) Extracting teeth by galvanism. Dent Rep, 1: 65.

［42］ Fried K, Govrin-Lippman R, Devor M (1993) Close apposition among neighbouring axonal endings in aneuroma. J Neurocytol, 22: 663−681.

［43］ Frost S A, Raja S N, Campbell J N, et al (1988) Does hyperalgesia to cooling stimuli characterize patients with sympathetically maintained pain?//Dubner R,Gebhart G F, Bond M R (eds). Pain research and clinical management, vol 3. Elsevier, Amsterdam.

［44］ Garisto G A, Gaffen A S, Lawrence H P, et al (2010)Occurrence of paresthesia after dental local anesthetic administration in the United States. J Am Dent Assoc, 141: 836−844.

［45］ Gracely R H, Lynch S A, Bennett G J (1992) Painful neuropathy: altered central processing maintained dynamically by peripheral input. Pain, 51: 175−194.

［46］ Granit R, Leksell L, Skoglund C R (1944) Fibre interaction in injured or compressed region of a nerve. Brain, 67: 125−140.

［47］ Grant G, Arvidsson J (1975) Transganglionic degeneration in trigeminal primary sensory neurons. Brain Res, 95: 265−279.

［48］ Gregg J M (1972) Post-traumatic pain: experimental trigeminal neuropathy. J Oral Surg, 29: 260−267.

［49］ Gregg J M (1984) Neurologic disorders of the maxillofacial region.//Kruger G O (ed). Textbook of oraland maxillofacial surgery, 6th ed. Mosby, St. Louis.

［50］ Gregg J M (1990) Studies of traumatic neuralgias in the maxillofacial region: symptom complexes andresponse to microsurgery. J Oral Maxillofac Surg, 48: 135－214.

［51］ Gregg J M (1990) Studies of traumatic neuralgias in the maxillofacial region: surgical pathology and neural mechanisms. J Oral Maxillofac Surg, 48: 228－237.

［52］ Gregg J M, Small E W (1986) Surgical management of trigeminal pain with radiofrequency lesions of the peripheral nerves. J Oral Maxillofac Surg, 44: 1222－1225.

［53］ Hamani C, Schwalb J M, Rezai A R, et al (2006) Deep brain stimulation for chronic neuropathic pain: longterm outcome and the incidence of insertional effect. Pain, 125: 188－196.

［54］ Hanowell S T, Kennedy S F (1979) Phantom tongue pain and causalgia: case presentation and treatment. Anesth Analg, 58: 436.

［55］ Hausamen J E, Samii M, Schmidseder R (1973) Restoring sensation to the cut inferior alveolar nerve by direct anastomosis or by free autologous nerve grafting. Plast Reconstr Surg, 54(1): 83－87.

［56］ Hausamen J E, Samii M, Schmidseder R (1974) Indication and technique for the reconstruction of nerve defects in head and neck. J Maxillofac Surg, 2: 159－167.

［57］ Hayward J R (1986) The triumphant trigeminal nerve. J Oral Maxillofac Surg, 44(1): 2.

［58］ Head H, Rivers W H R, Sherren J (1905) The consequences of injury to the peripheral nerves in man. Brain, 28: 99－115.

［59］ Heir G, Karolchek C, Kalladka M (2008) Use of topical medication in orofacial neuropathic pain: a retrospective study. Oral Surg Oral Med Oral Pathol Oral Radiol Endod, 105: 466－469.

［60］ Hillerup S, Hjorting-Hansen E, Reumert T (1994) Repair of the lingual nerve after iatrogenic injury: a follow-up study of return of sensation and taste. J Oral Maxillofac Surg, 52: 1028－1031.

［61］ Hillerup S, Jensen R H, Ersboll B K (2011) Trigeminal nerve injury associated with injection of local anesthesia.J Am Dent Assoc, 142(5): 531－539.

［62］ Jaaskelainen S K, Teerijoki-Oksa T, Virtanen A, et al (2004) Sensory regeneration following intraoperatively verified trigeminal nerve injury. Neurology, 62: 1951－1957.

［63］ Jaaskelainen S K, Teerijoki-Oksa T, Forssell, H (2005) Neurophysiologic and quantitative sensory testing in the diagnosis of trigeminal neuropathy and neuropathic pain. Pain, 117: 349－357.

［64］ Johnson M D, Burchiel K J (2004) Peripheral stimulation for treatment of trigeminal postherpetic neuralgia and trigeminal posttraumatic neuropathic pain: a pilot study. Neurosurgery, 55(1): 135－141.

［65］ Jones R H B (1992) Microsurgical repair of nerves injured during third molar surgery. Aust Dent J, 37(4): 253－261.

［66］ Juhl G I, Jensen T S, et al (2008) Central sensitization phenomena after third molar surgery: a quantitative sensory testing study. Eur J Pain, 12(1): 116－127.

［67］ Juodzbalys G, Wang H L, Sabalys G (2011) Injury of the inferior alveolar nerve during implant placement:a literature review. J Oral Maxillofac Res, 2(1):e1.

［68］ Juretic C R, Gobic M B (2009) Neurectomy of the trigeminal nerve branches: clinical evaluation of an "obsolete" treatment. J Craniomaxillofac Surg, 37(7): 388－391.

［69］ Kane K, Taub A (1975) A history of local electricalanalgesia. Pain, 1: 125.

［70］ Katyal V (2010) The efficacy and safety of articaine versus lignocaine in dental treatments: a meta-analysis. J Dent, 38: 307－317.

［71］ Kellaway P (1946) The part played by electric fish in the early history of bioelectricity and electrotherapy. Bull Hist Med, 20: 112.

［72］ Kondziolka D, Zorro O, Lobato-Polo J, et al (2010) Gamma Knife stereotactic radiosurgery for idiopathictrigeminal neuralgia. J Neurosurg, 112(4): 758－765.

［73］ Krumova E K, Zeller M, Westermann A, et al (2012)Lidocaine patch (5%) produces a selective, but incomplete block of A delta and C fibers. Pain, 153: 273－280.

［74］ LaBanc J P, Gregg J M (1992) Trigeminal nerve injury: diagnosis and management. Oral Maxillofac Surg Clin North Am, 4(2): 277－283.

［75］ Levine M H, Goddard A L, Dodson T B (2007) Inferior alveolar nerve canal position: a clinical and radiographic study. J Oral Maxillofac Surg, 65: 470－474.

［76］ Livingstone W K (1945) The phantom limb syndrome.A discussion of the role of major peripheral neuromas. J Neurosurg, 2: 251－255.

［77］ Loeser J D, Black R G, Christman A (1975) Relief of pain by transcutaneous stimulation. J Neurosurg, 42: 308.

［78］ Loeser J D (1990) Pain after amputation: phantom limb and stump pain.//Bonica J J (ed). The management of pain, 2nd ed. Lea and Febiger, Philadelphia.

［79］ Long D M (1973) Electrical stimulation for relief of pain from chronic nerve injury. J Neurosurg, 39: 718.

［80］ Mackinnon S L, Dellon A L (1988) Surgery of the peripheral nerve. Thieme, New York.

［81］ Magid O W (2010) Clinical use of botulinum toxins in oral and maxillofacial surgery. Int J Oral Maxillofac Surg, 39(3): 197－207.

［82］ Majno G (1975) The healing hand of man and wound in the ancient world. Harvard University Press, Cambridge.

［83］ May A (2008) Chronic pain may change the structure of the brain. Pain, 137: 7－15.

［84］ McComas A (2012) Galvani's Spark: the story of the nerve impulse. Oxford University Press, New York.

［85］ McLachlan E M, Janig W, Devor M, et al (1993) Peripheral nerve injury triggers noradrenergic sprouting within dorsal root ganglia. Nature, 363: 543－546.

［86］ Melzack R, Wall P D (1965) Pain mechanisms: a new theory. Science, 150: 961－979.

［87］ Merrill R G (1964) Decompression for inferior alveolar nerve injury. J Oral Surg, 22: 291.

［88］ Merzenich M M, Nelson R J, Stryker M P, et al (1984) Somatosensory cortical map changes following digit amputation in adult monkeys. J Comp Neurol, 224: 591－605.

［89］ Meyer R A (1992) Applications of microneurosurgery to the repair of trigeminal nerve injuries. Oral Maxillofac Surg Clin North Am, 4(2): 405－416.

［90］ Meyer R A, Rath E M (2001) Sensory rehabilitation after trigeminal nerve injury or nerve repair. J Oral Maxillofac Surg Clin North Am, 13(2): 365－375.

［91］ Meyer R A, Bagheri S C (2011) Nerve injuries from mandibular third molar removal. Atlas Oral Maxillofac Surg Clin North Am, 19: 63.

［92］ Midamba E D, Haanes H R (1993) Low reactive level830 nm GaA1As diode laser therapy (LLLT) successfully accelerates regeneration of peripheral nerves in human. Laser Ther, 5: 125－129.

［93］ Millesi H (1973) Microsurgery of peripheral nerves. Hand, 5: 157－160.

［94］ Millesi H (1984) Nerve grafting. Clin Plast Surg, 11: 105－113.

［95］ Miloro M (1995) Surgical access for inferior alveolar nerve repair. J Oral Maxillofac Surg, 53: 1224－1225.

［96］ Miloro M (2001) The use of autogenous vein grafts for inferior alveolar and lingual nerve reconstruction: discussion. J Oral Maxillofac Surg, 59: 988－993.

［97］ Miloro M, Halkias L E, Slone H W, et al (1997) Assessment of the lingual nerve in the third molar region using magnetic resonance imaging. J Oral Maxillofac Surg, 55: 134－137.

［98］ Miloro M, Rapasky R (2000) Low-level laser effect on neurosensory recovery after sagittal ramus osteotomy.Oral Surg Oral Med Oral Pathol Oral Radiol Endod, 89: 12－18.

［99］ Miloro M, Stoner J A (2005) Subjective outcomes following sural nerve harvest. J Oral Maxillofac Surg, 63: 1150－1154.

［100］ Misch C E, Resnik R (2010) Mandibular nerve neurosensory impairment after dental implant surgery: management and protocol. Implant Dent, 19(5): 378－384.

［101］ Mitchell S W (1872) Injuries of nerves and their consequences.Lippincott, Philadelphia.

［102］ Mitchell S W, Morehouse G R, Keen W W Jr (1864) Gunshot wounds and other injuries. Lippincott, Philadelphia.

［103］ Mozsary P G, Syers C S (1985) Microsurgical correction of the injured inferior alveolar nerve. J Oral Maxillofac Surg, 43: 353－358.

［104］ Noordenbos W (1959) Problems pertaining to the transmission of nerve impulses which give rise topain. Elsevier, Amsterdam.

［105］ Nuti C, Mertens P, Peyron R, et al (2005) Motor cortex stimulation for refractory neuropathic pain: four years outcome and predictors of efficacy. Pain, 118: 43−52.

［106］ O'Connor A B, Dworkin R H (2009) Treatment of neuropathic pain: an overview of recent guidelines. Am J Med, 122: 522−532.

［107］ Padilla M, Clark G T, Merrill R L (2000) Topical medications for orofacial neuropathic pain: a review of the literature. J Am Dent Assoc, 131(2): 184−195.

［108］ Piao Z G, Cho I H, Park C K, et al (2006) Activation of glia and microglia p38MAPK in medullary dorsal horn contributes to tactile hypersensitivity following trigeminal sensory nerve injury. Pain, 121: 219−231.

［109］ Phillips C, Essick G, Preisser J S, et al (2007) Sensory retraining after orthognathic surgery: effect onpatients' perception of altered perception. J Oral Maxillofac Surg, 65: 1162−1173.

［110］ Pitta M C, Wolford L M, Mehra P, et al (2001) Use of Gore-Tex tubing as a conduit for inferior alveolar and lingual nerve repair: experience with 6 cases.J Oral Maxillofac Surg, 59: 493−499.

［111］ Platt H (1919) On the results of bridging gaps in injured nerve trunks by autogenous fascial tubulization and autogenous nerve grafts. Br J Surg, 7: 384−389.

［112］ Pogrel M A (2002) The results of microneuro surgery of the inferior alveolar and lingual nerve. J Oral Maxillofac Surg, 60: 485−489.

［113］ Pogrel M A, Kaban L B (1993) Injuries to the inferioralveolar and lingual nerves. J Calif Dent Assoc, 21(1): 50−54.

［114］ Pogrel M A, Schmidt B L, Sambajon V, et al (2003) Lingual nerve damage due to inferior alveolar nerve blocks: a possible explanation. J Am Dent Assoc, 134: 195−199.

［115］ Price D D, Bennett G J, Rafii A (1989) Psychophysical observations on patients with neuropathic pain relieved by sympathetic block. Pain, 36: 273−288.

［116］ Rath E M (2002) Skeletal muscle autograft for repairof the human inferior alveolar nerve: a case report.J Oral Maxillofac Surg, 60(3): 330−334.

［117］ Rainov N G, Heidecke V (2003) Motor cortex stimulation for neuropathic facial pain. Neurol Res, 25: 157−161.

［118］ Ramon Y, Cajal S R (1905) Mecanismo de la degeneraciony regeneracion de nervios. Trab Lab Inbest Biol, 9: 119.

［119］ Ranson M T, Pope J E (2012) Reducing risks and complications of interventional pain procedures. Elsevier/Saunders, Philadelphia.

［120］ Robinson P P, Boissonade F M, Loescher A R, et al(2004) Peripheral mechanisms for the initiation of pain following trigeminal nerve injury. J Orofac Pain, 18: 287−292.

［121］ Robinson P P, Loescher A R, Smith K G (2000) A prospective,quantitative study on the clinical outcome of lingual nerve repair. Br J Oral Maxillofac Surg, 38: 255−263.

［122］ Rolke R, Baron R, Maier C, et al (2006) Quantitative sensory testing in the German Research Network on Neuropathic Pain (DFNS): standardized protocol and reference values. Pain, 123: 231−243.

［123］ Ruggiero S L (2001) Microsurgery of the trigeminalnerve. Atlas Oral Maxillofac Surg Clinics North Am, 9(2): 13−21.

［124］ Sabino M A C, Honore P, Rogers S D, et al (2002) Tooth extraction-induced internalization of the substance P receptor in trigeminal nucleus and spinalcord neurons: imaging the neurochemistry of dental pain. Pain, 95: 175−186.

［125］ Salter M W (2004) Cellular neuroplasticity mechanisms mediating pain persistence. J Orofac Pain, 18(4): 318−324.

［126］ Sato J, Perl E R (1991) Adrenergic excitation of cutaneous pain receptors induced by peripheral nerve injury. Science, 251: 1608−1610.

［127］ Seddon H J (1943) Three types of nerve injury. Brain, 66: 237.

［128］ Shanti R M, Ziccardi V B (2011) Use of decellularized nerve allograft for inferior alveolar nerve reconstruction: a case report. J Oral Maxillofac Surg, 69: 550−553.

［129］ Shelden C H, Pudenz R H, Doyle J (1967) Electrical control of facial pain. Am J Surg, 114: 209.

[130] Sherrington C S (1906) The integrative action of the nervous system. Yale University Press, New Haven.

[131] Smith K G, Robinson P P (1995) An experimental study of three methods of lingual nerve defect repair. J Oral Maxillofac Surg, 53: 1052－1062.

[132] Sunderland S (1951) A classification of peripheral nerve injuries produced by loss of function. Brain, 74: 491.

[133] Susarla S M, Kaban L B, Donoff R B, et al (2007) Functional sensory recovery after trigeminal nerve repair. J Oral Maxillofac Surg, 65: 60－65.

[134] Teutsch S, Herken W, et al (2008) Changes in brain gray matter due to repetitive painful stimulation. Neuroimage, 42: 845－849.

[135] Vos B P, Strassman A M, Maciewicz R J (1994) Behavioral evidence of trigeminal neuropathic pain following chronic constriction injury to the rat's infraorbital nerve. J Neurosci, 14: 2708－2723.

[136] Wall P D, Gutnick M (1974) Ongoing activity in peripheral nerves: the physiology and pharmacology of impulses originating in a neuroma. Exp Neurol, 43: 580.

[137] Waller A (1850) Experiments on the section of glossopharyngeal nerves of the frog and observations of the alterations produced thereby in the structure of their primitive fibers. Philos Trans R Soc Lond, 140: 423.

[138] Wang X, Luo E, Li Y, et al (2011) Schwann-like mesenchymal stem cells within vein graft facilitate facial nerve regeneration and remyelination. Brain Res, 1383: 71－80.

[139] Weiss P (1944) Sutureless reunion of severed nerves with cuffs of tantalum. J Neurosurg, 1: 219.

[140] Weiss P, Taylor A C (1946) Guides for nerve regeneration across gaps. J Neurosurg, 27: 401.

[141] White J C (1946) Painful injuries of nerves and their surgical management. Am J Surg, 72: 468－488.

[142] White J C, Sweet W H (1969) Pain and the neurosurgeon. C C Thomas, Spring field.

[143] Whitlock E L, Tuffaha S H, Luciano J P, et al (2009) Processed allografts and type I collagen conduits for repair of peripheral nerve gaps. Muscle Nerve, 39: 787－799.

[144] Wilgis E F S (1982) Nerve repair and grafting.// Green D P (ed). Operative hand surgery. Churchill Livingstone, New York.

[145] Woolf C J, Salter M W (2000) Neuronal plasticity: increasing the gain in pain. Science, 288: 1765－1768.

[146] Worthington P (1979) Course in microsurgery for oral and maxillofacial surgeons. University of Washington, Seattle.

[147] Xie Y F, Zhang S, Chiang C Y, et al (2007) Involvement of glia in central sensitization in trigeminal subnucleus caudalis (medullary dorsal horn). Brain Behav Immun, 21(5): 634－641.

[148] Yoon S H, Merrill R L (2010) Use of botulinum toxin type A after trigeminal nerve injury. Pain Med, 4: 107.

[149] Yoon Y W, Dong H, Arends J J, et al (2004) Mechanical and cold allodynia in a rat spinal cord contusion model. Somatosens Mot Res, 21: 25－31.

[150] Ziccardi V B, Steinberg M J (2007) Timing of trigeminal nerve microsurgery: a review of the literature. J Oral Maxillofac Surg, 65: 1341－1345.

[151] Zuniga J R, Gregg J M (2001) Clinical trials in orofacial neurotrauma. Oral Maxillofac Surg Clin North Am, 13(2): 377－381.

[152] Zuniga J R, Meyer R A, Gregg J M, et al (1998) The accuracy of clinical neurosensory testing for nerve injury diagnosis. J Oral Maxillofac Surg, 56: 2－8.

神经损伤的分类

John R. Zuniga, Alaaldin M. Radwan

2

2.1 引言

由于口腔颌面外科医师在口腔颌面部的手术操作范围广泛,所以大多数人在他们的执业生涯中可能经历过神经损伤。世界范围内,下牙槽神经(inferior alveolar nerve, IAN)损伤的发生率为0.26%~8.4%,舌神经(lingual nerve, LN)损伤的发生率为0.1%~22%[1-3]。暂时性或永久性的感觉神经损伤并不罕见,感觉丧失超过1年就很有可能成为永久性的,显微神经外科修复对这些陈旧的神经损伤常常无效[4]。

大量研究表明,牙槽外科手术是造成三叉神经损伤的主要原因。其他原因还包括文献中经常报道的根管治疗中器械的过度使用和充填材料渗出根尖孔外[5,6]。由于牙种植手术日益增多,三叉神经下颌支相关的并发症也随之增多。作为一名口腔颌面外科医师,必须了解这些并发症,并向患者提供知情同意书[7,8]。患者的临床表现可能各不相同,从轻度的感觉异常到完全感觉丧失,伴有或不伴有疼痛,差异很大[9]。

本章节将回顾神经损伤的分类,以达到以下目的:

1. 协助临床医师区分神经损伤的常见症状和体征。

2. 提供诊断标准,并评估不同类型损伤的损害程度。

3. 提供神经恢复的预后评估,以帮助区分哪些特定损伤或特定患者会自行恢复、何时恢复,哪些特定损伤或特定患者需要不同的干预措施治疗,包括手术。

4. 为治疗方案的选择提供指导,并根据具体的感觉损失程度提供预后评估。

分类系统对临床医师和临床研究工作者来说很重要,是病因分析、临床鉴别以及预测当前和未来结果的基础。一个理想的分类系统应该是基于统计学验证的,能提供诊断、预后和治疗选择的,临床操作性好的系统。现行的临床检测手段可用于建立和筛选不同的分类和分期系统,以提供敏感度、特异度、阳性和阴性预测值以及测试精度和倾向性。换句话说,就是临床上区分正常和异常[即区分假阳性、假阴性和真阳性(存在神经损伤)、真阴性(正常,不存在神经损伤)]。

分类系统是诊断测试方法的"金标准"。本章将介绍神经损伤的现行分类系统。

2.2 历史回顾

外周神经损伤的系统性研究由神经学家

S. Weir Mitchell于美国独立战争期间首次开展，许多研究进展是在战争中由交战双方的前线医师获得的，包括第一次和第二次世界大战[10]。这些神经损伤是在不太理想的条件下处理的，但是人们却从这些治疗中获得了大量的信息。

2.3　基于半定量评估的神经损伤分类

2.3.1　发展史

1942年，Herbert Seddon爵士根据组织学确定的神经损伤程度将运动神经损伤分为三个基本类型，目前同时用于感觉和运动神经损伤分类（图2-1），即神经传导障碍、轴突断裂和神经断裂[11]。

2.3.1.1　神经传导障碍

神经传导障碍（即神经失用）表现为运动麻痹，是最轻微的、短暂的损伤类型，神经连续性不受影响。这类短暂性损伤是由于神经传导通路的暂时性紊乱引起的神经递质阻断，而不是轴突损伤引起的。其临床表现包括运动麻痹（运动神经）、麻木、麻刺感和振动、体位感觉的丧失，这些表现类似于局部麻醉后的常规症状。

2.3.1.2　轴突断裂

轴突断裂是指神经纤维的完全中断，但周围结缔组织（神经内膜、神经束膜和神经外膜）保持完整。这是神经细胞轴突的破坏，伴有Wallerian变性，常见于损伤部位附近。这类神经损伤是由挤压或压力伤造成的，并可能自我再生修复[12]。这种情况神经作为一个整体仍然是连续的[11]。

2.3.1.3　神经断裂

神经断裂是指神经的完全离断，功能完全丧失，没有外科介入神经无法修复。运动和感觉功能均完全丧失，即便有功能恢复，通常也是不完全的。值得重点指出的是，临床上可能无法区分轴突断裂和神经断裂，两者的鉴别包括：

1. 预后：轴突断裂可以自我再生修复，而神经断裂后，恢复的迹象不会出现或仅在手术修复之后发生[11]（表2-1）。

2. 恢复时间：轴突断裂和神经断裂有不同的恢复时间段周期，轴突断裂可以自我修复，而神经断裂不能自我修复。通常认为以90天为限，一旦超过这个时限，自我再生修复

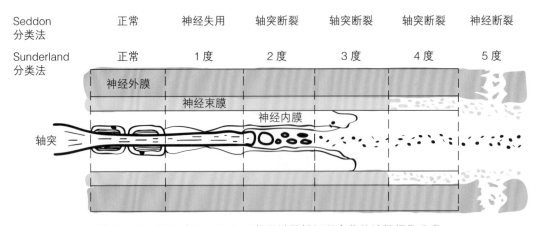

图2-1　Seddon和Sunderland基于神经组织学变化的神经损伤分类

表2-1　Sunderland分类的感觉神经恢复

Sunderland 分类	恢复 程度	恢复速度	手术 需求
1度	完全	快（几天至几周）	－
2度	完全	较慢（几周）	－
3度	不确定	慢（几周至几个月）	－/+
4度	差	几乎没有	+
5度	无	完全没有	++

的可能性会显著降低（9.3%～62.9%）[13]。

3. 探查：是唯一精确区分轴突断裂和神经断裂的方法。如果以微创的方式进行，探查是区分神经损伤三个基本分类的金标准[11]。

4. 组织学：值得强调的是，组织学分析是最可靠的方法，但在临床上无法实现。

1951年，Sydney Sunderland爵士依据轴突的瓦勒变性程度和神经外膜、束膜、内膜的组织学表现，将Seddon的神经损伤三类分类法进一步细分为五类[14]。

1度损伤相当于Seddon分类法的神经传导障碍。2度损伤相当于单纯轴突断裂。3度损伤是轴突断裂伴随神经内膜受损，这一类介于Seddon分类法的单纯轴突断裂和神经断裂之间，功能恢复的可能性取决于神经内膜损伤的程度。Sunderland将Seddon分类法中的神经断裂分为4度损伤和5度损伤。4度损伤时，除了神经外膜，其他结构都中断，需要手术介入治疗。5度损伤更接近典型的神经断裂，即包括神经外膜在内的完全神经离断[14]。

1988年，Mackinnon提出增加一类新的损伤类型，被认为有助于神经分类系统的完善。这个新系统包含了Sunderland分类中提到的多种类型的神经损伤。换句话说，这是一种混合性的分类方式，其中包含了神经损伤的各种类型，也有检查者和患者自身对恢复程度的评估。电生理诊断用于区分1度损伤和其他程度的神经损伤，但不能区分各类损伤的恢复潜能[15]（表2-2）。

表2-2　改良MRCS评分量表

分级	描　　　　述
S0	无感觉
S1	自发的皮肤深区疼痛
S2	一定程度的浅表痛和触觉
S2+	浅表痛和触觉+感觉过敏
S3[a]	浅表痛和触觉，但无感觉过敏；静态下两点辨别距离>15 mm
	提示有效的感觉功能（useful sensory function，USF）
S3+[a]	浅表痛和触觉，但无感觉过敏；良好的刺激定位能力；静态下两点辨别距离为7～15 mm
	提示USF
S4[a]	浅表痛和触觉，但无感觉过敏；良好的刺激定位能力；静态下两点辨别距离为2～6 mm
	提示完全的感觉恢复（complete sensory recovery，CSR）

[a]S3、S3+和S4提示感觉功能恢复（functional sensory recovery，FSR）
MRCS: medical research council scale，医学研究委员会评分量表

近期，改良MRCS评分量表被用于三叉神经损伤的分类（图2-2）。不论是自行修复还是手术修复，分级系统均为记录和监测神经感觉恢复提供了一种有效的方法。

2.4　特殊的神经损伤类型

前文提到的神经损伤可以由各种原因造成，但主要是机械性损伤，如第三磨牙的拔除、根管治疗器械、牙种植体的植入和截骨手术。

Seddon：神经失用
Sunderland：1度
Mackinnon：1型

- 神经干轻度牵拉、压迫或炎症反应
- 手术动力器械的热损伤
- 神经束膜水肿、感染，术中神经分离但无损伤

Seddon：轴突断裂
Sunderland：2度
Mackinnon：2型

- 神经干中度压迫或>25 g的牵拉[16]
- 损伤来源于牙种植或植骨、牙的压缩性脱位压迫神经、神经管单皮质或双皮质受压

Sunderland：3度
Mackinnon：3型

- 神经干重度机械性挤压、刺伤、化学损伤、热损伤[17]
- 损伤来源于注射针头损伤、热消融术

Sunderland：4度
Mackinnon：4型

- 神经干重度挤压伤
- 47℃以上的热损伤，导致骨坏死和相应的神经损伤[18]
- 局麻注射至神经干内，神经接触腐蚀性物质

Seddon：神经断裂
Sunderland：5度
Mackinnon：5型

- 神经干重度损伤导致神经的完全离断
- 拔牙过程中的神经断裂取决于骨内神经的深度和神经与牙齿的位置关系

Mackinnon：6型

- 包含Sunderland各级损伤的混合型损伤

图2-2　Seddon、Sunderland和Mackinnon神经损伤分类法的特点

全身性因素也可能引起神经损伤，包括化学损伤、感染、代谢或遗传相关疾病。这些非机械性因素引起的神经损伤可以归类为特殊类型。

2.4.1 化学损伤

据文献报道，从化学武器到日常家用漂白剂之类的化学制品，都可能引起神经损伤。任何影响神经传导的化学制品都可能产生化学性神经损伤[19]。本节将讨论牙科治疗和手术中应用的化学制品。

局部麻醉在牙科治疗和口腔颌面外科手术中的应用很普遍，通常它对健康人体来说是安全的。但是，注射导致的三叉神经损伤可能造成神经感觉障碍（neurosensory disturbance，NSD），这是一种罕见却时有报道的并发症。NSD的症状和体征包括一系列的感觉丧失、感觉减退、感觉异常、触诱发痛、味觉异常和自发痛[20]。牙科治疗中，局部麻醉相关的NSD（暂时或永久）的发生率报道差异较大，最高达1:42，最低只有1:750 000[20]。由于存在未报道的病例，所以，真正的发生率仍然难以统计。有学者提出8周内症状可以缓解，但仍需要更多的纵向研究证实[21,21]。与NSD发生率关系密切的4种局部麻醉药为4%阿替卡因、2%利多卡因、3%甲哌卡因和3%丙胺卡因，其中阿替卡因报道病例比例最高[20]。

其他与神经化学性损伤相关的常见化学制品是根管治疗中使用的根管冲洗剂和根管充填剂。过氧化氢或次氯酸钠是牙髓治疗中最常用的冲洗剂，因为它具有强大的抗微生物性能和溶解根管系统中有机软组织的双重作用[23]。冲洗剂溢出到根尖孔外的周围组织中会引起一些临床症状，如感觉减弱、感觉异常到病理性疼痛，甚至组织坏死。这些症状可以在治疗后即刻出现，也可能迟发[23]。所有根管充填剂或多或少都有毒性，取决于其对神经外膜的渗透程度。病理性感觉异常是根管充填剂引发NSD的最常见表现，发生率达30%[5]。

2.4.2 感染

许多细菌和病毒都能引起神经损伤，产生周围性神经病变。讨论得最多的病毒就是引起带状疱疹后神经痛（postherapetic neuralgia，PHN）和Ⅱ型Ramsey Hunt综合征（带状疱疹）的带状疱疹病毒。带状疱疹在所有神经性疾病中发生率最高，在美国有近50万名患者，其中20%的患者反复发作[24,25]。首次感染之后，水痘-带状疱疹病毒会潜伏在脊髓和脑神经节内。一旦激活和复制，病毒会从神经节沿感觉神经纤维散播至相应的皮肤。除了感染的皮肤病表现外，还有许多神经病学表现，如病理性疼痛、感觉异常等[26]。皮疹于2~4周后消退，但急性感染后可能持续的最令人痛苦的症状是疼痛，特别是触诱发痛。持续3个月以上的疼痛称为带状疱疹后神经痛[27]。对于这种痛，患者会用刀割、烧灼、啮咬、电击这类词汇来形容。初级传入C纤维的破坏和随之的中枢兴奋被认为是PHN的原因[28,29]。

Ramsey Hunt综合征于20世纪早期报道[26]，由Malin命名，其症状和体征包括：

1. 带状疱疹（罕见，也可位于同侧软腭）。
2. 外周面神经麻痹伴味觉障碍和泪液减少（很少出现对侧或双侧脑神经Ⅶ麻痹）。
3. 三叉神经V1和V3支配区域的感觉障碍。
4. 颈部皮肤（通常为C2~C4）感觉障碍。
5. 脑神经Ⅷ损伤（听力下降）[30]。

2.4.3 代谢性疾病

体内化学过程破坏可能导致疾病的发生。

在某些情况下,神经损伤是由身体能量利用不良造成的;另一些情况下,体内有害物质(毒素)堆积也可能导致神经损伤。一些代谢性疾病来自遗传,其他的病因可能是多因素的。糖尿病的多发性感觉运动神经病变(diabetic sensorimotor polyneuropathy, DSPN)就是由慢性高血糖导致的慢性代谢紊乱,包括氧化应激、高级糖化终产物(advanced glycation end, AGE)和多元醇通路产物过多,显微镜下静脉和神经损伤是最终结果。DSPN中,最长的感觉神经轴突最先累及,导致脚和手的周围神经病变,主要表现为手脚颤动,也可以导致本体感觉、肌张力和两点辨别力的丧失。DSPN的另一个结果就是多发性神经根病变,临床上主要累及腰椎神经根[31]。但未有文献报道代谢性疾病引起了三叉神经损伤。

2.4.4 遗传性疾病

遗传性周围神经病变是由50多个基因突变引起的一组复杂疾病,可能是初始基因编码错误,也可能是新的基因突变。一些基因突变导致轻度神经病变,其症状出现在成年早期,几乎没有神经感觉障碍。比较严重的遗传性神经病变发生于儿童早期,甚至是婴儿期。最常见的遗传性神经病是统称为夏-马-图(Charcot-Marie-Tooth, CMT)病的一组疾病,1886年由这三位医师首次报道。导致这些遗传性神经病变的基因都是编码神经元细胞和髓鞘生成的基因。典型的CMT病的特征包括小腿和足部肌肉的极度张力减弱和萎缩、步态异常、肌腱反射消失以及下肢麻木。CMT病也可能导致四肢的重度疼痛[32]。尚没有遗传性疾病导致三叉神经损伤的报道。

2.4.5 多发性硬化病

在多发性硬化病(multiple sclerosis, MS)

的活动期,白细胞被吸引至脑白质的区域,引发和参与了炎症反应。在炎症阶段,轴突周围的髓鞘被破坏,称为脱髓鞘。大量的MS患者伴有疼痛症状,如中枢性和周围性神经病变、偏头痛、三叉神经痛、痛性强直性痉挛或Lhermitte征(指的是屈颈所诱发的一种自颈部沿脊柱向双下肢或四肢传播的放射性电击样麻痛——译者注)、复杂性局部疼痛综合征(complex regional pain syndrome, CRPS)、舌咽神经痛和横贯性脊髓炎。另外,MS发作通常伴有疼痛,许多患者在发作期间常表现为阵发性肌张力障碍和神经病理性疼痛[33]。特别要提到的是大约2%的MS患者有三叉神经痛的症状[34]。

2.5 神经损伤的主观症状分类

完全与部分神经撕脱和损伤会产生不同的感觉认知,从而形成不同的感觉障碍类型。反过来说,神经损伤越小,如Sunderland 2度和3度损伤、部分断裂伤或刺伤,产生早期感觉过敏的可能性越大。相比较而言,严重的4度神经内损伤和5度完全撕裂或撕脱伤,早期疼痛反而较轻,但最终会形成影响功能的慢性连续性神经瘤和断端神经瘤。这些早期的麻木性病变往往导致口腔颌面部不适,如局限和放射性的令人不适的感觉异常和自发性疼痛[35,36]。其他临床医师常用的一些功能改变的名词如表2-3所示。

为了获得患者的主观感觉,向他们提供一个口语化的描述词清单是很有帮助的,有利于神经病变的定性分析,也有利于显示感觉异常、疼痛、功能紊乱的发病原因。值得注意的是,绝大多数讲英语的患者被问及他们的神经病变时,他们会使用术语"麻木

表2-3　国际疼痛研究协会命名的有关疼痛的名词（www.iasppain.org）

paresthesia（感觉异常）	自发或诱发的非正常感觉,但并没有引起不适
dysesthesia（病理性感觉异常）	自发或诱发的、令人不适的非正常感觉,特殊病例包括痛觉过敏和触诱发痛
anesthesia（感觉丧失）	药物诱导的、可逆的遗忘、镇痛、反应消失、骨骼肌反射消失或应激反应减弱的状态,或上述同时发生
hyperesthesia（感觉过敏）	对特定因素和部位的刺激敏感性增加（除了特殊感觉）,可以指各种皮肤敏感性,包括触觉和温度觉,可以伴有或不伴有疼痛。该词常常用于表示对任意刺激的阈值降低和对通常能识别的刺激的反应增加
hypoesthesia（感觉减退）	对特定因素和部位的刺激敏感性降低（除了特殊感觉）
synesthesia（联觉）	这是一种神经病理状态,即对一种感觉的刺激或认知通路会自动、不自觉地引起第二种感觉或认知通路
allodynia（异常性疼痛）	通常不会引起疼痛的刺激诱发了疼痛,即刺激诱发了非预计的痛性反应。这是一个临床术语,不代表机制。可以发生在对不同组织的各种刺激之后
sensitization（敏化）	感受伤害的神经元对正常输入刺激的反应性增加和/或对正常阈值以下的输入刺激产生反应。可以包括阈值下降和阈上反应增加。自发放电和接收域增加也可能发生

（numbness）"[35,37]；但是，QST显示这些患者的客观评价差异很大，有些患者测试为完全麻木，而有些患者却接近正常刺激反应。

　　大部分患者主要运用三个术语来描述他们的症状：感觉减退（hypoesthesia）、感觉异常（paresthesia）和病理性感觉异常（dysesthesia）。

　　相对于感觉减退和感觉异常这两个类别下的三个常用描述语，病理性感觉异常类别下的三个常用描述语很少被患者使用[38]（表2-4）。

　　这些分类方法是诊断和治疗神经损伤的重要部分，依据每个患者的损伤分类可以选择特定的治疗方法。另外，根据损伤分类、损伤的致病因素、损伤时间可以推测预后。还必须考虑主观感受在满足患者特殊需求方面的重要性。故医师需要获得患者当前疾病的全部病史，并允许患者用他们自己的话来描述其损伤。

表2-4　患者用于描述感觉减退、感觉异常和病理性感觉异常的定性词语[38]

感觉减退（hypoesthesia）	麻木（numb）
	橡胶感（rubbery）
	肿胀感（swollen）
感觉异常（paresthesia）	麻刺感（tingling）
	瘙痒感（tickling）
	钻心的痒感（itching）
病理性感觉异常（dysesthesia）	压迫感（tender）
	刺痛（pricking）
	烧灼感（burning）

（陈敏洁）

参考文献

[1] Gulicher D, Gerlach K L (2001) Sensory impairment of the lingual and inferior alveolar

nerves following removal of impacted mandibular third molars. Int J Oral Maxillofac Surg, 30(4): 306－312.

［2］ Jerjes W, et al (2010) Risk factors associated with injury to the inferior alveolar and lingual nerves following third molar surgery-revisited. Oral Surg Oral Med Oral Pathol Oral Radiol Endod, 109(3): 335－345.

［3］ Leung Y Y, Cheung L K (2011) Risk factors of neurosensory deficits in lower third molar surgery: an literature review of prospective studies. Int J Oral Maxillofac Surg, 40(1): 1－10.

［4］ Loescher A R, Smith K G, Robinson P P (2003) Nerve damage and third molar removal. Dent Update, 30(7): 375－380, 382.

［5］ Pogrel M A (2007) Damage to the inferior alveolar nerve as the result of root canal therapy. J Am Dent Assoc, 138(1): 65－69.

［6］ Neaverth E J, Swindle R (1990) A serious complication following the inadvertent injection of sodium hypochlorite outside the root canal system. Compendium, 11(8): 474, 476, 478－481.

［7］ Ziccardi V B, Assael L A (2001) Mechanisms of trigeminal nerve injuries. Atlas Oral Maxillofac Surg Clin North Am, 9(2): 1－11.

［8］ Ziccardi V B, Rivera L, Gomes J (2009) Comparison of lingual and inferior alveolar nerve microsurgery outcomes. Quintessence Int, 40(4): 295－301.

［9］ Alhassani A A, AlGhamdi A S (2010) Inferior alveolar nerve injury in implant dentistry: diagnosis, causes, prevention, and management. J Oral Implantol, 36(5): 401－407.

［10］ Maricevic A, Erceg M (1997) War injuries to the extremities. Mil Med, 162(12): 808－811.

［11］ Seddon H J (1943) Three types of nerve injury. Brain, 66: 237－288.

［12］ Payton O D, Jackson O, Di Fabio R P (1989) Manual of physical therapy. Churchill Livingstone, New York.

［13］ Susarla S M, Blaeser B F, Magalnick D (2003) Third molar surgery and associated complication. Oral Maxillofac Surg Clin North Am, 15: 177.

［14］ Sunderland S (1951) A classification of peripheral nerve injury producing loss of function. Brain, 74: 491－516.

［15］ Mackinnon S E (1989) New directions in peripheral nerve surgery. Ann Plast Surg, 22(3): 257－273.

［16］ Terzis J, Faibisoff B, Williams H B (1975) The nerve gap: suture under tension versus graft. Plast Reconstr Surg, 56: 166.

［17］ Erikson L, et al (2006) Traumatic changes of the inferior alveolar nerve and Gasserian ganglion after removal of a mandibular third molar: report of a case. J Oral Maxillofac Surg, 64: 1821.

［18］ Juodzbalys G, et al (2013) Inferior alveolar nerve injury associated with implant surgery. Clin Oral Implants Res, 24: 183－190.

［19］ Sidell F R, Takafuji E T, Franz D R (1997) Medical aspects of chemical and biological warfare. Borden Institute, Walter Reed Army Medical Center, Washington, D.C., pp131－139.

［20］ Hillerup S, Jensen R H, Ersbøll B K (2011) Trigeminal nerve injury associated with injection of local anesthetics: needle lesion or neurotoxicity? J Am Dent Assoc, 142(5): 531－539.

［21］ Pogrel M A, Thamby S (2000) Permanent nerve involvement resulting from inferior alveolar nerve blocks. J Am Dent Assoc, 131(7): 901－907 (published correction appears in JADA 2000; 131［10］: 1418).

［22］ Haas D A (2002) An update on local anesthetics in dentistry. J Can Dent Assoc, 68(9): 546－551.

［23］ Chaudhry H, et al (2011) Before you reach for the bleach. Br Dent J, 210(4): 157－160.

［24］ Kurtzke J F (1984) Neuroepidemiology. Ann Neurol, 16: 265－277.

［25］ Donohue R H, et al (1995) The incidence of herpes zoster. Arch Intern Med, 155: 1605－1609.

［26］ Wagner G, et al (2012) Ramsay hunt syndrome. J Dtsch Dermatol Ges, 10(4): 238－244.

［27］ Dworkin R H, et al (2000) Prospects for the prevention of postherpetic neuralgia in herpes zoster patients. Clin J Pain, 16(2 Suppl):S90－S100.

［28］ Rowbotham M C, et al (1996) Cutaneous innervation density in the allodynic form of postherpetic neuralgia. Neurobiol Dis, 3(3): 205－214.

［29］ Oaklander A L, et al (1998) Unilateral postherpetic neuralgia is associated with bilateral sensory neuron damage. Ann Neurol, 44(5): 789-795.

[30] Malin J P, Weissenborn K, Heinze H J (1985) Das Ramsay-hunt-syndrom. Verhandl dtsch Ges Neurol, 3: 658-661.

[31] Morales-Vidal S, Morgan C, McCoyd M, et al (2012) Diabetic peripheral neuropathy and the management of diabetic peripheral neuropathic pain. Postgrad Med, 124(4): 145-153.

[32] Patzko A, Shy M E (2012) Charcot-Marie-tooth disease and related genetic neuropathies. Continuum Lifelong Learn Neurol, 18(1): 39-59.

[33] Kenner M, Menon U, Elliott D G (2007) Multiple sclerosis as a painful disease. Int Rev Neurobiol, 79: 303-321.

[34] Solaro C, Brichetto G, Amato M P, et al (2004) The prevalence of pain in multiple sclerosis: a multicenter cross-sectional study. Neurology, 63: 919.

[35] Jaaskelainen S K, Teerjoke-Oske T, Forsell H (2005) Neurophysiologic and quantitative sensory testing in the diagnosis of trigeminal neuropathy and neuropathic pain. Pain, 117(3): 349.

[36] Rasmussen P V et al (2004) Symptoms and signs in patients with suspected neuropathic pain. Pain, 110: 461.

[37] Gregg J M (1992) Abnormal responses to trigeminal nerve injury. Oral Maxillofac Surg Clin North Am, 4: 339.

[38] Phillips C, Essick G, Zuniga J, et al (2006) Qualitative descriptors used by patients following orthognathic surgery to portray altered sensation. J Oral Maxillofac Surg, 64(12): 1751-1760.

3

神经损伤的病因和预防

Roger A. Meyer, Shahrokh C. Bagheri

3.1 引言

第5对脑神经即三叉神经（fifth trigeminal nerve, TN5）传导头颈部大部分重要结构的主要感觉，而牙科治疗、外科手术以及口腔颌面部创伤都与其三大分支的周围支密切相关。尽管已经对颌面部局部解剖有详尽的了解，也有熟练的外科技术的应用，但临床上 TN5 损伤仍不可避免[79]。本章将介绍可能发生 TN5 损伤的情况、目前了解到的神经损伤的机制、局部神经解剖以及减少其损伤的方法或技术改进。

3.2 神经解剖学

TN5 的解剖十分复杂[31, 106, 114]。其三大分支都有被损伤的可能，最常发生损伤的分支有眼支（V1）的分支眶上神经（supraorbital nerve, SON）和滑车上神经（supratrochlear nerve, STN），上颌支（V2）的分支眶下神经（infraorbital nerve, ION），下颌支（V3）的分支下牙槽神经（inferior alveolar nerve, IAN）、舌神经（lingual nerve, LN）、颏神经（mental nerve, MN）和颊长神经（long buccal nerve,

LBN）（图3-1和图3-2）。

发生在其他分支的损伤相对少见，例如 V2 中的上牙槽前/中/后神经、鼻腭神经和腭大神经，V3 中的下颌舌骨肌神经、耳颞神经和下切牙神经。其原因可能是这些神经分布区域的感觉异常不易被患者察觉，也不妨碍颌面部的正常功能，或者感觉异常出现后可迅速消退[76]。例如，在 LeFort Ⅰ 型上颌截骨过程中，因为手术涉及鼻腭神经和腭大神经，术后腭部常出现短暂或持续较长时间的麻木，然而这种麻木在患者的长期随访中很少被提及，并且似乎对语言、咀嚼、饮水和吞咽功能没有太大的影响[69]；另外，Lefort Ⅰ 型截骨术常做环前庭切口，因为切断了上牙槽前、中神经的终末纤维，术后常规会出现唇颊侧牙龈麻木，感觉的恢复常需要数周或数月，然而这段时间的牙龈感觉异常对口腔功能几乎没有影响。IAN 在翼下颌间隙中发出分支下颌舌骨肌神经，其运动纤维支配下颌舌骨肌和二腹肌前腹。在部分患者中，下颌舌骨肌神经还有一个细小的感觉神经分支，分布于颏下区一小块皮肤，而这块皮肤的感觉丧失不易被患者感知。与之相似，颞下颌关节手术、腮腺手术或去皱手术中常发生耳颞神经（auriculotemporal nerve, ATN）的损伤，耳周感觉功能的恢复常需数月，但是很少给患者带来困扰。然而，ATN 损伤后偶

图3-1　三叉神经三大分支对应的面部感觉分布区域

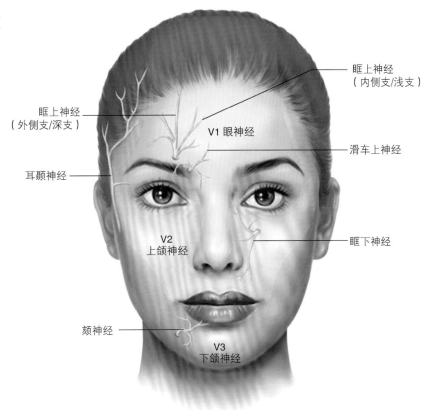

眶上神经
（内侧支/浅支）

眶上神经
（外侧支/深支）

V1眼神经

滑车上神经

耳颞神经

眶下神经

V2
上颌神经

颏神经

V3
下颌神经

有Frey's综合征（又称味觉出汗综合征，见第3.5.7节）的发生，显著增加了患者的痛苦[132]。在部分情况下，下切牙神经常被故意切断，以便在IAN损伤后的神经修复术中，最大限度地侧向或垂直向提拉神经，或者在种植体植入时进行IAN侧向移位。尽管下前牙区的本体感觉丧失对一些患者来说难以接受，但下颌唇侧牙龈及下前牙感觉丧失对大多数患者来说并不是问题。不过，极少数情况下，下切牙神经切断后神经近中断端会产生残端神经瘤，可能会导致神经病理性疼痛[14]。

3.2.1　眶上神经和滑车上神经

SON走行于骨性眼眶上方的眶上裂，并从额骨眶上缘的眶上孔或眶上切迹出眶。出眶后，SON及其分支向头顶的内、外侧方向走行，支配眉弓、前额及头皮前部的感觉。SON有两个分支：浅支（内侧支）及深支（外侧支）。浅支走行于额肌浅面，传导前额皮肤的感觉；而深支于更高位置走行于帽状腱膜深面，传导头皮额顶区的感觉[65]。前额或眉毛提拉术会切断深支（外侧支）（见第3.5.9节）。STN从眶上缘下方距离眶上孔内侧1 cm出眶，分支分布于上眼睑及前额的中下份。前额手术或创伤后，患者很少察觉到单纯STN支配区域的感觉缺失。

3.2.2　眶下神经

ION是三叉神经V2最重要的分支，走行于眶底壁的眶下管中，并从眶下缘下方的眶下孔出眶，出眶后向外周发出几个分支。神经在眶下管内及出眶后的分布位置，使其易

图3-2　三叉神经在口腔内的重要感觉支:(a)下颌骨唇颊侧;(b)下颌骨舌侧

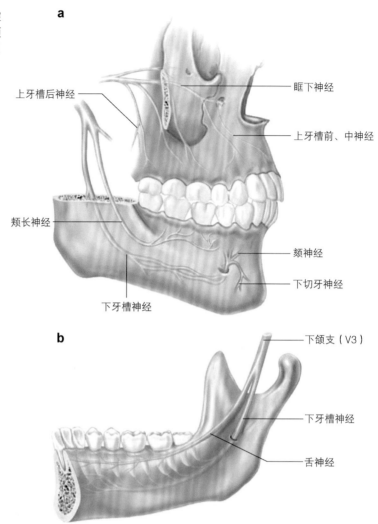

a

上牙槽后神经

眶下神经

上牙槽前、中神经

颊长神经

颏神经

下切牙神经

下牙槽神经

b

下颌支（V3）

下牙槽神经

舌神经

在各种手术及创伤中受到损伤。ION损伤后可能会出现可感知的上唇及面中1/3感觉功能障碍（见第3.5.3节、第3.5.4节）。

3.2.3　下牙槽神经

　　IAN由三叉神经V3从翼下颌间隙发出后，向前外侧走行至下颌支内侧，并于下颌孔处进入下颌骨。IAN走行在下牙槽神经管（inferior alveolar canal, IAC）内时位置变异很多，其垂直向范围可从磨牙、前磨牙根尖至下颌下缘，颊舌向范围为下颌骨的内外侧骨皮质之间（图3-3）。了解下牙槽神经的位置变异，对于一些手术方案的设计非常重要，例如下颌第三磨牙（M3）拔除术、下颌骨发育畸形的正颌手术、下颌骨骨折的复位固定术、牙种植手术以及牙根尖手术（见第3.5.2至3.5.5节和第3.5.7节）。大多数患者IAN的位置可以通过全景片确认[39,56]，如果经全景片评估，怀疑牙、种植体或其他结构与IAN距离较近时，则需要应用先进的影像技术，如计算机断层扫描（computed tomography, CT）、锥形束CT（cone-beam computed tomography, CBCT）等，来更精确地判断IAN在下颌骨中的位置（见第5章和第11章）。

图3-3 （a）磨牙区IAC的位置变异可通过术前影像学检查下颌骨矢状面确定：A-IAC位于根尖下方数毫米，拔除M3时不受影响；B-IAC位于根尖下方且接近下颌骨外侧骨皮质，下颌支矢状劈开术时损伤风险较大；C-IAC位于根尖上方且接近下颌骨外侧骨皮质，下颌支矢状劈开术或打单皮质螺钉时易损伤；D-IAC位于牙根之间，在拔牙过程中有损伤的风险。（b）双侧阻生M3的牙根纵跨IAC。（c）IAC穿过下颌M3牙根，拔除M3时IAN断裂，采用显微手术成功修复神经

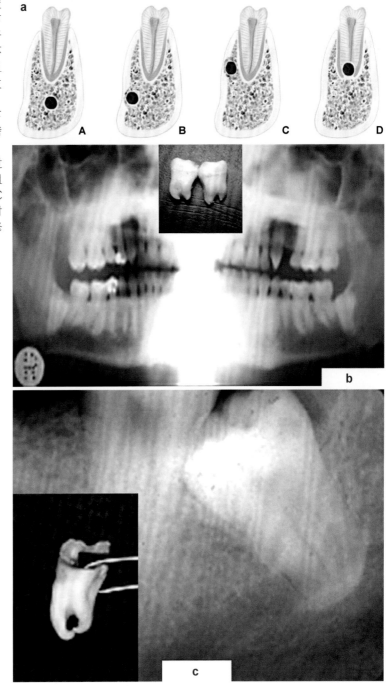

3.2.4 颏神经

　　MN由IAN在前磨牙区的下牙槽神经管内发出，向后上方走行，从下颌骨外侧面的颏孔穿出。颏孔通常位于下颌第一、第二前磨牙根尖之间的稍下方。在这个区域，下颌颊侧前庭沟的垂直或水平切口及黏膜下组织切开时需要十分小心。MN穿出下颌骨的

位置一般比下牙槽神经管高几毫米，在颏部水平截骨术或颏修整术时应特别注意（见第3.5.9节）。在颏孔部位，MN通常分成3个分支，向下、向外、向前（下唇支）分布到下唇黏膜及皮肤。偶有MN存在解剖变异：MN在下颌骨内分成两个独立分支，经两个骨孔穿出下颌骨（图3-4）。对MN下唇支解剖位置的掌握[1]有助于临床医师在多种手术（如

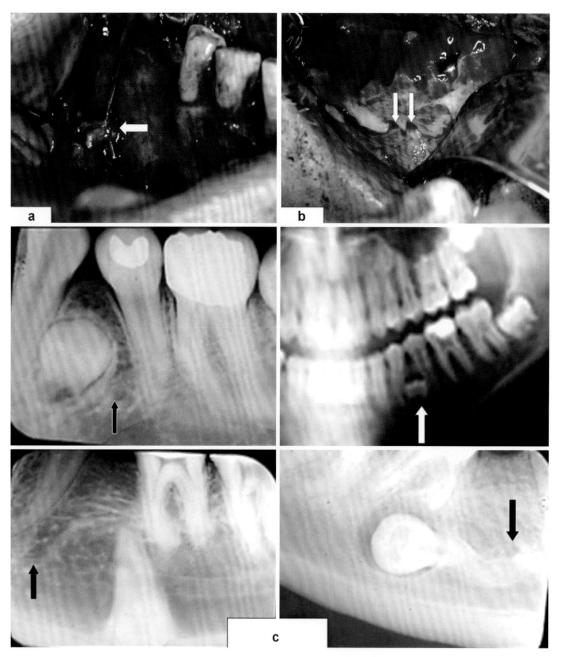

图3-4　颏神经（白色箭头）的解剖变异。(a)在下颌两个前磨牙之间的稍下方穿出下颌骨颊侧；(b)一些患者有两个明确的颏孔，各有一条颏神经穿出；(c)全景片中，阻生的下颌前磨牙均邻近颏孔（箭头），在拔除时有损伤颏神经的风险

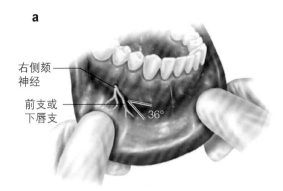

右侧颏神经

前支或下唇支

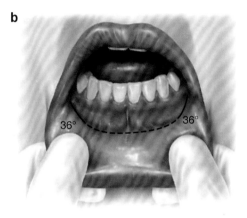

图3-5 （a）颏神经分出前支或下唇支，与下唇水平面呈36°角向前内侧走行，该区域的切口应与下唇支平行；（b）需要暴露下颌骨正中联合时，唇侧前庭沟切口的两侧延长切口（黑色实线）应与下唇支平行，其余切口为虚线表示

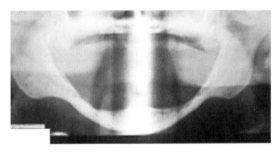

图3-6 下颌骨严重萎缩，下牙槽神经管和颏孔位于或接近牙槽嵴

小唾液腺活检术、黏膜下肿块切除术及颏成型术）中设计合适的下唇黏膜切口，以便尽可能降低MN损伤的可能性。一般来说，MN下唇支与下唇水平面呈36°角向前内侧走行。因此，下唇部黏膜下肿块切除术的切口应与下唇支的方向平行。为了显露下颌骨正中联合，应做与下唇支平行的U形切口（图3-5）。当患者下颌后牙缺失且下颌体部牙槽骨萎缩时，颏孔和/或IAC可能位于或接近牙槽嵴顶，在该区域的切口设计或手术操作可能会损伤MN和/或IAN[55,77,78]（图3-6）。

3.2.5　舌神经

LN在翼下颌间隙由三叉神经（V3）发出后向前走行，在M3区域内侧面，其位置有较大变异。尸体解剖及临床经验都表明，在M3区域，LN可在下颌舌侧嵴附近与下颌内侧骨膜紧密接触（图3-7），或在舌侧牙槽嵴下零至数毫米内贴近下颌内侧骨膜数毫米[20,63,86]。值得注意的是，即便患者缺牙后发生下颌骨萎缩，这种神经-骨的关系也不会改变[55]。双侧尸体解剖[103]发现，一侧LN的位置并不能预测对侧LN的位置，临床中也有类似发现。LN在M3区与下颌骨的邻近位置关系，使得在M3拔除术或其他下颌磨牙后垫的手术中，LN损伤的风险增加（见第3.5.2至3.5.5节）。LN在经M3区域继续向前走行后，与下颌下腺腺体及导管的位置关系变异也较大。在部分患者中，LN行于下颌下腺导管的内下，进入口底及舌诸肌群。在另一些患者中，LN穿经下颌下腺或在其下方走行，到达舌体[88,89]。这两种情况下，在进行舌下腺、下颌下腺或下颌下腺导管手术时，有损伤LN的风险。LN自M3区向前走行至口底过程中，其走行方向较为弯曲，有利于LN损伤后手术修复中远心断端与近心断端的无张力对接，即便有神经缺损也可以直接进行神经吻合，而不需要使用神经移植或导管桥接进行间接重建[12,13]。

图3-7 （a）在下颌支手术中暴露的完整的左侧舌神经（箭头所示），位于下颌磨牙后区的牙槽嵴水平；（b）数月前下颌第三磨牙拔除过程中受损的左舌神经出现了连续性神经瘤（箭头所示）

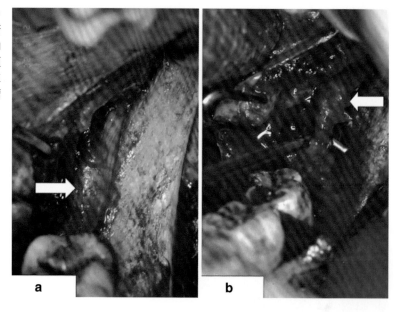

3.2.6 颊长神经

LBN在翼下颌间隙自三叉神经V3发出后，向外下走行至下颌骨外斜嵴最凹陷处的骨膜表面或此点下方0～12 mm的位置。此后LBN可能分成数个较细的分支，或继续以一个主干走行至下颌磨牙的颊侧前庭区，再向内、外及前方发出许多细小分支，分别支配下颌磨牙颊侧牙龈、颊黏膜及下颌前庭沟黏膜[52]。当LBN主干越过下颌外斜嵴时，通常直径约为1 mm。因而，除LBN的探查和修复术外，其他下颌磨牙后垫或磨牙后区前庭沟手术中，很少能注意到该神经。若LBN在外斜嵴最凹陷处的下方走行，下颌磨牙颊侧前庭沟处的切口可能会损伤到该神经，如M3拔除术，下颌支截骨术，或下颌体后部、下颌角、下颌支、髁突骨折的开放性复位术。LBN主干或一至多个分支切断后，大部分患者无感觉异常[76]，其原因可能是LBN有较高的机械感应阈值[51]。然而小部分患者中，LBN损伤会造成显著的感觉障碍，尤其是当神经损伤后近中残端有痛性神经瘤形成时[11]（图3-8）。

3.3 神经损伤的类型

3.3.1 神经损伤的临床分类

临床上将周围神经损伤分为两类：闭合性损伤和开放性损伤。除有计划的神经切除术外，绝大多数择期手术中发生的TN5损伤，常常难以被手术医师察觉[110]。只有在患者复诊主诉有感觉障碍时，神经损伤的诊断才得以确立，医师才进一步评估损伤的情况。这种在发生时未及时被手术医师察觉的神经损伤，称为闭合性（或非直视性）损伤。若在手术过程中观察到神经损伤，无论是计划中的（如侵犯神经的恶性肿瘤切除术）还是非计划的（如择期的、非切除性手术），称为开放性（或直视性）损伤。开放性损伤记录在手术医师的手术报告中。若神经损伤后不即刻修复，可以用细的、不吸收的、反应轻的缝线（如8-0单股尼龙线）标记神经损伤区域，以便在以后进行的显微外科修复中帮助医师确

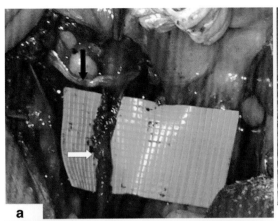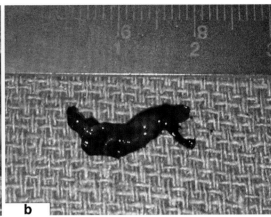

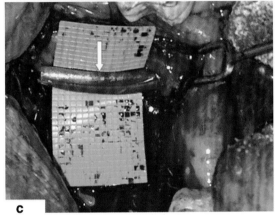

图3-8　右侧颊长神经的显露。(a)正常的神经主干(黑色箭头)向外穿行至颊黏膜,异常前支形成神经瘤(白色箭头),该患者在拔除右下颌第三磨牙后,颊侧前庭沟出现刺激诱发痛;(b)切除前支及神经瘤后疼痛缓解;(c)切除前支后,神经主干重新包裹鞘膜(白色箭头),快速愈合

认神经的近远中残端。

3.3.2　神经损伤机制

　　很多手术操作会造成TN5损伤(表3-1)。临床上如神经暴露,部分神经损伤可能被发现,并立即修复或在损伤后较短时间内(初次损伤后3周内)修复[99]。然而几周后,愈合过程开始,瘢痕组织形成,尽管这不会增加手术修复的难度[79],但会改变损伤神经的外观,常常难以从临床上和组织学上确定神经损伤的机制。通过临床直接观察和其他推测[97],TN5损伤可能有以下原因:① 锐器切割(如手术刀或麻醉针)可能会造成部分(一或几支神经束)或全部(所有束支)神经断裂;② 颌面部创伤或手术器械(如黏骨膜瓣的剥离)造成的钝性损伤;③ 面部骨折时移位骨折片对神经的牵拉、压迫或撕裂;④ 对骨折片或截骨骨段进行复位时,产生神经压迫;⑤ 去骨时使用的高速旋转钻头,牙种植或制备内固定螺钉孔洞时使用的慢速钻针,导致粗糙和不规则的神经撕裂;⑥ 内固定螺钉刺穿神经;⑦ 长时间或过度的牵拉神经会导致神经缺血及神经拉伤(或神经麻痹);⑧ 接触有毒性的根管药物、密封剂或其他化学药物(如将四环素置于拔牙窝)会产生神经的化学烧伤。

表3-1　TN5的损伤原因

操作类型	涉及的神经	损伤机制
局部麻醉剂注射	IAN,LN	直接针刺损伤 局麻药物毒性 出血,血肿
M3拔除术	IAN,LN,LBN	切口 翻瓣 磨头,骨凿 压迫(骨或牙根) 缝合 拔牙窝内填塞药物
正颌手术: Lefort Ⅰ型,MSSRO, MIVRO	ION,IAN,LBN	钻针,骨凿,锯子 内固定 神经牵拉 神经压迫
口腔颌面部创伤: 骨折,撕裂伤,GSW	SON,ION,IAN,MN	压迫 断裂 撕脱 内固定
修复前外科手术: 牙槽嵴增高术 前庭沟修整术 牙种植术	IAN,LN,MN	化学烧伤 压迫,缝合 隔室综合征 磨头
牙体牙髓治疗: 根管充填 根尖手术	IAN,MN	根管过度预备 压迫 化学烧伤
涎腺手术: 颌下腺,舌下腺	LN	分离
切除手术: 囊肿或良性肿瘤 恶性肿瘤	IAN,MN,LN	非计划的损伤 计划性的神经切除
面部整形手术: 颏成形,面部提拉术,前额 及眉毛提拉术	SON,MN,ATN	分离 压迫 磨头,锯子

注:TN5-三叉神经;IAN-下牙槽神经;LN-舌神经;M3-下颌第三磨牙;LBN-颊长神经;ION-眶下神经;MSSRO-下颌骨矢状劈开截骨术;Lefort Ⅰ型-上颌水平截骨术;MIVRO-口内进路下颌支垂直截骨术;SON-眶上神经;MN-颏神经;GSW-枪伤或爆炸伤;ATN-耳颞神经

3.4　神经损伤的发生率

由于很多与神经损伤有关的治疗(牙科治疗、口内手术、美容手术)都在私人诊所进行,缺乏全面的记录或数据库缺乏检索有关神经损伤患者相关信息的能力,因此TN5损伤发生率的可靠数据很难获得。即便是在医院中，有时也只有在患者出院后才能识别出神经损伤事件，就算有最先进的电子医疗记录计算机系统，没有数据输入，就没有数据可检索，这使得回顾性数据库检索在许多情况下是徒劳的或误导性的。因为缺乏神经损伤数据的国家或国际记录，现今大部分关于TN5损伤的病因及发生率的信息都来源于问卷调查、对某特定手术的案例报道，或文献中关于TN5损伤的显微外科修复的回顾性或前瞻性病例报告或系列报道结果。毫无疑问，各种原因导致的TN5损伤的发生率是被低估的，尤其是局部麻醉剂注射所致的TN5损伤[100]。这些信息总结在表3-2中，并且会在下文TN5损伤的各种病因或发生机制

中进一步讨论。

也许，与TN5外周损伤的"临床结果"同样重要的是患者对自身神经感觉状态的感知以及依赖于感觉而执行口腔颌面部功能的能力。有些患者在临床测试中达到"感觉功能恢复"结果，但仍有不适症状甚至干扰日常生活。而另一些患者却能很快耐受口腔颌面部感觉功能障碍。总的来说，大多数手术修复TN5损伤后感觉功能改善较大的患者，口腔颌面部功能障碍的发生率较低[119]。随着各类神经损伤治疗方法的不断发展[16,68,105]，对感觉功能恢复程度及生活质量的远期影响的评估（例如"以患者为中心的研究"）需要更多临床医师及研究者的关注。

表3-2 各种手术操作的TN5损伤发生率

操 作	创伤后 NSD[a] (%)	术后 NSD[b] (%)	永久性 NSD[c] (%)[d]
局部麻醉注射	N/A[e]	0.003 3～3.3	0.54
M3 拔除	N/A	0.10～0.40	0.001～0.040
颏成型	N/A	100	3.33～10.0
下颌 SSRO	N/A	63.3～83.0	12.8～39.0
SSRO+颏成型	N/A	100	66.6
下颌 IVRO	N/A	18.0	0.01
下颌 DO	N/A	46.7	<5.0
下颌骨折	46.0～58.5	76.1～91.3	38.8
ZMC 骨折	52.0～100	7.7～55.0	37.0
下颌前庭沟修整术	N/A	100	50～100
牙种植	N/A	1.7～43.5	0～15

注：TN5-三叉神经；NSD-神经感觉功能障碍；M3-下颌第三磨牙；SSRO-下颌支矢状劈开术；IVRO-口内进路下颌支垂直截骨术；DO-牵张成骨术；ZMC-颧骨颧弓复合体

a：创伤后、手术干预前TN5分布区域感觉异常

b：术后神经感觉功能障碍=术后3个月内能缓解的感觉异常和/或患者能接受的感觉异常

c：永久性神经感觉功能障碍=损伤后感觉失常（中度感觉减退到完全感觉丧失 ± 感觉过敏）持续3个月以上。患者能耐受或不能耐受，需要手术介入

d：患者能耐受的永久性神经感觉功能障碍（术前知情同意书告知的可预见的、创伤后患者对感觉恢复的期望值不高、当并存危及生命时的低优先级损伤）

e：N/A=只发生于下颌骨折和ZMC骨折时

3.5　神经损伤的病因

3.5.1　局麻药物注射

迄今为止，牙科治疗或口腔颌面部手术的局部麻醉药物注射是在TN5外周分支附近执行最多的操作。据估计，普通牙科医师注射下颌神经阻滞麻醉的次数为3～10次/天或20～25次/周，而医师观察到注射导致的IAN或LN损伤（注射时的感觉异常和/或随后的感觉功能障碍）为每2～8周1次。这一数据意味着神经损伤的发生率在1∶30（3.3%）和1∶300（0.003%）之间[47,100]（表3-2）。IAN和LN的阻滞麻醉本质上是在翼下颌间隙内进行的盲操作（尽管医师有大量的训练和实践经验），但奇怪的是，IAN和LN注射损伤的发生率并不高。这是由于病例漏报，牙科医师操作水平高，还是仅仅是运气呢？当然，注射的目的是既要把局麻药物推送到需要麻醉的神经附近，又要避免直接接触神经。如果这一目标能够实现（显然，在大部分操作中都得以实现了），那么大多数情况下，针尖接触神经的"电击样"的瞬间病理性感觉异常（更有可能源于患者的恐惧）就可以避免，或者针尖接触到神经后并不会导致明显的感觉功能障碍。注射针尖接触神经引发的感觉异常并不是预测是否会发生持续一段时间或永久的显著的感觉功能障碍的可靠指标。在常规时间内感觉功能无法恢复的患者并不都有"针刺感"，而许多有注射针接触神经的瞬间疼痛感的患者并无感觉功能障碍的发生[100]。那些在局部麻醉前处于静脉镇静或全身麻醉状态的患者，不会有注射针接触神经的记忆[82]。

局部麻醉导致神经损伤有三种可能的机制[101]。①直接创伤：注射针可能刺穿神经，损伤一根或多根神经束。②化学毒性：局麻药物可能有一定的神经毒性。所有的局部麻醉药物需符合FDA的标准，并且用于人体局部麻醉的药物浓度必须是无毒的。然而，最近发现，牙科操作中所用的局部神经阻滞麻醉剂——4%阿替卡因有潜在的毒性[54]（见第4章）。另外，任何一种常用局麻药物（如利多卡因、甲哌卡因和布比卡因）的药瓶都可能有渗漏，当这些药瓶置于消毒溶液（酒精或其他有神经毒性的化学剂）中储存时，药物会被污染。用受污染的药物进行局部麻醉注射时，有神经毒性的消毒溶液会接触到神经。专业场所和门诊部储存麻醉药瓶时，可以在消毒溶液中使用显示剂（例如亚甲蓝）以避免这种医源性神经损伤。③出血和血肿形成：注射针刺穿或撕裂神经间隔或神经外膜中的血管，导致神经周围或神经组织内部局部出血及血肿形成，从而压迫神经。有些患者的血肿很快吸收，其对感觉功能的影响是暂时的。而另一些患者，血肿机化后被瘢痕组织代替，对神经形成持续的压迫，神经的感觉障碍将长久存在。关于发生机制，究竟是单因素作用还是几个因素联合作用，又或是还有其他未知因素，还有待研究[100]。

遵循局部麻醉注射的操作和记录规范能最大限度地降低神经损伤的风险，有利于推动后续神经功能的随访评估，从而提高神经损伤的诊断率及保持与患者的联系[82]。在患者完全清醒的情况下，临床医师将局麻注射针推进到相应位置（如翼下颌间隙），若患者没有瞬间疼痛或电击感（这种感觉异常可能会放射至下牙、下唇、下颌骨或舌部）则进行回抽。若回抽无血，就在此位置进行局部麻醉药物注射。如果回抽有血，退针2～3 mm，重新回抽。回抽无血后，在新位置注射。如果患者诉有瞬间疼痛或电击感，则退针2～3 mm，回抽无血后方可注射。注射过程中的回抽有血或感觉异常现象,需记录在患者的病历中,且在下一次随访时需进行进一步的感觉功能评估(见第10章)。在静脉镇静或全身麻醉下,尽管患者无法对感觉异常做出反应,在注射前仍需如上所述进行回抽。

TN5分支中IAN和LN在局部麻醉注射中最常被损伤[101,102],其他分支(LBN、鼻腭神经、MN和ION)的损伤也有报道。

关于这个话题的后续讨论详见第4章。

3.5.2　下颌第三磨牙拔除术

第三磨牙(M3)拔除术是最常见的口腔手术[95]。据估计,部分口腔颌面外科医师一周至少拔除25颗M3。20世纪下半叶,来自欧陆、英国、新西兰和美国的大量报道中,M3拔除术中IAN或LN损伤的发生率为1.0%~6.0%。其中,在缺乏手术干预的情况下,有0.1%~1%的损伤在数月内无法恢复,成为永久性损伤[3,23,24,27,46,53,64,129]。

近来,美国口腔颌面外科医师协会(AAOMS)进行了一项前瞻性研究,被选择的63名美国口腔颌面外科医师在一年间(2001年1~12月)拔除了3 760位患者的8 333颗M3。调查结果发现:左侧IAN损伤的发生率为1.1%,右侧为1.7%;双侧LN损伤的发生率相等,均为0.3%。这些数据仅限于术后即刻,且没有表述这些损伤是否会自行消失[49]。加利福尼亚的一项回顾性研究表明,95%受访的口腔颌面外科医师(n=535)中,有94.5%的医师在一年内遇到过一次或多次IAN损伤,53%有过一次或多次LN损伤。在他们的职业生涯中,78%的口腔颌面外科医师有一个或多个永久性IAN损伤的病例,46%的医师有一个或多个永久性LN损伤的病例。IAN损伤(暂时性/延迟性)的平均发生

率为4/1 000(0.4%),永久性IAN损伤的平均发生率为0.4/1 000(0.04%)。LN损伤(暂时性/延迟性)的平均发生率为1/1 000(0.1%),而永久性LN损伤的平均发生率为0.1/10 000(0.01%)。大部分IAN损伤的病例,手术医师能从全景片提示的M3与下牙槽神经管的关系中判断损伤的原因。然而在大多数LN损伤的病例中,医师是不知道损伤的原因的,可能是因为LN无法在术前影像学检查中显示,且不能在手术过程中直观看到。神经损伤的发生率与每个医师平均每年拔除M3的数量及从业总年数成反比,显示了医师手术经验对减少M3拔除术并发症的重要性[110]。

阻生M3拔除术有特殊的手术要求,尤其是在避免神经损伤方面。即便是熟练且经验丰富的口腔外科医师按照现有手术标准进行手术,也有发生并发症的可能。在M3拔除术中,TN5损伤可能发生在以下过程中:局部麻醉药物注射(见上文)、切口位置、软组织翻瓣、去骨、分牙、挺松牙齿、缝合和拔牙创放置药物。IAN的延迟损伤可能发生在挺松牙根或拔除牙齿时造成IAC破坏的情况[25]。在骨愈合过程中,骨组织增生可能会造成IAC狭窄,压迫IAN,产生一种“封闭空间”的效应,类似于颅内压增高造成的闭合性颅脑损伤。下面来讨论如何在M3拔除术中最大限度地降低TN5损伤的风险。

影像学评估是M3拔除术的一项不可或缺的术前准备。良好的影像学检查需能显示所有的牙齿、周围的牙槽骨、根尖区域及IAC。全景片是评估M3最基本的影像学检查。虽然牙齿在下颌骨中的深度(软组织阻生、部分骨阻生或全埋伏骨阻生)以及牙齿的角度(垂直向、水平向、近中斜位、远中斜位)对医师来说十分重要,但M3牙根与IAC的位置关系对于防止IAN损伤更为关键[56]。

全景片上出现以下几种情况可能提示M3拔除术中会出现IAN暴露：① 牙根周围呈现较低密度的深色影像，提示牙根穿入IAC；② IAC狭窄，提示M3牙根压迫；③ IAC骨白线（皮质骨）中断；④ IAC扭曲；⑤ M3根尖并拢[115]。当全景片提示M3与IAC关系密切时，需要以更加先进的影像技术来分辨[118]。CT扫描能显示软组织及骨组织的三维结构。尽管CT扫描只能在医院进行，但20世纪90年代CBCT的出现将这一重要的成像技术引入了私人诊所。在M3拔除术前评估及手术方案设计中，CBCT对于确定M3牙根与IAC的位置关系发挥了重要的作用[109]。更多内容详见第5章。

软组织切口的位置对于预防LN损伤十分重要。从下颌第二磨牙近中颊角处向后外侧延伸的颊侧切口常会跨越LBN，但该神经的损伤常无明显的临床症状。更重要的是，这个切口不能直接向后或后内侧走行，否则会损伤位于阻生M3上方软组织中的LN[63]。

软组织翻瓣可以扩大手术入路及术区视野，也有利于对邻近重要结构的保护，如LN。舌侧翻瓣是M3拔除术中去骨的主要途径[111]，如果LN轻度受压，可能造成暂时性的感觉异常，但永久性感觉异常的发生率并不会增加[94]。骨凿、牙挺或高速涡轮机钻头使用不当，可能穿透舌侧骨皮质，LN牵拉装置可保护神经免受更严重的甚至可能是永久性的损伤[43]。

去除M3冠周病变软组织（如肉芽组织、增生的滤泡、含牙囊肿）时，需要十分注意。如果舌侧骨板被破坏或穿孔，病变组织、下颌舌侧骨膜和LN可能粘连在一起，分离病变组织不注意，就会造成LN撕裂。根尖周病变邻近IAC，囊腔刮治时应特别轻柔，以防止刮到IAC。

去骨或分牙时，应特别关注LN和IAN的位置[56, 76]。在需要用高速涡轮机或骨凿去除舌侧骨板、分牙或去除M3时，放置舌侧拉钩（见上文）可以保护LN[108]。使用高速涡轮机将牙齿分块时，只应切割牙齿的3/4，避免对邻近LN或IAN的直接创伤。剩下的牙齿分块应用牙挺挺出。使用牙挺时应注意用力方向，例如向后上方挺一个近中阻生M3牙冠，牙根尖会向相反的前下方旋转，可能将邻近骨挤入IAC，压迫IAN，这种情况在操作中容易被忽视。在使用牙挺时过度用力会造成下颌骨骨折，骨折移位可能造成严重的IAN损伤，尤其是在有较多骨吸收或为了暴露牙齿已经去除了大量骨组织的患者。

牙部分切除术[40]或**牙冠切除术**[104]在特定情况下可以替代M3拔除术，例如当M3牙根距离IAC过近，或萎缩下颌骨中较深埋伏的M3，有下颌骨骨折的风险，或患者年龄过大。牙冠去除后，将牙根留在原来的位置，术后感染或其他并发症如牙根移位，或IAN感觉异常极少发生。有些患者的牙根会向殆面移动，远离IAC，可以二期拔除，使得IAN损伤的风险降低。

一般来说，若LN或IAN在M3拔牙术中暴露，则不宜在手术结束时在拔牙窝中放置抗生素（塞制剂、粉末等），或在拔除后数天将镇痛液或止痛膏置于有牙槽骨炎的拔牙窝内。如果这些制剂（如丁香酚、四环素、止血纱布）直接接触LN或IAN，可能会造成神经的化学烧伤，产生永久性感觉异常，包括病理性感觉异常[33]。

若M3区域的舌侧骨板病理性吸收，或拔除M3时将与之粘连的舌侧骨板一并去除，或是用钻头或骨凿去除舌侧骨板，LN可能会暴露，在缝合舌侧软组织瓣时易于受到损伤。但这些可能只会造成LN的压迫性损伤，永久性的感觉异常不太可能发生。

进一步的讨论详见第5章。

3.5.3　正颌手术

矫正与上颌骨畸形相关的面部发育畸形最常见的手术方法是Lefort骨切开术（Lefort Ⅰ型，又称上颌骨水平截骨术；Lefort Ⅱ型，又称锥形截骨术；Lefort Ⅲ型，又称颅面截骨术）。在下颌最常见的是下颌支矢状劈开截骨术（mandibular sagittal splint ramus osteotomy, MSSRO），经口内入路下颌支垂直骨切开术（mandibular intraoral vertical ramus osteotomy, MIVRO）以及下颌牵张成骨术（mandibular distraction osteogenesis, MDO）。其中，Lefort Ⅰ型截骨术及MSSRO损伤TN5的风险最大（分别损伤上颌的ION及下颌的IAN）[38]。

MSSRO造成的IAN损伤已被广泛研究[32]。根据临床经验，MSSRO后即刻IAN感觉障碍是普遍发生的（发生率近乎100%），但文献报道在63.3%～83.0%。当随访患者超过一年时间，长期或永久IAN损伤的发生率为12.8%～39.0%。无论是术后即刻评估还是长期随访评估，均会使用主观和客观两种感觉评价方法。然而，很多MSSRO患者术后对神经状况不介意，不愿意再进一步治疗感觉障碍的问题[41,133]。表3-2中列举了已知的增加MSSRO术中神经损伤风险的因素，包括：① IAC的位置[131]，特别是当神经管接近下颌骨外侧骨皮质或位于外侧骨皮质内时[130,134]；② 患者年龄，尤其是40岁以上的患者[2,5]；③ 固定的方法，无论是不锈钢丝固定还是单、双皮质钉固定[42,70,80]；④ 下颌骨移动的幅度，不论是否分离过IAN[133]，是否进行了其他截骨术（如颏成形术）[124]；⑤ 手术持续时间[120]。

MSSRO是一项对技术要求很高的外科手术。虽然每位外科医师所采用的手术步骤、技巧、器械和内固定方法可能不同，并且存在患者解剖变异因素，但以下改进建议旨在尽可能减少下牙槽神经损伤的风险[13,83]：① 在术前用恰当的影像学检查确定IAN的确切位置。② 在翼下颌间隙内，IAN沿下颌支内侧从下颌孔进入下颌骨内。下颌支水平向截骨术前应确认IAN，并用合适的拉钩保护。③ 进行前端垂直截骨时，钻或锯应仅切开颊侧骨皮质，因为IAN可能就位于颊侧皮质内侧。④ 骨劈开时，应先从前向后劈开上缘骨皮质，撑开骨块暴露IAN。如果发现IAN位于外侧骨块（后方、带有髁突的骨块），应将其仔细游离（必要时使用放大镜）；如果IAN位于内侧骨块（前方、含有牙列的骨块），就用牵引器保护IAN，继续劈开剩余骨质，直至骨块完全分离，自由移动。⑤ 外板内侧面的不规则骨尖用骨挫或磨头去除，为IAN提供一定的空间，防止两块骨板固定后压迫神经。如果IAN需要更多的空间，可以在两块骨板进行内固定之前，将移植骨（自体或异体）植入两个骨板之间。⑥ 双皮质钉只放置于IAC上方的下颌骨部分，并位于最后一颗牙齿的后方。尽管L形排列的3颗双皮质钉（2颗位于IAC上方，1颗邻近IAC下方）比直线形排列的3颗双皮质钉（3颗均位于IAC上方）更稳定，但医源性损伤的风险也更高。为了避免穿入IAC，应首选5 mm以内的单皮质钉加小钛板。在打单皮质钉孔时，需要有良好的手感，一旦钻针刺穿皮质骨就应及时停止。

MSSRO术中LN的医源性损伤较少见[60]。LN在下颌磨牙后区接近下颌骨上缘（见上文，图3-7），在舌侧软组织瓣切开、牵拉或进行内固定时易于损伤。若注意手术方法和技巧，这种损伤可以避免[12,77]。首先，

图3-9 MSSRO术中进行内固定时损伤LN的可能机制:(a)钻头超出下颌骨舌侧骨皮质;(b)过长的螺钉刺伤舌神经

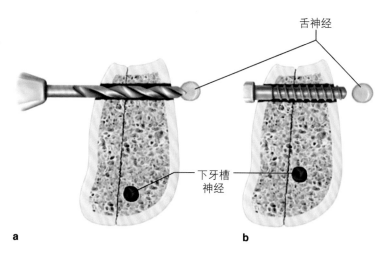

切口不要设计在磨牙后区偏舌侧。下颌舌侧骨膜分离和牵拉时,需使用钝性器械仔细进行。在进行下颌骨上缘内固定双皮质钉钻孔时,要么用合适的拉钩(如果空间允许的话使用Henahan拉钩或Freer拉钩)保护舌侧瓣(含有LN),要么钻孔时不打穿下颌骨舌侧骨皮质。因此,轻柔的动作和良好的手感十分重要。植入双皮质钉时,应选择适当的长度以防止过长的钉"刺穿"LN(图3-9)。

MIVRO术后早期出现IAN感觉障碍的患者达到18%。长期的随访表明,永久性的感觉异常是极其少见的(0.01%)[61,135]。此术式中降低IAN损伤风险的主要考虑因素是垂直截骨线的位置(IAN在下颌孔位置穿入IAC,截骨线应设计在IAN后方)。术前影像学检查可以确定截骨位置[6],垂直截骨线应在下颌支外侧面的下颌小舌投影位置后5 mm,可以避免深面神经血管束的损伤[7],尽管用下颌小舌投影位置确定下颌小舌位置的可靠性在解剖学研究中受到了质疑。

MDO后长期或永久IAN损伤的发生率是很低的[71,125,127]。IAN可以耐受低于1 mm/d的牵张速度[57]。在术后早期牵引阶段,由于在神经上施加了温和的间歇性牵张力,因此大部分患者会出现暂时的感觉异常。

然而,若能在骨皮质切开、全层截骨或矢状劈开等操作时避免对IAN的直接创伤,且在钻孔或单皮质螺钉固定牵引装置时没有损伤IAN[81],则长期感觉功能将会恢复,几乎没有患者出现永久的感觉异常。

LeFort Ⅰ型上颌骨切开术后,上唇、上颌牙龈、上颌牙齿及腭部黏膜感觉功能改变可能是因为标准的环上颌前庭切口切断了上牙槽神经的终末支,且在上颌骨块下移时损伤了鼻腭神经。感觉障碍在术后早期是非常普遍的,据两项研究报道,其发生率为54.8%(34/62)[61,113],持续超过3个月的感觉功能改变仅有1例(1/62,1.6%)。显然,这些V2的细小分支损伤要么可能在患者尚未感知时迅速恢复,要么不影响正常的口腔功能。在上颌正颌手术中,ION损伤很少见,可以通过以下简单方式避免:选择合适的拉钩在眶下孔处保护ION;在眶下孔或眶下管内侧安全距离处行LeFort Ⅱ型骨切开术;打孔和固定钛板及螺钉时,小心避免损伤IFN。

颏成形术中的前下颌水平截骨,以及用假体增高颏部外形,都有损伤MN的风险。这些颏成形手术在下文第3.5.9节中讨论。

关于这个话题的进一步探讨,详见第8章。

3.5.4 颌面部创伤

造成口腔颌面部创伤的原因包括人与人之间的暴力伤害、机动车辆事故（MVA）或道路交通事故、弹伤、战争伤、运动伤和单人事故。不同历史阶段的伤害比例不同。MVA是目前西方发达国家中导致口腔颌面部创伤的最常见原因[90]。控制高速公路上机动车的车速，安装安全气囊，汽车内乘员系安全带，骑摩托车时戴头盔，军事人员使用特殊类型的面部防护甲，以及在足球和曲棍球头盔上使用口罩和护面罩，都起到了减少特定人群口腔颌面部创伤的作用。以往，创伤的主要关注点在面部骨折的解剖复位和坚强内固定，以恢复患者正常的面部外形、牙齿咬合和咀嚼功能，以及修复软组织损伤的同时修复面神经（第七对脑神经，facial nerve，FN7），恢复其对患者面部运动的控制，特别是眼睑闭合，而与面部创伤有关的TN5损伤未能引起足够的重视。当然在某些案例中，对于严重多系统损伤的危重患者，颌面部损伤的治疗可以暂缓，先对危及生命的颅内、胸、腹部损伤进行探查和外科治疗。这类患者中有相当一部分人会长时间处于昏迷状态，且对感觉测试无反应，身体状况不足以耐受颌面部的额外手术。

与创伤有关的TN5损伤机制包括：子弹、锐器等刺入产生的撕裂伤、切割伤或撕脱伤；骨折段移位造成的牵拉或撕裂伤；软组织直接挫伤所致内部神经分支的压迫或挤压伤（如LN、MN、SON、STN及ION的骨外分支）；移位骨折碎片对骨内神经的间接压力（如IAN或ION）（图3-10）。涉及神经管（例如IAN或ION）的骨折在愈合阶段，骨增生活跃可能造成神经管直径缩窄，直接压迫神经[25]。这种现象导致的相应神经感觉障碍在临床上可以延迟发生（创伤后一至数个月）。一旦发生，会转变成骨折（累及ION或IAN）治疗后长期或永久性NSD（见下文）。实际上，笔者见过几个这类ION损伤后出现延迟NSD的患者。在这些患者中，经过眶下管或眶下缘、无移位且未接受手术治疗的面中部骨折常能迅速恢复正常的眶下区感觉，然而数月后患者会因ION分布区域的麻木和/或疼痛寻求治疗。

最近，创伤中心改进的治疗方案大大提高了多发伤患者的生存率，面部修复和重建成为整体治疗的一部分[8,9,21]。对TN5损伤的专项研究以及患者对恢复包括完整感觉的口腔颌面部功能的强烈愿望，激发了口腔颌面外科医师对评估和手术修复颌面创伤性TN5损伤的兴趣[10]。目前，创伤性TN5损伤

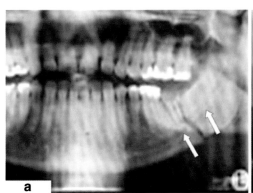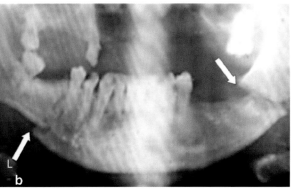

图3-10-1　骨折涉及三叉神经分支的实例：（a）下颌体部后方骨折，IAC（箭头）轻度移位，永久性IAN损伤的风险较小；（b）双侧下颌骨骨折导致IAC（箭头）严重错位，可能会造成IAN的牵拉或撕裂伤

图3-10-2　骨折涉及三叉神经分支的实例:(c)左下颌骨枪伤,子弹穿透IAC,导致IAN(右图)的一段撕脱;(d)骨切开及IAN(箭头)减压治疗错位愈合的左下颌角骨折;(e)左图,眶底或眶下缘骨折未经治疗自愈,造成ION的嵌顿、压迫和瘢痕形成;右图,开放眶下孔和眶下管(箭头),以行眶下神经减压

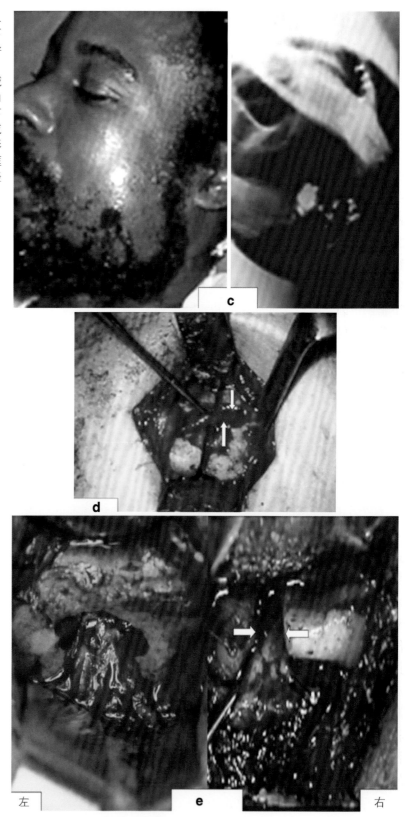

的发生率来源于现有研究的汇总,然而大部分病例记录不完整,缺乏神经评估、感觉功能分级或随访时间的统一标准[121]。TN5损伤发生率的数据汇总见表3-2。数据采集自那些记录了诊断、感觉功能测试及足够随访时间信息的文献。相关数据显示,在累及IAN的下颌体和下颌角骨折中,创伤后/治疗前NSD的发生率为46.0%～58.5%。发生创伤后/治疗前NSD的危险因素包括患者年龄(随着年龄增长风险增加)、性别(女性有更高的风险)、骨折移位和常造成神经切割或撕脱的子弹伤。骨折复位并固定后即刻(即治疗后),NSD发生率增加至76.1%～91.3%。骨折手术治疗后NSD发生率反而增加的现象可能是由于术中需要暴露、复位和固定骨折块,造成神经额外的压迫或牵拉损伤。但是这种增长并未在与ION有关的损伤中见到(见下文)。综合四项研究,长期随访发现237名患者中92名(38.8%)有永久性IAN分布区域NSD。下颌骨骨折修复术后永久性下牙槽神经NSD发生率增加的相关因素包括对骨折块的操作、切开复位及内固定。

来自爱丁堡的一项10年回顾性研究,调查并分析了2 067名患者共2 160侧颧上颌骨复合体(zygomaticomaxillary complex, ZMC)骨折的数据。眶下神经NSD的发生率为52%～80%,这主要取决于骨折的类型:无移位骨折,52%;眶底爆裂性骨折,60%;眶缘骨折,71%;颧额缝不开裂的颧眶骨折,74%;颧额缝开裂的颧眶骨折,80%[37]。可惜的是,该调查缺乏这些患者长期随访后ION功能恢复状况的数据。综合了其他几项研究中有ZMC骨折的462名患者的信息[121],65%～100%的患者有创伤后/治疗前眶下神经NSD,骨折治疗后NSD发生率降至7.7%～50%。长期

随访显示462名患者中,171名患者(37%)有永久的眶下神经NSD。

许多有颌面部创伤史并遗留IAN或ION永久性NSD的患者的最终治疗结果都不理想。原因可能包括:必须首先稳定患者基本体征和治疗危及生命的创伤;或缺乏颌面部创伤性周围神经损伤的外科医师培训;或当地缺乏此类专科医师;或患者对其从可能危及生命的损伤中恢复的最终状态感到满意,从而导致延迟评估和治疗面部及相关周围神经损伤。一些外科医师认为,将骨折段解剖复位的同时也重建了自然骨管(下牙槽神经管,眶下管),可以引导神经再生,这样的治疗已经足够了。然而根据美国口腔颌面外科医师协会的说法,恢复神经功能已经成为现在治疗颌面部骨折的新目标[48]。越来越多的患者开始寻求治疗面部创伤后残留感觉障碍的方法,而现在他们意识到可以有办法治了。一项最近的回顾性研究回顾了42名颌面部创伤性TN5损伤并接受了神经显微外科修复(IAN, 21例; MN, 12例; ION, 7例; LN和LBN,各1例)的患者[10]。经过至少一年的随访,依据MRCS量表[22],患者的感觉神经功能检查结果如下:23例(55%)神经恢复了"有效的"感觉功能,13例(31%)神经感觉完全恢复,6例(14%)神经几乎没有恢复的迹象,总成功率为86%。与其他原因致TN5损伤的显微外科修复结果相比[11-14],这些结果显示了良好的疗效,并确立了显微外科手术可以作为治疗创伤性TN5损伤的一种有效的治疗方式。

介入时机对于所有周围神经损伤的显微外科修复手术都是至关重要的。大部分临床研究表明,创伤后6个月内进行神经修复可以获得较好的疗效[10,12-14,36,79,96,112,117,136]。虽然对可见的或疑似的神经损伤的修复,原

则上不宜拖延过长时间，但当患者有多发伤时，可能存在如下延迟神经修复的理由或情况：① 伤口大面积污染（尤其是战争伤）；② 患者因多系统损伤身体基本状况不佳，在危及生命的情况稳定后，很难再进行麻醉和外科手术；③ 负责处理颌面部创伤的外科医师没有接受过显微外科培训，或无法找到相关的外科医师。发生以上情况，显微外科手术将被推迟，直到伤口没有感染、患者的身体状况有所改善，并具备一名接受过显微外科训练的外科医师才能进行手术修复。这种通常只需几天或几周[79]的延误是可以接受的。如果不怀疑或没有诊断出神经损伤，或患者认为NSD可以忍受不希望进一步治疗，或者患者失访，则可能会出现更长的延迟修复神经损伤的情况。

图3-11中所示的流程，可以协助临床医师评估和治疗颌面部创伤相关的TN5损伤。存在颌面部损伤，且有意识、能配合的患者应接受脑神经检查，包括TN5的感觉功能测试（neurosensory testing，NST）（见第10章）。如果TN5的主要分支（IAN、ION、SON）没有发现NSD，则可以进行面部骨折的复位和固定。术后1周需要复查NST。如果骨折修复后1周内没有三叉神经NSD出现，则不需要进行NST复查。但是需要告知患者，如果在接下来的几个月内出现感觉异常，则建议进行另一项评估（见本节讨论的延迟性NSD）。

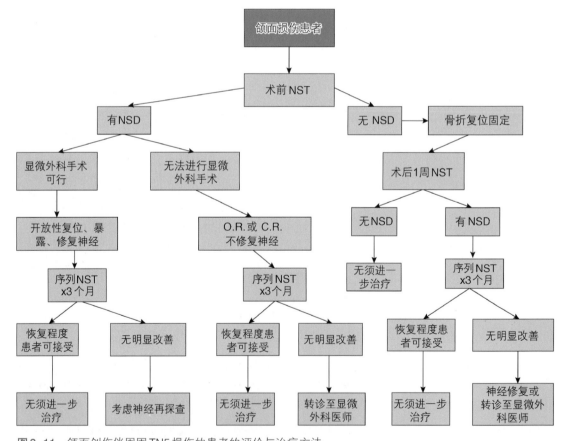

图3-11　颌面创伤伴周围TN5损伤的患者的评价与治疗方法
注：NSD-神经感觉障碍；NST-神经感觉测试，包括疼痛、静止状态下轻触的反应和两点辨别力；O.R.-开放性骨折复位；C.R.-闭合性骨折复位

如果患者术后1周出现明显的NSD,需连续3个月复查NST。如果患者的感觉功能在3个月内恢复,则不需要治疗。但是,如果在骨折修复后3个月内仍未恢复到患者可接受的功能,则应考虑对受损神经进行探查和显微手术修复,或将其转诊给显微外科医师。

如果患者在面部受伤后出现明显的TN5感觉障碍,又不具备显微外科手术的条件时,则先行骨折闭合或开放性复位。如果外科医师在骨折修复时观察到神经的损伤(挤压、切割或撕脱),需要在神经损伤区域用1根或2根细尼龙线(6-0或8-0)做标记,并将神经置于尽可能正常的位置,在手术记录中记下损伤的部位和性质。患者术后须连续3个月复查NST。如果NSD消失或患者觉得可以耐受,则不需要后续的治疗。如果损伤3个月后,患者仍然自觉NSD症状难以接受,则需将患者转诊至显微外科医师处做进一步的评估,并决定是否有必要再进行一次手术来修复神经。当患者的颌面部骨折由具有显微外科技术的外科医师评估和治疗时,骨折仍会按指征进行治疗。如果进行开放性复位,可以暴露神经并进行修复,其神经管也应扩大以预防损伤后的骨质增生。如果实施闭合性复位,在大多数情况中神经不能被直视,患者需要连续3个月的NST检查。如果患者的感觉功能恢复至可以接受,则不需要进一步治疗。如3个月后NSD仍无改善,应考虑再次探查神经。遵循这些建议能使有明显三叉神经NSD症状的患者最大可能地恢复感觉功能[10,84]。

若影响到邻近的神经,可以调整骨折修复的方法,最大程度减少或避免神经医源性损伤。骨折段复位应小心进行,以避免牵拉或压迫神经,加重神经的损伤。通过移除邻近骨或扩大神经管来减压,可为创伤后/术后的暂时性神经水肿创造额外空间,以避免"封闭空间"现象的出现。此外,也可以预防术后骨折愈合过程中可能出现的骨增生和管腔狭窄导致的延迟效应(见上文)。固定时使用单皮质螺钉优于双皮质螺钉,并且应注意钻洞位置不要邻近神经管,甚至打在神经管内。内固定板也不要放置在靠近神经孔的位置,以免损伤神经骨外段(例如SON、ION、MN)。未同期行神经修复的,可以推迟6周(ZMC骨折)至6个月(下颌骨骨折)后再进行。这段时间内,骨折趋向临床愈合,炎症反应消退,出血减少,且神经外膜组织会变厚并不再易碎裂,使得暴露、清创和缝合容易得多。时间延迟可以使神经损伤区域清晰可见,以便在放大镜下对神经瘤组织进行充分切除。这种谨慎的延迟不会妨碍神经感觉功能的恢复,事实上与即刻修复相比,神经感觉功能会恢复得更好[59,79]。

虽然在战争和其他射击行动、机动车事故、人际暴力或家庭事故中导致的眶上区域受伤必然会涉及SON和STN,但这种感觉异常在已发表的研究中很少被提及。原因可能为:初步评估时,因主要关注危及生命的损伤,前额区域的NSD可能会被忽略;会自行消退;患者无明显的症状和/或不影响正常的面部功能;或者只是被低估了。无论如何,由于颌面部外伤而造成的SON损伤,虽然很少报道但确实会发生(图3-12)。

3.5.5 牙种植及修复前外科手术

通过"修复前"手术改变干扰的软组织附着,加深无牙牙槽嵴的前庭深度,或增高缺牙后过度吸收的剩余牙槽嵴高度,是过去唯一可用于改善义齿固位和稳定性的手术方法[45,50,75,116]。在下颌实施唇颊沟成形术时,需要将该处骨膜上软组织分离,而这一操作存

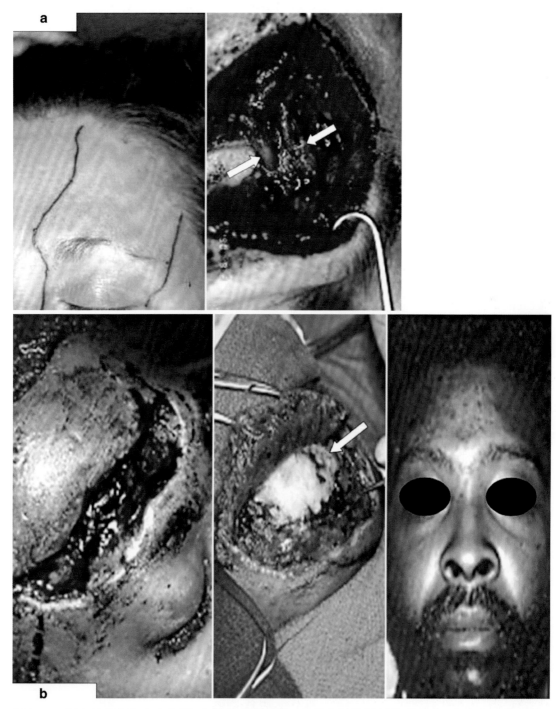

图3-12 眶上神经损伤:(a) 左图-左侧额头钝性伤,患者在画线区域出现疼痛、麻木和感觉过敏; 右图-手术探查发现左眶上神经的分支损伤,形成连续性神经瘤。手术切除神经瘤,移植自体耳大神经修复。 (b) 机动车事故中,未系安全带的乘客前额撞在了仪表盘上。左图-右侧SON和STN撕裂;中图-内陷的额部骨折(箭头)需要手术复位;右图-患者对术后状况满意,拒绝探查或修复治疗SON和STN的感觉丧失

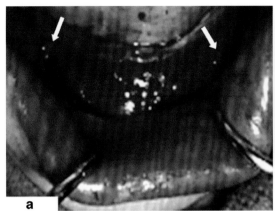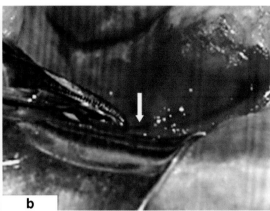

图3-13 下颌唇颊沟成形术:(a)在骨膜上切开行刃厚皮片移植时,双侧颏神经MN暴露(白色箭头);(b)患者在术后出现持续性麻木,再次探查时发现一根尼龙线扎住了右MN(白色箭头),拆除缝线后MN感觉恢复

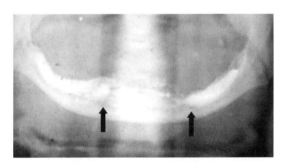

图3-14 采用CHA增高重度萎缩的下颌骨牙槽嵴时,CHA与双侧MN(箭头)直接接触,导致MN分布区域感觉丧失和持续疼痛。对双侧MN手术探查发现其病理变化与化学烧伤一致

在损伤MN的风险(图3-13)。如果在进行牙槽嵴增高术时需植入自体骨或异体材料,则IAN或MN可能有损伤的风险[15]。有文献报道,采用羟基磷灰石(calcium hydroxyapatite,CHA)进行牙槽嵴增高,对MN是安全的[62],但根据资深学者的经验,CHA与MN接触时,部分患者会产生化学烧伤(图3-14)。这种意外的结果有时会随着时间的推移自行改善,但在一些不幸的患者它将长期或永久存在,常常表现为疼痛或感觉过敏。这让许多需要做修复前外科手术的患者产生了顾虑。由于目前可以选择牙种植手术,因而上述手术方式现在很少进行。

牙种植体的发展和引进[26]彻底改变了个别牙缺失、末端游离缺失和无牙殆患者的修复方法。尽管有先进的影像学检查、精心设计的治疗计划、改良的外科技术、特殊器械的应用,IAN和MN的损伤仍有可能发生在钻孔和种植体植入过程中[18, 66, 78]。在几项病例报道研究中报道了暂时性神经损伤的发生率介于1.7%～43.5%,大于1年的长期或永久NSD发生率为0～15%。报道的患者数目越多,神经损伤的发生率越低,可能提示手术经验在减少神经损伤可能性中有重要的价值。除了直接损伤外,还有很多关于种植体植入时,因为未精确测量神经管上方可用骨量而造成IAN损伤的理论。一种解释是,在骨制备的过程中,由于下牙槽静脉或动脉损伤导致的神经管内出血可能会在IAC内产生"封闭空间效应",压迫IAN。这可以解释为什么那些种植相关的神经损伤会导致病理性感觉异常,而不仅仅是感觉迟钝或麻木。关于这个话题的完整讨论,详见第6章。

3.5.6 牙髓治疗

下颌磨牙或前磨牙的根管治疗完成后出现持续麻木或疼痛,对希望挽救该牙齿的患者来说尤其痛苦。清理死髓后牙根管中坏死组织的器械、扩大或光滑根管壁的器械、清理及充填根管的药物都有可能损伤IAN[17,67,87,91,98]。与牙髓治疗有关的IAN损伤的发生率尚未确定，文献中仅有个别或少于10名患者的报道。许多患者在充填根管时使用了沙氏（N2）糊剂，该糊剂含有一种叫多聚甲醛的物质，已被证明对神经组织有毒性。当N2糊剂在压力下注入预备好的根管时，有可能会超出根尖，进入根尖周组织。尤其是当根管过度预备时，糊剂可能会与IAN接触。

由于牙髓治疗造成IAN损伤后出现NDS的可能机制包括：① 根管过度预备造成神经直接损伤；② 由于超充导致惰性的充填材料被挤入IAC，压迫神经；③ 化学损伤[33]。如果IAC距根尖很近的话，这种情况更有可能发生。拔髓针或根管锉超出根尖孔后可能会进入IAC，刺伤IAN导致其部分或完全断裂。部分用于根管冲洗、消毒和充填的药物和材料可能是惰性的（如生理盐水），如果进入IAC，可能会直接接触神经和/或对神经产生压力（如古塔胶、氧化锌）。另一方面，许多根管糊剂含有酚衍生物（如丁香酚）或其他物质（如氢氧化钙、多聚甲醛），消毒液可能含有对氯苯酚、三聚乙醛或其他药剂（如次氯酸钠和抗生素），所有这些物质都可能对神经组织产生毒性，如果与神经接触，则有可能产生化学烧伤。

在牙髓治疗中IAN损伤的患者可能会出现瞬间疼痛和/或感觉丧失。发生这种情况，应该是由于过度预备根管和/或根管充填糊剂或充填材料超出根尖孔进入根尖区域，再进入IAC，直接接触神经所致。如果产生疼痛，往往是十分剧烈的、无法承受的，且难以用阿片类镇痛药物控制。有些患者加用神经抑制药物（如氯硝西泮0.5～2.0 mg，8 h/次），

可缓解疼痛直到手术治疗开始。另一种情况，在局麻作用消失后，患者可能会恢复正常感觉（所谓清醒期），一至数天后，患者才会感到疼痛和感觉改变[98]。这被认为是由于有毒物质从一个过度预备根管的根尖漏出，缓慢渗透进入IAC所导致。以上两种情况，有症状的患者都需要立即治疗（图3-15）。影像学检查（平片或CBCT）能够证实充填材料是否超出根尖孔以及是否侵及IAC。如果是的话，应尽快安排患者在手术室全麻下进行IAC的显微外科探查和清创，并按治疗流程决定是否需要修复IAN。可经口内或颌下皮肤切口到达IAC，这取决于IAN损伤部位和显露的难易程度。有些患者的IAN会被超充的根管充填材料压迫，所有神经周围超充的材料都应被清除。如果这些充填材料已经破坏了神经，则沿神经长轴切开神经外膜。在放大镜下确定神经分支后，进行彻底的神经内清创。这通常是一项精细的操作，处理不好反而会导致神经内瘢痕形成，限制神经感觉功能恢复。随后用大量的生理盐水冲洗。神经被化学烧伤后，神经外膜可能会增厚且呈白垩色而不是正常的半透明、有光泽的外观。如果一段神经被化学烧伤，准确地鉴别坏死组织与有活性组织是很重要的[79]，其间的区别在受伤后的几天到几周内可能并不明显。切除受损的神经组织，直到缺损的近远断端为正常的神经束支，继而以常规的方式重建IAN（见第14章）。

牙髓治疗引起神经损伤的患者，如果其主要症状为疼痛，可能会很剧烈。应尽最大的努力来避免或减少这种并发症的发生。建议治疗牙髓的医师依据标准X片准确地估计根长，相关器械应设定止动装置，以避免过度预备超出根尖。根管充填材料不应在有压力的情况下填入或注射。在完成治疗后应立即拍

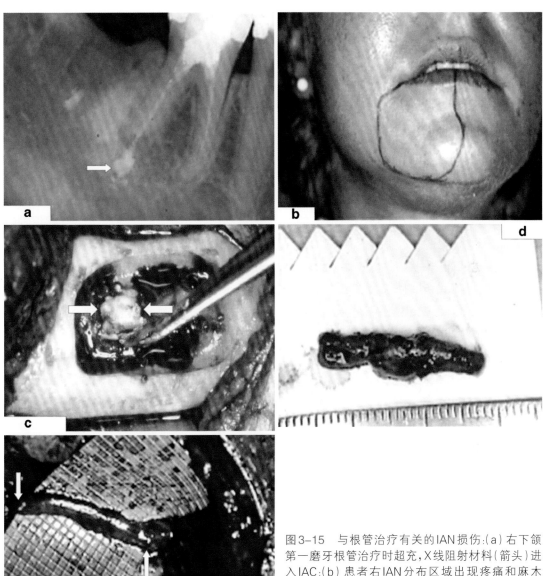

图3-15　与根管治疗有关的IAN损伤:(a)右下颌第一磨牙根管治疗时超充,X线阻射材料(箭头)进入IAC;(b)患者右IAN分布区域出现疼痛和麻木(画红线的区域);(c)手术探查发现超充的材料(箭头)接触IAN;(d)切除与超充材料接触后发生化学烧伤的IAN,约2.5 cm;(e)用自体腓肠神经移植(箭头)重建IAN

片确定充填材料的位置,如果有材料超充侵犯IAC的迹象,应立即将患者转诊至显微外科医师。进行下颌前磨牙或磨牙根尖手术时,应先确定颏孔和IAC的位置,并注意避开这些部位或术中用拉钩轻轻牵开,以保护神经分支。

牙体牙髓病学专业的发展[58]、对根管充填材料毒性的严密监测[4]、根充技术的改进,以及放大镜的应用,大大减少了显微外科手术中牙髓治疗相关的TN5损伤的病例数。

3.5.7　唾液腺手术

在治疗唾液腺肿瘤、囊肿、结石、阻塞性/急慢性感染和老年唾液腺功能障碍时,手术治疗常涉及下颌下腺导管及腺体、舌下腺腺体[28, 29]。这些手术无论是经口内切口还是下颌下切口都会涉及LN。因为LN走行在下颌下腺内侧,甚至穿经下颌下腺,在口底与舌下腺及颌下腺导管关系密切(见上述第3.2节)。尽管唾液腺术后舌神经NSD的发生率尚无统计数据,但偶尔会有病例报道。患者表现出舌麻木、疼痛或感觉过敏以及味觉的改变,所有这些都会使其感到非常痛苦,并影响正常的口腔功能。

为了尽量降低唾液腺术中LN损伤的风险,外科医师应积极主动应对。在切除舌下腺或下颌下腺时,可采用腮腺手术中识别面神经的方法。手术开始时,插入套管扩张下颌下腺导管,并注射1～2 ml惰性染料,如亚甲蓝。当要手术的唾液腺(舌下腺或下颌下腺)暴露时,它将被染成鲜明的蓝色。这项技术易于确定舌神经的位置,对比蓝染的腺体,LN保留其通常的半透明的外观。下颌下腺导管术中,建议在暴露或解剖导管时保留导管内的套管,以便与口底其他组织相鉴别。取石时,将相关器械插入导管内,可避免碰到邻近的LN。

前文(见第3.2节)已提及,在腮腺手术中有损伤ATN的风险。味觉出汗综合征(Frey's综合征)表现为咀嚼食物时耳前区皮肤潮红和出汗。其发生被认为是由于司腮腺分泌的ATN节后副交感纤维与控制皮肤汗腺分泌的交感神经错位连接所致。其发生率不确定,各种报道中为2.6%～97.6%。这种并发症可以通过在皮下间隔各种软组织(脂肪、颞肌筋膜、大腿阔筋膜、真皮和肌皮瓣)来预防,或通过注射肉毒素来解决[44]。

3.5.8　颌骨肿瘤切除手术

下颌骨的大型囊肿和良性肿瘤常累及IAN,外科医师常面临是否同期切除神经的选择。对于良性或非侵袭性的含牙囊肿或其他类型的牙源性囊肿,通常可以小心地将囊肿与下牙槽神经血管束分离,有时还可以借助放大镜和显微外科器械(图3-16)。这种谨慎的处理可能仅会导致术后早期暂时性的IAN感觉异常,通常会在几个月内自行消退。有时在囊肿刮除时会不小心将神经部分或完全切断。如果外科医师在发生时及时观察到这一点,并且有显微外科经验,可以即刻进行神经修复术。若无显微外科经验,可用无损伤缝线(即6-0或8-0尼龙线)标记神经末梢,使神经末梢尽可能靠近,并在手术记录中说明神经损伤的性质和位置。随后将患者及时转诊至显微外科医师处,并进行随访,必要时进行延迟的初次神经修复术(通常在损伤后3周)。

具有局部侵袭性的下颌骨良性肿瘤,如成釉细胞瘤和黏液瘤,如果没有切除足够的安全缘,复发率很高[128](图3-17)。因不能确定这些肿瘤是否真正侵犯了神经,一些临床医师主张在切除这些肿瘤时保留IAN[19, 122]。然而为了最大程度提高治愈的可能性,减少因切除不充分导致的复发,大多数外科医师选择将累及的IAN同病变组织一并切除。有报道称,16岁以下患者的下颌骨切除术(牺牲IAN)后,部分IAN感觉功能可自行恢复,患者能够适应[30]。但临床上通常即刻进行IAN重建,术后大部分患者感觉功能恢复良好[93]。同样的,神经鞘瘤(施万瘤)等神经来源肿瘤的切除需要切除所涉及的神经,并用神经移植重建相关神经。

邻近感觉神经(如TN5)的肿瘤导致感觉改变(疼痛、麻木、神经感觉检测无反应),是提示肿瘤恶性的重要临床症状。恶性肿瘤具有神经侵袭性(嗜神经性),并且将神经作为恶性肿瘤细胞扩散的途径[72]。因此下颌骨恶性肿瘤切除时往往会牺牲IAN。

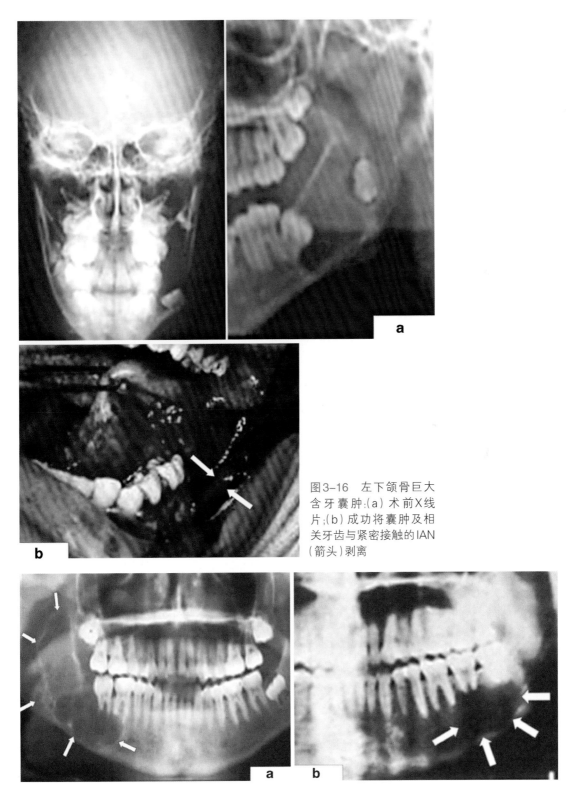

图3-16 左下颌骨巨大含牙囊肿:(a)术前X线片;(b)成功将囊肿及相关牙齿与紧密接触的IAN(箭头)剥离

图3-17 局部侵袭性肿瘤可能会侵犯下牙槽神经,必要时神经与肿瘤应一并切除:(a)右下颌骨巨大的多房成釉细胞瘤(白色箭头);(b)左下颌骨黏液瘤(白色箭头)

3.5.9 整形手术

改变颏部外形的手术（颏成形术）是最常见的面部整形手术之一。过去，通过植入异体移植物来矫正颏部轮廓是颏部常用的整形手术方法[85]，现在在许多情况下仍会采用[35]。随着前下颌水平截骨术的发展，其已成为正颌外科和整形外科的常见术式，应用于矫正颏部后缩、下颌前凸、面下1/3过长或过短、颏部不对称，同时也作为联合术式之一，矫正颌面部骨发育畸形及伴随的错𬌗畸形[73]。

很多研究曾报道过前下颌水平截骨术（颏成形）后损伤IAN或MN，导致术后下唇或颏部NSD的病例[38, 92, 107, 124]。术后即刻，大多数患者对疼痛、静态轻触和/或两点辨别的反应能力减弱或消失。若仅一个单独的手术，患者通常能恢复下唇和颏部的大部分或全部感觉功能（表3-2）。然而当颏成形联合MSSRO（见上文第3.5.3节）时，似乎对NSD有显著的叠加效应。例如，一项包含115名接受牙𬌗面畸形手术治疗的青少年患者的队列研究中，对IAN和/或MN长期NSD的发生率进行了统计：仅接受颏成形手术时为10%，双侧MSSRO时为20%，而两者联合手术时为67%[107]。这被称为"双重损伤效应"，说明至少在某些情况下，同时进行MSSRO和颏成形术的患者发生IAN和MN分布区域感觉功能丧失的可能性大于接受其中任何单一手术的患者[38, 107, 123, 124]。

通过颏下皮肤切口剥离黏骨膜、放置异体植入物时，由于此时医师不能直视或看清神经，可能损伤MN。颏孔的位置可通过术前全景片确定，医师在设计软组织瓣时可据此避开颏孔的区域。植入体的大小应合适，不能因过大而损伤到MN。水平截骨术中，在翻开黏骨膜瓣暴露下颌正中联合颊侧面时，应仔细分离，并确认两侧MN的位置。MN出下颌骨的位置比IAC略高几毫米（见上述第3.2节）。两者之间的垂直距离是可变的，需要通过术前影像学检查确定。水平截骨术应在颏孔下方进行，避免损伤IAN的前襻或神经节（图3-18）。

其他可能损伤TN5分支的面部整形手术包括面部提拉手术（去皱手术）和眉毛/额头提升术。面部提拉手术主要涉及TN5第三支的分支——ATN。患者很少抱怨耳前区或颞区永久的或令人困扰的感觉缺失[35]，而更关注的是损伤FN7导致的面部和/或眼睑肌肉麻痹或功能下降，但这并不在本书关于TN5损伤的讨论范围内。额部或眉毛的开放性提升术，应将皮肤切口设计于头皮层内，不切开帽状腱膜，避开SON浅支（传导前额感觉）的损伤，并且保护其深支及头皮的感觉[65]。内镜手术无疑减少了眉毛和前额部提升术后前额或头皮永久性麻木或其他感觉异常的发生率[34]。

3.6 总结

TN5支配口腔颌面部主要的感觉功能，而外科手术、常规牙科治疗以及口腔颌面部创伤都与TN5周围支关系密切。尽管加倍小心，外科手术、牙科治疗和口腔颌面部创伤中三叉神经损伤的风险仍不可避免。并且，感觉丧失或改变导致的麻木、疼痛、感觉过敏严重影响了患者正常的口腔颌面部功能。如果其持续时间过长，对患者来说是十分痛苦且难以接受的。本章节介绍了与TN5周围支损伤相关的事件、其发生的可能性（发生率）及可能的机制，并提出了各种情况下降低损伤

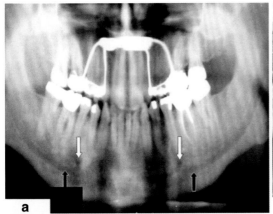
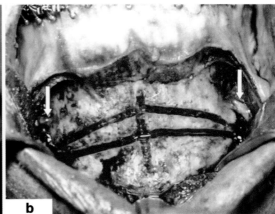
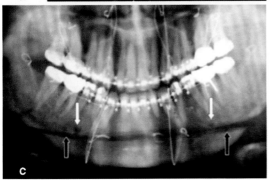

图3-18 颏孔和下牙槽神经管的位置关系:(a)术前X片示,颏孔(白色箭头)比下牙槽神经管(黑色箭头)高几毫米;(b)为降低颏部高度和前伸颏点而进行水平截骨时,应在颏孔(白色箭头)下方做截骨标记;(c)术后全景片显示尽管水平截骨线位于两侧颏孔(白色箭头)的下方,但穿过了两侧的下牙槽神经管,切断了两侧下牙槽神经(黑色箭头)。在损伤后3个月成功地进行了神经显微外科修复术

风险的建议。在接下来的章节中,将详细介绍三叉神经损伤的治疗方法。

（刘芷扬 陈敏洁）

参考文献

[1] Alantar A, Roch Y, Maman L, et al (2000) The lower labial branches of the mental nerve: anatomic variations and surgical relevance. J Oral Maxillofac Surg, 58: 415−418.

[2] Al-Bishri A, Rosenquist J, Sunzel B (2004) On neurosensory disturbance after sagittal split osteotomy. J Oral Maxillofac Surg, 62: 1472−1476.

[3] Alling C C (1986) Dysesthesia of the lingual and inferior alveolar nerves following third molar surgery. J Oral Maxillofac Surg, 44: 454−457.

[4] American Dental Association (1991) News: ADA calls for studies on Sargenti paste. J Am Dent Assoc, 122: 18.

[5] August M, Marchena J, Donady J, et al (1998) Neurosensory deficit and function impairment after sagittal ramus osteotomy: a long-term follow-up study. J Oral Maxillofac Surg, 56: 1231−1235.

[6] Aziz S R, Roser S M (2012) Mandibular orthognathic surgery: vertical ramus osteotomy vs. sagittal split osteotomy.//Bagheri S C, Bell R B, Ali Khan H (eds). Current therapy in oral and maxillofacial surgery. Elsevier/Saunders, St Louis.

[7] Aziz S R, Dorfman B J, Ziccardi V B, et al (2007) Accuracy of using the antilingula as a sole determinant of vertical ramus osteotomy position. J Oral Maxillofac Surg, 65: 859−862.

[8] Bagheri S C, Dierks E J, Kademani D, et al (2006) Application of a facial injury severity scale in craniomaxillofacial trauma. J Oral Maxillofac Surg, 64: 408−414.

[9] Bagheri S C, Dimassi M, Shahriari A, et al (2008) Facial trauma coverage among level-1

trauma centers of the United States. J Oral Maxillofac Surg, 66: 963－967.

[10] Bagheri S C, Meyer R A, Ali Khan H, et al (2009) Microsurgical repair of peripheral trigeminal nerve injuries from maxillofacial trauma. J Oral Maxillofac Surg, 67: 1791－1799.

[11] Bagheri S C, Meyer R A, Etezadi H, et al (2010) A retrospective review of microsurgical repair of long buccal nerve injuries. J Oral Maxillofac Surg, 68(Suppl 1): 85－86.

[12] Bagheri S C, Meyer R A, Ali Khan H, et al (2010) Retrospective review of microsurgical repair of 222 lingual nerve injuries. J Oral Maxillofac Surg, 68: 715－723.

[13] Bagheri S C, Meyer R A, Ali Khan H, et al (2010) Microsurgical repair of the peripheral trigeminal nerve after mandibular sagittal split ramus osteotomy. J Oral Maxillofac Surg, 68: 2770－2782.

[14] Bagheri S C, Meyer R A, Cho S H, et al (2012) Microsurgical repair of the inferior alveolar nerve: success rate and factors which adversely affect outcome. J Oral Maxillofac Surg, 70: 1978－1990.

[15] Bailey P H, Bays R A (1984) Evaluation of long-term sensory changes following mandibular augmentation procedures. J Oral Maxillofac Surg, 42: 722－727.

[16] Bardes C L (2012) Defining "patient-centered medicine". N Engl J Med, 366: 782－783.

[17] Barkhordar R A, Nguyen N T (1985) Paresthesia of the mental nerve after overextension with AH26 and guttapercha: report of case. J Am Dent Assoc, 110: 202－203.

[18] Bartling R, Freeman K, Kraut R A (1999) The incidence of altered sensation of the mental nerve after mandibular implant placement. J Oral Maxillofac Surg, 57: 1408－1410.

[19] Becker R (1970) Continuity resection of the mandible with preservation of the mandibular nerve. Br J Oral Surg, 8: 45－49.

[20] Behnia H, Kheradvar A, Shahrokh M (2000) An anatomic study of the lingual nerve in the third molar region. J Oral Maxillofac Surg, 58: 649－651.

[21] Bell R B (2007) The role of oral and maxillofacial surgery in the trauma care center. J Oral Maxillofac Surg, 65: 2544－2553.

[22] Birch R, Bonney G, Wynn Parry C B (1998) Surgical disorders of the peripheral nerves. Churchill-Livingstone, Edinburgh.

[23] Black C G (1997) Sensory impairment following lower third molar surgery: a prospective study in New Zealand. N Z Dent J, 93: 68－72.

[24] Blackburn C W, Bramley P A (1989) Lingual nerve damage associated with the removal of lower third molars. Br Dent J, 167: 103－107.

[25] Boyne P J (1982) Postexodontia osseous repair involving the mandibular canal. J Oral Maxillofac Surg, 40: 69－73.

[26] Branemark P- I (1983) Osseointegration and its experimental background. J Prosthet Dent, 50: 399－410.

[27] Carmichael F A, McGowan D A (1992) Incidence of nerve damage following third molar removal. A West of Scotland Oral Surgery Research Group Study. Br J Oral Maxillofac Surg, 30: 78－82.

[28] Catone G A, Merrill R G, Henny F A (1969) Sublingual gland mucus-escape phenomenon-treatment by excision of sublingual gland. J Oral Surg, 27: 774.

[29] Chidzonga M M, Mahomva L (2007) Ranula: experience with 83 cases in Zimbabwe. J Oral Maxillofac Surg, 65: 79－82.

[30] Chow H-T, Teh L- Y (2000) Sensory impairment after resection of the mandible: a case report of 10 cases. J Oral Maxillofac Surg, 58: 629－635.

[31] Cobb W M (1972) Facial mimetics as cranial nerve mnemonics. J Natl Med Assoc, 64: 385－396.

[32] Colella G, Cannavale R, Vicidomini A, et al (2007) Neurosensory disturbance of the inferior alveolar nerve after bilateral sagittal split osteotomy. J Oral Maxillofac Surg, 65: 1707－1715.

[33] Conrad S M (2001) Neurosensory disturbances as a result of chemical injury to the inferior alveolar nerve. Oral Maxillofac Surg Clin North Am, 13: 255－263.

[34] Cuzalina A, Copty T V (2012) Forehead, eyebrow, and upper eyelid lifting. //Bagheri S C, Bell R B, Ali Kham H (eds). Current therapy in oral and maxillofacial surgery. Elsevier/Saunders, St Louis.

［35］ Cuzalina A, Copty T V, Ali Khan H (2012) Rhytidectomy (face-lifting).//Bagheri S C, Bell R B, Ali Khan H (eds). Current therapy in oral and maxillofacial surgery. Elsevier/Saunders, St Louis.

［36］ Donoff R B (1995) Surgical management of inferior alveolar nerve injuries. Part I: the case for early repair. J Oral Maxillofac Surg, 53: 1327－1329.

［37］ Ellis E, El-Attar A, Moos K J (1985) An analysis of 2,067 cases of zygomatico-orbital fracture. J Oral Maxillofac Surg, 43: 417.

［38］ Essick G K, Austin S, Phillips C, et al (2001) Short-term sensory impairment after orthognathic surgery. Oral Maxillofac Surg Clin North Am, 13: 295－313.

［39］ Fox N A (1989) The position of the inferior dental canal and its relation to the mandibular second molar. Br Dent J, 167: 19－21.

［40］ Freedman G L (1997) Intentional partial odontectomy: review of cases. J Oral Maxillofac Surg, 55: 524－526.

［41］ Fridrich K L, Holton T J, Pansegrau K J, et al (1995) Neurosensory recovery following the mandibular bilateral sagittal split osteotomy. J Oral Maxillofac Surg, 53: 1300－1306.

［42］ Fujioka M, Hirano A, Fujii T (1998) Comparative study of inferior alveolar disturbance restoration after sagittal split osteotomy by means of bicortical versus monocortical osteosynthesis. Plast Reconstr Surg, 102: 37－43.

［43］ Gomes A C M, Vasconcelos B C E, Silva E D O, et al (2005) Lingual nerve damage after mandibular third molar surgery: a randomized clinical trial. J Oral Maxillofac Surg, 63: 1443－1446.

［44］ Gregoire C (2012) Salivary gland tumors: the parotid gland.//Bagheri S C, Bell R B, Ali Khan H (eds). Current therapy in oral and maxillofacial surgery. Elsevier/Saunders, St Louis.

［45］ Guernsey L H (1984) Preprosthetic surgery.// Kruger G O (ed). Textbook of oral and maxillofacial surgery, 6th. CV Mosby, St. Louis.

［46］ Gulicher D, Gerlach K L (2001) Sensory impairment of the lingual and inferior alveolar nerves following removal of impacted mandibular third molars. Int J Oral Maxillofac Surg, 30: 306－312.

［47］ Harn S D, Durham T M (1990) Incidence of lingual nerve trauma and postinjection complications in conventional mandibular block anesthesia. J Am Dent Assoc, 121: 519－523.

［48］ Haug R H, Dodson T B, Morgan J P (2001) Trauma surgery.//Haug R H (ed). Parameters and pathways: clinical practice guidelines for oral and maxillofacial surgery (AAOMS ParPath 01), version 3.0. AAOMS, Chicago.

［49］ Haug R H, Perrott D H, Gonzales M L, et al (2005) The American Association of Oral and Maxillofacial Surgeons age-related third molar study. J Oral Maxillofac Surg, 63: 1106－1114.

［50］ Helfrick J F, Waite D E (1987) Reconstructive preprosthetic surgery.//Waite D E (ed). Textbook of practical oral and maxillofacial surgery, 3rd. Lea & Febiger, Philadelphia.

［51］ Hendy C W, Robinson P P (1994) The sensory distribution of the buccal nerve. Br J Oral Maxillofac Surg, 32: 384－386.

［52］ Hendy C W, Smith K G, Robinson P P (1996) Surgical anatomy of the buccal nerve. Br J Oral Maxillofac Surg, 34: 457－460.

［53］ Hill C M, Mostafa P, Thomas D W, et al (2001) Nerve morbidity following wisdom tooth removal under local and general anesthesia. Br J Oral Maxillofac Surg, 39: 419－422.

［54］ Hillerup S (2011) Update on injuries related to injection of local anesthetics.//Symposium: update on nerve injury, diagnosis and repair.//American Association of Oral and Maxillofacial Surgeons 93rd annual meeting, Philadelphia, 16 Sept.

［55］ Holzle F W, Wolff K D (2001) Anatomic position of the lingual nerve in the mandibular third molar region with special consideration of an atrophied mandibular crest: an anatomical study. Int J Oral Maxillofac Surg, 30: 333－338.

［56］ Hooley J R, Whitacre R J (1983) Assessment and surgery for impacted third molars: a self-instructional guide, 3rd. Stoma Press, Inc., Seattle.

［57］ Hu J, Tang Z, Wang D, et al (2001) Changes in the inferior alveolar nerve after mandibular lengthening with different rates of distraction. J Oral Maxillofac Surg, 59: 1041－1045.

[58] Ingle J I, Slavkin H C (2008) Modern endodontic therapy: past, present and future.//Ingle J I, Bakland L K, Baumgartner J C (eds). Ingle's endodontics, 6th. BC Decker, Hamilton.

[59] Jabaley M E (1981) Current principles of nerve repair. Clin Plast Surg, 8: 33−44.

[60] Jacks S C, Zuniga J R, Turvey T A, et al (1998) A retrospective analysis of lingual nerve sensory changes after mandibular bilateral sagittal split osteotomy. J Oral Maxillofac Surg, 56: 700−704.

[61] Karas N D, Boyd S B, Sinn D P (1990) Recovery of neurosensory function following orthognathic surgery. J Oral Maxillofac Surg, 48: 124−134.

[62] Kent J N, Finger I M, Quinn J H, et al (1986) Hydroxylapatite alveolar ridge construction: clinical experiences, complications, and technical modifications. J Oral Maxillofac Surg, 44: 37−49.

[63] Kiesselbach J E, Chamberlain J G (1984) Clinical and anatomic observation on the relationship of the lingual nerve to the mandibular third molar region. J Oral Maxillofac Surg, 42: 565−567.

[64] Kipp D P, Goldstein B H, Weiss W W (1980) Dysesthesia after mandibular third molar surgery: a retrospective study and analysis of 1,377 surgical operations. J Am Dent Assoc, 100: 185−192.

[65] Knize D M (1995) A study of the supraorbital nerve. Plast Reconstr Surg, 96: 564−569.

[66] Kraut R A, Chahal O (2002) Management of patients with trigeminal nerve injuries after mandibular implant placement. J Am Dent Assoc, 133: 1351−1354.

[67] LaBanc J P, Epker B N (1984) Serious inferior alveolar dysesthesia after endodontic procedure: report of three cases. J Am Dent Assoc, 108: 605−607.

[68] Lam N P, Donoff R B, Kaban L B, et al (2003) Patient satisfaction after trigeminal nerve repair. Oral Surg Oral Med Oral Pathol Oral Radiol Endod, 95: 535−540.

[69] Langford R J (1989) The contribution of the nasopalatine nerve to sensation of the hard palate. Br J Oral Maxillofac Surg, 27: 379−386.

[70] Lemke R R, Rugh J D, Van Sickels J, et al (2000) Neurosensory differences after wire and rigid fixation in patients with mandibular advancement. J Oral Maxillofac Surg, 58: 1354−1359.

[71] Li K K, Powell N B, Riley R W, et al (2002) Distraction osteogenesis in adult obstructive sleep apnea: a preliminary report. J Oral Maxillofac Surg, 60: 6−10.

[72] Lydiatt D D, Lydiatt W M (1997) Advances in the surgical management of carcinoma of the oral cavity. Oral Maxillofac Surg Clin North Am, 3: 375−383.

[73] McBride K L, Bell W H (1980) Chin surgery.// Bell W H, Proffit W R, White R P (eds). Surgical correction of dentofacial deformities, vol II. W B Saunders, Philadelphia.

[74] McCarthy J G, Schreiber J, Karp W, et al (1992) Lengthening the human mandible by gradual distraction. Plast Reconstr Surg, 89: 1−8.

[75] McIntosh R B, Obwegeser H L (1967) Preprosthetic surgery: a scheme for its effective employment. J Oral Surg, 25: 397−405.

[76] Merrill R G (1979) Prevention, treatment, and prognosis for nerve injury related to the difficult impaction. Dent Clin North Am, 23: 471−488.

[77] Meyer R A (1990) Protection of the lingual nerve during placement of rigid fixation after sagittal split osteotomy. J Oral Maxillofac Surg, 48: 1135−1136.

[78] Meyer R A (1990) Nerve injuries associated with dental implants.//Fagan M J Jr (ed). Implant prosthodontics. Year Book Medical Publishers, Chicago.

[79] Meyer R A (1992) Applications of microneurosurgery to the repair of trigeminal nerve injuries. Oral Maxillofac Surg Clin North Am, 4: 405−424.

[80] Meyer R A (1999) Bicortical versus monocortical osteosynthesis (letter). Plast Reconstr Surg, 103: 1538−1539.

[81] Meyer R A (2007) Surgical treatment of inferior alveolar nerve injuries associated with orthognathic surgery in the mandibular ramus.//Bell W H, Guerrero C A (eds). Distraction osteogenesis of the facial skeleton. BC Becker Inc., Hamilton.

[82] Meyer R A, Bagheri S C (2011) Nerve injuries from mandibular third molar removal. Atlas Oral Maxillofac Surg Clin North Am, 19: 63−78.

[83] Meyer R A, Bagheri S C (2011) Reducing risk of IAN injury during SSRO (letter). J Oral

Maxillofac Surg, 69: 1538−1539.

[84] Meyer R A, Rath E M (2001) Sensory rehabilitation after trigeminal nerve injury or nerve repair. Oral Maxillofac Surg Clin North Am, 13: 365−376.

[85] Meyer R A, Gehrig J D, Funk E C, et al (1967) Restoring facial contour with implanted silicone rubber. Oral Surg Oral Med Oral Pathol, 24: 598−603.

[86] Miloro M, Halkias L E, Chakeres D W, et al (1997) Assessment of the lingual nerve in the third molar region using magnetic resonance imaging. J Oral Maxillofac Surg, 55: 134−137.

[87] Morse D R (1997) Endodontic-related inferior alveolar nerve and mental foramen paresthesia. Compendium, 18: 963−983.

[88] Moszary P G, Middleton R A (1984) Microsurgical reconstruction of the lingual nerve. J Oral Maxillofac Surg, 42: 415−420.

[89] Moszary P G, Middleton R A, Szabo Z, et al (1982) Experimental evaluation of microsurgical repair of the lingual nerve. J Oral Maxillofac Surg, 40: 329−331.

[90] Motamedi M H (2003) An assessment of maxillofacial fractures: a 5-year study of 237 patients. J Oral Maxillofac Surg, 61: 61−64.

[91] Neaverth E J (1989) Disabling complications following inadvertent overextension of a root canal filling material. J Endod, 15: 135−139.

[92] Nishioka G J, Mason M, Van Sickels J E (1988) Neurosensory disturbance associated with the anterior mandibular horizontal osteotomy. J Oral Maxillofac Surg, 46: 107−110.

[93] Noma H, Kakizawa T, Yamane G, et al (1986) Repair of the mandibular nerve by autogenous grafting after partial resection of the mandible. J Oral Maxillofac Surg, 44: 30−36.

[94] Pichler J W, Bierne O R (2001) Lingual flap retraction and prevention of lingual nerve damage associated with third molar surgery: a systematic review of the literature. Oral Surg Oral Med Oral Pathol Oral Radiol Endod, 91: 395−401.

[95] Pogrel M A (1990) Complications of third molar surgery. Oral Maxillofac Surg Clin North Am, 2: 441−451.

[96] Pogrel M A (2002) The results of microneurosurgery of the inferior alveolar nerve and lingual nerve. J Oral Maxillofac Surg, 60: 485−489.

[97] Pogrel M A (2006) Etiology of LN injuries in the 3rd molar region. J Oral Maxillofac Surg, 64: 1790.

[98] Pogrel M A (2007) Damage to the inferior alveolar nerve as the result of root canal therapy. J Am Dent Assoc, 138: 65−69.

[99] Pogrel M A, Hung L (2006) Etiology of lingual nerve injuries in the third molar region: a cadaver and histologic study. J Oral Maxillofac Surg, 64: 1790−1794.

[100] Pogrel M A, Schmidt B L (2001) Trigeminal nerve chemical neurotrauma from injectable materials. Oral Maxillofac Surg Clin North Am, 13: 247−253.

[101] Pogrel M A, Thamby S (2000) Permanent nerve involvement from inferior alveolar nerve blocks. J Am Dent Assoc, 131: 901−907.

[102] Pogrel M A, Bryan J, Regezi J (1995) Nerve damage associated with inferior alveolar nerve blocks. J Am Dent Assoc, 126: 1150−1155.

[103] Pogrel M A, Renaut A, Schmidt B, et al (1995) The relationship of the lingual nerve to the mandibular third molar region: an anatomic study. J Oral Maxillofac Surg, 53: 1178−1181.

[104] Pogrel M A, Lee J D, Muff D F (2004) Coronectomy: a technique to protect the inferior alveolar nerve. J Oral Maxillofac Surg, 62: 1447−1453.

[105] Pogrel M A, Jergensen R, Burgon E, et al (2011) Long-term outcome of trigeminal nerve injuriesrelated to dental treatment. J Oral Maxillofac Surg, 69: 2284−2288.

[106] Posnick J C, Zimbler A G, Grossman J A I (1990) Normal cutaneous sensibility of the face. Plast Reconstr Surg, 86: 429−433.

[107] Posnick J C, Al-Qattan M M, Stepner N M (1996) Alteration in facial sensibility in adolescents following sagittal split and chin osteotomies of the mandible. Plast Reconstr Surg, 97: 920−927.

[108] Queral-Godoy E, Figueiredo R, Valmaseda-Castellon E, et al (2006) Frequency and evolution of lingual nerve lesions following lower third molar extraction. J Oral Maxillofac Surg, 64: 402−407.

［109］Queresby F A, Savell T A, Palomo J M (2008) Applications of cone beam computed tomography in the practice of oral and maxillofacial surgery. J Oral Maxillofac Surg, 66: 791－796.

［110］Robert R C, Bacchetti P, Pogrel M A (2005) Frequency of trigeminal nerve injuries following third molar removal. J Oral Maxillofac Surg, 63: 732.

［111］Rud J (1970) The split-bone technic for removal of impacted mandibular third molars. J Oral Surg, 28: 416－421.

［112］Rutner T W, Ziccardi V B, Janal M N (2005) Long-term outcome assessment for lingual nerve microsurgery. J Oral Maxillofac Surg, 63: 1145－1149.

［113］Schultze-Mosgau S, Krems H, Ott R, et al (2001) A prospective electromyographic and computer-aided thermal sensitivity assessment of nerve lesions after sagittal split osteotomy and Le Fort I osteotomy. J Oral Maxillofac Surg, 59: 128－139.

［114］Seckel B R (1990) Normal cutaneous sensibility of the face (discussion). Plast Reconstr Surg, 86: 434－435.

［115］Sedaghatfar M, August M A, Dodson T B (2005) Panoramic radiographic findings as predictors of inferior alveolar nerve exposure during third molar extraction. J Oral Maxillofac Surg, 63: 3－7.

［116］Steinhauser E W (1971) Vestibuloplasty－skin grafts. J Oral Surg, 29: 277－282.

［117］Strauss E R, Ziccardi V B, Janal M N (2006) Outcome assessment of inferior alveolar nerve microsurgery: a retrospective review. J Oral Maxillofac Surg, 64: 1767－1770.

［118］Susarla S M, Dodson T B (2007) Preoperative computed tomography imaging in the management of impacted mandibular third molars. J Oral Maxillofac Surg, 65: 83－88.

［119］Susarla S M, Lam N P, Donoff R B, et al (2005) A comparison of patient satisfaction and objective assessment of neurosensory function after trigeminal nerve repair. J Oral Maxillofac Surg, 63: 1138－1144.

［120］Teerijoki-Oksa T, Jaaskelainen S K, Forssell K, et al (2002) Risk factors of nerve injury during mandibular sagittal split osteotomy. Int J Oral Maxillofac Surg, 31: 33－39.

［121］Thurmuller P, Dodson T B, Kaban L B (2001) Nerve injuries associated with facial trauma. Oral Maxillofac Surg Clin North Am, 13: 283－293.

［122］Tung-Yiu W, Jehn-Shyun H, Ching-Hung C (2000) Epineural dissection to preserve the inferior alveolar nerve in excision of an ameloblastoma of mandible: case report. J Oral Maxillofac Surg, 58: 1159－1161.

［123］Upton A R M, McComas A J (1973) The double crush in nerve entrapment syndromes. Lancet, 2: 359－363.

［124］Van Sickels J E, Hatch J P, Dolce C, et al (2002) Effects of age, amount of advancement, and genioplasty on neurosensory disturbance after a bilateral sagittal split osteotomy. J Oral Maxillofac Surg, 60: 1012－1017.

［125］Wang X-X, Wang X, Li Z-L (2002) Effects of mandibular distraction osteogenesis on the inferior alveolar nerve: an experimental study in monkeys. Plast Reconstr Surg, 109: 2373－2383.

［126］Whitesides L M, Meyer R A (2004) Effects of distraction osteogenesis on the severely hypoplastic mandible and inferior alveolar nerve function. J Oral Maxillofac Surg, 62: 292－297.

［127］Wijbenga J G, Verlinden C R A, Jansma J, et al (2009) Long-lasting neurosensory disturbance following advancement of the retrognathic mandible: distraction osteogenesis versus bilateral sagittal split osteotomy. Int J Oral Maxillofac Surg, 38: 718－725.

［128］Williams T P (1997) Aggressive odontogenic cysts and tumors. Oral Maxillofac Surg Clin North Am, 3: 329－338.

［129］Wofford D T, Miller R I (1987) Prospective study of dysesthesia following odontectomy of impacted mandibular third molars. J Oral Maxillofac Surg, 45: 15－19.

［130］Yamamoto R, Nakamura A, Ohno K, et al (2002) Relationship of the mandibular canal to the lateral cortex of the mandibular ramus as a factor in the development of neurosensory disturbance after bilateral sagittal split osteotomy. J Oral

Maxillofac Surg, 60: 490-495.

[131] Yamauchi K, Takahashi T, Kaneuji T, et al (2012) Risk factors for neurosensory disturbance after bilateral sagittal split osteotomy based on position of mandibular canal and morphology of mandibular angle. J Oral Maxillofac Surg, 70: 401-406.

[132] Ye W M, Zhu H G, Zheng J W, et al (2008) Use of allogeneic acellular dermal matrix in prevention of Frey's syndrome after parotidectomy. Br J Oral Maxillofac Surg, 46: 649-652.

[133] Ylikontiola L, Kinnunen J, Oikarinen K (2000) Factors affecting neurosensory disturbance after mandibular bilateral sagittal split osteotomy. J Oral Maxillofac Surg, 58: 1234-1239.

[134] Yoshioka I, Tanaka T, Khanal A, et al (2010) Relationship between inferior alveolar nerve canal position at mandibular second molar in patients with prognathism and possible occurrence of neurosensory disturbance after sagittal split osteotomy. J Oral Maxillofac Surg, 68: 3022-3027.

[135] Zaytoun H S, Phillips C, Terry B C (1986) Long-term neurosensory deficits following transoral vertical ramus and sagittal split osteotomies for mandibular prognathism. J Oral Maxillofac Surg, 44: 193-196.

[136] Zuniga J R, LeBanc J P (1993) Advances in microsurgical nerve repair. J Oral Maxillofac Surg, 51(suppl 1): 62-68.

4 注射导致的三叉神经损伤

Søren Hillerup

受益于局部麻醉学（local anesthesia, LA）的发展，现在患者可以在大多数牙科治疗和口腔颌面外科手术中享受无痛的医疗保健服务。现代的局部麻醉药都是非常有效和安全的，绝大多数患者不会发生不良反应，也不会出现局部或全身并发症。血管迷走性晕厥是一种常见的注射麻醉后的心理性反应，与所用药物无关。

然而，局部麻醉引起的严重的药物不良反应（adverse drug reaction, ADR）也偶有发生。主要表现为以躯体感觉（和味觉）减退为特征的长时间的神经感觉障碍（neurosensory disturbance, NSD）[1-4]。三叉神经NSD不仅涉及神经传导中断引起的感觉减退，更主要的是这些神经病理性症状会给患者带来极大的痛苦[5]。因此，麻醉注射导致的三叉神经永久性NSD可能会对患者的生活质量产生重大影响，应采取一切可能的方法以减少此类并发症的发生。

本章主要讨论局部麻醉剂注射导致的三叉神经损伤及其引发的口腔颌面部NSD。局麻导致的NSD是指躯体感觉（或味觉）的异常超过局麻作用的正常持续时间，甚至超过数周或数月[6]。

由于LA相关神经损伤是一种相对罕见的ADR，因此常规临床对照试验不能用于评估这些并发症，但可采用其他的研究方法，如观察性研究[3,7,8]、国家级的登记数据库[6,9-12]和动物实验[13-17]，这些方法各有其优缺点。

4.1 发展史

局部麻醉学的发展已经有一百多年的历史[18,19]。第一种LA的酯类制剂是以可卡因和后来的普鲁卡因为基础的。由于这些药物的毒性、中枢作用模式以及可通过组织和血流迅速扩散的特性，使得它们对全身各系统，尤其是中枢神经系统和心血管系统有着潜在的危害[20]。在后续的研究中合成了基于氨基酰胺的利多卡因化合物制剂，这种新药的研发经验促成了1948年出台的局部麻醉新标准[21]。基于酰胺的局部麻醉药物的全身并发症和局部并发症都很少，2%利多卡因混合肾上腺素（5～12.5 μg/ml）被证明是安全和有效的，因此在几十年内它都是口腔局部麻醉的首选药物。

甲哌卡因（含有或不含有血管收缩剂）和丙胺卡因（含有无心脏刺激作用的血管收缩剂——苯赖加压素）作为利多卡因的替代剂在欧洲已经获得了公认。1976—2000年，含有4%阿替卡因的局部麻醉剂进入欧洲和北美市场，并在欧洲中部占据了相当大的市场份额，但在美国、英国和斯堪的纳维亚地区则较少。

目前临床中使用的酰胺类局部麻醉药的并发症主要包括注射部位的血肿、局部压痛、张口受限和对三叉神经以外其他神经的无法预计的影响，这些并发症大多是无害和短暂的，但是，神经损伤导致的各种功能丧失和神经感觉（神经病理性）障碍，包括慢性疼痛等[22]，可能是永久和严重的[3,6]。

4.2　注射损伤的发生率

一份对441例三叉神经口内分支医源性损伤患者的回顾研究中提到，在三级医疗机构的口腔颌面外科，非手术患者中17%的医源性神经损伤与注射局部麻醉药有关[5]。LN似乎是最易受损的三叉神经分支，其次是IAN[3,7,11,12]。其中由局部注射引起的NSD，90%以上是由下颌阻滞麻醉引起的[6,11,12]。

由于认识不足和漏报现象，目前缺乏有关三叉神经注射损伤发病率的有效信息[23]。估测局部注射造成损伤的概率在1∶42～1∶100万[1,9,24-26]。数据采集的主观性、随访缺失，以及对各类NSD的术语过于简单化，导致精确统计发病率较为困难。文献中只有少数作者明确区分了暂时性和永久性神经损伤[1,6,24]、手术和非手术性损伤[1]，极少的作者对患者进行了标准的临床神经感觉测试，以评估传导功能的丧失[3,6,8]。

局部麻醉相关的三叉神经损伤实际发病率基本上是未知的，并且可能由于低报，医疗机构和FDA的注册数据难以提供有效的评价。一项来自12个不同国家的私人诊所和医院的系统回顾中，包含37份对ADR漏报的数值估计（除去与局部麻醉无关的数据），显示低报率的中位数率为94%[23]。因此，假设每种局麻药的漏报率相同，并且知道每种药物的市场份额，则可计算注射损伤的相对发生率。相对发病率是目前临床中LA风险评估的基础。

几项研究[6,9,11,12]发现，ADR的发病率或风险，特别是三叉神经NSD，是随着局麻药溶液浓度的增加而增加的。此项结果基于丹麦三级医疗机构口腔颌面外科的临床数据[3]，并且与丹麦药品管理局12年（1995—2007）的注册数据一致[6]（图4-1）。阿替卡

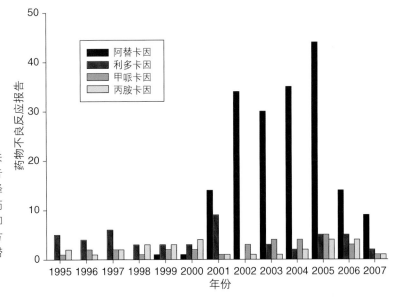

图4-1　丹麦药品管理局关于盒装局麻药的ADR报告（1995—2007）。2005年的峰值可能受2003年和2004年药物销售高峰的影响，2006年和2007年的下降可能受使用方式（阿替卡因不用于IAN阻滞麻醉）的影响[6]（数据来源：丹麦药品管理局）

图4-2 2001—2007年丹麦盒装局麻药相关不良反应报道。A组代表三叉神经感觉和味觉障碍,B组代表其他面部神经功能障碍,C组代表全身或局部的非神经性的药物反应。各组中阿替卡因都有显著表现[6]（数据来源:丹麦药品管理局）

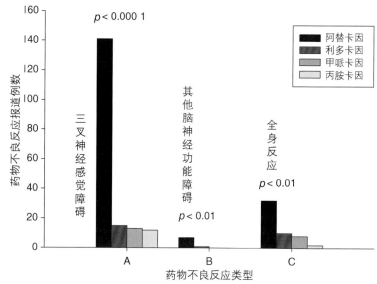

图4-3 阿替卡因产生的神经系统异常（共168种）（数据来源:欧洲药品管理局2006—2009年安全性更新报告）

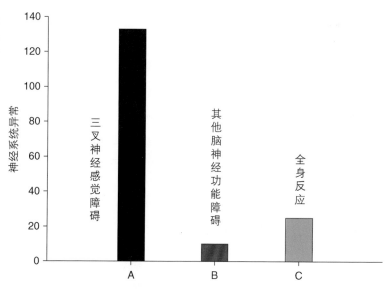

因局部麻醉剂于2000年末在丹麦上市,随后观察到与局部麻醉相关的ADR急剧增加,其中大部分与阿替卡因局部麻醉剂相关。图4-2说明了三叉神经感觉障碍、其他面部神经异常、全身反应和非神经性局部反应的ADR分布情况,从图中可以看出最为突出的是阿替卡因局部麻醉剂引起的ADR。同时,欧洲药品管理局根据19个国家的报告也发现了与阿替卡因相关的168种神经系统疾病（图4-3）。但是,上述研究并没有解决漏报

问题,销售相关的数据也被忽略。

2001—2007年的比较数据显示,4%阿替卡因相关的NSD比其他局部麻醉剂更常见,而且阿替卡因相关NSD的实际数量比根据其市场份额预计的数量更多（表4-1）。利多卡因和丙胺卡因引起的NSD患者数量低于其市场份额预期,而甲哌卡因相关的NSD则与其市场份额预期一致。这些数据与Garisto等[12]及Gaffen等[11]的数据极其相似。北美和欧洲两地丙胺卡因相关NSD发生率的

表4-1   丹麦药品管理局报告的已售盒装局麻药有关的三叉神经感觉障碍报告(2001—2007年)[6]

局 麻 药	报告数量(%)	药物市场占比(%)	P值	销售量(L)	NSD:L	相对于阿替卡因的风险	
						与每种药物相比	与所有药物相比
4%阿替卡因	141(77.9)	41.2	<0.001[a]	12 660	1:90		
2%~3%甲哌卡因	13(7.2)	11.8	=0.06	3 631	1:279	3.1	
3%丙胺卡因	12(6.6)	19.4	<0.001[b]	5 957	1:496	5.5	5.0
2%利多卡因	15(8.3)	27.7	<0.001[b]	8 512	1:568	6.3	

a: 数量超标(超过市场份额预期值)
b: 数量不足(低于市场份额预期值)

差异[12]可以解释为北美丙胺卡因的剂型为4%,含有的血管收缩剂为肾上腺素,而欧洲使用的丙胺卡因的剂型为3%,含有的血管收缩剂为苯赖加压素。

4.3   临床特点与受累神经

许多研究表明,LN是局部麻醉相关损伤中最常见的三叉神经分支,其次是IAN[5-7,9]。其原因可能是:LN在翼下颌间隙中的解剖位置比IAN更加表浅,并且张口时LN受到牵拉,会更贴近表面黏膜,因而更容易受伤(机械性和/或化学性)。一次性成功注射局部麻醉药后,LN会首先被麻醉,当进行反复穿刺时,如果针头与LN直接接触,就可能出现类似触电样感觉。也有文献记载女性比男性更容易受到影响[6,7,12],这可能是由于神经创伤后自发修复能力的性别差异所致。

NSD持续时间因人而异,可能是暂时性的,或持续若干时间,也可能是永久性的。数量有限的研究表明[1,8,11]:NSD患者中,80%~85%是暂时性的,可自愈,其余15%~20%的患者中,不到1/3的患者最终会达到完全的神经感觉恢复。而我们的131例NSD患者的临床样本结果却完全相反,只有7%是暂时性的,20%可能会发展为永久性的,即损伤后的随访期未满1年功能仍未恢复,73%是永久性的,即1年或更长的时间仍未恢复[6]。

NSD范围广泛,包括所有三叉神经分布的体表区域感觉,以及通过面神经(Ⅶ)的鼓索支传导的味觉都可受到影响。大多数局部麻醉引起的NSD病例在文献中被描述为"感觉异常"[11,12,27]。"麻木"是另一个流行术语,可能涵盖从轻度感觉异常到完全感觉丧失之间的任何感觉。慢性疼痛也常见于局部麻醉引发的NSD患者[3,4]。事实上,患者可能会感觉到一系列神经系统不适,各专业术语都有其特征,例如感觉减退(hypesthesia)、感觉完全丧失(anesthesia)、病理性感觉异常(dysesthesia)、异常性疼痛(allodynia)、疼痛以及味觉异常(味觉减退、味觉异常或味觉丧失)[3,6,22]。由于文献中ADR术语的分类标准缺乏一致性,很难确定NSD确切的发病率或自愈率。

在我们非手术组的42例LN注射损伤患者中[3],18例(43%)为感觉异常,9例(21%)为病理性感觉异常,表现为烧灼痛,3例(7%)为机械刺激的异常性疼痛,只有3例(7%)除了感觉丧失外没有神经病理性症状;33例

（79%）有味觉感知改变，部分或全部的味觉功能丧失，或者不舒服的味觉异常（金属样、触电样等）。LN的感觉功能丧失比IAN的感觉功能丧失更加令人不适，这与神经功能检查（触觉、温度觉和空间感觉）的临床记录一致。

4.4　病因：针刺损伤还是神经毒性？

这些损伤和NSD背后的病理生理机制可能是多因素的，其中机械损伤和/或神经毒性反应这两个主要原因，一直是人们感兴趣的焦点[28]。方法学障碍影响了局部麻醉相关的三叉神经损伤的病因学研究，如由于这些损伤的罕见性、伦理问题、漏报、营销问题（出于商业利益的隐瞒以及利益冲突）等原因，随机对照试验（RCT）难以实施。这些障碍妨碍了对神经损伤确切病因的探究。针刺机械损伤的证据缺乏，神经毒性的确定受到商业行为的限制，统计学上可衡量的数据无法采集，都使病因研究更加困难[26,28-31]。假设目前使用的所有局麻药均具有同等的安全性，如果包括NSD在内的ADR分布与每种麻醉剂的市场份额一致，那么这种分布将提示针刺损伤的病因，而与市场份额不一致的分布将表明安全性差异（神经毒性）[6]。

针刺损伤　从理论上讲，直接的机械性针刺损伤可能导致轴突断裂，甚至部分神经束断裂。不同的神经元或神经束损伤会导致不同区域的NSD，而不是整个神经分支分布区域的NSD。此外，神经滋养血管的机械损伤可能引起神经缺氧性损伤，神经内血肿形成、机化、瘢痕化或血肿液化坏死产生毒性也会损伤神经。通常，局部麻醉相关的NSD影响受累神经分支支配的整个区域。Pogrel等[8]试图探究直径小于0.5 mm的针是如何"对整个神经

造成损伤"的。一般认为痛性的"电击样"感觉与针尖直接接触神经有关，然而，正是由于上文提及的原因，这种现象并不常见。Harn和Durham[1]也认为这种"创伤性事件"是机械性损伤机制的主要焦点。相反，Krafft和Hickel[24]在一项前瞻性研究中观察到，超过12 000例注射局部麻醉剂的患者中仅有7%发生电击样反应，而这7%的患者都没有后续的NSD。Hillerup和Jensen[3]报道，32%的局麻后舌部NSD患者及33%的IAN损伤患者都曾有电击样反应。有趣的是，那些有过电击样反应的患者与没有电击样反应的患者，在NSD的严重程度上没有差异。

无论是人类还是动物研究[15,17,22]，都不支持物理损伤是局部麻醉后NSD产生机制的观点。事实上，对4例非手术性感觉异常患者的LN进行手术探查，也未发现针头造成神经物理损伤的证据[7]。

神经毒性　Haas和Lennon[9]注意到，自从1984年加拿大推出4%阿替卡因和丙胺卡因制剂后，报道的感觉异常的发生率有所增加，而且这些药物在ADR报道中的比例也明显偏高。来自北美和丹麦的近期研究表明，在国家登记数据[11,12]和临床数据[6]中，NSD的分布与常用药物的市场份额不成比例。按照之前加拿大的研究[9]，与4%阿替卡因和丙胺卡因制剂相关的NSD明显增多[9]，而利多卡因导致NSD的比例相应降低。

神经毒性的浓度依赖性问题已在多项实验研究中得到证实[13,14,16,17]。在动物实验中，注射生理盐水溶液时的物理损伤并未导致神经传导的显著降低，刺激时电位波幅无变化[16,17]。尸体实验也证明针尖穿透三叉神经（LN和IAN）只是使针通过神经束的间隙，而不是直接损伤神经束[8]。因此得出结论，直接针刺创伤并不是引起NSD的主要原因。

考虑到ADR（包括NSD）与市场份额相比的不均衡分布、神经毒性反应与药物浓度的相关性以及浓度依赖性神经毒性的动物实验，神经毒性似乎是最重要的致病因素[14,15,17,33]。血管收缩剂也必须考虑在内，因为缺血效应可能阻断受损区域的血供而加剧神经损伤。

4.5　局麻药的毒性：全身性和局部性反应

自引入酰胺类局部麻醉剂以来，全身毒性在牙科领域中，包括口腔颌面外科几乎不再出现。

但是，局部神经毒性的潜在危害更值得关注，因为所有的局部麻醉剂理论上都是具有神经毒性的。神经传导阻滞已被解释为"局部麻醉剂的可逆毒性作用"，其中神经毒性与其麻醉效力平行[34]。神经损伤可能是由于对轴突或施万细胞的直接毒性，或是继发于神经微环境的破坏[35]。虽然其机制还不完全清楚，但局部麻醉剂的浓度和神经组织暴露于局部麻醉剂中的持续时间都是非常

重要的因素[14]。当然，局部麻醉剂的化学成分、脂质溶解度和蛋白质结合度也有可能影响毒性效应。最后，神经的机械性创伤和缺血也是神经损伤的有害因素[34]。

Kalichman等人[33]定量测量了神经内膜水肿、细胞质脂滴、神经纤维损伤和施万细胞损伤，以期阐明局部麻醉剂引起的大鼠坐骨神经损伤的发病机制。所得的数据与4种局部麻醉剂溶液的直接细胞毒性一致，4种药物在每种神经损伤测量中都存在明显的浓度依赖性。

通过电生理检查，动作电位波幅降低或消失、轴突和髓鞘变性可作为药物毒性的测量指标，反应神经传导的受损情况。一些实验研究已经确定了神经毒性和局部麻醉剂浓度之间的明确关联[13-17]。

在最近一项关于浓度依赖的神经毒性的动物实验中[17]，注射了2%和4%阿替卡因制剂到大鼠坐骨神经，生理盐水注射组作为对照，腰椎诱发电位的波幅降低程度是神经毒性反应随着药物浓度增加而增加的客观指标（图4-4）。来自同一研究的神经横截面的电子显微镜照片显示：与注射生理盐水的神经

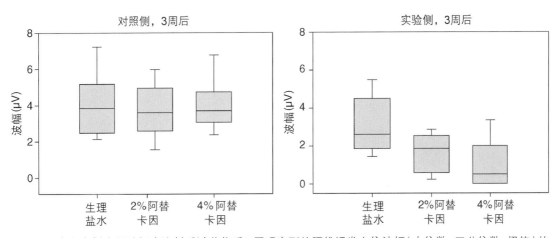

图4-4　大鼠右侧坐骨神经内注射受试药物后3周观察到的腰椎诱发电位波幅（中位数，四分位数，极值）的盒型图。注射生理盐水组、2%阿替卡因实验组（$P=0.03$）和4%阿替卡因实验组（$P=0.000\,6$）三个注射组与对照侧（未处理）进行比较，显示波幅的抑制程度有明显的浓度依赖性[17]（转载自《麻醉和镇痛》）

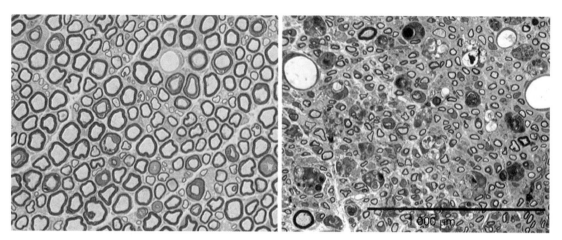

图4-5　神经内注射生理盐水的大鼠(左)和注射4%阿替卡因的大鼠(右)3周后的神经横切片电子显微镜照片显示明显的轴突和髓鞘变性特征。在两个治疗组中有髓轴突的数量是相同的,但在4%阿替卡因注射组中,轴突细小,神经内结缔组织增加。视野中几乎没有看到退化神经纤维的残留物,几个最小的有髓轴突被有核施万细胞包围,提示神经的再生。图片中显示的放大倍数为1 000 μm。染色: 四氧化锇和甲苯胺蓝[17]
(转载自《麻醉和镇痛》)

相比,注射4%阿替卡因的神经有显著的轴突和髓鞘变性(图4-5)。

根据以往和近期的动物研究[13,14,16,17]以及对国家和国际注册ADR报告的独立研究,显示神经损伤相关的NSD,特别是三叉神经的NSD[6,11,12,36],与4%阿替卡因和丙胺卡因制剂显著相关。同样地,ADR或NSD的分布与当前使用的局部麻醉药物的市场份额显著不成比例,可以间接地排除针刺创伤是主要因素的可能,因为如果是这样,ADR或NSD的分布将与每种麻醉剂的市场份额一致。

4.6　治疗方法的选择

目前,没有迹象表明手术对局部麻醉相关的NSD有帮助。尽管显微外科手术可以成功修复与第三磨牙手术相关的机械性神经损伤[37-40],但遗憾的是,这种方法并不能解决化学性(神经毒性)损伤。其原因是第三磨牙手术损伤最可能发生在第三磨牙区域,因此通过

标准的口内入路进行手术是可行的。相比而言,不论是经口内入路还是口外入路,手术进入翼下颌间隙进行局部麻醉相关损伤的显微神经外科手术探查是很困难的。此外,化学损伤在临床上是无法辨别的,药物治疗效果也不佳。安慰和咨询可能对极少症状明显的患者有用,局部应用5%利多卡因或类似药物可减轻某些严重病例的症状[22]。有神经病理性疼痛或病理性感觉异常的患者可采用药物治疗,包括加巴喷丁或类似的抗癫痫药或抗抑郁药[41]。但是,这些药物有一些严重的不良反应,如嗜睡,虽然解决了NSD,但患者会感觉昏昏沉沉。需要强调的是,即使严重的神经病理性症状也可能随着时间的推移而减轻,这可能有助于患者接受这种情况。事实上,对于这种复杂的临床问题并没有理想的解决方案。

4.7　预防措施

在缺乏有效治疗方法的情况下,只能在

图4-6　美国与4%丙胺卡因和阿替卡因制剂相关NSD以及丹麦阿替卡因相关NSD报告,从发布时间开始,显示随着时间的推移NSD报告数量的上升和下降[6,12]

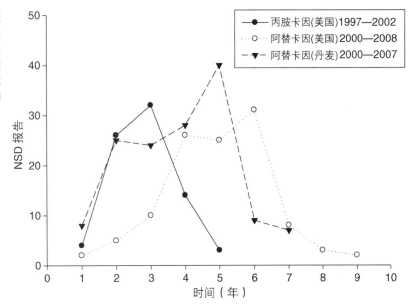

选择局部麻醉剂时,关注预防措施和风险评估。既然90%以上的局部麻醉相关NSD与下牙槽神经阻滞有关[6,11,12],且大多数NSD与注射4%制剂有关,就应避免这些制剂用于下牙槽神经阻滞,并考虑使用替代制剂。

另一种选择是向有关的国家登记数据库报告每一种与局部麻醉有关的NSD和其他ADR的发生率。在现在异常ADR情况下[42],尽管这样的行为似乎对FDA和国家及地区药物机构的应对行动影响不大,但目前也没有其他方式能影响当局政策、积累证据,并改变风险评估。

患者教育、报刊和互联网上的不良反应案例报道,以及包括科学数据在内的类似信息的发布,可能会提醒患者在有可行替代方案的情况下选择最低风险的局部麻醉剂。当然,笔者的经验也提醒患者应选择风险更低的制剂。

有数据表明牙科诊所和患者都会以适当的方式对ADR做出反应,并进行调整改善。来自美国和欧洲的关于NSD报告的比较研究显示,4%丙胺卡因和阿替卡因制剂

NSD的年发生率的上升和下降的模式相同(图4-6)。

结　论

"首先,不伤害。"希波克拉底誓言的内容仍然适用于所有医疗保健服务。医疗和牙科保健专业人员在进行手术或牙科治疗时,通过使用局部麻醉剂很容易实现无痛治疗,并且局部麻醉剂的有害影响很少见。

如果使用恰当,当前局麻药的临床疗效没有显著差异[43,44],并且可以通过选择适当的制剂配方来获得理想的持续作用时间[10]。但是,用于牙科和口腔颌面外科的四种常见局部麻醉药——利多卡因、甲哌卡因、丙胺卡因和阿替卡因的风险特征却并不相同。局部麻醉剂的浓度越高,ADR的风险越高。90%以上的医源性神经损伤都与下牙槽神经阻滞有关,表现为神经感觉障碍,绝大多数三叉神经的ADR报告都涉及4%的制剂。

国家和地区的医疗机构及FDA有责任批准、驳回和规范局麻药的分配和临床应用

模式,以最大限度的保障患者安全。这些机构不愿意对欧洲的4%阿替卡因制剂以及北美的4%阿替卡因和丙胺卡因制剂相关的NSD异常增高的研究采取有针对性的行动是很难理解的。一个理性的指导方针是:在存在可行的替代方案时,避免使用4%制剂进行阻滞麻醉。美国目前的牙科教学中已引入此观点,这有可能使得非手术性牙科操作导致的感觉异常的发生率下降。

(魏文斌 陈敏洁)

参考文献

[1] Harn S D, Durham T M (1990) Incidence of lingual nerve trauma and postinjection complications in conventional mandibular block anaesthesia. J Am Dent Assoc, 121: 519-523.

[2] Pogrel M A (2007) Permanent nerve damage from inferior alveolar nerve blocks-an update to include articaine. J Calif Dent Assoc, 34: 271-273.

[3] Hillerup S, Jensen R (2006) Nerve injury caused by mandibular block analgesia. Int J Oral Maxillofac Surg, 35: 437-443.

[4] Renton T, Adey-Viscuso D, Meechan J G, et al (2010) Trigeminal nerve injuries in relation to the local anaesthesia in mandibular injections. Br Dent J, 209(9):E15.

[5] Hillerup S (2007) Iatrogenic injury to oral branches of the trigeminal nerve: records of 449 cases. Clin Oral Investig, 11(2): 133-142.

[6] Hillerup S, Jensen R H, Ersboll B K (2011) Trigeminal nerve injury associated with injection of local anesthetics: needle lesion or neurotoxicity? J Am Dent Assoc, 142(5): 531-539.

[7] Pogrel M A, Thamby S (2000) Permanent nerve involvement resulting from inferior alveolar nerve blocks. J Am Dent Assoc, 131: 901-907.

[8] Pogrel M A, Bryan J, Regezi J (1995) Nerve damage associated with inferior alveolar nerve blocks. J Am Dent Assoc, 126(8): 1150-1155.

[9] Haas D A, Lennon D (1995) A 21 year retrospective study of reports of paresthesia following local anaesthetic administration. J Can Dent Assoc, 61: 319-330.

[10] Haas D A (2002) An update on local anesthetics in dentistry. J Can Dent Assoc, 68(9): 546-551.

[11] Gaffen A S, Haas D A (2009) Retrospective review of voluntary reports of nonsurgical paresthesia in dentistry. J Can Dent Assoc, 75(8): 579.

[12] Garisto G A, Gaffen A S, Lawrence H P, et al (2010) Occurrence of paresthesia after dental local anesthetic administration in the United States. J Am Dent Assoc, 141(7): 836-844.

[13] Kalichman M W, Moorhouse D F, Powell H C, et al (1993) Relative neural toxicity of local anesthetics. J Neuropathol Exp Neurol, 52(3): 234-240.

[14] Kroin J, Penn R, Levy F, et al (1986) Effect of repetitive lidocaine infusion on peripheral nerve. Exp Neurol, 94: 166-173.

[15] Cornelius C P (1997) Nerveninjektionsschäden durch Lokalanaesthetika. Experimentelle Untersuchungen zur Neurotoxizität und Longitudinalausbreitung. Thesis ed. Tübingen.

[16] Cornelius C P, Roser M, Wiethölter H, et al (2000) Nerve injection injuries due to local anaesthetics. Experimental work. J Cranio Maxillofac Surg, 28(suppl 3): 134-135.

[17] Hillerup S, Bakke M, Larsen J O, et al (2011) Concentration-dependent neurotoxicity of articaine: an electrophysiological and stereological study of the rat sciatic nerve. Anesth Analg, 112(6): 1330-1338.

[18] Calatayud J, González Á (2003) History of the development and evolution of local anesthesia since the coca leaf. Anesthesiology, 98(6): 1503-1508.

[19] Baart J A, Brand H S (2009) Local anesthesia in dentistry, 2nd. Blackwell.

[20] Zink W, Graf B M (2003) Toxikologie der Lokalanästhetika. Patomechanismen -Klinik -T herapie. Anaesthetist, 52: 1102-1123.

[21] Bremer G, Ekmanner S (1948) Xylocaine; a new local anaesthetic. Br Dent J, 85(12): 278-281.

[22] Renton T, Yilmaz Z (2012) Managing iatrogenic trigeminal nerve injury: a case series and review

of the literature. Int J Oral Maxillofac Surg, 41: 629-637.

[23] Hazell L, Shakir S A (2006) Under-reporting of adverse drug reactions: a systematic review. Drug Saf, 29(5): 385-396.

[24] Krafft T C, Hickel R (1994) Clinical investigation into the incidence of direct damage to the lingual nerve caused by local anaesthesia. J Craniomaxillofac Surg, 22: 294-296.

[25] Malamed S F, Gagnon S, Leblanc D (2001) Articaine hydrochloride: a study of the safety of a new amide local anaesthetic. J Am Dent Assoc, 132: 177-185.

[26] Dower J S (2007) Articaine vs. lidocaine. J Calif Dent Assoc, 35: 240-244.

[27] Haas D A (2006) Articaine and paraesthesia: epidemiological studies. J Am Coll Dent, 73: 5-10.

[28] Dower J S (2007) Anesthetic study questioned. J Am Dent Assoc, 138: 708-709.

[29] Malamed S F (2006) Nerve injury caused by mandibular block analgesia. Int J Oral Maxillofac Surg, 35(9): 876-877.

[30] Pogrel M A (2007) Permanent nerve damage from inferior alveolar nerve blocks -an update to include articaine. J Calif Dent Assoc, 35(4): 271-273.

[31] Malamed S F (2007) Articaine versus lidocaine: the author responds. J Calif Dent Assoc, 35: 383-385.

[32] Fried K, Frisen J, Mozart M (1989) De- and regeneration of axons after minor lesions in the rat sciatic nerve. Effects of microneurography electrode penetrations. Pain, 36(1): 93-102.

[33] Kalichman M W, Powell H C, Myers R R (1989) Quantitative histologic analysis of local anesthetic-induced injury to rat sciatic nerve. J Pharmacol Exp Ther, 250(1): 406-413.

[34] Selander D (1993) Neurotoxicity of local anesthetics: animal data. Reg Anesth, 18(6 Suppl): 461-468.

[35] Kalichman M W (1993) Physiologic mechanisms by which local anesthetics may cause injury to nerve and spinal cord. Reg Anesth, 18(6 Suppl): 448-452.

[36] European Medicines Agency (2009) Periodic safety update report on articaine, nervous system disorders. Source: Danish Medicines Agency, 2009.

[37] Bagheri S C, Meyer R A, Khan H A, et al (2010) Retrospective review of microsurgical repair of 222 lingual nerve injuries. J Oral Maxillofac Surg, 68: 715-723.

[38] Hillerup S, Stoltze K (2007) Lingual nerve injury II. Observations on sensory recovery after micro-neurosurgical reconstruction. Int J Oral Maxillofac Surg, 36(12): 1139-1145.

[39] Robinson P P, Loescher A R, Smith K G (2000) A prospective, quantitative study on the clinical outcome of lingual nerve repair. Br J Oral Maxillofac Surg, 38: 255-263.

[40] Zuniga J R, Chen N, Philips C L (1997) Chemosensory and somatosensory regeneration after lingual nerve repair in humans. J Oral Maxillofac Surg, 55: 2-13.

[41] Dworkin R H, O'Connor A B, Backonja M, et al (2007) Pharmacologic management of neuropathic pain: evidence-based recommendations. Pain, 132(3): 237-251.

[42] Moore T J (1995) Deadly medicine, why tens of thousands of heart patients died in America's worst drug disaster. 1st. Simon & Schuster, New York. http:// www.medicine.ox.ac.uk/bandolier/band23/b23-8. html.

[43] Kanaa M D, Whitworth J M, Meechan J G (2012) A comparison of the efficacy of 4 % articaine with 1 : 100,000 epinephrine and 2 % lidocaine with 1 : 80,000 epinephrine in achieving pulpal anesthesia in maxillary teeth with irreversible pulpitis. J Endod, 38(3): 279-282.

[44] Silva L C, Santos T D, Santos J A, et al (2012) Articaine versus lidocaine for third molar surgery: a randomized clinical study. Med Oral Patol Oral Cir Bucal, 17(1): 140-145.

5

第三磨牙拔除导致的三叉神经损伤

Eduard Valmaseda-Castellón,
Cosme Gay-Escoda

第三磨牙拔除术是最为常见的口腔颌面外科手术之一，在众多可能的并发症中，与之邻近的三叉神经分支损伤是最棘手的。虽然在大多数情况下神经损伤是暂时的，但有时它可以导致永久性后遗症，如感觉减退或病理性感觉异常，给患者的生活质量带来极大影响。在下颌第三磨牙区，舌神经通常位于舌侧骨板表面的黏膜下。第三磨牙拔除过程中，舌神经损伤通常是由于对舌侧骨板或切口的舌侧黏膜的不恰当操作造成的。预防舌神经损伤的措施包括：① 颊侧入路，不剥离或分离舌侧黏骨膜瓣；② 去骨或分牙时小心操作，避免舌侧骨板穿通。下牙槽神经损伤通常是由于第三磨牙牙根与下牙槽神经管之间的密切解剖关系造成的，可由全景片或牙片初步推断，但只能通过CT加以明确。在下颌第三磨牙拔除过程中，手术操作时避免过度用力、冲击神经以及术后减轻水肿是避免下牙槽神经长期损伤的关键。

5.1 引言

三叉神经损伤是下颌第三磨牙拔除术中的常见并发症，下颌第三磨牙拔除术也是下牙槽神经及舌神经损伤的最主要原因[1]。

由于神经损伤很常见(下牙槽神经损伤概率为0.5%～8.0%[2-10]，舌神经损伤概率为0～10%[5,7-15])，并可能对患者日常生活造成影响，故应在术前与患者充分沟通并告知。除了疼痛和肿胀，下牙槽神经及舌神经损伤是所有术前告知中令患者印象最深的并发症[16]，说明其对日常生活的影响也最为严重。此外，下颌第三磨牙拔除术后下牙槽神经损伤的患者中，半数以上可在几个月内恢复，但仍有25%的患者不能完全恢复，遗留不同程度的感觉减退，严重的甚至遗留病理性感觉异常[17]。因此，下颌第三磨牙拔除术后的三叉神经损伤不仅会对感觉功能造成短期的影响，而且可能会成为伴随患者终生的并发症，严重影响患者的生活质量[18]。

尽管局部麻醉本身亦会造成下牙槽神经及舌神经的损伤[1,19,20]，但在下颌第三磨牙区的损伤，最主要原因是手术创伤。下牙槽神经损伤通常是由于解剖结构方面，下颌第三磨牙牙根与下牙槽神经管距离近，使用合适的影像学检查手段可以预测神经损伤的风险。然而，与下牙槽神经不同，舌神经位于下颌第三磨牙区的舌侧黏膜下，周围没有骨性神经管包绕(图5-1)，因此，无法通过常规影像学检查(如口内咬合片、全景片等)明确其位置。在下颌第三磨牙区，舌神经通常位于

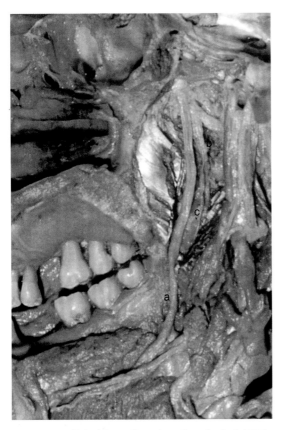

图5-1 尸体解剖,去除翼内肌的下颌支内侧面。
a-舌神经;b-下牙槽神经;c-下颌舌骨肌神经

牙槽嵴顶下 2.8 mm(SD=1 mm),距离舌侧骨板 2.5 mm(SD=0.7 mm),有时甚至直接与舌侧骨板相接触或位于牙槽嵴顶上方[21]。此外,一侧的舌神经位置与对侧舌神经位置不一定相同[20]。通过磁共振检查,可明确舌神经位置[21],但这并非常规检查方法。所以有效避免舌神经损伤的方法为手术切口尽量远离舌侧,并注意减少手术器械对舌侧区域的损伤,保护舌侧骨板[22]。

如前文所述,舌神经与下牙槽神经最显著的区别即后者有骨性管道包绕,可以防止其受损,即使有断伤,也可为神经再生起支架作用。但在神经管内组织肿胀明显或出血产生压力时,神经管会加重神经损伤程度。舌神经位于软组织内,靠近舌侧骨板,更容易受

到拉钩、骨膜分离器、磨头等手术器械的压迫、牵拉或钳夹伤。

在拔除下颌第三磨牙过程中,下牙槽神经的另一分支——下颌舌骨肌神经也有受损可能。下颌舌骨肌神经支配下颌舌骨肌、二腹肌前腹、颏下部皮肤、下颌下腺和舌下腺,近半数人群中下颌舌骨肌神经还支配下颌切牙[23,24]。下颌舌骨肌神经损伤较为少见,损伤后仅表现为颏下部、近中线的小范围皮肤麻木,容易被患者忽略,下颌舌骨肌神经损伤的病因及发病机制与舌神经损伤相似。

颊神经在下颌第三磨牙拔除过程中也有损伤可能。颊神经含有颊部口腔黏膜、下颌磨牙(有时包括前磨牙)的颊侧牙龈和黏膜及颊部皮肤的感觉输入纤维,在下颌第三磨牙拔除时必须被麻醉。该神经可能由于手术过程中颊部过度翻瓣或神经走行于下颌骨内(罕见情况下)而引起损伤,但这种损伤比较少见。

5.2 舌神经损伤的发病机制及预防措施

以往文献报道中,下颌第三磨牙拔除术后舌神经损伤的发生率差异较大,这一差异反映出在下颌第三磨牙拔除过程中,对于舌侧软硬组织的处理方法存在较大差异。

5.2.1 下颌第三磨牙拔除术的颊侧与舌侧手术入路

下颌第三磨牙通常更靠近舌侧骨板,且舌侧骨板较颊侧骨板薄,这一差异是"舌侧去骨拔除法"的解剖学依据。舌侧去骨拔除法是通过使用骨凿或车针去除舌侧骨板,从而使第三磨牙从舌侧脱位后拔除。舌侧去骨拔除法操作简单迅速,但舌神经损伤的发生率

较高[11]。尽管有些医师认为舌神经损伤属暂时性损伤，但任何的神经挤压或刮擦都可能产生轴突退行性变。因此，理想的方法应避免任何对于神经的手术操作，即便是轻微的牵拉，以避免任何可能的神经损伤。有系统性回顾文献报道，舌侧入路与标准颊侧入路相比，会显著增加舌神经损伤的发生率[25]。

少数情况下，舌神经可位于下颌第二磨牙牙槽嵴顶的远中，恰好覆盖在阻生第三磨牙表面。这种情况下，拔除第三磨牙的切口可能会切断或刮擦舌神经[21,22]。因此，建议手术切口远离第二磨牙牙槽嵴顶，而应位于颊侧并向远中颊侧延伸（图5-2）。颊侧入路

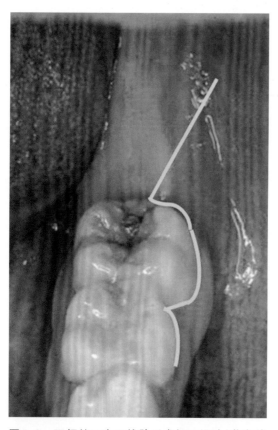

图5-2　下颌第三磨牙拔除手术切口设计（蓝色线条）。切口设计应位于阻生牙牙槽嵴顶稍向颊侧偏斜，自下颌第二磨牙远中斜向外斜嵴走行。如果舌神经正好位于第三磨牙牙槽嵴顶上，这个切口可以避免在第三磨牙表面翻瓣、去骨时损伤舌神经

较舌侧入路需要更大的去骨量，但舌神经会相对安全，然而不进行舌侧软组织翻瓣通常会影响术者视野。为了在手术过程中尽可能的保护舌侧软组织及骨板，有学者设计了许多不同的舌侧组织分离器械[26,27]。以往观点认为，舌侧组织瓣分离越宽越好，因其虽然会造成舌神经的暂时损伤，但降低了舌神经永久性损伤的风险。然而，鉴于舌神经损伤的主要风险即舌侧软组织翻瓣，因此上述观点已逐渐被否定。

5.2.2　舌侧组织瓣的分离及牵拉

如上所述，在下颌第三磨牙拔除过程中，有不同种类的舌侧软组织分离及牵拉器械。在手术过程中，将器械置于舌侧骨板与舌侧组织瓣之间（图5-3），可获得良好的视野，并可有效保护舌神经免受骨膜分离器或车针的损伤。传统方法中通常可使用较宽的器械进行保护以获得更大的保护范围[12]。无明显证据证实舌侧翻瓣会造成医学法律问题[28]。

然而，大量文献报道表明，拔除下颌第三磨牙过程中舌侧翻瓣很难避免舌神经损伤的发生[5,12,29-31]。有系统性回顾研究表明，应用颊侧入路拔除第三磨牙，不进行舌侧翻瓣与进行舌侧翻瓣相比，前者的暂时性舌神经损伤发生率降低9倍[25]。另外，在本研究机构进行的一项随机对照研究显示，舌侧翻瓣会使舌神经损伤的概率提升3倍，然而由于样本量较小且舌神经损伤发生率低，这一差异并没有统计学意义[32]。有文献通过研究舌侧软组织翻瓣与舌神经暂时性损伤的相关性，证实了在舌神经损伤的发病机制中，舌侧组织瓣的牵拉起到了重要作用[31]。通过改良手术技术，避免舌侧翻瓣，暂时性舌神经损伤的发生率降低了4倍[33]。有随机对照研究

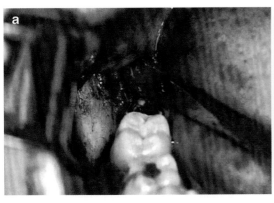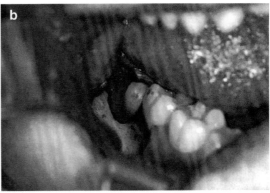

图5-3 （a）舌侧分离后插入骨膜分离器可获得第二磨牙远中良好的视野显露，并可避免高速车针对舌侧组织瓣的损伤，然而舌侧软组织的牵拉会增加舌神经损伤的风险；（b）建议使用颊侧入路，不对舌侧组织瓣进行分离，可获得良好的手术视野，减少舌神经损伤的发生（图片许可自Gargallo–Albiol等[32]）

证实，舌侧翻瓣显著增加了暂时性舌神经损伤的发生率[34]。因此，现有证据表明，颊侧手术入路较舌侧手术入路安全性高，同时颊侧入路应在可能的情况下尽量避免舌侧翻瓣操作。

5.2.3 车针或骨凿的使用

在下颌第三磨牙拔除过程中，推荐使用高速手机和车针进行去骨操作。当进行舌侧翻瓣操作时，可配合骨凿去骨。尽管有文献报道，应用骨凿去骨更加安全，可降低下牙槽神经损伤的发生率[5]，但实际上这种方法并不可靠，因为与骨凿相比，车针去骨更加精确且可控。

目前有许多不同种类的用于去骨的手术器械。Er：YAG或Er, Cr：YSSG激光刀可实现精确去骨，甚至分牙（图5-4）[35]。然而，尽管激光去骨器械具有精确且柔和等特点，但是分牙通常仍使用高速手机完成，其分牙操作更快，且对于埋伏较深的牙齿，术者分牙时有良好的手感。同时，超声骨刀也可用于第三磨牙拔除术中的去骨操作[36]。虽然在术后反应上，超声骨刀与常规高速手机去骨无异，但是超声骨刀在接触下牙槽神经或舌

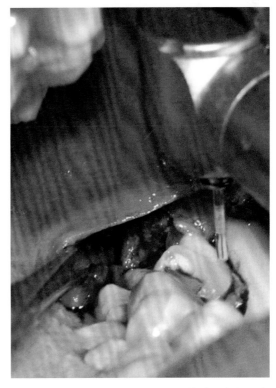

图5-4 应用Er, Cr：YSSG激光刀拔除下颌第三磨牙。光导纤维可达到精确高效去骨的目的。分牙可使用此技术完成，亦可使用高速手机辅助完成（图片由Dr. Josep Arnabat–Domínguez提供）

神经时不会引起损伤。超声骨刀去骨速度较慢，且其对下颌第三磨牙拔除过程有益的文献报道还不多见。

5.2.4　舌侧骨板的完整性

在去骨过程中,尤其是分牙时,必须十分小心以防舌侧骨板穿孔。但若急于完成牙齿拔除,就会对第三磨牙表面覆盖骨质进行不恰当操作。由于第三磨牙牙根非常靠近舌侧骨板,甚至穿通,因此牙根有可能穿破较薄的舌侧骨板而进入舌侧间隙。舌侧骨膜穿通会直接造成舌神经的损伤,或因软组织愈合时形成瘢痕而压迫舌神经。

鉴于舌侧骨板可以保护舌神经,因此,手术过程中保护舌侧骨板的完整性就显得尤为重要。术前充分的手术设计、术中分牙和取根的仔细操作、避免对舌侧软组织过多的牵拉,同时保持良好的手术视野,是避免舌侧骨板及舌神经医源性损伤的关键所在。

5.2.5　创口清理及缝合

虽然下颌第三磨牙创口的缝合不是舌神经损伤的潜在危险因素,但术者仍需考虑舌神经与下颌第二磨牙远中牙槽嵴顶的邻近关系,在缝合时应避免舌侧缝合位置过低而造成舌神经损伤。

在拔除部分阻生的第三磨牙后,所有纤维组织、牙囊及炎性组织均应彻底清除,以期达到伤口一期愈合,同时可防止上述组织发展为囊肿或肿瘤。在清除过程中(如纤维组织或牙碎片)应格外小心,因为下牙槽神经很有可能已经暴露在拔牙窝内。对创口的舌侧区域保持良好的视野以及避免对舌侧软组织进行过多的牵拉是避免损伤舌神经的重要方法,特别是舌神经位于第二磨牙远中牙槽嵴顶的情况。缝合时可保持拔牙窝开放,也不要强行拉拢缝合舌侧软组织瓣,以免损伤舌神经。缝合造成的医源性舌神经损伤通常是由于缝针刺伤或缝线压迫所致。任何暂时性的舌神经感觉异常都是由于缝线压迫引起的,并且可自行恢复。

5.2.6　手术医师的经验

有文献报道,高年资医师在拔除下颌第三磨牙时更容易造成舌神经损伤[11, 29]。这可能是由于选择偏倚引起(高年资医师通常会拔除位置更深、更难拔除的第三磨牙)或由于手术过程中的操作更具有创伤性。事实上,这些文献报道的舌神经损伤发生率非常高(高年资医师11.5%～36.0%)。此外,在其中一篇报道中[29],提及舌神经损伤与下颌第三磨牙埋伏深度的关系研究,所有手术均由高年资医师在全麻下进行,可能采用的手术操作更具创伤性。

实际上,从颊侧入路拔除第三磨牙并需要进行舌侧软组织翻瓣时,缺乏经验的医师才有可能造成舌神经的损伤[31]。同时,也有相反的文献报道,住院医师较高年资医师发生下牙槽神经及舌神经损伤的概率更高,且手术时间也相应延长。

5.2.7　患者年龄

尽管有文献报道,三叉神经损伤的发生率随着年龄增长而轻微增加[10, 37],但下颌第三磨牙拔除后舌神经损伤的发生率似乎与年龄无关[31, 33],下牙槽神经亦是如此[38, 39]。也有文献报道,在年龄较大的患者群体中,下颌第三磨牙拔除术后的神经感觉异常以及其他并发症的发生率均有升高。

5.3　下牙槽神经损伤的病因及预防

下颌第三磨牙拔除造成下牙槽神经损伤的最重要的危险因素即解剖结构上,下颌第三磨牙的牙根与下牙槽神经管距离接近。因此，下牙槽神经损伤的发生率并不全由于手术技术，更取决于术前完善的影像学检查及评估。所以，文献报道中，下牙槽神经损伤发生率的范围较舌神经损伤发生率的范围小。

5.3.1　牙胚拔除与延期拔除

牙胚拔除是指在第三磨牙的牙根尚未形成或形成少于2/3前行牙拔除术，可显著降低下牙槽神经损伤的风险，其发生率仅为0～0.3%[40,41]。这与以下几方面因素有关：① 牙根与下牙槽神经管距离远，随着牙根的发育，将与下牙槽神经管越来越近；② 青少年的骨质较成年人更具弹性；③ 拔除未形成牙根牙齿所需力量较已形成牙根的牙齿小。

另一方面，第三磨牙牙胚拔除的适应证并不明确。由SIGN（Scottish Intercollegiate Guidelines Network）和NICE（National Institute for Health and Clinical Excellence）共同发布的指南中，并不建议拔除无症状的第三磨牙，包括牙胚（无法获得良好口腔保健的偏远地区除外）[42,43]。因此，虽然牙胚拔除的下牙槽神经损伤风险较低，但其风险-收益比较差。然而无症状的第三磨牙仍有可能受牙周疾病的影响而发病。其他指南，例如AAOMS的口腔颌面外科医师临床实践指南并没有NICE或SIGN那样严格[44]。

5.3.2　影像学"警示"信号

在全景片中，下牙槽神经管与下颌第三磨牙相重叠时，可能是由于解剖距离上的相近关系，也可能是由于拍摄时的投影重叠，而实际上下牙槽神经管位于第三磨牙的颊侧或舌侧，两者之间有骨性间隔。区分下牙槽神经管与第三磨牙是否接触，应注意以下7条"警示"[45]（图5-5）：牙根周围颜色加深，牙根弯曲，牙根缩窄，牙根周围颜色加深且分叉，神经管偏移，神经管狭窄，神经管骨白线连续性中断。其中，骨白线中断、牙根周围颜色加深、神经管弯曲具有较高的下牙槽神经暴露及损伤的概率[17,38,39,45-47]。若不存在以上现象，就意味着下牙槽神经管与第三磨牙牙根没有重叠，那么通过应用合理的手术操作，可基本排除下牙槽神经损伤的可能性。

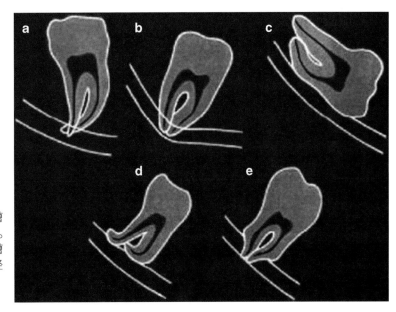

图5-5　影像学检查"下牙槽神经损伤"的危险因素示例。（a）根尖阴影加深；（b）下牙槽神经管偏移；（c）下牙槽神经管骨白线中断；（d）牙根弯曲；（e）牙根尖环抱

事实上,影像上的阴性参考值在排除术中下牙槽神经暴露方面具有非常高的特异性,大约为99%[48]。然而,全景片上诸多"警示"的存在,对下牙槽神经显露的敏感度较低(大约为25%)。此外,这些警示对下牙槽神经损伤的可能性也显示出较低的阳性预测价值,为10%～20%[17],与CT扫描所显示的下牙槽神经管皮质骨管壁被下颌第三磨牙中断对下牙槽神经感觉异常的预测率大致相当[49]。

5.3.3 传统X片与CT的对比

二维影像仅能大致显示下颌第三磨牙与下牙槽神经管之间的关系(图5-6)。两者之间的真实解剖关系只能通过断层扫描技术检测。然而,鉴于下颌第三磨牙牙根与下牙槽神经管影像重叠发生率较高,CT检查的阳性结果(与颌骨全景片相似)对神经损伤仅有较小的预测率,外加费用增加以及放射暴露的问题,未作为常规评估方法。

当下牙槽神经管接近釉牙骨质界(图5-7)或疑似被下颌第三磨牙牙根通过时,CT对于拔牙的风险-收益比的评估是有用的,有助于手术方法的选择。对于前者,颊侧或舌侧去骨有助于避开风险区域,对于后者,分牙能有效避免下牙槽神经牵拉或撕脱损伤。

尽管如此,在绝大多数情况下,CT似乎并不会改变外科手术方法,有或没有术前CT检查,下牙槽神经损伤的发生率几乎是一致的[17]。因此,尽管CT已经提供了有价值的信息,但在上述之外的另外一些情形下,CT是否需要是有疑问的(图5-8)。

CBCT的发展实现了三维影像在牙科诊所的使用。由于患者在拍摄过程中容易移动,故CBCT的精确度不如传统CT成像技术,但具有价廉及辐射低的优点。

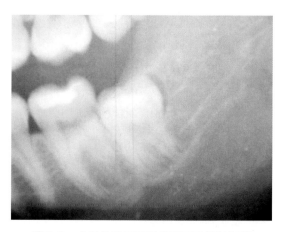

图5-6 全景片显示牙根接近下牙槽神经管

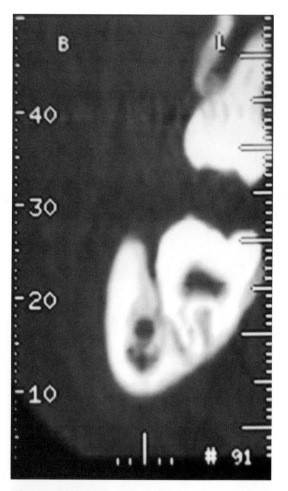

图5-7 CT显示下牙槽神经管靠近下颌第三磨牙颊侧釉牙骨质界,虽然与下牙槽神经管存在一定距离,但仍存在神经损伤的风险,在行颊侧去骨时应十分当心。在此情况下,CT可为手术设计提供重要参考依据

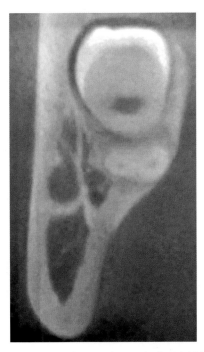

图5-8　CT显示下颌第三磨牙牙根靠近舌侧骨板，此种情况下，临床医师应注意：① 牙根存在掉入翼颌间隙可能；② 舌侧骨膜撕裂可引起舌神经周围纤维形成

5.3.4　去骨及分牙（钻、劈凿、超声骨刀和激光刀）

去骨及分牙可以减少下颌第三磨牙拔除时牙根的受力。对于邻近下牙槽神经管的下颌第三磨牙，这些操作可以减少术中对下牙槽神经的挤压。然而，如果去骨时缺乏谨慎，可能直接损伤下牙槽神经，或因增加创面出血进而造成对下牙槽神经的压迫损伤。去骨的部位和量须控制好，既有利于牙脱位，又能防止舌神经或下牙槽神经损伤。

超声骨刀避免了钻或骨凿突入下牙槽神经管造成神经损伤的风险，同时也减少了去骨或分牙造成的震动或压力。然而，尚缺乏超声骨刀和最常用的动力钻经传统颊侧进路用于下颌第三磨牙拔除术时造成下牙槽神经损伤的对比数据。

已有不同类型激光用于下颌第三磨牙拔除。尽管有些类型的激光，如Er：YAG或Er，Cr：YSGG激光能安全地应用于该术式，且可与传统的动力钻颊侧进路方式相同[35]，但另外有些激光波长和能量设置可能直接损伤下牙槽神经。此外，尽管激光可以简易而安全的应用于去骨操作，但出于操作上的原因，分牙通常仍使用动力器械。最后，没有明显的证据说明激光手术可以降低下牙槽神经损伤风险。

5.3.5　引流与术后敷贴

下颌第三磨牙拔除术后，在拔牙窝中放置防腐剂、抗生素或腐蚀性物质已被推荐作为开放伤口的治疗方式，用以预防牙槽骨骨髓炎或作为囊肿去除后的充填物[50]。然而，一旦神经暴露，在牙槽骨内放置四环素已证实存在神经毒性，因而是不推荐的[51, 52]。尽管已经证实卡诺固定液接触周围神经数分钟后会对其产生损伤[53]，但卡诺固定液作为牙源性角化囊肿外科手术的补充治疗似乎是安全的[54]。操作时应注意卡诺氏固定液与下牙槽神经的接触不能超过3 min，如果神经外膜不完整，需要给予特殊的保护[53]。

下颌第三磨牙拔除术后的创面可以紧密缝合，或开放拔牙创二期愈合，或放置引流管或纱条引流。似乎二期愈合（如不采用黏膜覆盖术后拔牙创面）引起的术后肿胀和疼痛较少[55]，也有益于下牙槽神经和舌神经的恢复。放置引流管也能预防肿胀[56]，其效果与全身性使用皮质类固醇相当[57]。

5.3.6　患者年龄

年龄是下颌第三磨牙拔除术中引起下牙槽神经损伤的风险因素之一[10, 38]，同时也是术后恢复不良及伤口愈合不良的风险因素之一。年龄减少了神经感觉自我恢复的机会，且延缓了恢复速度[39]。对此现象的解释仍在推测中，其机制包括神经元可塑性下降、恢复速度减慢或手术创伤更大。众所周知，年龄在周围神经再生中过程中起着至关重要的作用，年轻患者比老龄患者更容易恢复[58-61]。

5.3.7　抗感染治疗

尽管现有数据限于早期的小样本随机对照研究，但大多数医师仍会考虑术后采用地塞米松，地塞米松似乎可以降低下颌第三磨牙拔除术后下牙槽神经的高敏感性[62]。皮质类固醇能有效地控制下颌第三磨牙拔除术后的肿胀[63-65]，其减少下牙槽神经损伤的机制可能是减轻了使神经产生压迫风险的水肿。

5.3.8　牙冠切除术（截冠术）

牙冠切除术是指有意图的切除牙冠并将牙根留在原位。这一技术由法国的Yves Commisionat提出，作为影像学表现下颌第三磨牙牙根与下牙槽神经管邻近时的替代方法[66,67]。在英国和美国出现少量病例报告后，牙冠切除术变得更为流行[68,69]。尽管牙冠切除术的远期效果仍有待调查，但随机对照研究已经显示在具有神经损伤高风险的病例中，牙冠切除术能明显减少下牙槽神经的损伤风险[70,71]。随访1～3年显示了良好的结果[72-74]。此外，没有发现留存的牙根出现根尖病变症状[72]。然而，由于在试图分离牙冠时，实际上一些下颌第三磨牙已出现松动且必须拔除，因而牙冠切除术并不能完全避免下牙槽神经损伤的风险。随机对照研究将这些失败的牙冠切除术视为拔除术，或将这些病例剔除，这是有违从设计到治疗的完整的分析方法原则的；失败的牙冠切除术仍需被视作牙冠切除术而非拔除术。因而，尽管相对于牙拔除术，牙冠切除术损伤神经的概

率更低，但牙冠切除术依然能引起神经损伤。随着牙冠切除术逐渐成为拔牙的替代方案，其技术逐步改进，出现非意向的牙根松动的概率变得更低[73]。

下颌第三磨牙行牙冠切除术后被留在原位的牙根，可能出现移动并最终萌出，使之与下牙槽神经管分离，减少了下牙槽神经损伤的机会。牙根移动的速度在第一年通常为(3.0 ± 1.5)mm(SD)[71]。

牙冠切除术也可使用部分切除的方式。对这类病例，一旦牙根和下颌第三磨牙的残留部分移动并离开下牙槽神经管，常需二次手术拔除[75,76]。

另一方面，牙冠切除术后留存的牙根，如缝合时用黏膜覆盖，似乎无须做根管治疗[77]，并且牙髓组织能保持活力[71]。

因此，越来越多的证据表明，当接近下牙槽神经管的下颌第三磨牙拔除时，牙冠切除术减少了下牙槽神经损伤的机会，同时，牙冠切除术没有显著增加感染或其他术后并发症的发生。

5.3.9　冠周去骨术

低位阻生下颌第三磨牙冠周去骨术可促进其部分萌出，使牙根与下牙槽神经管分离，进而减少拔牙时损伤下牙槽神经的风险[78]。然而，文献中仅有少数病例报道，下牙槽神经损伤的发生率为10%～15%[79]。

5.3.10　正畸助萌

为使牙根与下牙槽神经管分离，下颌第三磨牙可采用正畸矫治器辅助萌出[80-82]。然而，这种治疗方式需要放置正畸矫治器，时间较长，而且由于咬合关系及下颌第三磨牙的位置不同，治疗可能很困难或无法实现。"正畸助萌"的一个优点是可保护邻近第二磨牙的牙周组织[80]。但目前仅有少量病例报道，

因此只有有限的临床证据支持这种治疗。

5.4 下颌第三磨牙拔除术引起舌神经及下牙槽神经损伤的预后

下颌第三磨牙拔除后，拔牙侧舌的触觉敏感性较对侧有一定减弱。然而味觉功能似乎没有受到很大影响[83]。尽管存在这种改变，患者似乎不会注意到触觉阈值变化，这提示下颌第三磨牙拔除术后微小的舌神经功能变化并没有重要临床意义。尽管近乎半数患者感觉术后存在味觉变化，而事实上这种变化可能与口腔卫生状况差或使用抗菌漱口液有关，而非与舌神经损伤有关[18]。

大多数下颌第三磨牙拔除术引起的舌神经损伤都是轻微的（神经传导障碍或桑德兰Ⅰ/Ⅱ类损伤）[33]。图5-9显示了下颌第三磨牙拔除后舌神经损伤的预后，及其与下牙槽神经损伤的对比。其中最为显著的差异是，大多数舌神经损伤在术后3个月内能完全恢复，且不遗留明显的感觉缺陷，而下牙槽神经损伤则需要相当长的时间才能恢复，而且相当比例的患者（高达25%）会有不同程度的永久性损伤。另一方面，大多数舌神经损伤的恢复主要集中在早期的数个月内，而下牙槽神经损伤的恢复情况呈双峰分布，峰值分别在前3个月及9个月后。这种分布提示可能存在两种类型的下牙槽神经损伤：一类损伤在3个月内快速恢复，但对于恢复时间更长的患者，往往需要超过9个月的时间来恢复，甚至会遗留下永久的损伤。

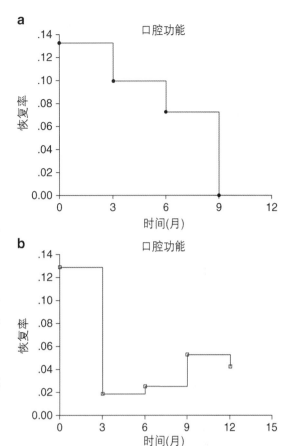

图5-9 下颌第三磨牙拔除术后（a）舌神经及（b）下牙槽神经损伤的恢复率。水平坐标代表术后月数，垂直坐标代表恢复率（每月恢复的患者百分比）。舌神经损伤通常是暂时的，术后3个月恢复正常，损伤相对较轻。而下牙槽神经损伤超过3个月未恢复者，通常损伤较为严重，可持续至术后9个月，甚至造成永久性损伤（图片许可自Queral-Godoy等[33,39]）

神经及下牙槽神经损伤的原因，存在许多可能导致感觉异常的风险因素，包括手术技巧、患者年龄、影像学预测牙根-神经毗邻关系、医师的经验、患者性别，以及牙槽窝内药物使用。尽管有许多方法可以减少下颌第三磨牙拔除时舌神经及下牙槽神经损伤的发生率，但是这种损伤依旧是外科操作中众所周知的风险和并发症。

结 论

总之，下颌第三磨牙拔除术是大多数舌

（张晓虎 汪 湧）

参考文献

［1］ Hillerup S (2007) Iatrogenic injury to oral branches of the trigeminal nerve: records of 449 cases. Clin Oral Investig, 11(2): 133－142.

［2］ Sisk A L, Hammer W B, Shelton D W, et al (1986) Complications following removal of impacted third molars: the role of the experience of the surgeon. J Oral Maxillofac Surg, 44(11): 855－859.

［3］ Blondeau F (1994) Paresthesia: incidence following the extraction of 455 mandibular impacted third molars. J Can Dent Assoc, 60(11): 991－994.

［4］ Blondeau F, Daniel N G (2007) Extraction of impacted mandibular third molars: postoperative complications and their risk factors. J Can Dent Assoc, 73(4): 325.

［5］ Rood J P (1992) Permanent damage to inferior alveolar and lingual nerves during the removal of impacted mandibular third molars. Comparison of two methods of bone removal. Br Dent J, 172(3): 108－110.

［6］ Rood J P (1983) Lingual split technique. Damage to inferior alveolar and lingual nerves during removal of impacted mandibular third molars. Br Dent J, 154(12): 402－403.

［7］ Jerjes W, Swinson B, Moles D R, et al (2006) Permanent sensory nerve impairment following third molar surgery: a prospective study. Oral Surg Oral Med Oral Pathol Oral Radiol Endod, 102(4): e1－e7.

［8］ Bataineh A B (2001) Sensory nerve impairment following mandibular third molar surgery. J Oral Maxillofac Surg, 59(9): 1012－1017; discussion 1017.

［9］ Robert R C, Bacchetti P, Pogrel M A (2005) Frequency of trigeminal nerve injuries following third molar removal. J Oral Maxillofac Surg, 63(6): 732－735; discussion 736.

［10］ Bruce R A, Frederickson G C, Small G S (1980) Age of patients and morbidity associated with mandibular third molar surgery. J Am Dent Assoc, 101(2): 240－245.

［11］ Mason D A (1988) Lingual nerve damage following lower third molar surgery. Int J Oral Maxillofac Surg, 17(5): 290－294.

［12］ Robinson P P, Smith K G (1996) Lingual nerve damage during lower third molar removal: a comparison of two surgical methods. Br Dent J, 180(12): 456－461.

［13］ Wofford D T, Miller R I (1987) Prospective study of dysesthesia following odontectomy of impacted mandibular third molars. J Oral Maxillofac Surg, 45(1): 15－19.

［14］ Brann C R, Brickley M R, Shepherd J P (1999) Factors influencing nerve damage during lower third molar surgery. Br Dent J, 186(10): 514－516.

［15］ Schultze-Mosgau S, Reich R H (1993) Assessment of inferior alveolar and lingual nerve disturbances after dentoalveolar surgery, and of recovery of sensitivity. Int J Oral Maxillofac Surg, 22(4): 214－217.

［16］ Ferrus-Torres E, Valmaseda-Castellon E, Berini-Aytes L, et al (2011) Informed consent in oral surgery: the value of written information. J Oral Maxillofac Surg, 69(1): 54－58.

［17］ Sanmarti-Garcia G, Valmaseda-Castellon E, Gay-Escoda C (2012) Does computed tomography prevent inferior alveolar nerve injuries caused by lower third molar removal? J Oral Maxillofac Surg, 70(1): 5－11.

［18］ Colorado-Bonnin M, Valmaseda-Castellon E, Berini-Aytes L, et al (2006) Quality of life following lower third molar removal. Int J Oral Maxillofac Surg, 35(4): 343－347.

［19］ Ehrenfeld M, Cornelius C P, Altenmuller E, et al (1992) Nerve injuries following nerve blocking in the pterygomandibular space. Dtsch Zahnarztl Z, 47(1): 36－39.

［20］ Pogrel M A, Renaut A, Schmidt B, et al (1995) The relationship of the lingual nerve to the mandibular third molar region: an anatomic study. J Oral Maxillofac Surg, 53(10): 1178－1181.

［21］ Miloro M, Halkias L E, Slone H W, et al (1997) Assessment of the lingual nerve in the third molar region using magnetic resonance imaging. J Oral Maxillofac Surg, 55(2): 134－137.

［22］ Behnia H, Kheradvar A, Shahrokhi M (2000) An anatomic study of the lingual nerve in the third molar region. J Oral Maxillofac Surg, 58(6):

649－651; discussion 652－653.

[23] Madeira M C, Percinoto C, das Gracas M, et al (1978) Clinical significance of supplementary innervation of the lower incisor teeth: a dissection study of the mylohyoid nerve. Oral Surg Oral Med Oral Pathol, 46(5): 608－614.

[24] Racz L, Maros T, Seres-Sturm L (1981) Anatomical variations of the nervus alveolaris inferior and their importance for the practice (author's transl). Anat Anz, 149(4): 329－332.

[25] Pichler J W, Beirne O R (2001) Lingual flap retraction and prevention of lingual nerve damage associated with third molar surgery: a systematic review of the literature. Oral Surg Oral Med Oral Pathol Oral Radiol Endod, 91(4): 395－401.

[26] To E W, Chan F F (1994) Lingual nerve retractor. Br J Oral Maxillofac Surg, 32(2): 125－126.

[27] Greenwood M, Langton S G, Rood J P (1994) A comparison of broad and narrow retractors for lingual nerve protection during lower third molar surgery. Br J Oral Maxillofac Surg, 32(2): 114－117.

[28] Brahams D (1992) Retractor design and the lingual nerve. Lancet, 339(8796): 801.

[29] Blackburn C W, Bramley P A (1989) Lingual nerve damage associated with the removal of lower third molars. Br Dent J, 167(3): 103－107.

[30] Carmichael F A, McGowan D A (1992) Incidence of nerve damage following third molar removal: a West of Scotland Oral Surgery Research Group study. Br J Oral Maxillofac Surg, 30(2): 78－82.

[31] Valmaseda-Castellon E, Berini-Aytes L, Gay-Escoda C (2000) Lingual nerve damage after third lower molar surgical extraction. Oral Surg Oral Med Oral Pathol Oral Radiol Endod, 90(5): 567－573.

[32] Gargallo-Albiol J, Buenechea-Imaz R, Gay-Escoda C (2000) Lingual nerve protection during surgical removal of lower third molars. A prospective randomised study. J Oral Maxillofac Surg, 29(4): 268－271.

[33] Queral-Godoy E, Figueiredo R, Valmaseda-Castellon E, et al (2006) Frequency and evolution of lingual nerve lesions following lower third molar extraction. J Oral Maxillofac Surg, 64(3): 402－407.

[34] Gomes A C, Vasconcelos B C, de Oliveira e Silva E D, et al (2005) Lingual nerve damage after mandibular third molar surgery: a randomized clinical trial. J Oral Maxillofac Surg, 63(10): 1443－1446.

[35] Abu-Serriah M, Critchlow H, Whitters C J, et al (2004) Removal of partially erupted third molars using an Erbium (Er):YAG laser: a randomised controlled clinical trial. Br J Oral Maxillofac Surg, 42(3): 203－208.

[36] Sivolella S, Berengo M, Bressan E, et al (2011) Osteotomy for lower third molar germectomy: randomized prospective crossover clinical study comparing piezosurgery and conventional rotatory osteotomy. J Oral Maxillofac Surg, 69(6): e15－e23.

[37] Renton T, McGurk M (2001) Evaluation of factors predictive of lingual nerve injury in third molar surgery. Br J Oral Maxillofac Surg, 39(6): 423－428.

[38] Valmaseda-Castellon E, Berini-Aytes L, Gay-Escoda C (2001) Inferior alveolar nerve damage after lower third molar surgical extraction: a prospective study of 1117 surgical extractions. Oral Surg Oral Med Oral Pathol Oral Radiol Endod, 92(4): 377－383.

[39] Queral-Godoy E, Valmaseda-Castellon E, Berini-Aytes L, et al (2005) Incidence and evolution of inferior alveolar nerve lesions following lower third molar extraction. Oral Surg Oral Med Oral Pathol Oral Radiol Endod, 99(3): 259－264.

[40] Chiapasco M, Crescentini M, Romanoni G (1995) Germectomy or delayed removal of mandibular impacted third molars: the relationship between age and incidence of complications. J Oral Maxillofac Surg, 53(4): 418－422; discussion 422－423.

[41] Chaparro-Avendano A V, Perez-Garcia S, Valmaseda-Castellon E, et al (2005) Morbidity of third molar extraction in patients between 12 and 18 years of age. Med Oral Patol Oral Cir Bucal, 10(5): 422－431.

[42] Scottish Intercollegiate Group Network (2000) Management of unerupted and impacted third molar teeth. SIGN Publication n. 43. http://www.sign.ac.uk/guidelines/fulltext/43/index.html.

Accessed 13 May 2012.

[43] National Institute for Clinical Excellence (NICE) (2010) Guidance on the extraction of wisdom teeth. http://www .nice.or g.uk/nicemedia/ live/11385/31993/31993.pdf. Accessed 30 Mar 2012.

[44] Haug R H, Perrott D H, Gonzalez M L, et al (2005) The American Association of Oral and Maxillofacial Surgeons age-related third molar study. J Oral Maxillofac Surg, 63(8): 1106-1114.

[45] Rood J P, Shehab B A (1990) The radiological prediction of inferior alveolar nerve injury during third molar surgery. Br J Oral Maxillofac Surg, 28(1): 20-25.

[46] Monaco G, Montevecchi M, Bonetti G A, et al (2004) Reliability of panoramic radiography in evaluating the topographic relationship between the mandibular canal and impacted third molars. J Am Dent Assoc, 135(3): 312-318.

[47] Leung Y Y, Cheung L K (2011) Correlation of radio-graphic signs, inferior dental nerve exposure, and deficit in third molar surgery. J Oral Maxillofac Surg, 69(7): 1873-1879.

[48] Sedaghatfar M, August M A, Dodson T B (2005) Panoramic radiographic findings as predictors of inferior alveolar nerve exposure following third molar extraction. J Oral Maxillofac Surg, 63(1): 3-7.

[49] Park W, Choi J W, Kim J Y, et al (2010) Cortical integrity of the inferior alveolar canal as a predictor of paresthesia after third-molar extraction. J Am Dent Assoc, 141(3): 271-278.

[50] Holland C S, Hindle M O (1984) The influence of closure or dressing of third molar sockets on post-operative swelling and pain. Br J Oral Maxillofac Surg, 22(1): 65-71.

[51] Leist J C, Zuniga J R, Chen N, et al (1995) Experimental topical tetracycline-induced neuritis in the rat. J Oral Maxillofac Surg, 53(4): 427-434.

[52] Zuniga J R, Leist J C (1995) Topical tetracycline-induced neuritis: a case report. J Oral Maxillofac Surg, 53(2): 196-199.

[53] Frerich B, Cornelius C P, Wietholter H (1994) Critical time of exposure of the rabbit inferior alveolar nerve to Carnoy's solution. J Oral Maxillofac Surg, 52(6): 599-606.

[54] Gosau M, Draenert F G, Muller S, et al (2010) Two modifications in the treatment of keratocystic odontogenic tumors (KCOT) and the use of Carnoy's solution (CS) -a retrospective study lasting between 2 and 10 years. Clin Oral Investig, 14(1): 27-34.

[55] Pasqualini D, Cocero N, Castella A, et al (2005) Primary and secondary closure of the surgical wound after removal of impacted mandibular third molars: a comparative study. Int J Oral Maxillofac Surg, 34(1): 52-57.

[56] Cerqueira P R, Vasconcelos B C, Bessa-Nogueira R V (2004) Comparative study of the effect of a tube drain in impacted lower third molar surgery. J Oral Maxillofac Surg, 62(1): 57-61.

[57] Ordulu M, Aktas I, Yalcin S, et al (2006) Comparative study of the effect of tube drainage versus methylprednisolone after third molar surgery. Oral Surg Oral Med Oral Pathol Oral Radiol Endod, 101(6): e96-e100.

[58] Kalomiri D E, Soucacos P N, Beris A E (1995) Management of ulnar nerve injuries. Acta Orthop Scand Suppl, 264: 41-44.

[59] Marsh D (1990) The validation of measures of outcome following suture of divided peripheral nerves supplying the hand. J Hand Surg Br, 15(1): 25-34.

[60] Tajima T, Imai H (1989) Results of median nerve repair in children. Microsurgery, 10(2): 145-146.

[61] Poppen N K, McCarroll H R Jr, Doyle J R, et al (1979) Recovery of sensibility after suture of digital nerves. J Hand Surg Am, 4(3): 212-225.

[62] Barron R P, Benoliel R, Zeltser R, et al (2004) Effect of dexamethasone and dipyrone on lingual and inferior alveolar nerve hypersensitivity following third molar extractions: preliminary report. J Orofac Pain, 18(1): 62-68.

[63] Vegas-Bustamante E, Mico-Llorens J, Gargallo-Albiol J, et al (2008) Efficacy of methylprednisolone injected into the masseter muscle following the surgical extraction of impacted lower third molars. Int J Oral Maxillofac Surg, 37(3): 260-263.

[64] Mico-Llorens J M, Satorres-Nieto M, Gargallo-Albiol J, et al (2006) Efficacy of methylprednisolone in controlling complications after impacted lower third molar surgical extraction. Eur J Clin Pharmacol, 62(9): 693−698.

[65] Grossi G B, Maiorana C, Garramone R A, et al (2007) Effect of submucosal injection of dexamethasone on postoperative discomfort after third molar surgery: a prospective study. J Oral Maxillofac Surg, 65(11): 2218−2226.

[66] Alantar A, Roisin-Chausson M H, Commissionat Y, et al (1995) Retention of third molar roots to prevent damage to the inferior alveolar nerve. Oral Surg Oral Med Oral Pathol Oral Radiol Endod, 80(2): 126.

[67] Commissionat Y, Roisin-Chausson M H (1995) Lesions of the inferior alveolar nerve during extraction of the wisdom teeth. Consequences−prevention. Rev Stomatol Chir Maxillofac, 96(6): 385−391.

[68] O'Riordan B C (2004) Coronectomy (intentional partial odontectomy of lower third molars). Oral Surg Oral Med Oral Pathol Oral Radiol Endod, 98(3): 274−280.

[69] Pogrel M A, Lee J S, Muff D F (2004) Coronectomy: a technique to protect the inferior alveolar nerve. J Oral Maxillofac Surg, 62(12): 1447−1452.

[70] Renton T, Hankins M, Sproate C, et al (2005) A randomised controlled clinical trial to compare the incidence of injury to the inferior alveolar nerve as a result of coronectomy and removal of mandibular third molars. Br J Oral Maxillofac Surg, 43(1): 7−12.

[71] Leung Y Y, Cheung L K (2009) Safety of coronectomy versus excision of wisdom teeth: a randomized controlled trial. Oral Surg Oral Med Oral Pathol Oral Radiol Endod, 108(6): 821−827.

[72] Goto S, Kurita K, Kuroiwa Y, et al (2012) Clinical and dental computed tomographic evaluation 1 year after coronectomy. J Oral Maxillofac Surg, 70(5): 1023−1029.

[73] Cilasun U, Yildirim T, Guzeldemir E, et al (2011) Coronectomy in patients with high risk of inferior alveolar nerve injury diagnosed by computed tomography. J Oral Maxillofac Surg, 69(6): 1557−1561.

[74] Leung Y Y, Cheung L K (2012) Coronectomy of the lower third molar is safe within the first 3 years. J Oral Maxillofac Surg, 70(7): 1515−1522.

[75] Landi L, Manicone P F, Piccinelli S, et al (2010) A novel surgical approach to impacted mandibular third molars to reduce the risk of paresthesia: a case series. J Oral Maxillofac Surg, 68(5): 969−974.

[76] Landi L, Manicone P F, Piccinelli S, et al (2010) Staged removal of horizontally impacted third molars to reduce risk of inferior alveolar nerve injury. J Oral Maxillofac Surg, 68(2): 442−446.

[77] Sencimen M, Ortakoglu K, Aydin C, et al (2010) Is endodontic treatment necessary during coronectomy procedure? J Oral Maxillofac Surg, 68(10): 2385−2390.

[78] Tolstunov L (2010) Pericoronal ostectomy as alternative treatment option for extraction of impacted mandibular third molars in proximity to inferior alveolar nerve. J Oral Maxillofac Surg, 68(1): 231−232.

[79] Tolstunov L, Javid B, Keyes L, et al (2011) Pericoronal ostectomy: an alternative surgical technique for management of mandibular third molars in close proximity to the inferior alveolar nerve. J Oral Maxillofac Surg, 69(7): 1858−1866.

[80] Hirsch A, Shteiman S, Boyan B D, et al (2003) Use of orthodontic treatment as an aid to third molar extraction: a method for prevention of mandibular nerve injury and improved periodontal status. J Periodontol, 74(6): 887−892.

[81] Checchi L, Alessandri Bonetti G, Pelliccioni G A (1996) Removing high-risk impacted mandibular third molars: a surgical-orthodontic approach. J Am Dent Assoc, 127(8): 1214−1217.

[82] Bonetti G A, Parenti S I, Checchi L (2008) Orthodontic extraction of mandibular third molar to avoid nerve injury and promote periodontal healing. J Clin Periodontol, 35(8): 719−723.

[83] Ridaura-Ruiz L, Figueiredo R, Valmaseda-Castellon E, et al (2012) Sensibility and taste alterations after impacted lower third molar extractions. A prospective cohort study. Med Oral Patol Oral Cir Bucal, 17(5): e759−e764.

6 牙种植相关的三叉神经损伤

Shahrokh C. Bagheri, Roger A. Meyer

牙种植已经成为有适应证的牙缺失患者修复重建的标准推荐治疗方案。目前包括口腔颌面外科医师在内，很多口腔专业的医师都在进行牙种植体植入手术。下牙槽神经和颏神经损伤是下颌牙种植手术过程中已知的风险因素。当发生神经损伤时，需迅速评估患者的感觉功能，明确牙种植体的位置及其与下牙槽神经管的关系，及时判断是否保留种植体，积极治疗神经损伤，才能获得最佳的疗效。

6.1 背景

自从牙种植技术在20世纪80年代被引进美国后，随着牙种植体种类的增加，过去的30年间，植入的牙种植体数量呈指数级增长。许多牙科教授，包括很多专科牙医都开始提供牙种植治疗项目。尽管在材料科学、骨移植技术、软组织处理、影像学及治疗方案设计方面都有了突破性的发展，但基本的骨结合理论仍然是现代牙种植学成功的关键[9]。为了最大程度降低牙种植体植入时发生神经损伤的风险，必须熟悉上下颌骨种植体植入区域软硬组织的解剖结构。而对手术的急慢性并发症的及时发现和处理是获得理想治疗效

果的必要条件[19,22,36]。

虽然下牙槽神经、舌神经、颏神经及颊长神经损伤的发生率较低，但在下颌进行牙种植修复时，需特别注意神经损伤并发症的发生[2]。虽然尚未作为常规检查手段，但术前使用先进的影像检查，如CBCT扫描，可以在牙种植体植入前帮助确定下牙槽神经管和颏孔的位置[30]。缜密的治疗计划可以显著降低神经损伤的发生率，但即使是最完美的计划和治疗，也不能完全避免并发症的发生。下牙槽神经的感觉功能障碍，特别是如果存在持续性感觉障碍或疼痛，会给医师和患者带来苦恼。大多数神经损伤病例会自行愈合[7]，但对部分持续性感觉障碍和症状无法忍受的患者可采用手术修复神经的治疗方案[15]。牙种植手术后感觉异常可以归属于医学并发症的范畴，必须引起牙种植医师的注意[10]，但是与牙种植手术相关的神经感觉功能障碍的发生并不一定意味着治疗不当。实际上，很多因素都会引起神经损伤，包括医源性因素（诊断及外科技术等）、患者因素（解剖变异，未查明或未控制的全身健康状况如糖尿病等）、围术期的未知因素及以上因素的综合。由于致病因素复杂，所以较难通过单一临床中心的回顾性研究明确神经损伤性疾病的因果关系。

在治疗因牙种植手术引起的下牙槽神

经损伤时,治疗的关键在于迅速诊断、了解患者感觉异常的情况并及时做出应有的决定,以便最大限度地恢复神经功能。临床医师必须处理以下几个问题:① 治疗受影响区域的神经感觉障碍;② 如何完美重建受影响区域的牙列;③ 对痛苦而失望患者的有效管理;④ 与其他牙科专家进行病例讨论。需要不断与神经损伤患者进行沟通,了解其诉求,然后进一步与修复医师一起治疗。

本章将讨论牙种植手术中三叉神经下颌支损伤的病因、诊断及最新治疗方案。

6.2 牙种植相关神经损伤的病因学

在某些临床病例中,牙种植相关的下颌神经损伤的部位和病因非常明确。当计划以显微手术治疗神经损伤时,如果可能的话,尽量术前确定神经的位置,这样可以减少手术操作对神经的损伤。除了考虑种植体的位置外,还要对神经损伤的其他部位进行细致观察,如局部麻醉注射性损伤、切口设计造成的损伤以及种植区之外的组织牵拉损伤。

除了解剖结构变异外,最常见的牙种植过程中导致下颌神经损伤的五大因素为:① 术前评估、诊断及治疗计划出现错误;② 局部麻醉注射性损伤;③ 过度种植窝预备(钻孔)或备洞产热过度;④ 牙种植体挤压下颌神经管和神经血管束;⑤ 其他原因,如手术切口和/或软组织翻瓣时无意中切断颏神经、舌神经或颊长神经。

6.2.1 诊断和治疗计划错误

通过影像学先确定下牙槽神经管(与下牙槽神经血管束的解剖学边界完全重合)的位置。神经血管束解剖分析显示,IAN为主

要解剖结构,占据横截面面积的80%以上,其余的20%则为下牙槽动脉和静脉。由于个体差异性变化,血管与神经的位置关系很难预测。

全景X片可作为首选的影像学研究来评估从下颌牙槽嵴顶至下牙槽神经管上缘的垂直距离。全景机应校准失真或放大倍数,以便精确测定每张全景X片的尺寸。通常在全景X片上有10%～40%的放大失真,锥束聚焦点投影外的骨影像放大失真率更高。一般下颌骨有20%～30%的放大失真率,在制订种植计划时必须加以考虑。许多牙种植公司提供不同放大率的影像指南,有助于治疗计划的顺利实施。如果全景X片显示牙槽嵴顶到下牙槽神经管的距离不足以植入种植体,则需要确定下牙槽神经管的内、外侧是否可以植入牙种植体,尽量避免下牙槽神经或颏神经移位术(见下文)。这类患者需要进行CT或CBCT检查,以进一步评估。

无论用何种影像学方法(CT或全景X片)制订牙种植计划,读片和测量中的误差都可能导致牙种植体定位的误差。CT扫描提高了分辨率且可以在三维方向上显示神经的位置,但软件设计中的误差也可造成手术过程中的误差。关于手术导板的应用应注意导板的准确性以及安放在牙槽嵴上的稳定性。尽管有正确的3D设计,但由于软组织因素,手术导板在下颌无牙颌使用时仍存在一定的误差。利用CT制订手术计划时,在下牙槽神经管上缘留有一定的安全距离(2～3 mm)很重要,以消除误差带来的问题。虽然使用黏膜支持式手术导板(图6-1)进行不翻瓣牙种植体植入术很常见,但还是建议术者切开黏骨膜瓣,在直视下观察和确认骨性解剖标志,以便及时调整手术方案。通常情况下,采用黏膜支持式手术导板时尽管使用了固位

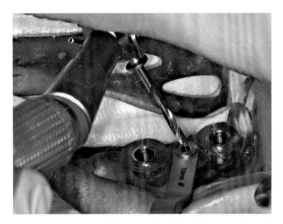

图6-1　使用导板进行不翻瓣种植体植入手术。植入的深度和位置均依据导板

钉，但由于软组织固有的移动性以及缺乏固定标志点，很难保证其充分的稳定性，因此相较黏膜支持式手术导板，骨支持式和牙支持式种植导板的准确性会更高。

6.2.2　局部麻醉注射

当局部麻醉剂注入翼下颌间隙时，注射针头接触可能会损伤下牙槽神经或舌神经[27,28]，同样在颏孔区注射局麻药也会产生颏神经损伤。虽然这种损伤的确切病理生理学机制尚不清楚，但可能有三种原因：① 直接注射到神经内，对神经产生机械性损伤（如轴突部分或完全断裂、瘢痕组织或神经瘤形成、瓦勒变性等）；② 神经内或周围出血，瘢痕形成，导致神经系膜血供中断；③ 麻醉溶液的化学毒性，或麻醉剂包装破裂，储存麻醉药物容器中的污染物（储存容器中的杀菌溶液）的化学毒性[13]。不管什么原因，建议在所有局部麻醉注射前都要进行回抽，如果回抽有血，或者患者抱怨感觉异常（特别是"电击样"感觉），应后退针头几毫米，然后重复回抽。临床上回抽无血，被认为注射针尖未与血管或神经接触，才可以完成局麻药注射。如果回抽有血，应该在患者病例中加以记录。注射

前回抽可以防止直接将麻醉剂注射到血管腔内，但不一定能阻止麻醉剂在神经外膜的沉积（下牙槽神经的直径比相应的下牙槽动脉或静脉大4～5倍）。虽然局部麻醉注射性神经损伤不是很常见，但仍然有1/26 762至1/160 571的发生率被报道。在牙种植体植入术过程中很难辨识注射性神经损伤，尤其是在使用镇静剂或全身麻醉的情况下，患者无法报告注射局麻药时的感觉异常。临床上发生神经损伤时，如果没有明显牙种植体植入术相关性神经损伤的临床或影像学征象，则无法排除注射针头损伤的可能性。遗憾的是，少数注射性神经损伤的患者可能被误诊为牙种植术相关性神经损伤，进而采用外科手术探查或移除牙种植体，而在牙种植体植入部位未见神经损伤。

6.2.3　牙种植窝预备

牙种植窝预备或种植体植入时下牙槽神经损伤的原因包括术前的影像学测量、种植计划的误差、备洞钻或植体与神经的直接接触等。临床上很难诊断备洞钻导致的下牙槽神经损伤，尽管术后影像学检查显示牙种植体相对于下牙槽神经管的位置是安全的，但在备洞过程中钻头可能已经超出计划的植入深度，从而造成神经损伤（图6-2）。某一级钻头进入下牙槽神经管，除了直接损伤下牙槽神经之外，也可能损伤下牙槽动脉或下牙槽静脉，导致下牙槽神经管内出血。这种出血超过正常骨髓渗血，在种植窝预备过程中可以很容易观察到，一旦牙种植体植入，出血口会被完全填塞，进而对下牙槽神经产生压迫，最终导致感觉异常甚至感觉迟钝。我们可以通过一系列措施避免上述错误的发生：精确测量从牙槽嵴顶到下牙槽神经管上方的距离；使用具有深度止停的备洞

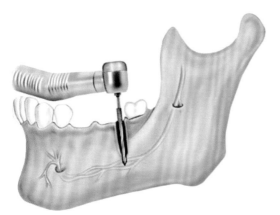
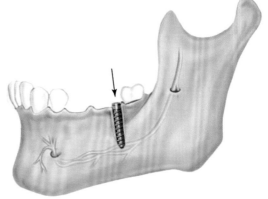

图6-2 备洞时超过预计的深度，破坏下牙槽神经管的上缘，直接损伤下牙槽神经的示意图

图6-3 种植体穿入下牙槽神经管内，增加管内压力的示意图

钻；谨慎备洞以防钻头超出计划深度。用充分冷却水冲洗，消除备洞时产生的热量，也可以防止意外性钻头直接接触神经而引起的热损伤。另外，在手术中，对备洞钻进行反复确认（直径和长度）对防止神经损伤也很有帮助。

6.2.4 牙种植体植入对神经的直接损伤

除了种植窝备洞造成神经损伤外，牙种植体本身也会对神经造成损伤，与牙种植体进入下牙槽神经管的深度或是否直接接触下牙槽神经有关（图6-3）。所以尽管牙种植窝预备良好，但当牙种植体植入时植体会垂直挤压洞底骨，压迫或穿破下牙槽神经管上缘骨壁，使之挤入下牙槽神经管内（图6-4a）。另外一种情况是，备洞钻突破下牙槽神经管上缘骨壁，植入的植体很容易超出其预期的深度进入下牙槽神经管，造成牙种植体与下牙槽神经直接接触（图6-4b、图6-4c）。最后，下牙槽神经管局部损伤后的骨愈合与骨

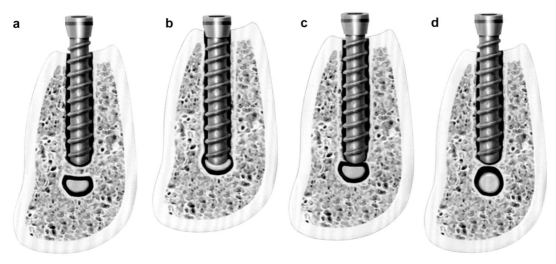

图6-4 （a）由于种植体植入超过计划深度，挤压下牙槽神经管上方骨质，导致神经损伤（间室综合征）；（b）种植体对下牙槽神经的直接接触损伤；（c）直接挤压下牙槽神经管上缘骨壁，造成神经血管束的变形；（d）下牙槽神经管上缘骨壁改建，造成神经管狭窄

改建过程中,可能出现过度成骨,引起下牙槽神经管的横截面直径缩小,从而导致神经压迫性损伤(图6-4d)[8]。

6.2.5　神经损伤的其他因素

颏神经位于下颌颊侧软组织中,前庭切口有致医源性损伤的风险。对无牙颌解剖结构变化的了解,有助于牙种植体植入时降低颏神经损伤的风险。随着患者年龄的增长,无牙区牙槽骨会发生不断的生理性吸收,颏孔的位置越来越靠近牙槽嵴顶(图6-5a)。

有些患者甚至会出现下牙槽神经管开裂,而下牙槽神经和颏神经就位于牙槽嵴顶(图6-5b)。因此,切口的选择必须考虑到这些解剖变化。在黏骨膜翻瓣时,可能对黏膜下的颏神经产生持续的、过度的压力,因此建议黏骨膜翻瓣时动作轻柔,并不断放松以缓解压力(图6-5c)。

其他少见的神经损伤的原因还有牙种植同期进行的植骨手术(自体骨、同种异体骨、异种骨)。在复杂的种植修复重建病例中,骨移植材料填入植骨区时可能会用力过

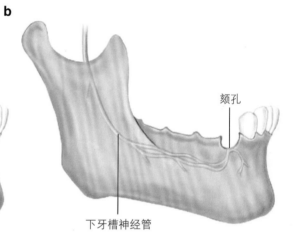

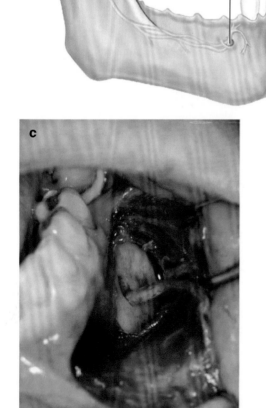

图6-5　(a)部分缺牙患者由于牙槽骨吸收,颏孔的位置变得表浅;(b)下牙槽神经管开裂,下牙槽神经和颏神经位于牙槽嵴顶;(c)轻柔牵拉和不断减张,可以减少神经损伤

度,严重压迫甚至撕裂下牙槽神经。此外,放置在颏孔附近的颗粒状骨移植材料可能会移位至颏孔处,在神经周围产生严重瘢痕,影响颏神经,从而导致感觉异常,包括感觉迟钝。

6.3 牙种植相关神经损伤的评估

6.3.1 神经损伤评估

不管感觉神经损伤的病因如何,都可以用医学研究委员会(MRCS)的标准(口腔颌面部改良版)记录评估神经感觉障碍情况。第10章将讨论神经损伤的评估方案。由于许多与牙种植相关的神经损伤导致了病理性感觉异常,因此应特别注意损伤的进展情况,并适当给予药物治疗。

6.3.2 治疗

自从Seddon在第二次世界大战期间和之后对四肢的枪弹伤的治疗经验推广以来,周围神经损伤的及时修复一直是成功恢复神经功能的必要条件。他提出[31],"如果总是单纯观察,那么手术干预最有利的时间往往会被错过……",70多年前的治疗观点今天仍适用。与其他所有神经损伤的原因一样,牙种植相关神经损伤患者的有效治疗依赖于对损伤的正确诊断和及时处理。

在进行神经损伤发生率高的手术时,如牙种植体植入术、下颌截骨术及低位阻生下颌第三磨牙拔除术,需要在围术期给予药物支持。在术前使用皮质类固醇激素[1]还是等术后出现肿胀后再使用[32],现有文献报道仍存在争议。许多外科医师通常在术前进行一次静脉注射类固醇(地塞米松或氢化可的松),这样是否比神经损伤发生后使用皮质类固醇或非甾体抗炎药(NSAID)有效还无法确定。先前的研究已经证明,在闭合式头部损伤的患者中,皮质类固醇对减少脑水肿的作用是有限的。同样的,下牙槽神经也处于封闭的状态中,被限制在下牙槽神经管内,虽然文献报道不尽相同,但损伤后使用类固醇激素似乎不大可能有效。

图6-6示牙种植相关性神经损伤的治疗流程。患者在植入牙种植体后主诉出现感觉减弱或疼痛加重,应要求其复诊并评估神经损伤情况。如果有些患者在局部麻醉注射或在牙种植备洞过程中主诉感觉异常,应怀疑可能存在神经损伤。然而,在大多数情况下,患者可能会被静脉注射镇静剂,因此手术过程中神经受到损伤时通常没有任何提示。如果患者主诉疼痛,建议尽快安排患者就诊,最好在24 h内或当天即就诊,充分止痛,并与患者保持联系,以明确疼痛的确切原因。推荐进行常规口腔检查,以评估手术部位的愈合情况;进行神经感觉测试,为进一步随访建立感觉障碍程度的客观基线数据。

全景片可以确定种植体与下牙槽神经之间的位置关系。如果全景片显示种植体和下牙槽神经管之间没有紧密接触,则不需要重新植入或移除植入物。患者在随访中需经常进行神经感觉测试,以评估感觉恢复情况。那些自觉神经感觉在逐步恢复或可以耐受的患者,不需要进一步的积极治疗。那些感觉功能3个月以上(麻木)或4个月以上(感觉迟钝 ± 疼痛)未能恢复的患者推荐进行微创神经手术,以对神经进行探查和修复。另一方面,如果全景片显示种植体和下牙槽神经管有影像重叠,应进行CT或CBCT扫描来确定牙种植体是侵犯下牙槽神经或下牙槽神经管,或只是一个二维影像重叠。如果CT显示

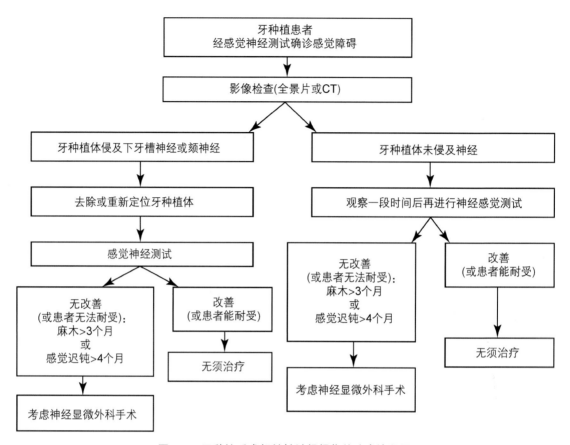

图6-6 牙种植手术相关性神经损伤的治疗流程图

牙种植体与下牙槽神经管没有接触，则可以保留种植体，并在随访过程中进行连续神经感觉测试，以确定感觉神经是否能自行恢复（见上文）（图6-7）。

相反，如果种植体与下牙槽神经管直接接触，则种植体应立即重新植入（在完成骨整合之前），至少在种植体的尖端和下牙槽神经管之间保留2 mm的安全距离。如果种植体重新植入后占据了颌间距离影响后期修复，那么种植体就应该被移除，替换一个较短的种植体。尽管这样有神经损伤的可能性，但仍可以让患者保留牙种植体。如果种植体重新植入后无法达到有效的初期稳定性，那么应该移除植体，更换更短、直径更大的种植体，以获得种植体的初期稳定性。患

者应在1周内重新进行神经感觉测试评估。如果神经感觉有恢复的迹象，则无须进一步治疗，但需间断性神经感觉测试直至患者对感觉恢复满意（"有效的感觉功能"或更好）。如果预计牙种植体有足够的稳定性，并满足修复的标准，就可以进行种植修复。应该注意，如果种植体靠近下牙槽神经管，一旦种植体负载行使功能后，咀嚼力会对下牙槽神经管周围组织产生压力，进而出现神经感觉症状。如果佩戴修复体后出现感觉异常，应根据患者自述和临床症状，进行必要的调整或移除种植修复体，或去除上半部义齿，暂时保留种植钉，直到不良感觉消失后再进一步处理。

如果在移除或重新植入牙种植体后，通

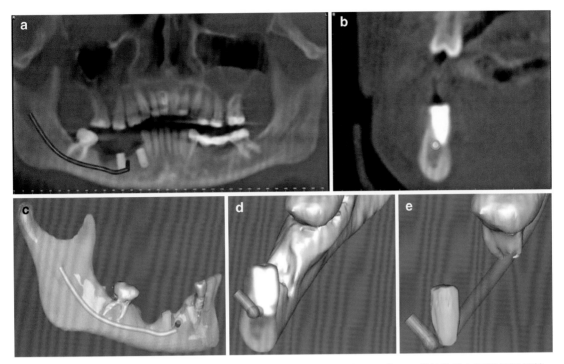

图6-7　（a）牙种植体29#植入后出现严重的病理性感觉异常，CT全景重建显示种植体进入下牙槽神经管；（b）同一患者的截面视图（冠状），展示了种植体进入下牙槽神经管内直接挤压下牙槽神经；（c）CT三维重建并进行骨结构透明化后显示的下牙槽神经管和种植体；（d）三维重建的冠状截面；（e）骨结构去除后三维重建的冠状截面

过序列神经感觉测试发现患者在3个月（麻木）或4个月（感觉迟钝/疼痛）内仍然没有感觉恢复迹象，则需进行显微外科手术治疗。由于下牙槽神经位于骨性的神经管内，神经管具有引导神经再生作用，因此受损神经可能会自行恢复。这种情况下，感觉功能的恢复会在神经损伤后3个月内开始（症状改善，对神经感觉测试有反应）。如果明确诊断神经被切断（如术中直视下发现），应尽早考虑显微外科手术。所谓神经麻木患者12周原则，逐渐被许多外科医师作为手术治疗无法耐受的持续感觉丧失的时间节点标准[3-6]。神经损伤3个月后，若感觉有部分恢复但仍然无法耐受时，可以每月随访一次，观察主观症状和神经感觉测试是否逐步改善。一旦神经恢复停滞，就无法确定其将来是否能自行

恢复，应根据神经感觉测试结果、患者对神经损伤的主观评价及是否有任何相关功能损害，来评估神经损伤的程度，从而决定下一步的治疗方案。

6.4　牙种植相关下牙槽神经损伤的外科治疗

表6-1列出了治疗牙种植体相关下牙槽神经损伤的显微神经手术治疗方法。图6-8显示了各种显微神经外科手术（注意：这些手术仅包括牙种植体相关神经损伤的修复）。尽管本章并不重点讨论表6-1中列出的所有技术，但一项167例下牙槽神经损伤的回顾性分析发现[6]，最常用的是

表6-1　牙种植相关神经损伤的手术修复方式

神经修复方式	目　　的
神经外松解术（减压）	清除神经周围的骨、软组织和/或异物材料
神经内松解术	打开神经外膜以检查和进行神经束减压
神经瘤切除	切除神经瘤或混乱的神经瘢痕组织
神经吻合术	显微外科吻合横断的神经或两个不同神经的残端
神经移植	在神经两端之间植入中间神经（异体或自体）
神经共享	利用显微外科吻合术，通过中间神经移植，将远端神经与其他神经的近端吻合
再生支架"引导"神经再生	在神经近心端到远心端的缺损间隙安放一个中间支架导管，以引导近心端轴突出芽，跨越神经断端间隙，向远心端再生
神经切除术	显微外科手术切断和去除部分周围神经
残端覆盖	用患者自己的神经外膜覆盖横断神经的近心残端，以防神经瘤的形成
神经异位定位	将感觉神经的出芽诱导到不同的解剖终末位置（通常是邻近的肌肉），通常是为了防止传入神经阻滞

自体的腓肠神经或耳大神经移植（$n=71$，38.2%），对缺损的神经进行修复重建，其次是在神经未离断情况下行神经内松解术（$n=60$，32.3%）。相较舌神经[4]，下牙槽神经损伤的修复重建更为常见。舌神经近心和远心残端被包在软组织内，如迁移神经残端后在无张力下缝合，比位于骨性管道中的下牙槽神经修复要容易得多。但是牙种植相关性神经损伤主要涉及下牙槽神经，而非舌神经。

6.4.1　神经探查

高分辨率的CT影像可以提供详细的骨性解剖细节，包括下牙槽神经管。尽管高分辨率的MRI可以提供足够的舌神经或颏神经的成像[23]，但是受损神经的最终情况需要在外科探查中才能确定。对下牙槽神经的探查能够发现大体的解剖异常，是否存在可能压迫神经的骨碎片或异物的存在（如植骨材料）、牙种植体与神经是否有接触（图6-9），或损伤神经周围是否有瘢痕组织形成（图6-10）。

6.4.2　牙种植体取出术

牙种植体取出术的方法取决于种植体是否已形成骨结合。如果种植体已完成骨结合，最好的方法是使用一种环钻去除种植体周围部分骨，以最小创伤移除种植体。近期植入的牙种植体尚未完成骨结合的，可以使用扭矩扳手或机头移除植体。为了下次牙种植术顺利实施，应尽量多保留骨质。但是，在上述暴露的神经管表面进行骨板复位时，应注意不要过度挤压，以免进一步损伤神经。此外，移除所涉及的种植体后，最好立即替换较短的牙种植体。如果用原直径的短植体无法获得足够的初期稳定性，建议换更大直径的短植体。

6.4.3　神经移位术

由于CT成像技术几乎没有放大误差，所

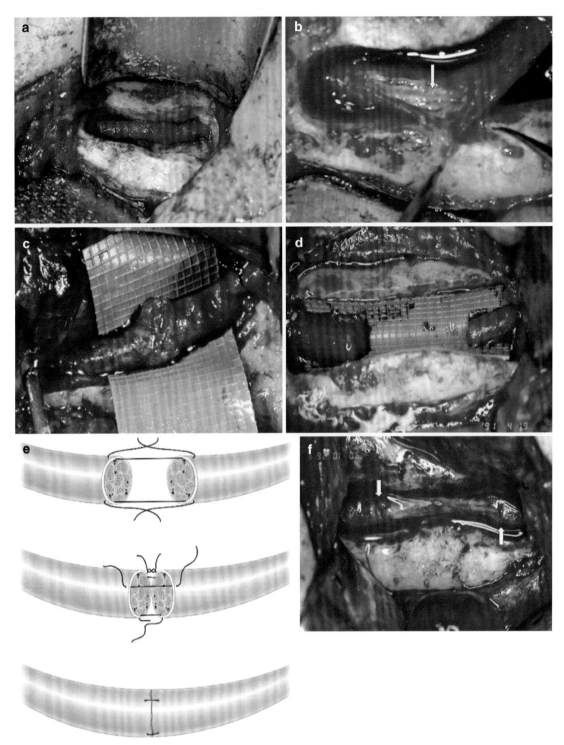

图6-8-1 显微神经外科手术:(a)下牙槽神经外减压术;(b)下牙槽神经内松解,箭头显示了完整的神经束;(c)下牙槽神经的连续性神经瘤;(d)切除下牙槽神经的连续性神经瘤;(e)直接神经吻合术示意图;(f)腓肠神经移植重建下牙槽神经,图示显微神经吻合

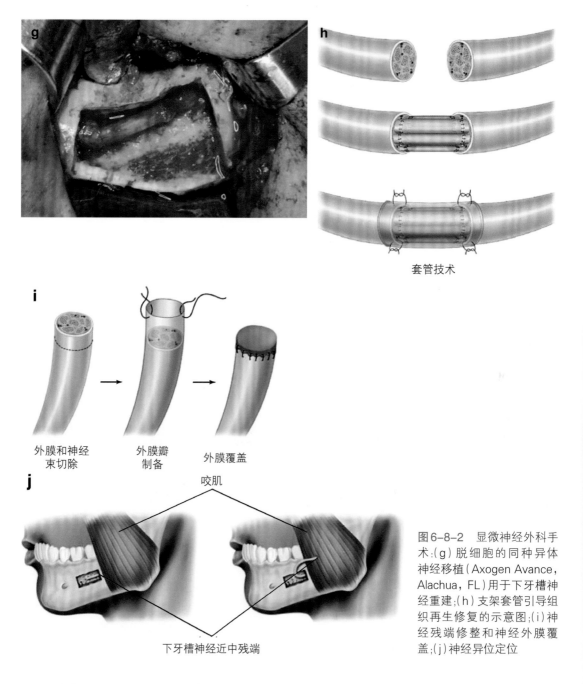

套管技术

外膜和神经束切除　外膜瓣制备　外膜覆盖

咬肌

下牙槽神经近中残端

图6-8-2　显微神经外科手术:(g)脱细胞的同种异体神经移植(Axogen Avance, Alachua,FL)用于下牙槽神经重建;(h)支架套管引导组织再生修复的示意图;(i)神经残端修整和神经外膜覆盖;(j)神经异位定位

以CT成像和导航引导牙种植体植入术可以相对避免下牙槽神经的损伤,但是正确的种植治疗计划仍然是必要的。当术前影像学检查显示下牙槽神经管在上下或内外向位置不佳时,下牙槽神经损伤的风险高,不建议常规牙种植体植入。虽然可以将种植体放置在下牙槽神经管的颊或舌侧,但仍可能增加下牙槽神经的损伤风险。在这种情况下,可考虑通过神经移位术来解决[11,14,18]。该术式中,需去除牙种植体植入位置的下颌骨外侧骨皮质。如果牙种植体的位置靠近颏孔区,需先将颏神经从颏孔中松解出来。如有必

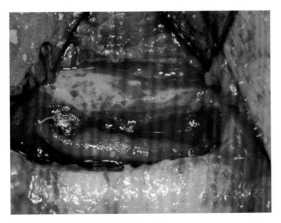

图6-9　通过口外入路和去除颊侧骨皮质的方法探查下牙槽神经，可见下颌种植体压迫并破坏下牙槽神经

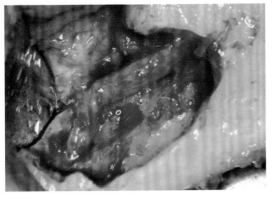

图6-10　牙种植备洞钻直接损伤下牙槽神经患者，术后表现为右下唇和牙龈疼痛和麻木，进行下牙槽神经探查，发现损伤后形成大面积瘢痕组织

要，在颏神经与下牙槽神经的交界处先切断神经，便于下牙槽神经的移动。神经被小心地从神经管中移出，将牙种植体植在下牙槽神经的内侧（图6-11）。取自体骨（下牙槽神经管表面的骨板或其他骨）或冻干的同种异体骨，放置在重新定位的神经和种植体之间，以防止下牙槽神经与牙种植体直接接触的热传导损伤。人工材料，如羟磷灰石，不应与神经直接接触，如果接触会产生严重的神经炎症反应，类似于一种化学烧伤，形成致密的瘢痕，产生剧烈疼痛等严重不良后果。这种神经损伤的外科

治疗比较困难。关于神经移位术的进一步讨论见第7章。

6.4.4　神经瘤切除术

神经瘤的形成可能是备洞钻直接损伤或牙种植体植入时直接或间接损伤下牙槽神经造成的（图6-12a）。连续性神经瘤是神经部分离断伤后愈合的瘢痕组织，是不具传导功能的神经组织。这些损伤绝大多数需要神经移植（见下一节）修复神经瘤切除后的缺损，以连接健康的近远心残端（图6-12b）。

6.4.5　神经外松解（减压）和神经内松解术

下牙槽神经管塌陷，牙种植体或其他异物（例如骨移植材料）直接接触神经，都可能压迫下牙槽神经。神经外松解术，或称为神经减压术，是为去除神经周围的骨组织、软组织和/或异物材料（图6-8a）。当牙种植体压迫神经时（图6-9），神经移位术是减压方法之一（见第6.4.3节）。神经内松解是把神经外膜打开，探查内部神经结构并进行神经束减压（图6-8b）。如果一根或多根神经束连续性缺损，则需要神经吻合术或神经移植修复重建。如果发现神经是完整的，外部减压和内部神经松解即可。但过度的神经内松解反而会有瘢痕形成和医源性神经束损伤的风险，因此必须非常小心和精确地应用该项技术。

6.4.6　神经吻合术

不同于舌神经，下牙槽神经的损伤很难用神经直接吻合术进行修复，因为下牙槽神经移动性差，除非切断下切牙神经，否则无法在没有张力的情况下牵拉下牙槽神经以修复

神经缺损。然而,切断下切牙神经会使患者下切牙和下颌唇侧牙龈感觉丧失。切断的下切牙神经的断端还可能会形成一个断端神经瘤,引起神经病理性疼痛。在没有自体神经移植的情况下,尝试下牙槽神经无张力吻合时应考虑到这些不利因素。

6.4.7　神经移植

　　成功进行神经吻合术的必要条件是将一根被切断神经的近心端部分和远心端部分对位,进行原位的无张力缝合。当手术医师无法完成这样的神经吻合术时,两个神经残

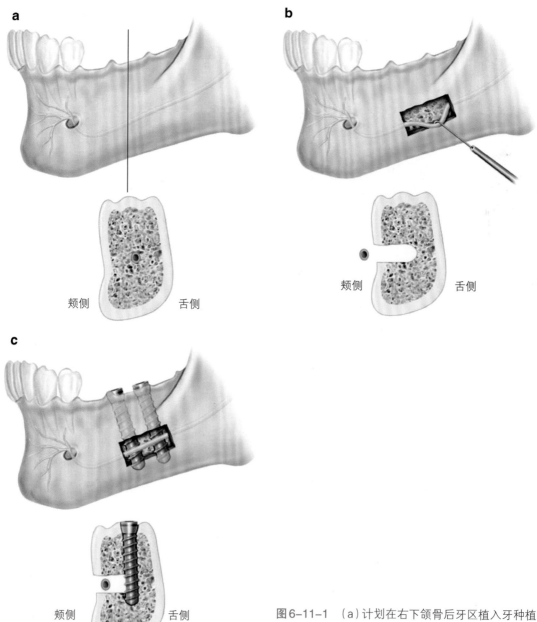

图6-11-1　(a)计划在右下颌骨后牙区植入牙种植钉;(b)下牙槽神经颊向移位;(c)植入2枚种植体,深度超过原神经管所在位置

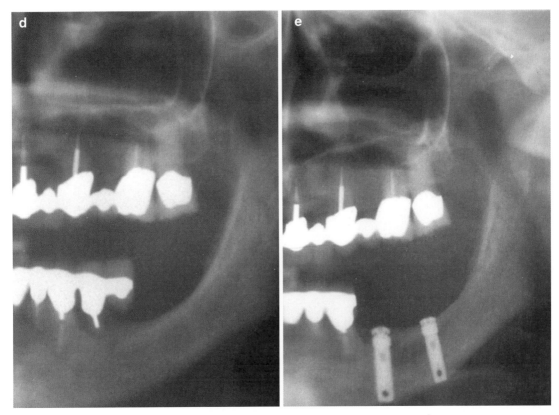

图6-11-2　（d）术前全景片示不良修复体和下颌后牙缺牙区;（e）下牙槽神经侧方移位术后,将2枚种植体植在神经舌侧

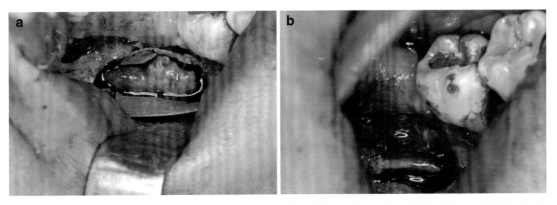

图6-12　（a）口内进路暴露下牙槽神经,见第二磨牙区植入种植体后产生的连续性神经瘤;（b）用自体神经移植进行显微神经外科修复

端之间的间隙（神经缺损间隙）重建可以通过神经移植来完成[20]。自体和同种异体神经移植均可应用。腓肠神经及耳大神经为颌面部神经修复最常用的自体神经（图6-13a、b）。相较耳大神经,腓肠神经提供了更好的

匹配直径和长度,其缺点为:即便使用横向切口,踝关节后外侧及上踝部也会有明显的垂直瘢痕[24];供区与术区距离较远,需要重新摆放患者体位,增加了神经移植的手术时间;发生供区并发症（脚外侧麻木、暂时步态

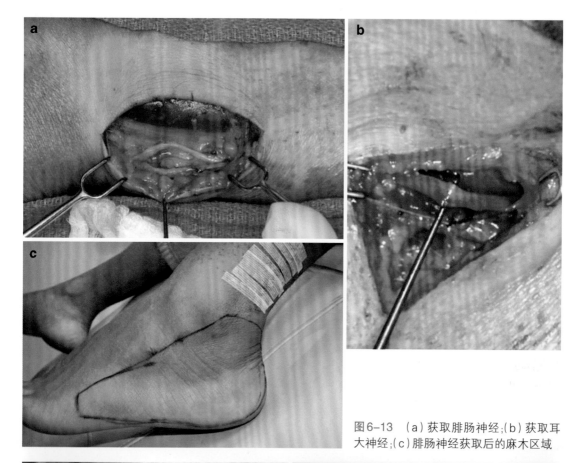

图6-13　（a）获取腓肠神经；（b）获取耳
大神经；（c）腓肠神经获取后的麻木区域

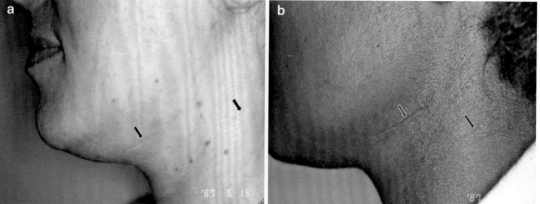

图6-14　（a）18岁女性患者术后1年的切口瘢痕；（b）21岁非裔美籍女性患者术后1年颌下进路暴露下牙槽
神经的瘢痕和获取耳大神经后的瘢痕（箭头）

不稳、疼痛）（图6-13c）。耳大神经位于耳垂下约6 cm，沿着胸锁乳突肌外侧浅表走行，很容易获得。耳大神经移植的缺点是颈部瘢痕、耳垂麻木，且它的直径小于受区的下牙槽神经或舌神经。获取耳大神经的切口通常在颈部外侧皮肤天然皱褶中，认真细致的缝合通常不会造成明显的瘢痕（图6-14）。耳垂下半部分的感觉丧失很少引起患者的关注。

当耳大神经的直径小于受植神经的直径时，捆绑移植（使用多束耳大神经）可以弥补这种直径差。

此外，脱细胞人类同种异体神经移植成品（Axogen Avance，Alachua，Florida）也可用于三叉神经重建（图6-8g），虽然初步结果显示其在颌面部神经缺损修复方面具有应用前景，但目前正在进行的研究尚不确定能否成功。这种移植材料为避免供区并发症提供了另一种选择。

6.5 手术治疗并发症

显微外科手术修复种植相关神经损伤的主要并发症，与特定的外科手术方式、感觉恢复的期望值、手术时机、患者年龄、患者全身状况及全身麻醉的风险相关。

6.5.1 手术方式

下牙槽神经的手术进路取决于神经损伤的部位、治疗计划和手术医师的偏好。下牙槽神经走行较长，是下颌神经在翼腭间隙发出的分支，前下走行后进入下颌支内侧的下颌孔，然后行走于下牙槽神经管中，出颏孔前分成两个终末支——下切牙神经和颏神经。在翼颌间隙内且靠近下牙槽神经管的下牙槽神经部分的损伤（注射针损伤）很难被发现和修复，除非通过下颌支截骨术获得额外的手术通路。如非作为肿瘤切除的一部分，这种手术很少用于神经修复。当下牙槽神经近心端无法探及或不可修复时，不需要下颌支截骨术，也可以采用神经共享手术[16]。在该手术中，自体腓肠神经被用来连接耳大神经的近心端和下牙槽神经的远心端。第三磨牙区的下牙槽神经可以经口内和经皮切口显露。标准的Risdon切口可以完整显露从下颌神经管到颏孔整个区域的神经。此切口的主要缺点是可能对面神经下颌缘支造成永久性损伤（<1%）和颈部瘢痕（特别是没有自然颈部皱纹的年轻患者）。然而，通过一系列措施可以使瘢痕最小化，如切口沿松弛的皮肤张力线设计、伤口仔细缝合、应用促进切口愈合的粘贴带、适当的皮肤护理及术后1年的防晒保护等（图6-14a）。在非裔美国人中，缝合前用皮质类固醇（如曲安奈洛酮）注射切口边缘，且术后每月按医嘱处理伤口，可以降低形成增生性瘢痕或瘢痕疙瘩的风险（图6-14b）。

经口进路的多种技术也可以显露下牙槽神经，包括改良的下颌矢状劈开术或去皮质术（去除外侧骨皮质以创建一个暴露窗口）（图6-15）。口内入路的主要缺点是术区视野不清和手术通路不佳，特别是下颌第一磨牙后区域。虽然技术上比较困难，但可以通过该手术路径成功修复神经，也可以成功执行神经移植手术。

6.5.2 预期的感觉恢复效果

在一些患者，显微外科成功修复损伤的周围神经可一定程度的改善感觉功能和减

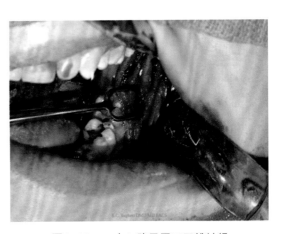

图6-15 口内入路显露下牙槽神经

轻疼痛[12, 17, 29]。然而，就像所有的感觉神经手术一样，仍有一些患者感觉功能未改善或病理性感觉异常未缓解。我们对167例接受下牙槽神经修复并至少随访1年的患者进行了研究，大多数患者在术前有麻木（n=62，33.3%）或麻木伴疼痛（n=91, 48.9%）。152例患者（81.7%完全恢复或恢复有效的感觉功能）的下牙槽神经感觉功能障碍获得恢复（MRSC定义中的"有效的感觉功能"到"完全恢复感觉"），而18.3%的患者的神经感觉功能没有改善或治疗效果不明显[6]。

6.5.3 手术时机及患者年龄

已有研究结果表明，显微外科干预的结果与神经损伤和显微外科修复术之间的时间间隔长短有统计学关系。笔者利用logistic回归模型，对222例舌神经损伤患者进行了研究，结果表明神经损伤与修复之间的间隔时间（月）越短，其改善的概率越高。本研究与Susarla的研究结果一致，他发现越早修复舌神经损伤，患者主观感觉恢复效果越好[33]。笔者的167例下牙槽神经修复患者中，感觉功能恢复的可能性随着神经损伤到修复间隔时间的增加而减少，并且患者年龄越大获得良好手术结果的概率越低[6]。然而，值得注意的是一些研究表明，神经损伤到修复的间隔时间并不是一个重要的因素，但是神经损伤到修复的间隔时间和患者年龄与牙种植性神经损伤依然显著相关。年龄大于50岁及神经损伤到初次就诊时间超过9个月的牙种植性神经损伤患者，经临床评估和治疗后，大多数患者的受损神经不能自行改善或恢复。这些因素对任何形式的治疗都有潜在的负面影响。

6.5.4 患者的身体状况和全身麻醉风险

显微神经手术前，需要对患者的全身状况和全身麻醉风险进行术前评估，并需要签署知情同意书。长时间手术的全身麻醉风险包括具有栓塞可能的深静脉血栓、肺不张伴发肺炎，以及留置尿管致尿路感染。这些风险在牙种植相关性神经损伤的老年患者中出现的可能性更高。预防上述风险的发生应该是患者日常护理的一部分。

6.6 术后康复

对神经损伤患者的护理是一个长期的过程，手术后并未就此结束，需要缓解常见的疼痛，关注切口的护理，指导患者恢复正常的活动和饮食。为了达到最佳效果，必须在神经损伤患者的康复过程中纳入增强感觉和恢复口腔颌面部功能的相关措施。

周围神经损伤后，年轻患者比年长患者（这些患者进行牙种植治疗的可能性高，因此牙种植相关神经损伤的风险更高）具有更好的功能恢复潜力。对人类的实验研究有限，但临床经验表明，神经损伤后老年患者的神经再生效率较低[26, 34]。心理因素也影响周围神经损伤患者术后神经功能恢复的效果。轴突重新连接后，感觉输入信号将传导至神经中枢系统的不同区域。在早期的恢复过程中，轴突的传导较慢，到达指定区域时间长，这就导致神经中枢系统调节反馈比较困难；这种情况类似于棒球击球手需要调整以适应变速投球（突然变慢）。尽管老年患者适应这些由周围神经损伤所带来的感觉较慢，神经重塑（大脑适应能力）在老年患者中仍然可行。

"感觉再训练"的概念首先由Wynn Parry[35]提出，开始用于手和上肢神经损伤的康复，现在已经改进用于颌面部区域，一旦患者对疼痛和静态轻触的反应恢复，就证明其在改善感觉功能方面是成功的[21,25]。三叉神经周围支的感觉再训练的目标是改善或消除联觉（无法识别刺激的位置），减少感觉过敏，提高对不同性质和强度的刺激的识别（如移动或静止、锐性或钝性、轻或重的用力、接触面积的大小），减少受损区域与正常对侧区域之间的主观感觉差异（如麻木）。显微神经外科手术之后，一旦修复神经对应区域开始对疼痛和静止轻触刺激有反应（通常在手术后3～6个月内），就可以开始进行感觉再训练。该练习由患者每日进行数次，持续12个月或更久。在此期间，患者可通过神经感觉测试评估神经恢复情况。感觉再训练可以帮助神经损伤患者提高感觉功能和相应的口腔颌面部活动能力。

总 结

牙种植后神经损伤患者的治疗，需要及时诊断出这种并发症，评估感觉功能障碍和牙种植体位置的关系，并及时治疗神经损伤。对于一些患者，移除或重新植入牙种植体，或替换较短牙种植体，或手术探查和修复受损的神经，将最大限度地提高牙种植患者神经损伤的恢复率。

（浦益萍　邹多宏）

参考文献

［1］ Al-Bishri A, Dahlin L, Sunzel B, et al (2005) Systemic betamethasone accelerates functional recovery after a crush injury to rat sciatic nerve. J Oral Maxillofac Surg, 63: 973.

［2］ Bagheri S C, Meyer R A (2011) Microsurgical repair of injuries to the inferior alveolar nerve associated with dental implants.//Steed M B (ed). Atlas of the oral and maxillofacial surgery clinics of North America.

［3］ Bagheri S C, Meyer R A, Khan H A, et al (2009) Microsurgical repair of peripheral trigeminal nerve injuries from maxillofacial trauma. J Oral Maxillofac Surg, 67: 1791.

［4］ Bagheri S C, Meyer R A, Khan H A, et al (2010) Retrospective review of microsurgical repair of 222 lingual nerve injuries. J Oral Maxillofac Surg, 68(4): 715−723.

［5］ Bagheri S C, Meyer R A, Ali Khan H, et al (2010) Microsurgical repair of the peripheral trigeminal nerve after mandibular sagittal split ramus osteotomy. J Oral Maxillofac Surg, 68: 2770−2782.

［6］ Bagheri S C, Meyer R A, Cho S H, et al (2012) Microsurgical repair of the inferior alveolar nerve: success rate and factors which adversely affect outcome. J Oral Maxillofac Surg, 70(8): 1978−1990.

［7］ Bartling R, Freeman K, Kraut R (1999) The incidence of altered sensation of the mental nerve after mandibular implant placement. J Oral Maxillofac Surg, 57: 1408−1410.

［8］ Boyne P J (1982) Postexodontia osseous repair involving the mandibular canal. J Oral Maxillofac Surg, 40: 69−77.

［9］ Branemark P-I (1983) Osseointegration and its experimental background. J Prosthet Dent, 50: 399−410.

［10］ Chaushu G, Taicher S, Haiamish-Shani T, et al (2002) Medicolegal aspects of altered sensation following implant placement in the mandible. Int J Oral Maxillofac Implants, 17: 413−415.

［11］ Dario L J, English R (1994) Achieving implant reconstruction through bilateral mandibular nerve reposition. J Am Dent Assoc, 123: 305−309.

［12］ Gregg J M, Zuniga J R (2001) An outcome analysis of clinical trials of the surgical treatment of traumatic trigeminal sensory neuropathy. Oral Maxillofac Surg Clin North Am, 13: 377.

［13］ Hillerup S (2011) Update on injuries related to injection of local anesthetics.//Symposium: update on nerve injury, diagnosis and repair. Amer Assoc Oral Maxillofac Surg, 93rd annual meeting, Philadelphia, 19 Sept.

［14］ Jensen O, Nock D (1987) Inferior alveolar nerve

repositioning in conjunction with placement of osseointe-grated implants: a case report. Oral Surg Oral Med Oral Pathol, 63: 263－266.

[15] Kraut R A, Chanal O (2002) Management of patients with trigeminal nerve injuries after mandibular implant placement. J Am Dent Assoc, 133: 1352－1354.

[16] LaBanc J P, Epker B N (1992) Trigeminal nerve reconstruction surgery using the great auricular nerve transfer technique. Oral Maxillofac Surg Clin North Am, 4: 459－463.

[17] LaBanc J P, Van Boven R W (1992) Surgical management of inferior alveolar nerve injuries. Oral Maxillofac Surg Clin North Am, 4: 425.

[18] Louis P J (2001) Inferior alveolar nerve repositioning. Atlas Oral Maxillofac Surg Clin North Am, 9: 93－128.

[19] Meyer R A (1992) Applications of microneurosurgery to the repair of trigeminal nerve injuries. Oral Maxillofac Surg Clin North Am, 4: 405.

[20] Meyer R A (2001) Nerve harvesting procedures. Atlas Oral Maxillofac Surg Clin North Am, 9: 77－91.

[21] Meyer R A, Rath E M (2001) Sensory rehabilitation after trigeminal nerve injury or nerve repair. Clin North Am, 13: 365.

[22] Meyer R A, Ruggiero S L (2001) Guidelines for diagnosis and treatment of peripheral trigeminal nerve injuries. Oral Maxillofac Surg Clin North Am, 13: 383.

[23] Miloro M, Halkias L E, Chakeres D W, et al (1997) Assessment of the lingual nerve in the third molar region using magnetic resonance imaging. J Oral Maxillofac Surg, 55: 134－137.

[24] Miloro M, Stoner J A (2005) Subjective outcomes following sural nerve harvest. J Oral Maxillofac Surg, 63: 1150－1154.

[25] Phillips C, Blakey G, Essick G K (2011) Sensory retraining: a cognitive behavioral therapy for altered sensation. Atlas Oral Maxillofac Surg Clin North Am, 19: 909.

[26] Pola R, Aprahamian T R, Bosch-Marce M, et al (2004) Age-dependent VEGF expression and intraneural neovascularization during regeneration of peripheral nerves. Neurobiol Aging, 25: 1361.

[27] Pogrel M A, Bryan J, Regezi J (1995) Nerve damage associated with inferior alveolar nerve blocks. J Am Dent Assoc, 126(8): 1150－1155.

[28] Pogrel M A, Thamby S (2000) Permanent nerve involvement resulting from inferior alveolar nerve blocks. J Am Dent Assoc, 131(7): 901－907.

[29] Pogrel M A (2002) The results of microneurosurgery of the inferior alveolar and lingual nerve. J Oral Maxillofac Surg, 60: 485.

[30] Queresby F A, Savell T A, Palomo J M (2008) Applications of cone beam computed tomography in the practice of oral and maxillofacial surgery. J Oral Maxillofac Surg, 66: 791－796.

[31] Seddon H J (1947) Nerve lesions complicating certain closed bone injuries. J Am Med Assoc, 135: 691.

[32] Seo K, Tanaka Y, Terumitsu M, et al (2004) Efficacy of steroid treatment for sensory impairment after orthognathic surgery. J Oral Maxillofac Surg, 62: 1193.

[33] Susarla S, Kaban L, Donoff R B, et al (2007) Does early repair of lingual nerve injuries improve functional sensory recovery? J Oral Maxillofac Surg, 65: 1070－1076.

[34] Verdu E, Ceballos D, Vilches J J, et al (2000) Influence of aging on peripheral nerve function and regeneration. J Peripher Nerv Syst, 5: 191.

[35] Wynn Parry C B (1984) Brachial plexus injuries. Br J Hosp Med, 32(3): 130－132, 134－139.

[36] Ziccardi V, Steinberg M (2007) Timing of trigeminal nerve microsurgery: a review of the literature. J Oral Maxillofac Surg, 65: 1341－1345.

Ali Hassani, Sarang Saadat

神经移位术导致的三叉神经损伤

7

7.1 发展历史和专业术语

本章讨论的主要内容是下牙槽神经（inferior alveolar nerve, IAN）移位术。简而言之，在下颌牙种植过程中，为了避免损伤IAN，切开下颌骨外侧的骨皮质，将IAN移位到下牙槽神经管（inferior alveolar canal, IAC）以外，然后在直视下将种植体植入IAN内侧的骨中，种植体甚至可以植入下颌骨下缘的皮质骨。最后，IAN被放在牙种植体的外侧，充填或不充填移植材料均可。通过这种方法可以植入更长的牙种植体，甚至可以获得下颌骨双皮质固位。相较其他骨移植增高技术，这种技术可以显著缩短牙种植修复的周期。但这种技术可能暂时削弱下颌骨的强度，甚至可能引起下颌骨骨折[1-3]，且不能实现缺失牙槽骨的解剖重建[1,2]。不过，神经移位术后植入的更长的牙种植体，可以承受更大的咬合力，种植体与修复体之间的相容性可得到改善[2]。这项技术最重要的术后并发症是术后感觉障碍，这是术前需要考虑的问题。

回顾历史，Becker在1970年第一次报道下颌骨切除术中采用了外侧移位技术保护IAN[4]。1977年，Alling报道了第一例用

IAN移位术为重度牙槽骨萎缩患者行义齿修复[5]。1987年，Jenson和Nock在下颌骨后牙区将IAN移位后植入牙种植体[6]。随后，Kahnberg和Ridell在1987年正颌手术中使用了IAN移位术[7]。Rosenquist于1992年首次报道了关于IAN移位术后植入牙种植体的系列临床病例：10名患者共植入26枚牙种植体，种植体存留率为96%[8]。后来他于1995年又报道了114例行IAN移位术后植入牙种植体的临床病例[9]。从此，这种技术被公认为是下颌后牙区植入牙种植体重建齿槽系统的一种方式。因此，各类研究开始评估用于该治疗方案的各种手术技术，包括其优点、缺点、容易失败之处以及预防或减少并发症的方法，使得这项技术不断改进。当我们从不同角度来评价不同治疗方式和手术技术的改进过程时，我们会发现其中大多数技术在早期都有局限性和并发症发生，但这些问题会随着时间和技术的进步而显著改善。神经移位术是一种相对较新的手术技术，需要通过技术的进步和仪器的改进来减少并发症的发生。

一些术语曾被用来描述IAN移位术。为了理解这些文献，必须定义这些多次交替使用的术语。第一个术语是IAN的外侧移位术（latcralization）。在此项治疗技术中，首先

移除下颌骨的部分颊侧骨板,然后向外侧移位IAN,其中一个关键因素是保存颏孔的完整性。手术完成后,IAN通常被移位到设计的位置。当使用该方法来进行牙种植体植入时,神经位于植体的外侧,种植体占据神经曾经所在的神经管空间。

第二个术语是IAN旋转移位术(transpositoning)。在此方法中,需去除覆盖在IAN外的颊侧皮质骨板(包括颏孔区域)。一旦IAN暴露,通常将IAN的切牙支切断,先将IAC颏孔区的神经转移开,利于在颏孔区域植入牙种植体,然后再从IAC中移走IAN。在计划进行骨内种植时,神经暴露的最近心端应距离最后面的种植体后方5~10 mm,相当于将颏孔移动到更后方的位置[10]。在一些研究中,学者使用了术语IAN末端移位术(distalization)来描述这种转位手术过程[11]。

最后一个术语是IAN移位术(repositioning),这是一个更通用的术语,包括IAN外侧移位术和IAN旋转移位术(或末端移位术)[10]。

7.2 IAN移位技术

配合牙种植体植入所需的IAN移位术通常是指之前所提及的两种技术:外侧移位术及旋转移位术。

1. 神经外侧移位术:当缺牙区和牙槽嵴吸收未累及前磨牙区时,IAN移位不需要颏神经移位或去除颏孔区域骨皮质。这项技术在一些文献中被称为神经外侧移位术[11,12](图7-1)。

2. 神经旋转移位术:当缺牙区和牙槽嵴吸收累及前磨牙区时,需要游离颏神经血管术,同时切断切牙神经,将神经远心端旋转(涉及颏神经和颏孔区域)。这项技术在一些文献中被称为神经末端移位术[2,11-13](图7-2)。另一种推荐的技术是用手机和球钻磨除神经管周围的骨组织。该技术在保护神经的同时,去除颊侧的骨组织应尽量少,可最大程度保留牙槽嵴,为种植体的植入提供最

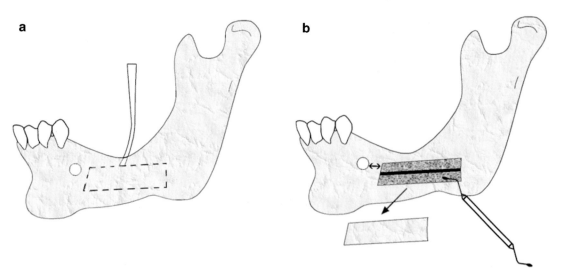

图7-1 (a)在距离下颌骨下缘和牙槽嵴顶之间一定的距离用球钻磨出下颌骨颊侧骨皮质的去除范围,近中切口必须距离颏孔3~4 mm(图b双箭头所指);(b)然后小心地用骨刀来回移动,去除下牙槽神经管颊侧骨板

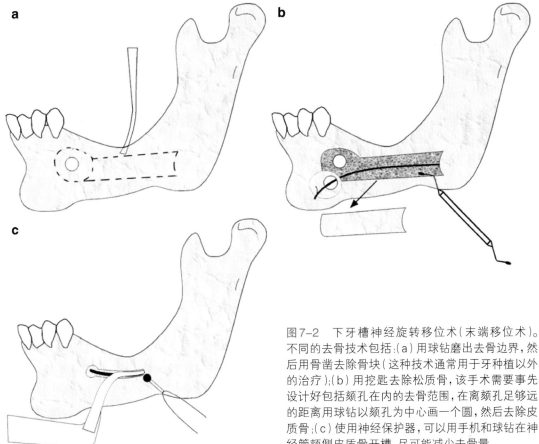

图 7-2 下牙槽神经旋转移位术（末端移位术）。不同的去骨技术包括：(a) 用球钻磨出去骨边界，然后用骨凿去除骨块（这种技术通常用于牙种植以外的治疗）；(b) 用挖匙去除松质骨，该手术需要事先设计好包括颏孔在内的去骨范围，在离颏孔足够远的距离用球钻以颏孔为中心画一个圆，然后去除皮质骨；(c) 使用神经保护器，可以用手机和球钻在神经管颊侧皮质骨开槽，尽可能减少去骨量

佳的初期稳定性。当然该技术的最大优点是最大程度的保存了下颌骨的强度。相关器械（Hassani 神经保护器）由作者设计、申请专利和制造[2,11-13]。

7.3 患者的选择和减少神经损伤的关键

通常，IAN 移位术可用于不同的治疗目的，如在下颌骨后牙区严重萎缩的牙槽嵴植入牙种植体[1,2,1-13]，正颌手术[7]，减轻由于修复义齿压迫颏孔引起的疼痛[15,17,18]，治疗下颌后牙区病理性病变[19,20] 以及口内入路进行显微外科手术或者神经移植[21]。

与其他外科手术一样，每种术式选择合适患者进行治疗是手术成功的关键，将有助于减少术后并发症。由于这种手术最主要的并发症是神经感觉障碍，所以选择合适的患者将有助于在患者充分知情同意下将这一手术风险降至最低。

7.3.1 临床和影像学评估

对于需要牙种植修复而其下颌牙槽嵴高度不足患者的临床评估，首先是要准备好研究模型，评估和记录咬合关系。此外，以下几点也需要考虑。

1. 缺牙区牙槽嵴萎缩的范围：如果缺牙范围向前延伸至尖牙区，手术医师需要考虑行颏神经转位术[12]。在无牙颌患者，由于神经末端移位导致的切牙感觉丧失不会造成临床问题。但是对于下颌有切牙的患者，这可能会导致患者前牙区域有不适的感觉，通常描述为下前牙感觉迟钝[7]。

2. 上颌牙的咬合面到下颌牙槽嵴之间的距离：在某些情况下，尽管有牙槽嵴吸收，但上颌牙齿咬合面与下颌牙槽嵴之间的间隙仍然无法满足种植义齿修复的要求。这通常是由于患者先前的咬合问题（深咬合）或相应上颌后牙的伸长造成的。由于颌间距离的限制，通常无法使用垂直骨增量的方法解决骨量不足的问题（图7-3）。这种情况下，只能选择神经移位的治疗方案[22,23]。

3. 从水平面评估下颌牙槽嵴和上颌牙槽嵴的关系：应从临床检查和模型分析评估侧方骨增量伴神经移位或垂直骨增量的必要性。

4. 影像学评估：每位需要进行神经移位术的患者都需要拍摄全景片，必要时应考虑CBCT检查。通过影像可以评估IAC上方的骨量、其他异常情况、IAC距颊侧皮质骨的距离以及去骨时需要去除骨皮质的厚度。另外，也可以评估颏孔和颏神经前环的准确位置和精确的解剖结构[24]。

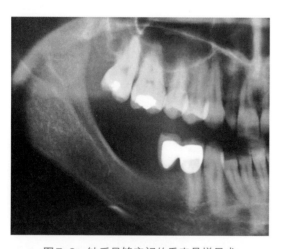

图7-3 缺乏足够空间的垂直骨增量术

极少数情况下，CBCT可见IAC靠近颊侧或舌侧骨皮质，牙种植体可以植在IAC的颊侧或舌侧，而不需要进行神经移位手术。此外，通过使用CAD-CAM技术对扫描图像进行分析和重建，可以确定IAC的整个走向，并可以小心地在牙槽骨萎缩区域植入牙种植体。

7.3.2 适应证、禁忌证和局限性

Babbush提出了一些神经移位术的适应证：活动义齿修复，剩余前牙无松动，稳定的颞下颌关节（temporomandibular joint，TMJ）及在重建牙槽系统后能建立肌平衡。他同时也讨论了一些相关的局限性，主要是该技术操作上有一定的难度，需要有充分的专业知识：丰富的手术经验、足够的解剖知识及必要的方法应对处理可能发生的围术期和术后并发症。根据Babbush的观点，该手术最主要的风险是手术操作本身可能导致的IAN损伤。虽然术后下颌骨骨折很少见，但是在严重下颌骨萎缩病例中偶尔会出现。一旦发生，也是一个重要的并发症[25]（图7-4）。

通过系列研究，Rosenquist等人提出了神经移位术的适应证和禁忌证。

适应证：① 在IAC上方的骨高度<10～11 mm；② 松质骨不能为种植体的植入提供足够的稳定性。

禁忌证：① IAC上的骨高度<3 mm；② 患者的颊侧皮质骨很厚但是神经血管束很细；③ 患者容易出血和感染；④ 手术区域的限制[1,2,8,9,26]。

7.3.3 术前谈话

在选择神经移位手术前，患者需要达到适应证的标准。根据文献回顾，进行神经移位术的患者100%会出现不同程度的IAN感觉分布区域的感觉神经功能障碍[1,27-29]。因

图7-4 一名严重下颌牙槽骨萎缩的患者在神经移位术后出现下颌骨骨折

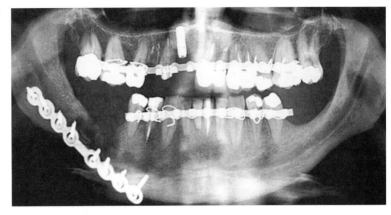

此，患者和家属应该充分了解治疗过程、手术周期和术后一般并发症，最重要的是应该向他们告知有关术后下唇和颏部（以及下颌切牙）出现感觉异常的可能性，并可能会持续长达6个月。在某些情况下，如果感觉异常持续时间较长或非常严重，可能需要进行显微神经外科探查与修复[1,27,29-31]。

尽管解释了上述问题，但患者可能并不完全了解感觉异常是什么感觉，在这种情况下，建议使用布比卡因对患者的IAN进行长时间的阻滞麻醉，以便患者可以体验麻醉后长达8~12 h的麻木和感觉异常。这种治疗方法的优点也应该告知患者，包括治疗时间短，不需要自体骨移植，没有供骨区并发症，使用其他骨替代材料少以及避免了额外的手术[1,2,7,27,29]。

7.3.4 神经移位术需要考虑的重要因素

1. 患者的选择：由于该手术过程复杂，不可避免地会引起感觉障碍；一些患者精神压力较大，对最小的手术并发症也会过度敏感；因此，手术医师术前应评估患者的一般精神状况。如患者不具备耐受性，手术配合度低，则不适合进行神经移位手术。

2. 知情同意：手术医师必须向患者告知手术所有阶段的情况和可能发生的并发症。

医师需要用通俗易懂的方式向患者解释有关手术和神经并发症的情况，同时应清楚告知患者可能发生感觉麻木，并且还应该提到这种麻木可能是永久性的和不可逆的。

3. 影像学检查：以往用全景片评估就足够了，目前，条件允许时应该考虑用CBCT精确评估IAC的位置和周围骨厚度。

4. 围术期用药：术前使用地塞米松可以帮助减少神经移位后出现的神经束膜水肿。

5. 局部解剖：手术医师必须对下颌骨的局部和区域解剖结构有充分的了解，并具备神经损伤病理生理学方面的知识，同时能够评估和随访手术后出现的神经功能障碍，如有必要，能及时转诊给显微神经外科医师或神经学专家。

6. 手术医师的经验：手术医师的技巧和经验非常重要，应考虑在头戴式手术放大镜下完成手术操作。

7. 手术设备：该类手术需要应用可靠、精密的显微外科手术器械。此外，在神经移位过程中如果出现IAN横断或严重轴突损伤，手术医师应该具备修复神经的知识、技能及经验。

8. 解剖变异：如果在CBCT上发现IAC位于下颌骨颊舌侧中央或偏舌侧，由于IAN的手术去骨量增大，手术难度将增加，神经感觉并发症的风险也增加了。

9. 后牙区手术路径：如果神经移位手术范围向后延伸，涉及第一、第二磨牙区域的牙种植时，由于该区域皮质骨较厚且手术操作空间受限，常常导致手术复杂性显著增加。

10. 辅助治疗：在神经移位术后，应进行感觉再训练来增强IAN的神经感觉自我恢复能力。此外，手术后使用低强度激光可减少神经束膜炎，并有助于改善神经感觉的自然恢复。

11. 术后用药：术后抗生素、镇痛药及非甾体抗炎药的使用与常规种植手术相似，文献中没有特别的报道。基于手术范围和持续时间，推荐预防性使用抗生素和皮质类固醇激素。如前所述，术前和术后使用皮质类固醇激素有助于减少神经束膜水肿的症状。虽然在是否使用激素方面尚未达成共识，但由于炎症可能是导致神经功能障碍的病因之一，因此皮质类固醇激素治疗应是有益的。

7.4 神经损伤的机制

神经移位手术的每个步骤都有可能损伤IAN。一般来说，神经损伤可发生在五个阶段：① 翻瓣设计；② 进入IAC的去骨过程；③ 将神经血管束从IAC中移出；④ 在牙种植备洞和牙种植体植入过程中的IAN牵拉；⑤ 神经血管束复位回神经管。

7.4.1 翻瓣设计

从下颌支前缘沿牙槽嵴向前做切口，然后在下颌尖牙的近中向前至前庭沟做一松弛切口，这样可以避免损伤颏神经分支。如果没有在尖牙的近中做向前的松弛切口，可能会损伤前庭沟软组织中的颏神经[12,28,29,32]

当翻起黏骨膜瓣，颏孔完全暴露，将黏骨膜瓣分离至下颌骨下缘。实施这一步骤要基于全景片和CBCT检查，IAC一般位于颏孔下方2 mm的位置，因此临床切口需要暴露下颌体的侧面及松解颏神经周围的骨膜[6,12,17]（图7-5和图7-6）。

颏神经位于下颌骨颊侧的软组织中，做切口时有损伤的可能性。因此，了解无牙颌下颌骨解剖结构的变化特别有助于最大限度地降低颏神经损伤的风险。随着患者年龄的增长，缺牙区牙槽骨的吸收，颏孔的位置会

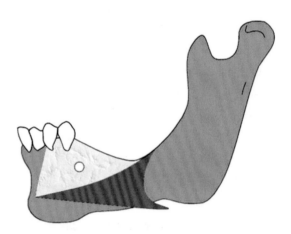

图7-5 正确的翻瓣设计：切口在牙槽嵴顶，松弛切口在尖牙的近中

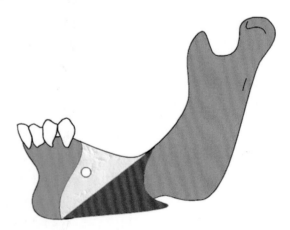

图7-6 不正确的翻瓣设计：如果在尖牙的近中没有松弛切口，很可能损伤在前庭沟组织中颏神经的终末分支

变得更靠近牙槽嵴顶。有些患者的IAC与牙槽嵴相通，IAN和颏神经直接暴露在牙槽嵴顶上。因此，在设计切口的时候必须要考虑这些解剖结构的变异。在牵拉黏骨膜瓣时，可能会对颏神经产生一个连续的过度的压力，从而导致神经传导性损伤（Sunderland Ⅰ级）。软组织牵拉应该轻柔，且应间断放松软组织以减轻牵拉力[33]。

7.4.2　IAC外侧去骨

去除颊侧骨板暴露IAC时，最容易发生神经损伤。目前研究发现，有两种去骨技术可以有效减少术后并发症的发生。

第一种技术是将IAC颊侧骨作为一个整体去除来开放IAC，通常用于牙种植以外的治疗。如果神经管上方有足够的骨高度，该技术也适用于需要同期植入牙种植体的患者。第二种技术是通过"开槽去骨术"实现IAC的开放，由于该技术可以保留更多的骨组织，即使去除了骨块，在牙种植体颊侧仍然可以保留足够的骨量[7]，因此牙种植体的初期稳定性将会显著增加。这些改良技术可以协助完成神经外侧移位和神经转位手术。

7.4.2.1　神经外侧移位术

这是一种在不累及颏孔情况下去除骨块的方法：此技术是用球钻在下颌骨下缘和牙槽嵴之间的下颌骨颊侧骨皮质上制备出需要去除骨块的轮廓。轮廓的前界位于颏孔后3～4 mm，有助于减少术后神经感觉并发症的发生。总而言之，在手术中越靠近颏孔和颏神经，出现神经感觉并发症的风险就越高[11,25]（图7-7a）。

7.4.2.2　神经转位术

去除包括颏孔在内的整块骨的方法：与神经外侧移位术类似，用球钻制备出去除骨块的范围轮廓，然后用骨凿去除骨块，并用挖匙去除下面的松质骨。该技术的术前去骨设计需要纳入颏孔周围骨质。在距离颏孔足够安全距离的情况下，以颏孔为中心，用球钻制备一个圆形轮廓，然后去除皮质骨。这样可形成两个骨块：一个骨块在颏孔的后方，另一个骨块包绕神经穿过的颏孔。近心端的骨块应小心保存，在手术完成后可再复位。该技术适用于下颌缺牙萎缩区域累及前磨牙，且需要在该区放置种植钉的患者。术中为了获得神经更佳的移动度或拟在颏孔前方的切牙神经区域植入牙种植体，需要将切牙神经切断。该方法也被称为神经末端移位术[1-3,7,12]（图7-7b）。

开槽去骨法：另一种方法是用手机和球钻直接磨除IAC表面骨质。术者小心地用钝头探针（没有尖锐边缘的圆形末端）通过颏孔伸入IAC以确定IAC的远端走向。然后，根据手术探查及影像学评估，术者将神经保护器的一头插入IAC内，放置在神经和骨之间用来保护IAN。用钻去除颊侧骨壁时，随着钻向远端移动，神经保护器也在神经和骨之间向远端移动以便保护神经。在去骨过程中可用一个骨收集装置（吸引器）收集骨碎屑。该技术可以在保护IAN的同时，尽可能少地去除颊侧皮质骨，最大限度地保留萎缩牙槽嵴的骨量，以便最大程度获得牙种植体的初期稳定性。另外，此方法还可以保持下颌骨的强度，从而减少下颌骨骨折的可能性，这也是该术式的一大优势。神经保护器（Hassani神经保护器）由作者设计、申请专利和生产制造（图7-7c和图7-7d）。

对于那些牙槽嵴萎缩累及前磨牙区的患者，或缺牙区牙槽嵴萎缩需要种植和下颌骨后牙区神经移位的患者，大多需要进行颏神经的

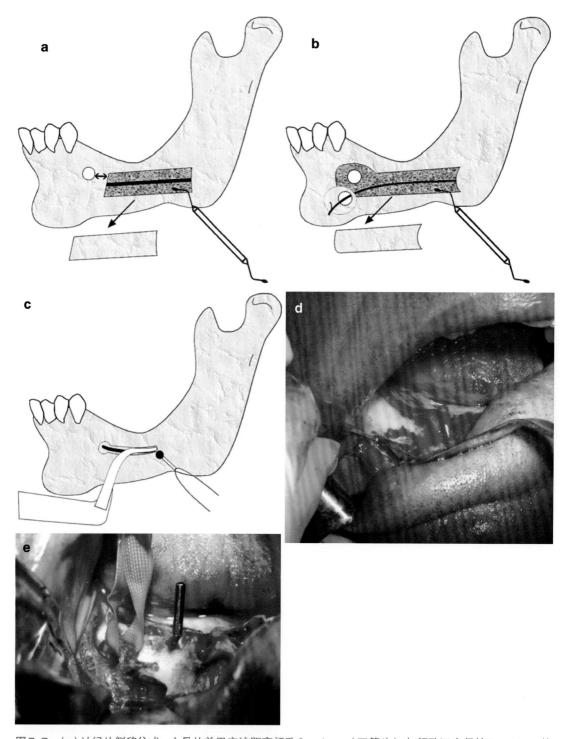

图7-7　（a）神经外侧移位术：去骨的前界应该距离颏孔3～4 mm（双箭头），与颏孔远中保持3～4 mm的距离可以减少术后可能出现感觉异常的概率；（b）去骨块的神经转位术：去骨分两段进行；（c，d）用开槽技术行神经转位术：神经保护器用来保护IAN，以减少术后感觉异常的发生；（e）切断切牙支以便神经旋转移位（末端移位术）

转位术,且通常需要切断切牙神经(图7-7e)。切断切牙神经一般不会对这些患者造成临床不适,但如果患者下颌有活髓前牙时,切断切牙神经可能会引起下切牙不适感。在这种情况下,需要先行根管治疗。但也有一些文献报道术后下颌切牙未发生并发症[1,2,12,27,29,32]。切断IAN的切牙支,松解并向后旋转神经血管束以避免神经牵拉被称为神经末端移位术[2]。应注意的是,在很多情况下可以在不切断切牙支的情况下完成颏神经移位。

在不松解颏神经的情况下行神经移位手术时,将IAN牵离牙种植区会对神经产生巨大的牵拉力。根据文献报道,由于神经干在颏孔处变细、容易受损,因此在前部去骨过程中发生神经损伤的概率最高。这也是为什么在不累及颏孔的情况下完成神经移位术后,神经并发症和不良反应最少。据文献报道,颏孔远端保留3～4 mm的骨量可以降低IAN损伤的概率[11,29]。

在去骨过程中,需要注意不要使球钻、挖匙或神经牵开器损伤到神经。当去除神经表面皮质骨时,建议使用为此专门设计的神经保护器置于IAN的颊侧。球钻或其他器械直

接接触神经会造成神经最严重的损伤,如果需要和IAN直接接触,推荐使用圆形的金刚钻而非圆形碳化钻,以此降低神经创伤发生的概率。

7.4.3 从IAC中移出神经血管束

将神经松解后从IAC移出过程中可能会导致神经损伤。此过程需用特殊的挖匙松解神经管内的神经血管束,并用钝头的神经拉钩将其拉到外侧,然后耐心、彻底地去除神经血管束周围的骨。通常采用专用挖匙沿着神经血管束表面在前后水平向缓慢剥离;必须去除神经周围细小的骨刺,以防损伤神经;术中充分冲洗术区以达到视野清晰;使用特殊的弯曲挖匙去除神经周围的松质骨;神经被松解后用神经拉钩将其从神经管内慢慢牵出;神经拉钩末端需圆钝且光滑(图7-8)。所有过程注意避免神经的张力或突然移动,这些也可能引起神经损伤。

7.4.4 牙种植体备洞和植入时对IAN的持续牵拉导致的神经损伤

另一个导致IAN损伤的重要阶段是神经

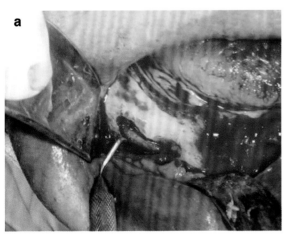
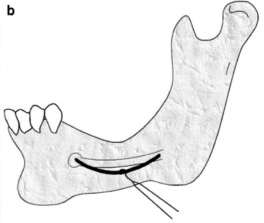

图7-8 (a)用一个特殊的挖匙去除神经周围的松质骨;(b)松解神经并用神经拉钩缓慢地将神经从神经管内移出

牵出IAC外。许多文献提出了在牙种植体备洞时，可以使用多种技术牵拉并保护神经管外侧的神经。这些技术包括用线[6]、纱布条[34]、一小片缝合线包装套[13]、半片针筒中的橡胶塞[35]、胶原带[25]、止血带[10,16,32]及橡皮片（笔者偏爱）牵拉神经。

在这个阶段防止神经损伤的重要策略是增加接触面以降低对神经的压力。与神经的接触面越小，神经损伤的可能性越大（压力=力/面积）。因此，在神经外侧移位和神经牵拉时应避免对神经施加过大的牵拉力，尝试将点接触变成面接触（图7-9），然后，一块大约10 mm宽的纱布或橡皮片从IAN下方穿过，将神经从手术区域拉开，减少对神经产生缺血性创伤。在整个手术过程中，都可以如此牵拉神经，从而降低医源性神经损伤的风险[2,13,30,32]（图7-10和图7-11）。使用宽的橡皮片的优点在于它在一定程度上抵消了神经张力，且由于其弹性而降低了对神经的最终压力。此外，必须用生理盐水不停冲洗以保持受牵拉的神经血管束始终处于湿润状态。

7.4.5　将神经血管束复位到神经管内

手术结束时，神经复位到IAC阶段，神经

和种植体发生接触，可能发生神经损伤。在进行这一步之前，术者要决定是否在神经和种植体之间放置间隔材料。对此存在很多争议，有学者在动物模型上进行了系列研究。Yoshimoto等人通过兔子动物模型研究发现，在种植体和神经束之间放不放置间隔膜并没有显著性差异[36]。Kahnberg等人在狗的实验中发现，14周后骨组织没有完全愈合，但是也没有种植钉的暴露。组织学检查表明，在没有放膜的实验组中，神经束和种植体有少量的接触；而在放膜的实验组中，神经束和种植体之间的距离是没有放膜实验组的4～8倍。虽然神经和种植体之间没有接触，但也无骨组织生成[37]。临床上常取IAC颊侧的骨或者其他部位的自体骨放置在移位的神经和种植体之间，避免IAN和种植体之间的直接接触，以防产生热传导或者金属敏感性等问题。此外，人造材料，如羟基磷灰石不能和神经直接接触，否则神经会发生严重的炎症反应，类似化学灼烧而引起瘢痕，并伴有严重的疼痛，这样的医源性并发症后果较严重，也很难治疗[33]。笔者倾向于在种植体和IAN之间放置胶原膜或移植自体骨[10,33]。相较放膜，骨移植的优势在于，如果在移植区域

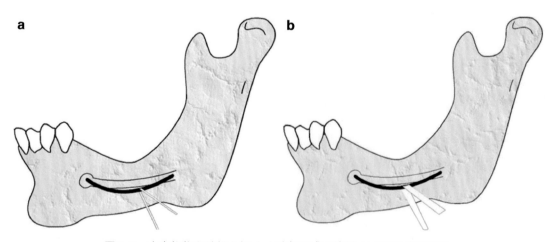

图7-9　在牵拉物和神经之间：(a)避免形成点接触；(b)要形成面接触

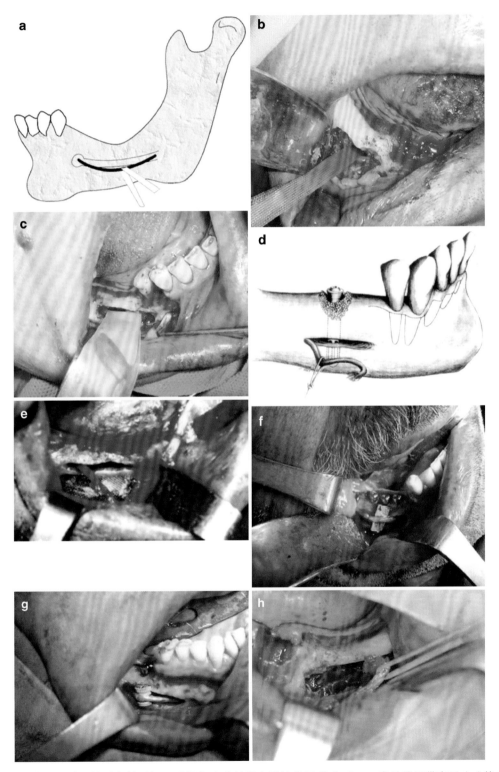

图7-10   在植入种植体时保护神经不受损伤:(a)神经牵引的位置;(b)10 mm宽的胶原带牵引;(c)橡皮片牵引。弹性橡皮片的优点是如果在手术中拉动橡皮片,牵引力会被橡皮片中和而不会转移到神经上。其他牵引材料包括:(d)环状缝合线;(e)纱布片;(f)一段缝合线包装套;(g)半片针筒中的橡胶塞;(h)止血带

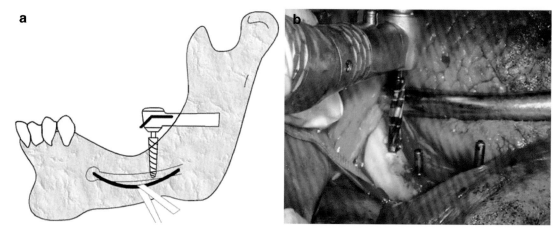

图7-11　（a,b）神经外移后的牙种植窝预备

内发生适当的骨愈合,将有效增加种植体和骨组织之间的接触面积,提高骨结合率,利于种植体的长期稳定(图7-12)。

　　总之,在手术期间和术后应尽量避免神经的缺血性和机械性损伤。在神经移位术中需要注意的常见因素如下。

　　1. 避免过多、过大牵拉神经。在神经外侧移位和复位过程中,应将神经的点接触变成面接触。

　　2. 在去骨过程中,必须注意不要使球钻、挖匙或神经牵拉器损伤到神经。球钻及其他手术器械与神经直接接触造成的神经损伤是最严重的损伤,因此建议考虑使用神经保护器。

　　3. 将神经向外侧移位时,应选择使用牵拉力最小的手术器械以防神经缺血性损伤。所用的放置在神经和种植窝之间的器械要尽量薄和接触面大。

　　4. 在神经束移位全过程中,始终用生理盐水保持其处于湿润状态。

　　5. 要防止血肿发生对神经干产生压力。

　　6. 牙种植体植入后,种植体和神经束之间应放置植骨材料(吸引器中收集的自体骨或同种异体骨)和胶原膜[10,33]。

7.5　神经移位和牙种植体植入相关的组织学发现

　　Yoshimoto等人在神经移位和牙种植体植入术后8周,对种植体周围组织进行了评估:临床未发现种植体暴露,所有种植体稳定性良好,手术部位无感染和炎症反应,且牙种植体和神经血管束之间有骨组织形成并无直接接触(图7-13)。研究发现,经表面氧化铝喷砂处理的牙种植体周围骨形成量是光滑表面牙种植体的2.5倍。围绕神经血管束周围的新骨可以防止牙种植体和神经束之间直接接触,因此可以避免神经组织遭受机械或热损伤。显微切片显示在新骨中有血管网形成,这表明不需要用屏障物或者骨移植材料将牙种植体和神经分隔开[36]。

　　Kahnberg等人在狗的实验中发现,术后14周骨组织未完全愈合,但牙种植体没有暴露。组织学检查显示,如果没有放置屏障膜,神经束和种植体之间会有少量接触(图7-14)。

　　在屏障膜边缘,浆细胞、巨噬细胞、中性粒细胞及粒细胞混杂,同时还能观察到少量的巨细胞。相较无屏障膜组,屏障膜组可以

图7-12 IAN复位回IAC内。(a)神经直接和牙种植体接触(不推荐);(b)在牙种植体和神经之间放置屏障膜(箭头);(c)在神经和牙种植体之间植骨(箭头)

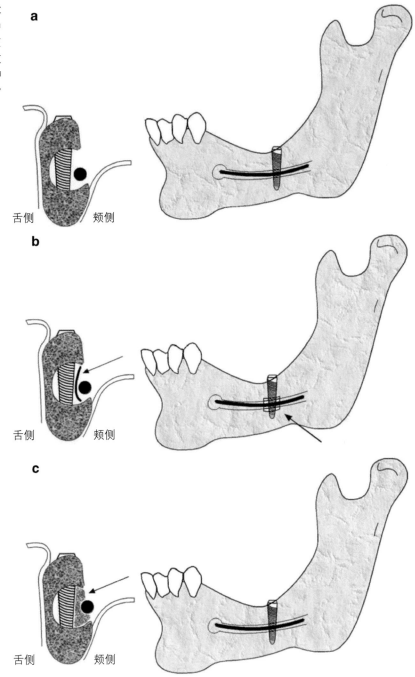

舌侧　颊侧

看到血管芽生长。有时在种植体和神经束之间的某些区域可以见到厚度小于10 μm的囊。而当使用屏障膜时,牙种植体和神经之间的距离将会是非屏障膜组的4～8倍,其平均距离是348.3 μm;非屏障膜组的距离是39.8 μm。当使用屏障膜时神经和种植体之间虽然没有接触,但种植体周围也没有骨形成[37](图7-15)。

Yoshimoto等人评估了兔子神经移位术后8周种植体周围骨愈合情况。光镜和扫描

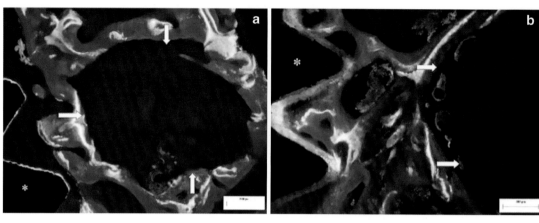

图7-13 荧光显微镜显示在兔子的神经移位术后IAN和牙种植体之间的关系（星号指种植体，箭头指IAN）。(a,b)通过荧光显示剂显示骨形成[36]

图7-14 狗在完成神经移位和牙种植体植入后，神经和牙种植体接触的显微镜下图像（箭头指IAN，星号指种植体）。没有使用屏障膜，牙种植体和神经之间存在实体接触[37]

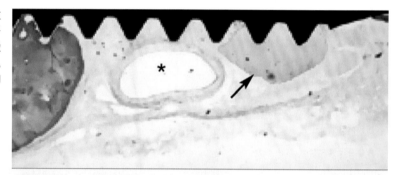

图7-15 狗在神经移位术后，IAN和牙种植体之间接触的显微图像。将屏障膜放在牙种植体和神经之间（箭头指IAN）。注意由于膜的存在，牙种植体和神经之间存在间距[37]

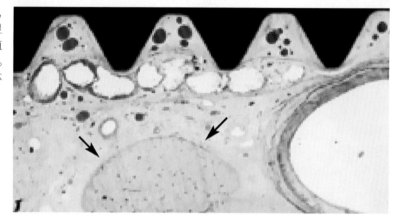

电子显微镜证实所有标本的牙种植体和神经之间都有骨组织生成（图7-16和图7-17）。在8周的愈合期中没有发现神经束和种植体之间有接触（图7-16a）。IAN表面去除的骨块空缺又形成了一个新的下颌管骨壁（图7-18b）。这项研究表明在IAN和牙种植体接触部位存在骨改建，这就使神经束被完全隔离（图7-16至图7-18）。创口愈合过程包含术前解剖结构的恢复，进而避免神经组织长时间接触种植体表面。骨组织活性通过一系列荧光标记评价，结果显示IAN束和种植体表面之间的骨改建在术后第14天达到

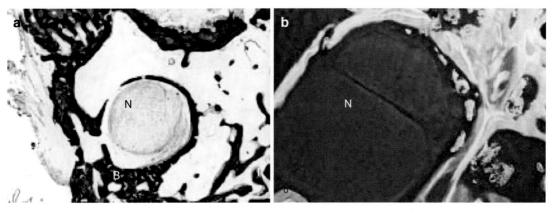

图7-16 （a）牙种植体（I）和神经（N）之间的骨形成（B）（×10），注意在手术入路接近神经血管束区域有新骨长入（*）（Masson三色法）；（b）荧光显微镜图像显示茜素红（红色）与钙黄绿素（绿色）、四环素（橙色）（×30）之间出现较大的标记间距，在茜素红标记之间存在较高的MAR标记，表明骨生长主要发生在愈合的第1周[38]

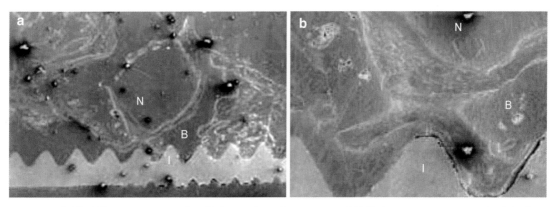

图7-17 扫描电镜显示IAN和牙种植体表面之间的关系。（a）牙种植体表面（I）和IAN（N）之间有新生骨（B）；（b）放大的显微图像显示IAN（N）周围被新骨（B）包绕[38]

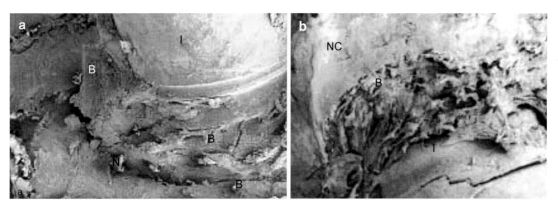

图7-18 用20%氯酸溶液选择性去除皮质骨后的扫描电镜图像。（a）牙种植体（I）和IAN（N）的外侧骨壁（B）；（b）去除IAN后显示的新形成的下颌管骨壁（NC）[38]

最高骨矿物质沉积率(图7-16b),荧光标记物的位置显示成骨首先发生在种植体表面,然后在靠近IAN的区域发生骨沉积(钙黄绿素和四环素标记,图7-16b)。通过荧光标记可以观察到伤口愈合方式,牙种植体植入后不久即在牙种植体表面快速形成骨,这样具有一定优势:种植体在植入下颌骨后牙区后可以获得理想的机械稳定性;迅速将IAN和牙种植体表面分离,可以有效减少由于与种植体表面接触而引起的任何潜在神经敏感性(如热敏感性)。荧光标记(钙黄绿素和四环素)显示在手术部位完成初始修复和改建之后,在牙种植体植入后期,IAN附近的骨改建将形成新的神经管骨壁(图7-17和图7-18),进一步降低IAN的神经敏感性[38]。

此外,Yoshimoto等从显微结构和超微结构评估了兔子在神经移位术和牙种植体植入8周后IAN的损伤情况。右侧下颌骨植入牙种植体作为实验组,左侧作为对照组(没有手术)。光镜检查发现实验组IAN的组织结构比对照组更松散。不仅在神经外膜和神经束膜可以观察到这种松散的排列,而且在距离神经束较远的组织中也可以看到,这表明术后8周仍在进行组织修复。观察实验组的不同区域后会发现组织结构的改变,结缔组织分隔神经束,这说明了组织水肿的存在,组织切片也证实实验组的组织结构排列密度较低(相较对照组)(图7-19和图7-20)。随后的数据也证实了以下假说:术后8周IAN仍受到手术的影响。透射电镜观察显示,对照组比实验组有更密集的超微结构(图7-21和图7-22)。此外,在几个实验组中都发现髓鞘退化(图7-22)。尽管存在沿着松散纤维的髓鞘退化现象,但与有髓纤维总量相比,髓鞘退化纤维的数量还是比较少的。因此,这些结果表明IAN是部分受损,并且正在发生组织再生,与临床上观

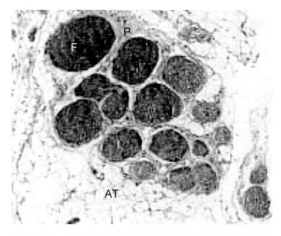

图7-19　对照组显示神经束膜(P)包绕着IAN束(F)。对照组中的神经束紧密排列。神经外膜由致密的结缔组织、少量胶原纤维、脂肪组织(AT)及血管组成(HE染色,标尺=10μm)[39]

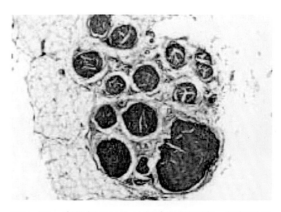

图7-20　实验组IAN的神经束和轴突束。相较对照组,实验组的神经外膜的结缔组织减少,几乎无胶原纤维,密度降低(排列之间的间隔较大),这表明水肿是导致感觉神经异常的一个主要原因(HE染色,标尺=10μm)

察到的暂时性感觉障碍和电生理检查发现的神经传导速度下降相一致。尽管神经束数量上的差异先前已被报道,但该研究中的对照组与实验组之间神经束数量无显著性差异,这可能是由于两组样本采集区域是在下颌两侧几乎相同的部位。实验组的神经束直径会减小,这可能是由于周围结缔组织水肿导致的(图7-20)。这些结果表明,学者们观察到的术后神经传导障碍是由于在显微结构和超微结构

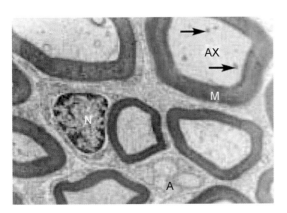

图 7-21 对照组 IAN 的透射电镜照片。显示有髓鞘（M）、轴浆（AX）和细胞器（箭头）。有髓神经和无髓神经（N）之间排列紧密，存在施万细胞（N 施万细胞核仁）。标尺 =1 μm[39]

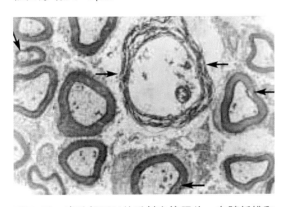

图 7-22 实验组 IAN 的透射电镜照片。有髓纤维和无髓纤维之间排列密度降低。一般可以看到具有正常超微结构的髓鞘。然而，与对照组不同的是，在几个部位观察到神经超微结构的变性（箭头）。显微照片的中央区域显示了由于手术创伤而发生的退化过程。标尺 =1 μm[39]

水平组织紊乱引起的。修复过程随着时间推移而持续，组织结构会自我改建，那么神经生理传导就完全有可能重建[39]。

7.6 神经移位患者的临床神经感觉测试

临床医师应记录患者在神经移位手术期间发生的不寻常反应（如剧烈疼痛或电击样感觉）。如果怀疑有神经损伤，临床医师应在手术后第二天（当局部麻醉药的作用消失时）对患者进行彻底的感觉神经检查并记录结果。临床医师还应记录患者对感觉改变的主观评价[40]。问卷应包括一系列有关症状和功能方面的问题，答案可以是"是"或者"否"，也可以是多选，或者采用视觉模拟量表（VAS）[30]。在完成调查问卷时，特别要询问每位患者的手术侧和非手术侧下唇或颏部感觉是否有差异。此外，还可以提一些具体的问题，如意外咬唇、流涎或食物溢出、烧灼感、疼痛感或刺痛感[41]。

门诊常用的检查还有神经感觉测试。根据皮肤接受刺激的受体不同，临床神经感觉测试可以分为两类：机械性感觉和伤害性感觉测试。机械性感觉测试包括静态轻触觉、两点辨别、毛刷方向。针刺和热刺激触觉属于伤害性感觉测试。每个测试评估特定类别的感受体和轴突[42,43]（表 7-1）。

7.6.1 机械性感觉测试

1. 静态轻触：对于该测试，要使用装在塑料手柄上长度相同、厚度不同的尼龙纤维（Semmes-Weinstein 单丝或 von Frey 纤毛机械刺激针）。患者需闭上眼睛，每当他（她）感觉到脸部有轻微的触摸时就表示"是"，并指向他（她）感觉到被触摸的确切位置。

2. 毛刷方向识别：这些感受可以是振动、触觉和颤动。如果患者有任何感觉，那么需要表明细丝或刷子在向哪个方向移动[43]。方向识别可以使用棉签、软毛刷或 Semmes-Weinstein 单丝进行测试。建议用软毛刷从左向右和从右向左，以超过 1 cm 的距离进行刺激，然后询问患者刺激的运动方向[30,46]。

3. 两点辨别（静态）：在这个测试中，两点之间的距离可以调整。在患者闭上眼睛的

表7-1　根据IAN纤维类型进行的主观临床感觉测试

纤维类型和功能		测试方法描述	测试名称
机械感受	有髓传入A-β纤维	要求患者说明他(她)是否能感觉到脸部轻触并指向确切的位置	静态轻触测试
	粗大的A-α和A-β有髓纤维	要求患者说明他(她)是否能感觉到刷子并确定移动的方向	毛刷定向测试
	细小的有髓A-δ纤维和无髓C传入纤维	要求患者区别触碰的是一点还是两点。检查人员可以用任意两个尖锐且可以改变距离的仪器来检查患者	两点辨别(尖锐)
	粗大的有髓A-α传入纤维	要求患者区别触碰的是一点还是两点。检查人员可以用任意两个钝性且可以改变距离的仪器来检查患者	两点辨别(钝)
伤害性感受	游离的神经末梢和细小的A-δ和C纤维	要求患者说明是否感觉到针尖刺激	针刺伤害感受
	A-δ纤维	要求患者说明是否感觉到热	温度辨识(热)
	C纤维	要求患者说明是否感觉到冷	温度辨识(冷)

情况下进行测试，开始测试时两点并拢，与皮肤或黏膜完全接触，此时患者只能感觉到一个点[43]。然后逐渐分开为两点，记录患者是否能够辨别两点的最小距离，并与对照侧进行比较。

7.6.2　伤害性感觉测试

1. 针刺痛觉测试：通常使用痛觉计进行这个测试，该仪器一般由一根针和一个正畸应变仪组成。针的尖端用于测试伤害性感受，钝端用于测试压力感受。正常区域感觉到尖端刺痛所需的力量大小被记录为手术区域的痛觉阈值。正常值在这个测试中也会有很大差异，但一般认为引起刺激反应的力约为15 g[47]。对正常值有过度反应(针刺)称为痛觉过敏。对正常值反应降低(触觉)称为痛觉迟钝，没有反应称为感觉丧失[43]。

2. 温度识别：这是一种辅助测试，可以使用多种测试设备来完成，包括Minnesota热盘、冰、氯乙烷喷雾剂、丙酮及水。最简单的方法是使用浸过丙酮或氯乙烷的棉签涂抹[43]进行超阈值反应评估。

一般来说，对于这些测试，包括静态轻触、毛刷方向测试以及锐性/钝性的辨别，80%的反应是正确的就可认为感觉正常[48]。尽管以对侧作为临床感觉测试对照有利于建立阈值基线，但一般研究很少采用。未受影响的部位可以作为对照区，如上唇或前额[30]。在许多关于双侧损伤的研究中，IAN/颏神经分布区域以外的面部其他区域被作为对照区[42]，但必须了解面部皮肤不同区域之间有阈值的差异。大多数关于神经移位术的研究使用术前临床感觉数据作为对照，其他双侧病例研究使用其他部位作为对照，如眶下神经区域[30,49,50]或额支区域[51]的皮肤、手部[52]及右耳垂[53]。临床感觉测试中，可将每侧IAN支配的区域分成3个区域。基于颏部皮肤敏感性不同，大多数研究将颏部分为唇颏沟、下唇，或者下唇、颏部及颏神经区[30,50,51]。当神经损伤的症状是疼痛时，用局麻进行诊断性神经阻滞有助于决定是否行显微外科神经重建术。重点是一开始使用低浓度的麻醉药,并且需从周边向中心注射以缓解疼痛。如果疼痛没有得到缓解,可能存在从另一侧神经生长出的侧支。如果是持续性疼痛可由冷刺激而加重,具有自发性,且表现为持续性灼痛,在鉴别诊断中应考虑异常性疼痛、痛觉超敏、灼性神经痛及交感神经性疼痛。在这种情况下,诊断性星状神经节阻滞有助于区分灼性神经痛和来自颈丛的交感性神经痛[1,30,54]。

7.7　神经移位术病例中感觉障碍的处理(手术和非手术方法)

因牙种植需要而行IAN移位术的患者几乎100%术后即刻都有感觉障碍[1,28,29]。不过84%的患者的感觉障碍会逐渐恢复,只有16%的患者呈现为永久性和不可逆性[1,29-31]。通常,神经移位后神经感觉并发症的处理可以从两个方面来实施:首先推荐非手术治疗,必要时再进行手术治疗。

7.7.1　非手术治疗

神经损伤处理的重要一环是需要告知和辅导患者神经感觉异常并发症的病因及治疗过程。术前和术后应该对患者进行宣教,让其清楚了解神经感觉异常的恢复可能需要很长时间,并且他(她)可能会经历很长一段时间的感觉异常或病理性感觉异常。可以教患者用羊毛脂或吸湿软膏涂擦感觉异常区域,然后按摩该区域。开始按摩时动作应该温柔,然后增加力度以改善触觉,每日按摩4~6次,每次10~15 min。通常最早恢复的感觉是冷的感觉,然后是痛觉,但此时患者该区域仍可能出现感觉异常。4~5个月后,患者应该能够区分冷热感觉,并感觉到25~30 g压力的针尖刺激。6个月后,通常会更有效地恢复触觉、痛觉及热感[55]。

一些研究提出在手术后应立即使用低强度激光(LLL)进行治疗,每周4次,共10个周期。虽然手术前可以用LLL照射术区,为IAN的神经移位手术做准备,但通常在手术当天才开始进行治疗,每月用简易的麻醉针检测敏感区域。根据患者初始感觉异常区域和术后6个月感觉异常区域面积统计结果,最终计算感觉恢复的百分比[1]。研究表明,使用LLL作为无创性非手术方法,可更快恢复感觉异常,从而避免用显微神经外科手术治疗神经损伤。由于LLL能够促进照射区域髓磷脂和神经营养因子的生成,可以有效增强神经功能,因此使用砷化镓(GaAlAs)820 nm低能量激光可以改善或解决患者的主观和客观感觉异常症状[1,56]。

急性神经损伤的治疗药物包括皮质类固醇和非甾体抗炎药(NSAIDs)。关于术前和术后如何使用抗感染药物,一些文献给出的建议是术前和术后使用皮质类固醇或高剂量布洛芬800 mg,每日3次,连续3周[40,43]。全身给药使用皮质类固醇治疗(如地塞米松8~12 mg/d),可减少手术后第1周神经周围的炎症[57]。研究已经证实,如果在损伤后1周内使用高剂量肾上腺皮质类固醇,可以使神经损伤后的神经病变最小化[58,59]。另外,肾上腺皮质类固醇已被证明可以抑制受损轴突中央的出芽和异常电位,从而有助于预防神经瘤的形成[60,61]。

在牙种植和骨移植位置大多用冷敷,特别是在怀疑有神经损伤时,术后24 h内要用大量冰块冷敷神经旁的组织,然后术后1周内间断冰敷[62]。已证实冷冻疗法可将由水肿压迫神经而导致的继发性神经损伤减至最小，降低三叉神经节细胞的代谢变性率并减缓潜在的神经瘤形成[63]。可见冰敷术区有助于术后神经功能的恢复[62]。

针对一些复杂病例，可以使用其他药物[43]，如使用复合维生素B补充剂。一些研究表明，B族维生素和维生素E补充剂可以改善神经功能，并减少持续性神经病变。B族维生素中，特别是维生素B_1和维生素B_{12}，可以通过保存和保护富含脂质的神经末梢膜来预防神经损伤，并改善神经的自然生长。由于酒精摄入会导致B族维生素缺乏，因此神经损伤患者应避免摄入酒精[64]。

7.7.2　手术治疗

基于原发神经损伤的类型和严重程度不同，神经恢复的过程和患者临床症状也存在差异。大多数情况下，自行愈合的观察期只需要等待时间和患者定期复诊，而某些病例可能需要药物治疗或显微神经外科重建手术。

如果在神经移位手术期间发生已知或能观察到的损伤（包括牵拉或压迫神经干），最经典的方法是应用地塞米松，如1～2 min内静脉推注地塞米松1～2 ml（4 mg/ml）。直接应用肾上腺皮质类固醇可以减少神经炎症反应，并减少肿胀压迫，从而促进神经感觉障碍的恢复[65]。

在神经移位术中，应控制IAN神经血管束出血，可用纱布轻轻地暂时加压（关闭创口前将其取出），不能使用热灼或电凝，也应避免使用止血药物或止血材料，因为这些材料在直接与神经接触时会对神经造成化学损伤[66,67]。

如果神经被切断，不需神经移植，游离端可以在没有张力的情况下重新连接，如尝试在放大镜或手术显微镜下将神经残端进行外膜缝合（使用8-0单股聚酰胺缝合线，

Ethilon，Ethicon Ltd.，UK）[55,66]。

如果在有张力情况下修复IAN，那么在神经修复部位会形成更大的纤维化区域，并可能形成神经瘤，甚至导致神经感觉恢复失败。在神经压迫或受牵拉的情况下，为防止因机械性创伤引起的局部缺血，术者应松解神经并消除张力或压迫[55]。在神经修复术后第1个月每周进行1次临床测试，之后每月1次测试持续5个月。第1个月的测试尤其重要，这些测试被用来识别和诊断是否存在神经瘤或神经病理性疼痛（提示神经瘤形成），以及是否有进展，判断神经瘤是否需要早期显微神经外科切除[40]。在出现神经病理性疼痛时，治疗手段主要包括局部麻醉剂行神经阻滞、使用镇痛药以及通过皮肤的神经刺激疗法（30 min/d，持续3周）。如果术后3～4周神经病理性疼痛不能减轻，建议使用其他药物治疗，如加巴喷丁[55]。一般情况下，大多数神经移位术患者的感觉丧失即使无法完全恢复，在6～12个月内也会得到改善[10,12,29]。一些研究报道称这一时期可长达18个月[17]。如果患者过了此时期（12～18个月），仍存在任何之前无法忍受的感觉异常或疼痛等问题，则可能需要显微手术进行探查。

对有神经损伤的患者进行手术干预有两个主要目标：恢复神经感觉功能和控制存在的疼痛、不适。

手术探查和神经重建的适应证包括：

1. 看得见的神经损伤。

2. 神经周围存在异物。

3. 随着时间推移，麻木和感觉迟钝无改变。

4. 无法控制的神经病理性疼痛。

手术探查和神经重建的禁忌证包括：

1. 在定量感觉测试中（QST），感觉功能有恢复的迹象。定量感觉测试通过震动、触觉、温度或疼痛刺激来确定感觉刺激确切阈值。

2. 患者正在进行其他功能障碍或不适的治疗。

3. 有中枢敏化的迹象（如区域性病理性感觉异常，继发性痛觉过敏）。

4. 临床表现为自主神经功能障碍而不是感觉神经损伤引起的临床症状（如红斑、水肿、过敏反应及烧灼感等）。

5. 年长患者可能存在的系统性疾病或神经病理性疾病。

6. 神经损伤后时间过长（超过 $12 \sim 18$ 个月）。

7. 患者有不切实际的期望（如要求立即恢复全部的感觉功能且没有疼痛）。

8. 阻滞局麻不能减轻的神经病理性疼痛[54]。

神经重建的方法包括：

1. 通过去除异物并松解瘢痕组织和其他压迫神经的周围组织来减轻受损神经的压力（神经外松解）。

2. 探查神经损伤区域，切开或切除创伤性神经瘤（神经内松解）。

3. 通过显微缝合技术进行神经吻合修复（神经直接吻合）。

4. 如果神经组织缺损大，无法行直接神经吻合术，则通过间接神经移植来进行重建[54]。

7.8　神经移位术后的感觉功能

神经移位术后最常见的感觉并发症是感觉减退、感觉异常和感觉过敏。引起神经功能障碍的最常见原因包括神经的机械性损伤，神经血管束从 IAC 中移出后引起的局部缺血，手术过程中对神经的牵拉，水肿和血肿形成，及术后形成的慢性压迫[1,2]。据 Hirsch 和 Branemark 的观点，感觉障碍的主要原因

是机械性损伤导致神经周围微血管循环受损而引起的神经营养障碍。相较触觉纤维，温度和痛觉神经纤维具有更强的抵抗创伤和缺血的能力[12]。

需要注意的是 IAN 是一种多束神经，神经束数量越少，神经外膜越厚，且大量的束间组织使得 IAN 更能耐受压力，反之亦然（即神经束的数量越多，神经外膜越薄，神经对压力的抵抗能力就越低）[23,55,68]。

仅对神经血管束粗壮部分进行手术操作，避免对较细的颏神经或神经末梢进行手术操作，可以降低术后神经传导障碍、永久性麻木和感觉异常的发生率。因此，虽然神经移位术在后牙区（如第二磨牙区）的手术难度更大，但由于神经血管束在这个区域更粗壮，发生严重的、长期的神经损伤的风险反而小。轻度压迫或挤压伤后，神经自然恢复过程通常需要几周至 6 个月[1]。如果这段时间没有得到恢复，那么很有可能会转变成永久性感觉异常。一些学者认为，神经移位术及牙种植体植入后的神经感觉变化属于该治疗方案的正常反应，而不应该定义为不良后遗症或并发症[1,69]。

一项研究发现[10]，在神经移位术后，15名患者中有 3 名患者颏部有持续性感觉异常，3 名患者出现了感觉迟钝而未出现颏部感觉丧失和病理性感觉异常。3 名感觉异常患者的两点辨识距离阈值为 $7 \sim 11$ mm，只有 1 名患者恢复到术前 2 mm 阈值以内。3 名感觉迟钝患者的两点辨别距离阈值超过 20 mm，均未恢复到术前 2 mm 的阈值范围内。1 名患者出现下前牙牙龈的病理性感觉异常，这种病理性感觉异常只有在牙种植体和前牙周围刷牙或用牙线剔牙时才会出现，该患者在颏部没有感觉异常或感觉迟钝[10]。而根据 Hashemi 报道[13]，73.6% 的患者在神经移位

术后第1周会出现麻木,其他患者则表现出其他感觉障碍,包括感觉迟钝、瘙痒、烧灼感、疼痛及紧缩感;在术后第1个月,感觉迟钝患者的百分比增加,而麻木患者的百分比急剧下降;12个月后,只有2.7%的患者报告有瘙痒感,而其他患者完全康复。该研究还指出,尽管有一些神经感觉方面的小问题,但94%的患者对手术结果表示满意[13]。

对神经移位手术的回顾研究(表7-2)发现,该手术发生术后神经感觉异常的概率是

表7-2 神经移位术后神经感觉障碍的文献回顾

研 究 者	神经移位术的侧数	术后出现感觉障碍的患者数	6～12个月恢复正常感觉(最长18个月)的患者数	18个月后没有恢复正常感觉的患者数
Jensen 和 Nock(1987)[6]	2	2	2	—
Rosenquist(1992)[8]	10	7	10	—
Friberg 等(1992)[31]	10	10	7	3
Smiler(1993)[32]	5	5	5	—
Sethi(1993)[70]	1			
Rosenquist(1994)[26]	100	79	96	4
Jensen 等(1994)[27]	10	10	9	1
Rosenquist(1995)[9]	92	92	87	5
Rugge 等(1995)[20]	1	1	1	—
Hirsch 和 Branemark(1995)[12]	24	24	21	3
Sethi(1995)[71]	14	14	14	
Kan 等(1997)[28]	21	21	11	10
Louis(2001)[10]	15	15	9	6
Peleg 等(2002)[29]	10	10	10	—
Morrison 等(2002)[48]	12	12	8	4
Bovi(2005)[14]	1	1	1	—
Ferrigno 等(2005)[72]	19	10	18	1
Proussaefs(2005)[73]	2	2	2	—
Hashemi(2006)[34]	11	11	11	—
Sakkas 等(2008)[15]	1	1	1	—
Vasconcelos 等(2008)[2]	1	1	1	—
Del Castillo Pardo 等(2008)[17]	2	2	2	—
Chrcanovic 和 Custodio(2009)[1]	18	18	18	—
Bovi 等(2010)[16]	10	10	10	—
Kale 等(2010)[18]	1	1	1	—
Hashemi(2010)[13]	110	110	107	3
Hassani 和 Saadat	85	85	80	5
总数	588	555	543	45

94.38%。然而，需要注意的是，所列研究中只有3项研究显示有患者术后完全没有发生神经感觉方面的问题。因此，可以认为神经移位手术对所有病例均会造成手术后神经感觉异常。尽管极少数研究报道神经移位术18个月感觉丧失也能获得恢复，但神经感觉问题大多在手术后6～12个月内获得有效恢复[17]。可以明确的是，92.34%患者的神经感觉异常问题在6～12个月内恢复，只有7.66%的患者持续时间更长（大于12～18个月）。如果过了这段时间后神经感觉异常问题仍然存在，那么很可能永远无法恢复。在某些情况下，根据具体情况，可能需要进行显微神经外科手术探查和神经修复。

在神经损伤处理过程中，切记要告知患者可能出现的感觉异常，且可能是永久性和令人不舒服的。应该在术前、术后对患者进行宣教，让其知道神经感觉的自然恢复可能需要很长时间，并且他（她）可能会长时间经历感觉异常或病理性感觉异常，甚至可能是永久性的。研究表明，女性患者的神经功能自然恢复的概率低于男性患者[1]。如上所述，大多数手术医师认为神经移位术后的神经感觉障碍应该被认为是正常的可预测状态，而不是手术操作的并发症或后遗症[1,29]。

总　结

下牙槽神经移位术具有很高的永久性神经损伤和感觉异常风险。是否行神经移位术和牙种植体植入取决于是否需要下颌后牙支持，以稳定牙列和提供理想的口腔功能，但必须谨慎选择病例。重要的是，只有经验丰富的外科医师才能进行这类型的手术，并且他（她）必须熟悉如何处理术后的神经感觉损伤，并具有足够的技能对患者进行评估、诊断及治疗（非手术和手术方法）。

（钱文涛　徐光宙　邹多宏）

参考文献

［1］ Chrcanovic B R, Custodio A L (2009) Inferior alveolar nerve lateral transposition. Oral Maxillofac Surg, 13(4): 213－219.

［2］ Vasconcelos Jde A, Avila G B, Ribeiro J C, et al (2008) Inferior alveolar nerve transposition with involvement of the mental foramen for implant placement. Med Oral Patol Oral Cir Bucal, 13(11):E722－E725.

［3］ Karlis V, Bae R D, Glickman R S (2003) Mandibular fracture as a complication of inferior alveolar nerve transposition and placement of endosseous implants: a case report. Implant Dent, 12(3): 211－216.

［4］ Becker R (1970) Continuity resection of the mandible with preservation of the mandibular nerve. Br J Oral Surg, 8(1): 45－50.

［5］ Alling C (1977) Lateral repositioning of inferior alveolar neurovascular bundle. J Oral Surg, 35: 419.

［6］ Jensen O, Nock D (1987) Inferior alveolar nerve repositioning in conjunction with placement of osseointegrated implants: a case report. Oral Surg Oral Med Oral Pathol, 63(3): 263－268.

［7］ Kahnberg K E, Ridell A (1987) Transposition of the mental nerve in orthognathic surgery. J Oral Maxillofac Surg, 45(4): 315－318.

［8］ Rosenquist B (1992) Fixture placement posterior to the mental foramen with transpositioning of the inferior alveolar nerve. Int J Oral Maxillofac Implants, 7(1): 45－50.

［9］ Rosenquist B E (1995) Nerve transpositioning to facilitate implant placement. Dent Econ, 85(10): 92－93.

［10］ Louis P (2001) Inferior alveolar nerve transposition for endosseous implant placement. Oral Maxillofac Surg Clin North Am, 13(2): 265－281.

［11］Babbush C A (1998) Transpositioning and repositioning the inferior alveolar and mental nerves in conjunction with endosteal implant reconstruction. Periodontol, 2000 17: 183－190.

［12］Hirsch J M, Branemark P I (1995) Fixture stability and nerve function after transposition and lateralization of the inferior alveolar nerve and fixture installation. Br J Oral Maxillofac Surg, 33(5): 276－281.

［13］Hashemi H M (2010) Neurosensory function following mandibular nerve lateralization for placement of implants. Int J Oral Maxillofac Surg, 39(5): 452－456.

［14］Bovi M (2005) Mobilization of the inferior alveolar nerve with simultaneous implant insertion: a new technique. Case report. Int J Periodontics Restorative Dent, 25(4): 375－383.

［15］Sakkas N, Otten J E, Gutwald R, et al (2008) Transposition of the mental nerve by piezosurgery followed by postoperative neurosensory control: a case report. Br J Oral Maxillofac Surg, 46(4): 270－271.

［16］Bovi M, Manni A, Mavriqi L, et al (2010) The use of piezosurgery to mobilize the mandibular alveolar nerve followed immediately by implant insertion: a case series evaluating neurosensory disturbance. Int J Periodontics Restorative Dent, 30(1): 73－81.

［17］Del Castillo Pardo de Vera J L, Chamorro Pons M, Cebrián Carretero J L (2008) Repositioning of the inferior alveolar nerve in cases of severe mandibular atrophy. A clinical case. Med Oral Patol Oral Cir Bucal, 13(12):E778－E782.

［18］Kale T P, Patel J N, Bhutani H (2010) Mental nerve repositioning －a case report. Int J Dent Clin, 2(3): 58－60.

［19］Felice P, Corinaldesi G, Lizio G, et al (2009) Implant prosthetic rehabilitation of posterior mandible after tumor ablation with inferior alveolar nerve mobilization and inlay bone grafting: a case report. J Oral Maxillofac Surg, 67(5): 1104－1112.

［20］Rugge G, Lekholm U, Nevins M (1995) Osseointegration and nerve transposition after mandibular resection to treat an ameloblastoma: a case report. Int J Periodontics Restorative Dent, 15(4): 396－403.

［21］Zuniga J R, Zenn M R (2001) Principles of microsurgery. Oral Maxillofac Surg Clin North Am, 13(2): 331－342.

［22］Rocchietta I, Fontana F, Simion M (2008) Clinical outcomes of vertical bone augmentation to enable dental implant placement: a systematic review. J Clin Periodontol, 35: 203－215.

［23］Hupp J R, Ellis E, Tucker M R (2008) Contemporary oral and maxillofacial surgery, 5th. Mosby/ Elsevier, Missouri, pp281, 285, 620－622.

［24］Lindh C, Petersson A (1989) Radiologic examination for location of the mandibular canal: a comparison between panoramic radiography and conventional tomography. Int J Oral Maxillofac Implants, 4(3): 249－253.

［25］Babbush C A, Hahn J A, Krauser J T, et al (2010) Dental implants: the art and science, 2nd. Saunders/ Elsevier, London, pp232－250.

［26］Rosenquist B O (1994) Implant placement in combination with nerve transpositioning: experiences with the first 100 cases. Int J Oral Maxillofac Implants, 9(5): 522－531.

［27］Jensen J, Reiche-Fischel O, Sindet-Pedersen S (1994) Nerve transposition and implant placement in the atrophic posterior mandibular alveolar ridge. J Oral Maxillofac Surg, 52(7): 662－668.

［28］Kan J Y, Lozada J L, Goodacre C J, et al (1997) Endosseous implant placement in conjunction with inferior alveolar nerve transposition: an evaluation of neurosensory disturbance. Int J Oral Maxillofac Implants, 12(4): 463－471.

［29］Peleg M, Mazor Z, Chaushu G, et al (2002) Lateralization of the inferior alveolar nerve with simultaneous implant placement: a modified technique. Int J Oral Maxillofac Implants, 17(1): 101－106.

［30］Poort L J, van Neck J W, van der Wal K G (2009) Sensory testing of inferior alveolar nerve injuries: a review of methods used in prospective studies. J Oral Maxillofac Surg, 67(2): 292－300.

［31］Friberg B, Ivanoff C J, Lekholm U (1992) Inferior alveolar nerve transposition in combination with Branemark implant treatment. Int J Periodontics Restorative Dent, 12(6): 440－449.

［32］ Smiler D G (1993) Repositioning the inferior alveolar nerve for placement of endosseous implants: technical note. Int J Oral Maxillofac Implants, 8(2): 145－150.

［33］ Bagheri S C, Meyer R A (2011) Management of mandibular nerve injuries from dental implants. Atlas Oral Maxillofac Surg Clin North Am, 19(1): 47－61.

［34］ Hashemi H M (2006) A modified technique of inferior alveolar nerve repositioning: results in 11 patients. Acta Med Iran, 44(4): 273－276.

［35］ Hashemi H M (2006) Retraction of the inferior alveolar nerve during implant insertion using the rubber piston of a dental anaesthetic cartridge. Asian J Oral Maxillofac Surg, 18: 134－135.

［36］ Yoshimoto M, Konig B Jr, Allegrini S Jr, et al (2004) Bone healing after the inferior alveolar nerve lateralization: a histologic study in rabbits (Oryctolagus cuniculus). J Oral Maxillofac Surg, 62: 131－135.

［37］ Kahnberg K E, Henry P J, Tan A E, et al (2000) Tissue regeneration adjacent to titanium implants placed with simultaneous transposition of the inferior dental nerve: a study in dogs. Int J Oral Maxillofac Implants, 15(1): 119－124.

［38］ Yoshimoto M, König B J, Coelho P G, et al (2008) A light and scanning electron microscopy study of bone healing following inferior alveolar nerve lateralization: an experimental study in rabbits. Int J Oral Maxillofac Implants, 23(3): 457－462.

［39］ Yoshimoto M, Watanabe I S, Martins M T, et al (2009) Microstructural and ultrastructural assessment of inferior alveolar nerve damage following nerve lateralization and implant placement: an experimental study in rabbits. Int J Oral Maxillofac Implants, 24(5): 859－865.

［40］ Kraut R A, Chahal O (2002) Management of patients with trigeminal nerve injuries after mandibular implant placement. J Am Dent Assoc, 133(10): 1351－1354.

［41］ Beukelaer J, Smeele L E, Ginkel F C (1998) Is short-term neurosensory testing after removal of mandibular third molars efficacious? Oral Surg Oral Med Oral Pathol Oral Radiol Endod, 85: 366－370.

［42］ Ylikontiola L, Kinnunen J, Oikarinen K (1998) Comparison of different tests assessing neurosensory disturbances after bilateral sagittal split osteotomy. Int J Oral Maxillofac Surg, 27(6): 417－421.

［43］ Juodzbalys G, Wang H L, Sabalys G (2011) Injury of the inferior alveolar nerve during implant placement: a literature review. J Oral Maxillofac Res, 2(1): e1.

［44］ Ylikontiola L, Kinnunen J, Laukkanen P, et al (2000) Prediction of recovery from neurosensory deficit after bilateral sagittal split osteotomy. Oral Surg Oral Med Oral Pathol Oral Radiol Endod, 90(3): 275－281.

［45］ Jääskeläinen S K (1995) Blink reflex with stimulation of the mental nerve. Methodology, reference values, and some clinical vignettes. Acta Neurol Scand, 91(6): 477－482.

［46］ Essick G K (1992) Comprehensive clinical evaluation of perioral sensory function. Oral Maxillofac Surg Clin North Am, 4: 503.

［47］ Walter J M Jr, Gregg J M (1979) Analysis of postsurgical neurologic alteration in the trigeminal nerve. J Oral Surg, 37(6): 410－414.

［48］ Morrison A, Chiarot M, Kirby S (2002) Mental nerve function after inferior alveolar nerve transposition for placement of dental implants. J Can Dent Assoc, 68(1): 46－50.

［49］ Essick G K, Phillips C, Turvey T A, et al (2007) Facial altered sensation and sensory impairment after orthognathic surgery. Int J Oral Maxillofac Surg, 36: 577.

［50］ Nishioka G J, Zysset M K, Van Sickels J E (1987) Neurosensory disturbance with rigid fixation of the bilateral sagittal split osteotomy. J Oral Maxillofac Surg, 45: 20.

［51］ Chen N, Neal C E, Lingenbrink P, et al (1999) Neurosensory changes following orthognathic surgery. Int J Adult Orthodon Orthognath Surg, 14: 259.

［52］ Geha H J, Gleizal A M, Nimeskern N J, et al (2006) Sensitivity of the inferior lip and chin following mandibular bilateral sagittal split osteotomy using piezosurgery. Plast Reconstr Surg, 118: 1598.

［53］ Westermark A, Englesson L, Bongenhielm U (1999) Neurosensory function after sagittal split osteotomy of the mandible: a comparison between subjective evaluation and objective assessment. Int J Adult Orthodon Orthognath Surg, 14: 268.

[54] Fonseca R J, Barber H D, Matheson J D (2009) Oral and maxillofacial surgery, vol 1, 2nd. Saunders/Elsevier, Missouri, pp260−270, Vol.2, p.959−976.

[55] Yaghmaei M (2010) Mandibular canal (clinical aspects), 1st. Karvar Publishers, Tehran.

[56] Khullar S M, Brodin P, Barkvoll P, et al (1996) Preliminary study of low-level laser for treatment of long-standing sensory aberrations in the inferior alveolar nerve. J Oral Maxillofac Surg, 54: 2.

[57] Seo K, et al (2004) Efficacy of steroid treatment for sensory impairment after orthognathic surgery. Oral Maxillofac Surg, 62: 1193.

[58] Galloway E B, Jensen R L, Dailey A T, et al (2000) Role of topical steroids in reducing dysfunction after nerve injury. Laryngoscope, 110(11): 1907−1910.

[59] Han S R, Yeo S P, Lee M K, et al (2010) Early dexamethasone relieves trigeminal neuropathic pain. J Dent Res, 89(9): 915−920.

[60] Kohnelein K E, Ocker K, Seitz H D (1980) Experimental rails to inhibit neuroma formation. Chir Plast (Berl), 5: 207−211.

[61] Seo K, Tanaka Y, Terumitsu M, et al (2004) Efficacy of steroid treatment for sensory impairment after orthognathic surgery. J Oral Maxillofac Surg, 62(10): 1193−1197.

[62] Misch C E, Resnik R (2010) Mandibular nerve neurosensory impairment after dental implant surgery: management and protocol. Implant Dent, 19(5): 378−386.

[63] Olson J E, Stravino V D (1972) A review of cryotherapy. Phys Ther, 52(8): 840−853, Review.

[64] Kubilius R, Sabalys G, Juodzbalys G, et al (2004) Traumatic damage to the inferior alveolar nerve sustained in course of dental implantation.

Possibility of prevention. Stomatologija Baltic Dent Maxillofac, 6: 106−110.

[65] Misch C E (2008) Root form surgery in the edentulous anterior and posterior mandible: implant insertion.//Misch C E (ed). Contemporary implant dentistry. Mosby/Elsevier, St. Louis, pp221−226.

[66] Robinson P P, Loescher A R, Yates J M, et al (2004) Current management of damage to the inferior alveolar and lingual nerves as a result of removal of third molars. Br J Oral Maxillofac Surg, 42(4): 285−292.

[67] Loescher A R, Robinson P P (1998) The effect of surgical medicaments on peripheral nerve function. Br J Oral Maxillofac Surg, 36: 327−332.

[68] Colella G, Cannavale R, Vicidomini A, et al (2007) Neurosensory disturbance of the inferior alveolar nerve after bilateral sagittal split osteotomy: a systematic review. J Oral Maxillofac Surg, 65(9): 1707−1715.

[69] Davis H, Ohrnell L O, Larson C, et al (1990) Lateralizing of the inferior alveolar nerve to allow fixture placement. Proceedings of the UCLA Symposium on Implants in the Partially Edentulous Patient. Los Angeles: 28−31.

[70] Sethi A (1993) Inferior alveolar nerve repositioning in implant dentistry: clinical report. Implant Dent, 2(3): 195−197.

[71] Sethi A (1995) Inferior alveolar nerve repositioning in implant dentistry: a preliminary report. Int J Periodontics Restorative Dent, 15(5): 474−481.

[72] Ferrigno N, Laureti M, Fanali S (2005) Inferior alveolar nerve transposition in conjunction with implant placement. Int J Oral Maxillofac Implants, 20(4): 610−620.

[73] Proussaefs P (2005) Inferior alveolar nerve transposing in a situation with minimal bone height: a clinical report. J Oral Implantol, 31(4): 180−185.

正颌手术相关的三叉神经损伤 **8**

Anders Westermark

通过正颌手术来矫正颅颌面畸形的过程可能会造成面部皮肤感觉功能损伤。损伤最常见于下唇和颏部,通常是由下颌支矢状截骨造成。在大多数情况下,这种感觉神经损伤能够被患者所接受,但术前仔细分析神经损伤的风险在临床工作中仍然十分重要。下牙槽神经损伤是目前公认的最常见的下颌骨正颌手术并发症,几乎100%的患者在术后即刻会出现下牙槽神经功能障碍,且会伴有不同程度的长期感觉异常。

8.1 正颌手术

正颌手术是用来纠正或部分纠正颌骨错位的一种术式,它可以分为下颌手术、上颌手术或双颌手术。有时,正颌的截骨方法也用于暴露肿物或血管性病损,但是在绝大多数病例中,截骨是为了改善咬合、咀嚼肌功能和面部形态。因此,绝大多数接受正颌手术者都是健康的年轻人,年龄一般在20岁左右,故这类手术应当最大限度地避免术后并发症的发生。正颌手术从正式确立为一种常规的治疗手段至今仅有50年的历史,目前发现,正颌手术后可能会出现不同程度的神经感觉障碍(neurosensory disturbance, NSD),且下颌骨截

骨术后发生NSD的概率比上颌骨更高。

下牙槽神经(IAN)负责下唇、颏部和颏孔以前的颊侧牙龈的感觉功能。眶下神经(ION)传导颊部皮肤、半侧鼻部、上唇和上颌前部颊侧牙龈的感觉。上述区域的躯体感觉功能在正颌手术中均存在受损的风险。

8.2 下颌截骨术

下颌支垂直截骨(vertical ramus osteotomy, VRO)、下颌支矢状劈开截骨(sagittal split ramus osteotomy, SSRO)和颏成形术是三种最常用的下颌骨截骨方式。囿于篇幅,我们在本节中无法详细地介绍这三种手术的具体步骤,但它们之间是有一些共性的。

简而言之,VRO是将下颌支从下颌切迹向下切开直至下颌角(图8-1)。下颌神经从下颌支内侧、下颌小舌附近的下颌孔进入下颌支,截骨线就位于下颌孔与下颌小舌后方。多数情况下,此类截骨由口内入路进行,但也有经口外入路者。若术中未采用坚强内固定,则VRO后需要颌间固定3~6周。下颌支垂直截骨术仅适用于需要下颌后退的患者。

SSRO是在下颌角区将下颌骨体部与升支分开。通过一条升支内侧的水平截骨线和

图8-1　下颌支垂直截骨术是在下颌孔(下颌小舌区域)后方行骨切开,从而避免损伤下牙槽神经

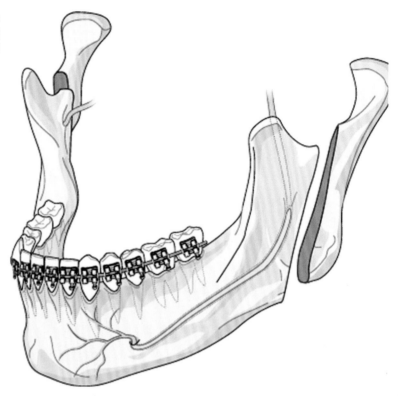

一条磨牙区外侧的垂直截骨线,将下颌骨矢状劈开,截骨深度以仅切开外侧骨皮质为佳(图8-2)。此类截骨可实现下颌骨的后退、前移和旋转移动,其近远中骨段可通过多种接骨方式进行固定,因此术后不须颌间固定。下颌支矢状截骨存在许多可能的神经损伤风险因素,见表8-1。

颏成形术是在下颌骨前部、大致位于颏孔的前下方、颏正中联合上方1 cm处水平截骨(图8-3),这样便可以在不破坏下颌骨连续性的前提下移动颏部并固定至新的位置。

显然,由于SSRO术中会将下颌骨体部与升支截开,且截骨线长约2~3 cm,故对于同样走行在下颌骨内部的下牙槽神经而言,此类截骨操作是不可忽视的神经损伤高风险因素。至少其产生下牙槽神经损伤的概率远高于下颌支垂直截骨和颏成型术,这一点在文献中也有所体现。

表8-1　SSRO术中下牙槽神经损伤的危险因素

患者年龄
患者性别
术式
下颌畸形类别
神经解剖变异
手术技巧
神经处理方法
手术器械
神经位置(近中/远中骨段)
固定方式
手术时长
术者经验
截骨失误(骨劈开不佳)
是否存在第三磨牙

8.2.1　下颌支矢状劈开截骨术

1964年,SSRO的开创者之一——Hugo Obwegeser——在论文中探讨了此类手术的

图8-2 双侧SSRO由于截骨线设计的原因，存在下牙槽神经损伤的风险

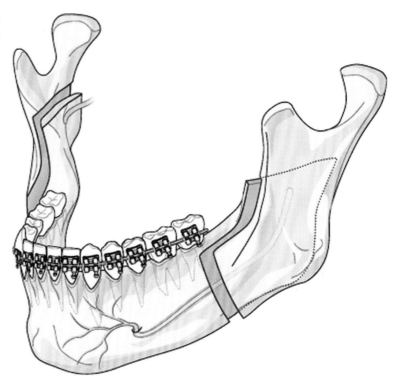

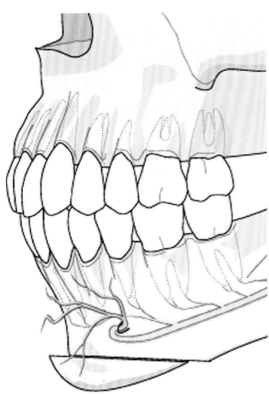

图8-3 下颌骨前部的颏成形术存在下牙槽神经和颏神经终末支损伤的风险

适应证，但并未提及术后可能造成NSD的风险。在那之后，许多文献都指出，SSRO可能会造成下唇、颏部的NSD，但对于SSRO术后NSD发生率的报道相差极大。Westermark在他的文章中回顾了35篇发表于1974—1999年的论文，发现SSRO术后下唇和颏部NSD的发生率为0～85%。而且不仅其数字相差很大，感觉神经功能的评价方法也千差万别，有的作者以侧数为单位进行报道，而有的则采用病例数来计算。而某些报道NSD发生率低的学者仅采用了一根尖锐的探针来测试皮肤的反应，对于这类刺激没有反应的患者才会被认为存在NSD。采用的评价方法越细致，NSD就越容易被诊断出来。Westermark在一篇文章中对于SSRO术后自诉有不同程度NSD的患者的感觉神经功能进行了主观、客观两方面的评价[23]，其评价方法包括VAS、轻触觉和冷热感阈值，其结果表明对于SSRO术后下唇及颏部敏感度而言，主观与客观评

价之间存在比较明显的正相关性。该作者的另一篇关于下颌骨截骨术对下牙槽神经功能影响的文章中,也采用了同样的方法[21]。他回顾了548侧SSRO术后至少2年的随访结果,将神经感觉功能评分分为5级:5级,神经感觉完全正常;4级,神经感觉基本正常;3级,神经感觉减弱;2级,神经感觉基本丧失;1级,神经感觉完全丧失。其比例分别为:5级61%,4级22%,3级14%,2级2%,1级1%。有趣的是,最差的两级(1级和2级)在所有术后样本中仅占3%,这一结果与之前报道的采用尖锐探针测试患者反应所得到的结果一致。由于术后神经感觉最差的两组涉及的病例数较少,作者将1~3级合并,将所有病例分为三组,最终数据表明60%的患者术后下唇和颏部感觉功能正常,20%的患者出现了非常轻微的神经感觉功能下降,还有20%的患者出现了较为明显的神经感觉功能障碍。后两组之间的区别是:第二组患者的NSD非常轻微,几乎难以察觉,而第三组患者常常能主观察觉到自身的NSD。这一"60:20:20"的比例分布也见于SSRO发展中期的各项报道中,后续研究也用相同的方法印证了其观点。

那么问题来了,究竟是什么因素导致了SSRO术后的NSD呢?正如之前提到的,SSRO将下颌骨体部、下颌角和升支等部分广泛切开,因此通常认为,截骨过程中对下牙槽神经的直接创伤是造成术后NSD的原因。笔者通过回顾496例SSRO手术病例,对术中神经暴露及其他因素与术后NSD的相关性进行了研究[22]。根据手术记录中提供的骨劈开后有关神经的信息,我们将神经的暴露分为以下6个等级:完全未暴露;内侧骨块可见神经暴露;神经在内外骨块之间游离;神经从外侧骨块剥离(神经表面损伤);神经

主干深部损伤;神经离断。研究中涉及的其他因素包括:患者年龄、下颌移动程度、骨块固定方式和术者技巧、经验等。其中,患者年龄对于神经感觉功能的恢复有重要影响。此研究中,患者平均年龄为26岁,中位年龄为22岁,25%及75%分位数分别为18岁和33岁。不论是将这一系列患者从中位数年龄一分为二,还是从25%、50%和75%分位数年龄分成4组,其每一组之间的神经感觉功能评分均有显著差异,最显著的差异见于最年轻与最年长的年龄组之间,而且神经感觉障碍的严重程度也随着年龄的增长而增加。

然而,术中神经暴露与NSD之间的关系却远没有人们预想的那么密切。尽管NSD或者严重NSD常常出现在截骨过程中神经受到强烈刺激的一侧,但仍有许多患者在术后保留了良好的神经感觉功能。神经位于内侧骨段的病例,术后神经感觉功能的恢复往往比位于外侧骨段者更好(图8-4),尽管如此,仍然存在不同程度的NSD。总之,术中的神经暴露程度似乎并不是产生NSD的唯一因素。术中对下颌支内侧软组织局部松解分离时,位于手术器械和下颌小舌之间的下牙槽神经可能受到压迫或牵拉(图8-5)。舌神经损伤远比下牙槽神经损伤少见,常由于升支内侧软组织松解或内外骨段螺钉固定时钛钉穿透内侧骨皮质所致[19,25]。

压迫与牵拉神经均会对神经功能造成严重损害。有趣的是,我们将低年资医师与高年资医师的手术效果进行对比,其结果显示高年资有经验的医师的手术效果明显优于低年资医师。由于升支内侧软组织的分离相对较为困难,因而经验不足的年轻医师在手术中常常为此花费更多的时间,并且在软组织分离和水平截骨时造成神经压迫或牵拉的风险更高。有学者曾尝试进行神经剥离创伤的

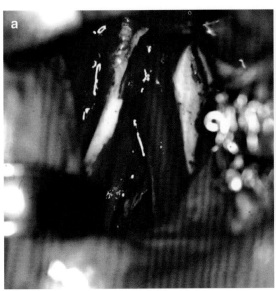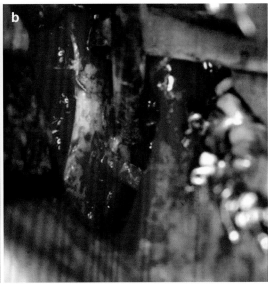

图8-4　（a）SSRO术中见下牙槽神经位于内外骨段之间;（b）下牙槽神经与外侧骨段粘连,这会增加SSRO术后NSD的风险

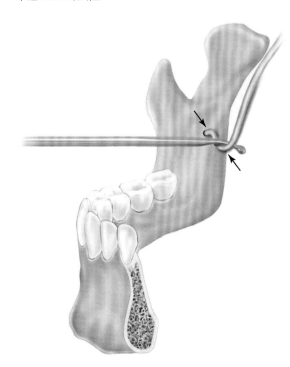

图8-5　SSRO术中下颌支内侧的剥离,可能压迫牵拉下牙槽神经,导致术后NSD

检测,如三叉神经诱发电位（TSEP）等,通过这种神经生理学检测方法,沿神经传导的神经冲动在进行神经剥离时和静息状态下均可

被检测出来。通过监测TSEP的变化情况,我们证实了对下颌支内侧软组织的剥离松解会对神经造成明显的压迫[8],但术中获取TSEP的数据也是具有一定难度的。

　　骨块的固定方法和下颌骨移动的方向及程度对于术后NSD的发生并无显著影响。显然,在SSRO术中应用双皮质钉时应当特别小心,以免造成神经干的损伤。当然,也应当避免使用拉力螺钉固定的方法,因为此类方法将骨块相互挤压,可能会挤压损伤神经干。用金属材料还是可生物降解材料固定,对于术后神经功能的影响似乎并无差异[24]。

　　年龄对SSRO手术的影响已在文献中被广泛讨论过。年龄越大,NSD发生率更高,程度更严重。对于年轻患者而言,较好的预后取决于两个方面:第一是年轻人神经再生能力强,第二是年轻人对NSD的适应能力比老年人更强。近来Baas等[4]论证了下颌骨矢状劈开后NSD的发生率与年龄的增长呈正相关,无论是下颌骨矢状劈开前移下颌还是下颌骨牵引成骨,其术后神经感觉功能并无显著差异。在另一项涉及68个病例的SSRO术后主观感觉异常的研究中[12]，术后2个月NSD患者占62%，术后6个月占38%，术后18个月占32%，有24%的患者术后30个月仍有主观感觉异常。主要影响因素有：年龄>30岁、固定方式（钢丝结扎固定>小钛板固定>拉力螺钉固定）和术中下牙槽神经的位置（神经位于内侧骨块者优于位于外侧骨块者）。通常而言，单皮质小钛板可以在不压迫下牙槽神经的情况下将内外骨块连接起来（图8-6）。

SSRO术中另一些导致下牙槽神经损伤的风险因素包括：① 薄刃骨凿的使用，常导致医源性损伤；② 有研究发现，相比男性，女性患者神经损伤恢复更为缓慢也更欠完全，因此性别也是NSD的一个重要因素；③ 如存在第三磨牙并在SSRO术中需拔除，拔牙过程中可产生额外的神经接触或操作，可能增加NSD发生的机会；④ 如果出现骨切开不良或骨劈开不良，也会增加下牙槽神经发生NSD的风险；⑤ 最后，在Ⅱ类下颌后缩患者中，下牙槽神经管可能更接近颊侧皮质骨，因此SSRO手术中有更高的损伤神经的风险[6]。此外，在诸如半侧颜面发育不全，或Treacher Collins综合征等伴有严重下颌发育畸形的病例中，下牙槽神经管的位置可能存

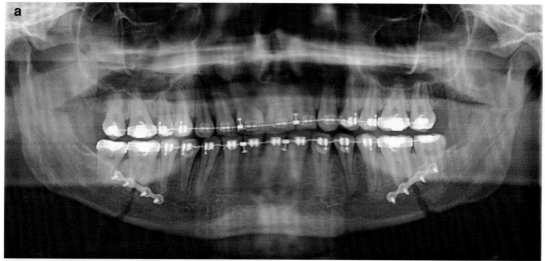

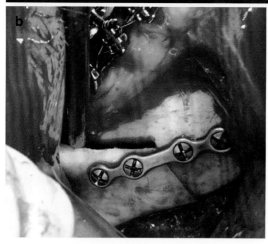

图8-6　（a）SSRO术后全景片示单皮质钉及钛板固定下颌骨段；（b）SSRO术中单皮质板钉固定下颌骨段，减少了对骨段之间的下牙槽神经不必要的压迫（感谢Michael Miloro供图）

在极大的变异。

围术期皮质类固醇激素的使用可以缓解组织水肿以及神经周围水肿,但研究表明并不具有显著统计学差异[2]。对43名SSRO术后1年以上患者的问卷调查显示,11.6%的患者自觉存在长期的NSD,大多数报告NSD的患者为接受手术时年龄在40岁以上的女性,接受围术期皮质类固醇治疗的患者中仅有15%报告了NSD,而没有接受类固醇的患者中有30%报告了NSD,但结果也没有统计学意义。

8.2.2 下颌支垂直截骨术和颏成形术

VRO和颏成形术与术后NSD的相关性低于SSRO。同样,其发生率在报道中存在差异,这与NSD的评价方法有关。发生率低于10%似乎是符合实际的[7, 20, 21]。尽管术后需要进行颌间结扎固定,但VRO术后NSD风险低于SSRO,这是VRO仍为一些机构使用的一个原因。由于术后对颌周水肿患者采用颌间固定可能威胁气道安全,许多医院已经放弃VRO这一术式。VRO仅可用于下颌后退,这是其在应用上的另一个限制性因素。

当一根神经在两个不同的部位受到挤压损伤时,手外科医师使用"双重挤压损伤(double-crush injury)"来定义。这一情形也可出现在同时涉及升支骨切开与颏成形术的正颌手术中。有研究显示,当VRO或SSRO时同时进行颏成形术,NSD发生率更高且程度更严重[20, 21]。虽然,这种倾向没有明显的统计学意义,但仍受到一些人支持,他们报道称SSRO同期进行颏成形手术时,术后NSD发生高于单纯SSRO[15]。在一项研究(Lindqvist & Obeid, 1996)中,单纯颏成形术后NSD发生率为10%,而同期进行颏成形术和SSRO时可达28.5%[9]。

8.3 上颌骨切开术

虽然下颌骨切开术后的下牙槽神经功能障碍被大量报道,但上颌神经损伤并未在文献中受到同等的关注。整块的Lefort Ⅰ型截骨(LFO)能在距眶下神经(ION)相对安全的距离处进行。但是,如不加注意,牵拉器械仍会在ION出眶下孔处造成相当大的压迫。此外,上颌前庭区黏膜被切开,使得分布到牙龈的神经被切断。除此之外,固定用的钛板和钛钉亦可因接近ION而对之产生不利影响。即便如此,总体上似乎认为,LFO术后并不会出现与下颌截骨术同等程度的感觉损伤。

一项对59名LFO患者术后1年的调查显示,相比于术前状态,术后ION分布区感觉功能均未完全恢复[14]。另一研究对患者术后2年和8年的状况进行了客观测量和感觉灵敏度的自评[11],根据不同的评价方式,患者的感觉神经功能改变率在17%～43%。还有研究[17]发现LFO术后1个月时,81%的患者出现ION分布区感觉迟钝,而在术后1年时,仅有6%的患者仍有感觉迟钝。其他研究者发现LFO术后6个月时,ION分布区的皮肤感觉功能正常,但是腭部的感觉恢复并不完全[16]。除此之外还有一些结果相似的报道[3]。

近期一项采用更具标准化方式的前瞻性研究对LFO术后ION的功能进行了调查[18]。其中患者报告了一系列涉及皮肤及口腔内软组织的感觉功能障碍,包括牙齿的敏感度障碍使患者对咬合状态认知不清。除感觉降低外,还有感觉增敏的报道。总之,这些结果证明LFO术后1年时,依据不同的测试部位,7%～60%的患者存在ION感觉功能的主观改变。此外,100%的患者对手术治疗的结果持满意态度，依然会再次选择正颌手术。

这些观察结果大致反映了之前提出的假设，即LFO术后ION功能障碍很少甚至几乎不引起主观不适，学术研究方面的价值大于临床实际。但这些问题也不能忽视，正颌术前应向患者说明。

8.4 痛觉过敏

有时会出现这种情形，受到损伤的感觉神经对正常情况下不会引发疼痛的刺激产生疼痛（如轻触觉），这种状况被称作痛觉过敏，在感觉神经功能降低时也可能出现。为此，患者可能表现为对轻触觉敏感性下降（阈值增高），但同时又对这种轻触觉刺激回应为强烈疼痛。痛觉过敏可能是正颌外科手术造成的最严重的感觉功能障碍。双侧下唇及颏部轻触觉丧失伴触诱发剧痛是所有外科医师需要关注的问题，最好在神经科医师辅助下给予药物治疗。

8.5 术前注意事项

如何针对SSRO术后可能的NSD进行最好的准备呢？事实上，客观地说，每一个患者（100%）术后都会出现不同程度的NSD。在大多数患者，下唇及颏部的感觉将会在术后数周内获得改善，而且大多数患者将恢复正常或几乎正常的触觉。

然而，如果患者需要更为准确的预测时，依据现有文献报道中差异很大的NSD比例，是很难做出判断的。可以采用60∶20∶20来分别代表SSRO术后手术侧下唇及颏部感觉完全正常、基本正常和感觉减弱的比例。然后采用两种不同的方式去说明远期的结果。

一种方式，可以将NSD视为一种临床状态，把感觉非常接近正常水平和没有明显临床症状、感觉基本正常的患者都归入正常感觉这一类。由于上述的各组别间是均衡的，这样就可以认为，手术侧发生永久性NSD的风险有20%，实际上略低于20%。然后，我们便可以根据统计学证据，以此种方式告知患者。

另一种方式，我们也可以用采用更学术化的统计学方法来描述所有的风险，包括单侧或双侧下唇及颏部各类NSD，甚至是极轻微的类型。如果遵从60∶20∶20法则，那么后两者的比例即为40%。对单侧或双侧下唇及颏部所有类型NSD的计算公式如下：$(0.4+0.4)-0.4\times0.4=0.8-0.16=64\%$，即SSRO术后出现NSD的概率。

因此，NSD的预测取决于如何向患者呈现同样的研究材料，保留的百分比不同，预测结果会有很大差异。随着年龄和手术经验的增长，笔者越来越能坦诚面对正颌术后出现永久性NSD的风险。总而言之，SSRO术后时间越长久，对患者来说NSD越不重要。

8.6 正颌外科神经损伤的新研究

随着分子生物学开始寻找调控组织形成及愈合的众多生长因子中的关键因素，神经生长因子和刺激物质可能被用于促进受损的感觉和运动神经功能恢复，无论这种损伤源自外伤或选择性手术。然而，这些物质迄今仍未被引入日常的外科治疗中。

诊断工具的进步使临床医师对复杂的下牙槽神经解剖及位置的发现变得更容易，由此在SSRO手术中神经创伤的干扰因素能够得到避免[1]。

此外，为减少SSRO手术对神经的影响，对已经了解的可能损伤神经的剥离创伤，采取一定操作加以预防，可以帮助缩短这种特殊的剥离过程。

近期研究还将注意力带到了以往几乎不予考虑的方面。Doucet等[5]指出如果在手术中而不是在术前拔除埋伏第三磨牙，会减少NSD的发生率。

尽管这些研究发现似乎能减少SSRO术后NSD的发生，但并不能完全避免NSD。在将来很长的时间里，正颌手术仍会产生不同程度的NSD。

另有研究对6名进行SSRO手术的患者采用低强度激光（LLL）治疗[10]。采用820 nm波长镓-铝-氩（Ga-Al-Ar）激光在下颌孔、颏孔、下唇和颏部对下牙槽神经进行治疗。结果显示所有患者在术后14天时毛刷方向分辨试验恢复正常，术后8周时两点辨别距离阈值恢复正常。仅有少数患者出现温度分辨及针刺伤害测试异常，持续的时间会略长（>2个月）。有研究采用VAS分级，患者报告术后2天时感觉下降50%，但到8周时

仅有15%。LLL治疗显示了在困难及持久的神经损伤治疗中的前景，也可以应用于预期有IAN手术损伤和感觉异常的预防性治疗，以降低长期NSD的发生。

8.7　建议

为防止SSRO手术中的IAN损伤，有一些注意点可以参考：垂直骨切开的部位应位于第一或第二磨牙区，以避开位于最外侧第三磨牙区的IAN；第一磨牙区截骨深度应限制在2～3 mm内，以免伤及IAN；水平骨切开区应位于下颌孔上方的下颌支内侧，避开下牙槽神经进入下颌骨的位置；水平骨切开时，应轻柔牵拉升支内侧，以避免对IAN的过度压迫；劈开初始阶段，避免使用薄刃骨凿，推荐使用更厚的骨凿，然后使用扩张器（如Smith扩张器）完成SSRO。

SSRO手术引起的IAN损伤的处理与其他原因引起IAN损伤的处理类似。术中切断IAN时需要在颏孔处行皮质骨切开术，以使神经有充分的活动度完成早期缝合（图8-7）。如此前提到的，感觉功能变弱时间久

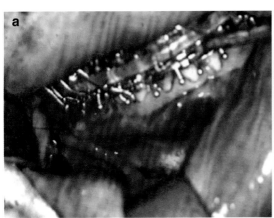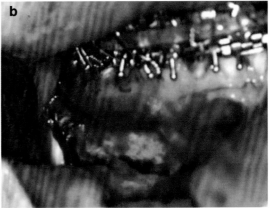

图8-7　（a）SSRO术中下颌前移过程中见下牙槽神经横断，近远中神经断端之间神经外膜缝合；（b）下颌骨外侧去皮质术，向前至颏孔，以便减少张力，通过神经外膜缝合直接修复下牙槽神经（感谢Michael Miloro供图）

了,患者常常能够耐受,不需要特殊治疗。如需对IAN进行探查时,必须权衡探查手术中额外损伤神经的风险(或当进路与SSRO相同时引起的错颌)。如果异常性疼痛或病理性感觉异常是占主导地位的症状,建议咨询神经科医师进行药物治疗。当然,年轻患者较老年患者更能耐受神经损伤,而且大多数病例不需要特殊治疗。

8.8　总结

综上所述,颌面外科与神经相关学科就感觉功能的检测和评价建立共同的方法,显然具有很大的学术价值,尽管单纯从临床观点来看,患者的主观感觉就是指导临床治疗的重要指标。有些患者尽管客观测试显示严重感觉丧失,但他们并不在意这种NSD,而在另一些患者则相反,即使客观上几乎检测不到感觉丧失,但他们的主观感觉非常强烈。同颌面外科其他领域一样,术前信息、术前评估及适应证选择是治疗成功的重要因素。一般来说,为使牙颌畸形获得外形及功能上的改善,患者愿意承受程度轻微的NSD。如前所述,患者年龄越轻,对NSD越能耐受,术后NSD自主恢复也越快越好。对所有患者而言,NSD的程度随SSRO术后时间延长而减轻,绝大多数患者都能达到感觉功能的完全恢复,至少他们的NSD的主观感觉会随时间延长而有所改善。

开始实施SSRO以来的相当长一段时间内,我们都没有关注感觉功能障碍,但是,我们依然需要谨记外科通行的准则,即"首先不要伤害"。

（张晓虎）

参考文献

[1] Aizenbud D, Ciceu C, Hazan-Molina H, et al (2012) Relationship between inferior alveolar nerve imaging and neurosensory impairment following bilateral sagittal split osteotomy in skeletal class Ⅲ cases with mandibular prognathism. Int J Oral Maxillofac Surg, 41: 461–468.

[2] Al-Bishri A (2004) On neurosensory disturbance after sagittal split osteotomy. J Oral Maxillofac Surg, 62: 1472–1476.

[3] Al-Din O F, Coghlan K M, Magennis P (1996) Sensory nerve disturbance following Le Fort I osteotomy. Int J Oral Maxillofac Surg, 25: 13–19.

[4] Baas E M, Horsthuis R B G, de Lange J (2012) Subjective alveolar nerve function after bilateral sagittal split osteotomy or distraction osteogenesis of mandible. J Oral Maxillofac Surg, 70: 910–918.

[5] Doucet J C, Morrison A D, Davis B R, et al (2012) The presence of mandibular third molars during sagittal split osteotomies does not increase the risk of complications. J Oral Maxillofac Surg, 70(8): 1935–1943.

[6] Hallikainen H (1992) Cross-sectional tomography in evaluation of patients undergoing sagittal split osteotomy. J Oral Maxillofac Surg, 50: 1269–1273.

[7] Hoenig J F (2007) Sliding osteotomy genioplasty for facial aesthetic balance: 10 years of experience. Aesthetic Plast Surg, 31: 384–391.

[8] Jones D L, Wolford L M, Hartog J M (1990) Comparisons to assess neurosensory alterationsfollowing orthognathic surgery. Int J Adult Orthodon Orthognath Surg, 5: 35–42.

[9] Lindqvist C C, Obeid G (1988) Complications of genioplasty done alone or in combination with sagittal split ramus osteotomy. Oral Surg Oral Med Oral Pathol, 66: 13–16.

[10] Miloro M, Repasky M (2000) Low level laser effect on neurosensory recovery following sagittal ramus osteotomy. Oral Surg Oral Med Oral Pathol, 89: 12–18.

[11] Nardi P, Guarducci M, Cervinio M(2002) Orthognathic surgery. Study of nerve injuries.

Minerva Stomatol, 51: 461−471.

[12] Nesari N (2005) Neurosensory function of the inferior alveolar nerve after bilateral sagittal split osteotomy. Int J Oral Maxillofac Surg, 34: 495−499.

[13] Obwegeser H (1964) The indications for surgical correction of mandibular deformity by the sagittal splitting technique. Br J Oral Maxillofac Surg, 7: 157−171.

[14] Posnick J C, Al Qattan M M, Pron G (1994) Facial sensitivity in adolescents with and without clefts 1 year after undergoing Le Fort I osteotomy. Plast Reconstr Surg, 94: 431−435.

[15] Posnick J C, Al-Qattan M M, Stepner N M (1996) Alteration in facial sensibility in adolescents following sagittal split and chin osteotomies of the mandible. Plast Reconstr Surg, 97: 920−927.

[16] Rosenberg A, Sailer H F (1994) A prospective study on changes in the sensitivity of the oral mucosa and the mucosa of the upper lip after Le Fort I osteotomy. J Craniomaxillofac Surg, 22: 286−293.

[17] Schultze-Mosgau S, Krems H, Ott R, et al (2001) A prospective electromyographic and computer-aided thermal sensitivity assessment of nerve lesions after sagittal split osteotomy and Le Fort I osteotomy. J Oral Maxillofac Surg, 59: 128−138.

[18] Thygesen T H (2008) Somatosensory function after Le Fort I osteotomy experimental and clinical studies. Thesis, Faculty of Health Sciences, University of Aarhus, Aarhus.

[19] Triplett G (1996) Lingual nerve injury due to overpenetration of bicortical screws for sagittal split osteotomy. J Oral Maxillofac Surg, 54: 1451−1453.

[20] Westermark A (1999) On inferior alveolar nerve function after sagittal split osteotomy of the mandible. Thesis, Karolinska Institute, Stockholm.

[21] Westermark A, Bystedt H, von Konow L (1998) Inferior alveolar nerve function after mandibular osteotomies. Br J Oral Maxillofac Surg, 36: 425−428.

[22] Westermark A, Bystedt H, von Konow L (1998) Inferior alveolar nerve function after sagittal split osteotomy of the mandible: correlation with degree of intraoperative nerve encounter and other variables in 496 operations. Br J Oral Maxillofac Surg, 36: 429−433.

[23] Westermark A, Englesson L, Bongenhielm U (1999) Neurosensory function after sagittal split osteotomy of the mandible −a comparison between subjective evaluation and objective assessment. Int J Adult Orthodon Orthognath Surg, 14: 268−275.

[24] Yoshioka I, et al (2012) Comparison of material-related complications after bilateral sagittal split mandibular setback surgery: biodegradable versus titanium miniplates. J Oral Maxillofac Surg, 70: 919−924.

[25] Zuniga J (1990) Lingual nerve injury as a complication of sagittal split osteotomy. J Oral Maxillofac Surg, 48: 647−648.

9 神经损伤和再生

Martin B. Steed

9.1 引言

周围神经损伤的严重程度各不相同。拔牙、牙种植、良恶性肿瘤切除、颌面部创伤、根管治疗、正颌手术,甚至于局麻药的注射都有可能造成三叉神经周围支的损伤。不同类型的损伤导致神经纤维受损类型和严重程度不甚相同,从而出现损伤后神经再生能力的不同。

三叉神经周围支损伤后会大大降低患者的生活质量,影响患者日常讲话、进食、口水分泌甚至于剃须和化妆。有些下牙槽神经和舌神经损伤后不需要手术干预,随时间推移可以自行恢复,但有些则不能完全恢复。为了准确判断神经损伤后的自愈情况,医师必须首先了解神经损伤后的反应。只有了解神经损伤后轴突及周围结构的变化,才能预测神经再生和恢复的情况。

一个多世纪来,人们对周围神经损伤后神经再生和靶器官再支配的过程逐渐加深了解。实际上,周围神经轴突损伤后自我再生很慢,且都是不完全的。对于严重的损伤,就算是通过精细的显微外科手术促进其细胞水平的再生,也很难恢复损伤前的功能。对于损伤后神经缺损距离较长或受伤时间较长的

患者,其功能恢复更为困难[14]。在轴突断裂的病例中,远心断端长时间去神经化,失去了支持细胞的援助,无法再生。

周围神经损伤后即开启一系列的复杂有序的过程,来清除受伤的组织,进行神经的再生。周围神经的愈合是体内唯一一个不依靠细胞有丝分裂,仅进行细胞修复的过程。在再生过程中,神经细胞的数量不增加,仅是试图恢复神经元的体积和神经纤维的连续性。

9.2 神经解剖

深入了解周围神经的解剖结构有助于理解损伤后的一系列改变过程。周围神经由基质(周围结缔组织支架)和实质(轴突和施万细胞)组成。因此,周围神经的成分包括由大量结缔组织、血管和周围神经组成的基本单位——轴突及其相关的施万细胞。神经干为一复合组织,用于维持这些基本单元的连续性并提供营养和保护,这需要连续的能量供应以保证脉冲传导和轴浆运输。

9.2.1 结缔组织

神经周围的框架结构由结缔组织构成。这些结缔组织构成了神经外膜、神经内膜和

图9-1 三叉神经周围支横断
面内部解剖示意图

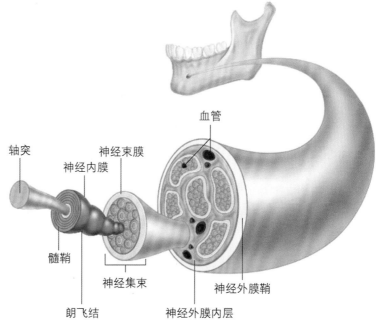

血管
轴突
神经内膜
神经束膜
髓鞘
朗飞结
神经集束
神经外膜鞘
神经外膜内层

图9-2 周围神经横断面的光
学显微镜镜下照片。几束神
经束被神经外膜（Ep）包裹，神
经外膜又与周围松散的结缔
组织——神经系膜融合在一
起。神经束由深染的神经束膜
（Pe）包裹，每束神经束包含大
量的神经纤维，每根神经纤维
又被神经内膜包裹（本图中显
示不清晰）。200×，三色胶原
染色[34]

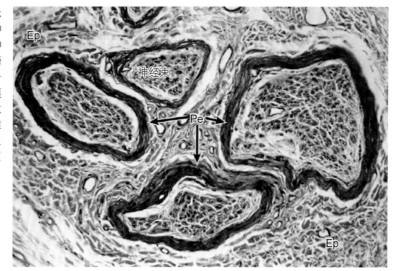

包裹神经集束的神经束膜，束膜内为多根神经内膜包裹的轴突（图9-1）。除此之外，还构成了神经外膜周围疏松的包裹组织（神经系膜），神经系膜可保证神经在长轴向上有一定的动度。

神经最外层的结缔组织称为神经外膜，主要由胶原纤维和弹性纤维组成，具有一定的支撑性和保护性（图9-2）。内层主要构成了神经束的结构，神经束内是神经纤维。通常，几根神经束可聚集成一大束，从而构成神经干的亚结构。神经束的大小和数量各不相同，主要取决于所处区域位于神经的近端还是远端。舌神经和下牙槽神经均为多束神经。舌神经在下颌第三磨牙的邻近区有15～18根神经束，也可能更少，而下牙槽神经在下颌角区有18～21根神经束。

神经束被神经束膜包裹，神经束膜具有相当大的拉伸机械强度和弹性（图9-3）。神

图9-3　高倍镜下神经束照片。神经束膜（Pe）呈深蓝色，神经内膜（EN）为浅蓝色，神经纤维（NF）是由髓鞘（MS）包围的密集结构，髓鞘呈红色。Cap为毛细血管。465×，三色胶原染色[34]

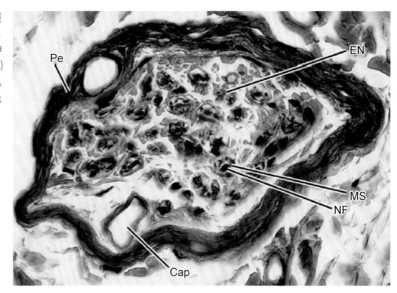

经束膜由分散在神经周围的胶原纤维构成，由于其具有选择性通透性而起到扩散屏障的作用，可以维持神经内膜间隙，保证神经束内离子环境的稳定。神经纤维由神经内膜包裹，紧密聚集在神经束内（图9-4和图9-5）。

神经内膜由松散的凝胶状胶原基质组成。

9.2.2　血供

每个神经元的轴突都需要持续的能量供应来进行信号传送和轴浆运输，这是由相互

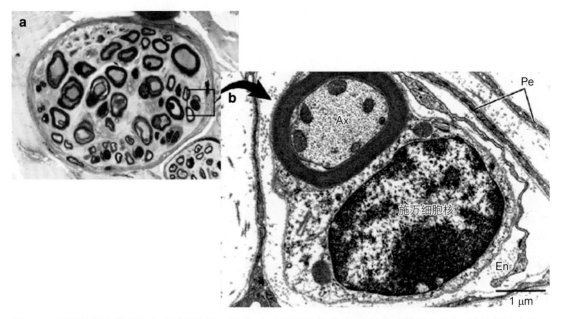

图9-4　周围神经束横断面光学显微镜镜下照片。(a)经锇固定后，神经纤维髓鞘保存完好，神经纤维直径不同，由神经束膜包裹（甲苯胺蓝染色，×600；半薄塑性切片）；(b)有髓神经纤维及其相关施万细胞的横截面电镜照片：有髓神经纤维轴浆（Ax）包含细胞骨架成分和平行于长轴的线粒体，施万细胞在其核的层面上被基底层包裹，扁平的神经束膜细胞（Pe）和神经内膜（En）的胶原纤维也可见（×16 800）[34]

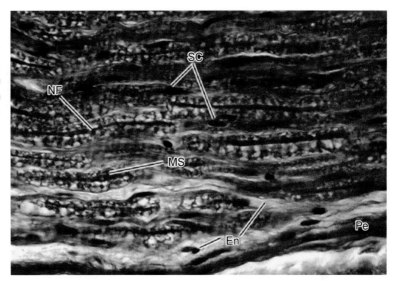

图9-5 周围神经纵切面光镜照片。神经纤维(NF)为纤细的深染色线,呈现波浪形。由于脂质含量较高以及石蜡包埋对组织样本的影响,髓鞘(MS)出现空泡化。施万细胞(SC)有细长的细胞核,它们与神经内膜(En)中成纤维细胞的细胞核难以区分。深染色神经束膜(Pe)围绕神经束。700×,H&E[34]

交通的一套外部血管系统和一套内部血管系统共同提供的。外部血管穿过神经系膜,在神经外膜内形成神经滋养血管丛,并沿神经长轴运行(图9-6)。仔细观察可见大量的神经外膜血管分支,这些分支以分段方式供应每根神经束,从而使每根神经束中整个轴突

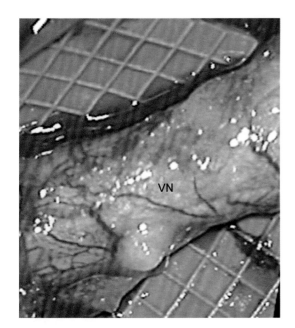

图9-6 舌神经在显微镜下的照片,VN为神经滋养血管。在该神经丛深面可见到大的纵向走行的神经外膜动静脉[34]

的血供微环境是相似的。

血管丛以一定的倾斜角度通过神经束膜进入神经内膜,与神经束内固有血液循环相吻合。血管通过神经束膜的斜通道是潜在的循环损伤部位。

9.2.3 神经纤维

神经元由神经细胞体及细胞突组成。细胞突又包括树突和较长的轴突,轴突到达靶器官后,分支终止于末梢突触。神经纤维可以是有髓鞘的,也可以是无髓鞘的。感觉和运动神经均包含这两种类型的纤维,有髓和无髓神经纤维的比例为1:4。

无髓纤维由单个施万细胞包围数个轴突构成(图9-7)。无髓轴突直径较小,通常平均为0.15～2μm。有髓纤维的每个轴突均被一个施万细胞单独包裹,从而形成髓鞘(图9-8)。有髓纤维的中心由细胞质(轴浆)和细胞支架组成,外围为轴膜,髓鞘和施万细胞共同围绕该膜(图9-9)。在两个施万细胞之间的交界处,基底层很薄,轴突暴露,此间隙称为郎飞结(图9-10)。动作电位沿轴突跨越覆盖有髓磷脂的绝缘区域,从一个节点

图9-7　无髓神经纤维和施万细胞横截面的电镜照片。神经纤维（Ax）位于施万细胞（SC）胞质的隧道样陷窝中。大多数神经纤维含有神经丝和微管、突触小泡（SV）、胶原纤维（CF）和基底层（BL）[34]

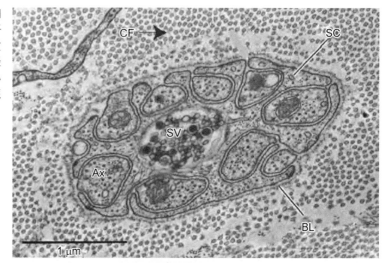

图9-8　有髓纤维横截面电镜照片。轴突由髓鞘（MS）包围，髓鞘由施万细胞质膜形成的多个薄片组成。施万细胞胞质（SC）的薄环包裹髓鞘，并由薄的基底层（BL）与外周相隔。神经内膜的胶原纤维（CF）和扁平的神经束膜（Pe）细胞包裹在髓鞘外。神经轴浆包含线粒体（Mi）、神经丝和少量微管。30 000×[34]

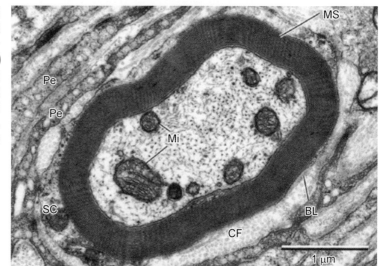

图9-9　有髓神经纤维横截面高分辨率扫描电镜图。轴突截面可见轴浆（Ax）内的粒体（Mi）和细胞支架，施万细胞胞质（SC）位于髓鞘（MS）外，神经外膜胶原纤维（CF）显示清晰，平整的神经束膜细胞（Pe）截面上也可见。15 000×[34]

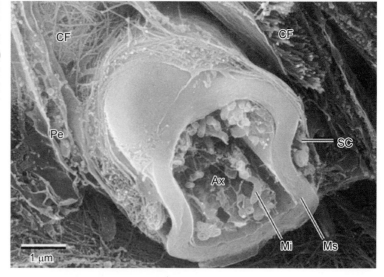

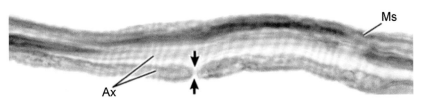

图9-10　有髓纤维郎飞结的光镜照片。轴突(Ax)为每个纤维的中央浅色区域。锇染色时可见髓鞘(Ms)，线状，色偏暗。箭头所指为郎飞结。500×，锇染色[34]

到下一个节点"跳跃"传播，这就提供了沿轴突更快的传导速度。因此，有髓纤维能够以150 m/s的速度传递信号，而无髓纤维只以2～2.5 m/s的速度传递。

　　三叉神经外周支(包括舌神经和下牙槽神经)的胞体都包含在三叉神经节中(也称半月神经节)。三叉神经节类似于脊髓的背根神经节，后者包含来自身体其他部位的传入感觉纤维的胞体。这些神经细胞的轴突可以延伸相当于自身胞体直径数千倍的距离。这对细胞的近端和远端之间的通信系统提出了特殊的要求。为了满足这些要求，神经元具有顺行和逆行运输的独特系统。这些转运机制参与了神经损伤后的反应过程。

9.3　损伤基本类型

　　临床上根据神经损伤后患者的症状和神经病理学改变进行了神经损伤分级。神经损伤后的组织学改变是最常用的周围神经损伤和再生的预测指标。1941年，Cohen提出了一种外周神经损伤的分类方法：神经传导障碍、轴突断裂和神经断裂[30]。20世纪40年代早期，Seddon[33]对650例外周神经损伤的患者进行了仔细检查，推广了Cohen的分类方法(以神经恢复的时间和程度为基础)。1951年，Sunderland[36]将此分类方法进行了扩展，基于神经的病理学改变，定义了5种不

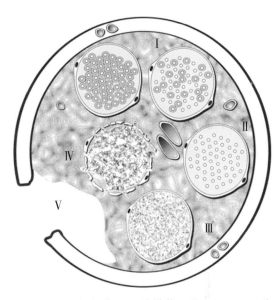

图9-11　神经损伤远心端横截面的Sunderland分类示意图。左上是正常的、未损伤的有髓神经束，顺时针向的神经束Ⅰ代表Ⅰ级损伤(部分轴突脱髓鞘)，神经束Ⅱ代表Ⅱ级损伤(脱髓鞘范围扩大，但未损伤神经内膜)，神经束Ⅲ代表Ⅲ级损伤(包绕轴突的神经内膜破坏)，神经束Ⅳ代表Ⅳ级损伤(神经内膜破坏范围扩大)，数字Ⅴ代表Ⅴ级损伤(神经内所有成分和支架结构的横断性损伤)(亚特兰大VA医疗中心的Don Johnson提供)

同程度的神经损伤[30](图9-11和图9-12)。在这种分类方案中，Ⅰ级损伤是神经传导阻滞，而轴突断裂被分为Ⅱ、Ⅲ、Ⅳ级损伤，Ⅴ级损伤为神经断裂。1989年，Mackinnon提出了"Ⅵ级损伤"，是上述各类型损伤的混合性损伤[29]。

9.3.1　Ⅰ级损伤：神经传导阻滞

　　Ⅰ级损伤(神经传导阻滞)，临床上表现

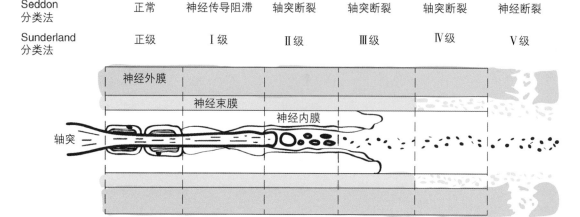

Seddon 分类法	正常	神经传导阻滞	轴突断裂	轴突断裂	轴突断裂	神经断裂
Sunderland 分类法	正级	Ⅰ级	Ⅱ级	Ⅲ级	Ⅳ级	Ⅴ级

图 9-12　Sunderland 分级的神经纵向平面示意图,显示从内向外的损伤组织学进展。Ⅴ级损伤定义为完全神经断裂

为神经传导功能的暂时性阻断,一般可在损伤后的数日至 3 个月内恢复。其病理改变为轻度(脱髓鞘)或无明显改变[4]。例如,在拔除第三磨牙的过程中,舌侧翻瓣导致舌神经的轻度牵拉伤。

9.3.2　Ⅱ级损伤:轴突断裂

在Ⅱ级损伤中,神经内膜和神经束膜保持完整,损伤部位或其近心端几乎没有组织学改变,然而,损伤远心端会发生瓦勒变性(钙介导)[2]。髓鞘的基本排列和其余神经结构保持完整[30],未损伤的间充质支架为轴突出芽再生至靶器官提供了良好的解剖通道。Ⅱ级损伤可完全恢复,但进展缓慢,恢复速度约为 1 cm/d 或 2.54 cm/月。

9.3.3　Ⅲ级损伤:轴突断裂

Ⅲ级损伤为神经内膜瘢痕形成,神经束结构紊乱,损伤扩展至神经束膜。内膜管(鞘)断裂导致再生的轴突排列紊乱,即近心端再生的轴突长入神经内膜瘢痕组织中,无法连接远心端轴突[30]。Ⅲ级损伤有自行恢复的可能性,估计恢复速度与Ⅱ级损伤相似

(2.54 cm/月),但恢复常不完全。

9.3.4　Ⅳ级损伤:轴突断裂

Ⅳ级损伤的神经在外观上是连续的,但只有神经外膜未破坏。神经束膜遭到严重破坏或断裂,神经再生过程被瘢痕组织阻断,瓦勒变性出现后,轴突连续性中断,导致远心端轴突退化和失神经改变。Ⅳ级损伤很少能自行恢复,需要手术干预,这类损伤通常是由严重的牵拉、挤压、灼伤或注射损伤导致[30]。

9.3.5　Ⅴ级损伤:神经断裂

Ⅴ级损伤是神经干完全断裂,所有支架结构丧失。此类损伤主要是由锐器或开放性创伤导致,也可能来源于严重牵拉至神经撕脱。大多数情况下,损伤后的神经功能完全丧失无法自行恢复,必须进行手术治疗。但第三磨牙拔除过程中导致的下牙槽神经断裂,有时可将近、远端神经残端置于下牙槽神经管中,有可能自行恢复,而不需要进行神经吻合。

9.3.6　Ⅵ级损伤:连续性神经瘤

Mackinnon 在 1989 年提出"Ⅵ级损伤:

连续性神经瘤"一词来描述混合性神经损伤[29]。她解释了同时具有各种不同程度损伤（Ⅰ～Ⅴ）的神经是如何恢复的[30]。Ⅰ级和Ⅱ级损伤神经可完全恢复，Ⅲ级损伤神经可部分恢复，而Ⅳ级和Ⅴ级损伤神经很难自行修复。

9.4 损伤后修复反应

周围神经损伤的愈合在体内是非常独特的，因为它是细胞修复过程，而非组织修复过程。换言之，神经细胞本身不经历有丝分裂，细胞（神经元）数量没有增加，但是受损的神经细胞通过向末端靶器官发出新的轴突来恢复其原始轴浆体积。周围神经确实具有再生能力，但在人类往往恢复欠佳。这是因为神经元和周围细胞不能长时间保持有效的促生长反应[15]，即有效的再生能力。外周神经是人体中最长和最复杂的细胞之一，图9-13显示了无损伤神经的完整结构。神经细胞由于长度较长，如果没有10倍数量的神经胶质细胞提供结构和代谢支持，它们将无法发挥作用[20]。距神经元胞体几厘米远的损伤也可激发整个神经细胞及其相关胶质支持细胞的反应。虽然神经元的数量没有增加，但细胞修复发生在细胞增殖旺盛的环境中，此类环境中包含有活跃的施万细胞、内皮细胞和成纤维细胞。

周围神经损伤后的反应是一个复杂但精细调控的过程，主要是去除受损组织，之后进行修复。首先，神经元本身必须在损伤中存活，并能启动有效的代谢反应来进行再生[14]。其次，损伤神经远心端的生长环境必须能够为轴突再生提供足够的支持。最后，成功再生的轴突必须能到达靶器官，并且靶器官必须保持接受神经支配的能力，并从失神经萎缩中恢复。上述反应事件主要发生在神经元的胞体、轴突的近远心端和损伤部位。

9.4.1 近心端神经的反应

神经元损伤后能否存活是轴突能否再生的先决条件。而神经元能否存活取决于几个因素，包括神经元类型、年龄和损伤部位与胞体的距离[14]。某些类型的神经元似乎更容易受到损伤，如皮肤传入神经元[22]，脑神经的感觉神经元（如三叉神经）比脊髓运动神经元更易受损。幼年动物的幼稚神经元比成年动物的成熟神经元更易受影响。损伤部位距离神经元越近，越容易导致神经元坏死[42]；损伤部位距离神经元越远，对胞体的影响越小。文献中不同的动物模型得到的数据各不相同，但基本一致的是，神经断裂伤

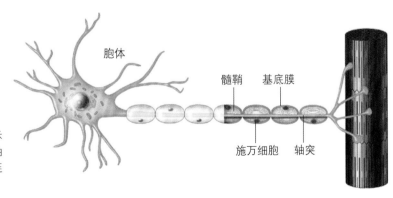

图9-13　正常的有髓神经示意图。正常的有髓轴突与长轴向排列的施万细胞，外周有连续的基底膜包绕[34]

胞体　髓鞘　基底膜　施万细胞　轴突

后，背根神经结中30%～40%的小直径感觉神经元会发生死亡。

神经损伤后神经元死亡的机制目前不甚清楚，但公认的是有轴突的神经元死亡属于凋亡[26]。神经元细胞凋亡的特征是形态学的改变和随之发生的DNA片段的断裂。其最基本的原因在于失去了靶器官提供的神经营养支持（神经营养因子）[14]。神经营养因子是由靶器官和胞体、轴突周围的神经胶质细胞、成纤维细胞、巨噬细胞释放的。

神经元胞体和损伤部位附近的神经纤维发生损伤后的变化取决于损伤的严重程度和损伤部位与胞体的距离。胞体对轴突损伤的反应相对可预测。损伤后，胞体中发生的形态学改变主要是染色质溶解，随后胞体和核仁肿胀以及核异位[17]。在损伤后6h内，细胞核迁移到细胞体的外围，尼氏颗粒（粗面内质网）分裂并崩解，mRNA合成增加，蛋白质合成增强。

这些变化反应是为了适应细胞功能的转换，从传递神经脉冲的模式转变成合成再生所需的物质，以及改变基因表达以适应轴突生长和再生模式，简而言之，就是神经元从"传递模式"转变为"生长模式"。除了形态学改变外，神经元还发生一系列的其他变化，如神经丝和神经肽分子的下调、再生相关基因（regeneration-associated gene，RAG）的上调等[41]。

蛋白质合成方式从损伤前以生产神经递质相关物质为主切换到损伤后以合成轴突重建所需物质为主，如肌动蛋白和微管蛋白[31,38]。损伤后的轴突中微管蛋白和肌动蛋白mRNA发生上调，而神经丝蛋白则出现下调[39]，由此证明轴突再生过程需要在受损部位增加肌动蛋白和微管蛋白供应[17,21]。神经丝蛋白的下调增加了轴浆流动性，从而促进了微管蛋白和肌动蛋白的轴浆运输[23,39]。同时，染色体溶解过程意味着神经束膜的胶质细胞（支持细胞）增殖反应活跃。

9.4.2　损伤部位的反应

在解剖中断的几小时内，轴突末端封闭。顺行轴浆运输继续在近心端进行，逆行轴浆运输则只能持续几天。结果，轴突末端随着不断增多的细胞器而发生膨隆[20]。有证据表明，轴突末端累积和释放的分子会影响周围局部环境[43]。血管活性肽，如降钙素基因相关肽（calcitonin gene-related peptide，CGRP）和产生一氧化氮梯度的一氧化氮合成酶，在轴突末端大量堆积，产生协同作用，使损伤早期的局部血流量快速增加[44]。累积过多的钠通道则会产生异位放电，导致神经病理性疼痛的发生[11]。

在损伤后的第3天，神经干近端、内皮细胞、施万细胞、肥大细胞和结缔组织将发生一系列的增生反应[9,45,46]，这一过程与轴突发芽和巨噬细胞浸润同时发生[27]。神经横断之后，单个轴突都可产生多个轴突芽，新的轴突芽可以直接从末端发出，但更多的是由胞体轴突连接处或郎飞结发出。在这些轴突芽的顶端存在生长锥，对施万细胞基底层的纤维连接蛋白和层粘连蛋白具有一定的亲和力，同时生长锥可以探索到较为合适的远端环境，为轴突生长提供方向。

9.4.3　轴突变性

损伤后，在神经远心端也会发生一系列分子和细胞水平的改变（有些同时发生，有些顺续发生），统称为瓦勒变性（图9-14）。变性主要位于整个远心端神经干，近心端末梢的局部区域也可发生。瓦勒变性主要的组织

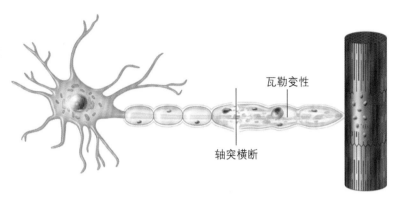

图9-14 神经横断伤(如刀割伤或钝性裂伤)后轴突变性,导致远心端髓鞘崩解、轴浆变性和近心端末梢封闭[34]

瓦勒变性

轴突横断

学改变是轴突和髓鞘的框架结构断裂。在超微结构上,神经微管和神经丝变得紊乱。轴突变性的原因可能是因为胞体供给的中断。最近有研究表明,损伤的轴突还可以通过局部细胞凋亡蛋白酶产生自我破坏[12,32],导致细胞骨架解体。

损伤轴突远心端的自身变性已被确定为瓦勒变性的关键步骤,在损伤后几个月内,它可触发一系列非神经元细胞反应,以便清除不利因素,产生支持轴突再生的环境[15]。轴突内的初始和瞬时钙信号可能是一种前哨信号[43]。

轴突变性不会立即发生,分离的轴突段在周围神经损伤后几天内保持完整,并且在刺激时仍能传输动作电位[15,28,40]。在小鼠模型中,从轴突损伤到变性之间的延迟时间是24～48 h,在人类可以是数天[8,15,18]。最终,在细胞骨架彻底崩解之前,轴突出现空泡和膨胀。

9.4.4 瓦勒变性中的炎性反应

损伤后2天内,损伤部位就会聚集大量的巨噬细胞、T细胞和中性粒细胞。巨噬细胞又分为固有的巨噬细胞和募集的巨噬细胞。神经内膜固有的巨噬细胞占神经内膜细胞总数的4%,对损伤反应非常迅速,产生局部趋化因子,从血液中募集巨噬细胞。两种巨噬细胞共同作用,对施万细胞形成的管壁进行渗透,降解髓鞘,并吞噬轴突碎片(图9-15)。如果巨噬细胞数量减少,施万细胞本身也可参与髓鞘的分解。虽然神经内膜和髓鞘基底层基本上保持完整,但随着髓鞘和轴突内容物被吞噬,神经微管最终崩解。这一过程一直持续到轴突被完全吸收,此时神经微管被施万细胞和巨噬细胞取代。

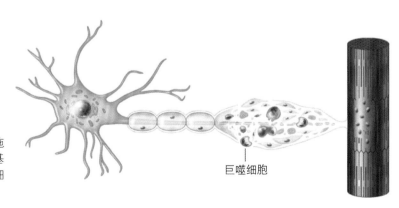

图9-15 炎性反应过程。施万细胞层被巨噬细胞侵入,基底层破坏,远心端轴突施万胞增生,近心端轴突出芽[34]

巨噬细胞

9.4.5　施万细胞

施万细胞是周围神经系统中形成髓鞘的神经胶质细胞,对正常神经功能和神经修复至关重要(Gauder等,2011)。施万细胞占周围神经有核细胞的90%[3],它们为轴突的发生、成熟和再生提供营养支持。施万细胞产生的基底层围绕施万细胞及其相关轴突,将它们与周围基质隔离。正常情况下,施万细胞与轴突之间通过信号传递紧密联系[20],当神经受挤压伤或横断伤,脱髓鞘或轴突变性都会导致这种联系丧失,这也是神经损伤反应的一部分[20]。

9.4.5.1　增殖与支持

施万细胞在神经远心端进行增殖,为轴突再生提供良好环境。依赖于泛素-蛋白酶系统,远心端神经中的施万细胞在外周神经损伤后不久即开始分化[24]。髓鞘中的施万细胞通过改变基因表达与离断的轴突相联系,在损伤48 h内,髓鞘细胞停止产生髓鞘蛋白,上调神经营养因子及其受体的合成,并开始增殖[20]。增殖的施万细胞排列成柱状(Bungner带或Schwann管),并通过基底膜与再生的轴突相连(图9-16),关联后的施万细胞开始分化[6,7],并再次分泌髓鞘蛋白。

无神经依附的施万细胞可能发生凋亡并消失[37]。施万细胞失神经超过6个月后,细胞形态和功能就会不同于刚刚失神经时[20],出现施万细胞-轴突间转导信号的受体表达的下调。这些受体的丢失可能是失神经的施万细胞逐渐变得不能支持轴突再生的原因。有趣的是,慢性失神经的施万细胞可以通过TGF-β治疗而被重新激活,TGF-β是由增殖的施万细胞和巨噬细胞释放的细胞因子。这些重新激活的施万细胞可以支持轴突再生[35]。实验表明,当神经切断后神经元仍处于存活模式,且失神经的施万细胞仍能与轴突响应时,仍有机会进行神经修复。这也进一步证实当存在明确的神经断裂时,应当进行及时的修复。

神经远心端通过接触吸引(接触诱导)、化学吸引(神经亲和性)或支持神经细胞存活(神经营养)等来指导神经生长(图9-17)。

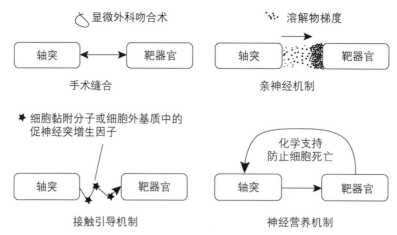

图9-16　神经再生诱导机制。通过手术缝合,轴突与靶器官解剖结构连接。亲神经机制:远心端分泌神经信号物质,近心端的生长锥沿化学梯度生长。接触诱导机制:轴突通过识别引导物(如细胞黏附分子、细胞外基质中的促神经突增生因子)到达靶器官。神经营养机制:生长锥准确无误到达器官后,获得营养物支持,防止细胞死亡

图9-17 轴突生长的方向、黏附和生存。(a) 轴突生长需要细胞外基质蛋白(来源于施万细胞的基底膜)和表面细胞黏附分子(位于施万细胞表面),轴突上存在这些分子的受体或同源抗原,结合后引导轴突生长的方向;(b) 如果这些分子的受体或同源抗原缺失,轴突无法轴向生长;(c) 依靠神经营养因子的轴突生长,营养因子进入轴突,并被转运到神经元胞体,以维系它的生存;(d) 如果局部缺乏神经营养因子,轴突将无法生长,神经元也无法生存

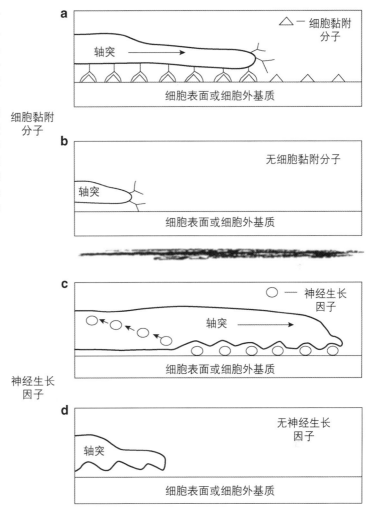

这些机制中的每一步都涉及施万细胞。施万细胞产生大量的分子,直接或间接调节轴突再生。这些分子可大致分成三类:细胞黏附分子(cell adhesion molecule,CAM)、细胞外基质蛋白和神经营养因子[14]。

9.4.5.2 细胞黏附分子与细胞外基质蛋白

施万细胞通过增加其表面的细胞黏附分子(如N-CAM、L1和N-钙黏素)的合成促进轴突再生,同时细胞外基质蛋白(如层粘连蛋白、胶原、纤维连接蛋白和肌腱蛋白C)表达增强[14]。这些分子介导轴突和轴突、轴突和施万细胞、轴突和基底层之间的黏附,从而通过接触吸引使轴突生长到远心神经残端(图9-17a)。轴突和轴突、轴突和施万细胞之间的黏附主要通过L1、N-CAM和N-钙黏素与同种抗原结合介导,也可以通过N-CAM与L1、N-CAM或L1与整联蛋白(受体)等异种抗原结合介导[14]。而轴突和基底层之间的黏附主要通过细胞外基质分子(如层粘连蛋白和肌腱蛋白)与整联蛋白受体结合介导[10]。

9.4.5.3 神经营养因子

神经营养因子是神经元群体生存所需的多肽家族[13]。神经营养因子家族包括神经

生长因子（nerve growth factor，NGF）、脑源性神经营养因子（brain derived neurotrophic factor，BDNF）、神经营养素3（neurotrophin 3，NT-3）、神经营养素4/5（neurotrophin 4/5，NT-4/5）、酸性成纤维细胞生长因子（acidic fibroblast growth factor，FGFa）、血小板衍生生长因子（platelet derived growth factor，PDGF）和胶质细胞生长因子（glial growth factor，GGF），所有这些都通过自分泌和旁分泌作用对神经元和再生通路上的非神经细胞起效[14]。神经营养因子在神经损伤后的远心残端分泌上调，再生完成、靶器官神经再支配后恢复正常，这就是营养因子与再生之间的关系[14]。目前已有越来越多的证据证明神经营养因子对神经再生有直接效应，也有证据表明这些因子可以促进神经元生存，通过非神经细胞（如施万细胞）间接促进轴突再生。

不同的神经元受体识别不同的神经营养因子，这表明每个神经元对由施万细胞和靶组织提供的神经营养因子的反应不同[5]。

9.4.6　轴突再生

因此，施万细胞是轴突再生早期必不可少的伙伴。在损伤后3～4天，施万细胞脱离神经远心端，到达近心端末梢，开始分裂。增殖的施万细胞呈柱状排列，形成"Bungner带"，也就是施万细胞在基底层一定空间内

的有序排列（Schwann管）（图9-18）。轴突近心端出芽，沿基底层管内向损伤部位生长（基底层管包裹再生轴突），并进入"Bungner带"。促轴突生长因子，如层粘连蛋白和纤连蛋白，促进了再生轴突进入远心端[1, 19, 25]。新的轴突芽可以在损伤的几小时内形成，但要在几天之后才从近心端长出，所有新生轴突到达近、远心端交界处至少需要4周，这一过程被称为"再生周期"[20]。如果过量的轴突芽侵入远端Schwann管，在远心端神经中轴突的数量可能大大超过同一神经损伤近心端的轴突数量[17]。随着轴突逐渐伸长，损伤两端间距逐渐缩小，如果轴突不错位生长，新生的施万细胞重新形成髓鞘（图9-19）。但有时，邻近或接触的远心端不能确保外周轴突的定向性[43]。

9.4.7　路径选择

如果仅发生轴突变性，Schwann管周围的基底膜未破坏（例如缺血性或压迫性损伤），则轴突芽生长方向基本正确，但事实并非总是如此。最为典型的造成轴突再生错位或轴突无法跨越神经缺损区的例子是"连续性神经瘤"，连续性神经瘤形成于神经部分损伤，近远心端仍保持连续，但无法传递信号[43]。连续性神经瘤中包含少量轴突或根本没有轴突。周围神经完全断裂时，其近心

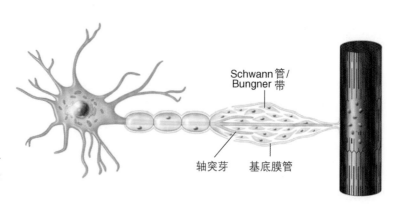

图9-18　轴突再生。增殖的施万细胞形成管状（Bungner带）。轴突芽从损伤的近心端发出[34]

图9-19　新生施万细胞在邻近神经缺损处再生，并重新形成髓鞘包裹再生轴突。新生的髓鞘较薄，郎飞结间距小于正常近心端[34]

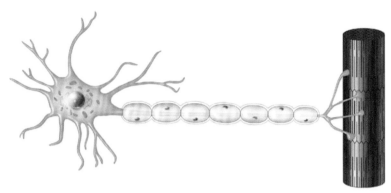

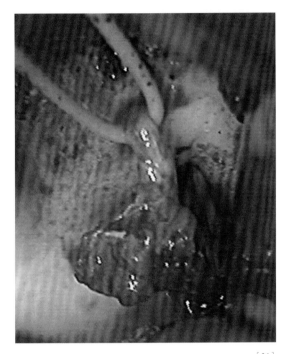

图9-20　损伤的三叉神经在颏孔处形成神经瘤[34]

末端形成含有施万细胞、毛细血管、成纤维细胞、巨噬细胞和胶原纤维的混杂团块。再生轴突到达该团块时遇到严重阻碍，大多数轴突芽将保留在神经内膜中，但也有部分穿过神经束膜到达神经外膜，或可能在神经束层之间异位生长。这两种情况都可能形成神经瘤（图9-20）。

9.4.8　再生障碍

　　根据有轴突神经元的代谢状态变化，损

伤后的3周被认为是轴突再生最佳时间[14]。但远心端的再生营养支持和神经元的再生能力都不会无限期地存留。即使神经元在损伤中能够存活，它们的再生能力也可能随着长时间的神经营养因子缺乏而弱化消失。因此，延迟的神经修复可能导致神经再生失败。即使在早期采用了显微外科修复，再生轴突到达远距离的靶器官的速度也要1～3 mm/d。

　　在周围神经修复中，瘢痕是一个主要的临床问题。许多轴突即使已经经过神经缝合术，也会被困在瘢痕组织中，不能通过损伤部位再生。在损伤的人类神经中，Bungner带内的施万细胞形成的微环境能够支持轴突生长，但纤维化的瘢痕仍是再生的障碍。

　　除了神经瘤以外，还有其他原因会造成外周神经再生受限[43]。在中枢神经系统中，限制性再生对重建信息传递回路至关重要。中枢神经系统的限制过度再生和错位再生的分子通路开放，另外，如有必要，外周神经系统的生长抑制机制也会启动。

9.5　总结

　　在治疗三叉神经损伤之前，医师必须充分了解三叉神经对损伤的反应。这些损伤反应很大程度上取决于损伤的类型和严重程度,这点与全身其他周围神经的反应是一致的。在许多情况下,周围神经是可再生的,而将来对再生微环境的干预可以促进那些再生困难的神经损伤的治疗。

(柴　盈　陈敏洁)

参考文献

[1] Baron-Van Evercooren A, Kleinman H K, et al (1982) Nerve growth factor, laminin, and fibronectin promote neurite growth in human fetal sensory ganglia cultures. J Neurosci Res, 8: 179－183.

[2] Burnett M G, Zager E L (2004) Pathophysiology of peripheral nerve injury: a brief review. Neurosurg Focus, 16:E1.

[3] Campana W M (2007) Schwann cells: activated peripheral glia and their role in neuropathic pain. Brain Behav Immun, 21: 522－527.

[4] Campbell W W (2008) Evaluation and management of peripheral nerve injury. Clinical neurophysiology, 119: 1951－1965.

[5] Carlstedt T (2011) An overture to basic science aspects of nerve injuries. J Hand Surg, 36E: 726－729.

[6] Chandross K J (1998) Nerve injury and inflammatory cytokines modulate gap junctions in the peripheral nervous system. Glia, 24: 21－31.

[7] Chandross K J, Kessler J A, Cohen R I, et al (1996) Altered connexin expression after peripheral nerve injury. Mol Cell Neurosci, 7: 501－518.

[8] Chaudhry V, Cornblath D R (1992) Wallerian degeneration in human nerves: serial electrophysiological studies. Muscle Nerve, 15: 687－693.

[9] Cheng C, Zochodne D W (2002) In vivo proliferation, migration, and phenotypic changes of Schwann cells in the presence of myelinated fibers. Neuroscience, 115: 321－329.

[10] Daniloff J K, Levi G, Grumet M, et al (1986) Altered expression of neuronal cell adhesion molecules induced by nerve injury and repair. J Cell Biol, 103: 929－945.

[11] Devor M (1991) Neuropathic pain and the injured nerve: peripheral mechanisms. Br Med Bull, 47: 619－630.

[12] Finn J T, Weil M, et al (2000) Evidence that Wallerian degeneration and localized axon degeneration induced by local neurotrophin deprivation do not involve caspases. J Neurosci, 20: 1333－1341.

[13] Frostick S P, Kemp G J (1998) Schwann cells, neurotrophic factors, and peripheral nerve regeneration. Microsurgery, 18: 397－405.

[14] Fu S Y, Gordon T (1997) The cellular and molecular basis of peripheral nerve regeneration. Mol Neurobiol, 14: 67－116.

[15] Gaudet A D, Popovich P G, Ramer M S (2011) Wallerian degeneration: Gaining perspective in inflammatory events after peripheral nerve injury. J Neuroinflam, 8: 110－123.

[16] George E B, Glass J D, et al (1995) Axotomy-induced axonal degeneration is mediated by calcium influx through ion specific channels. J Neurosci, 15: 6445－6452.

[17] Geuna S, Raimondo S, Ronchi G, et al (2009) Histology of the peripheral nerve and changes occurring during nerve regeneration.//Geuna S (ed). International review of neurobiology-essays on peripheral nerve repair and regeneration. Elsevier, New York.

[18] Gilliat R W, Hjorth R J (1972) Nerve conduction during Wallerian degeneration in the baboon. J Neurol Neurosurg Psychiatry, 35: 335－341.

[19] Hall S (1997) Axonal regeneration through acellular muscle grafts. J Anat, 190: 57－71.

[20] Hall S (2005) The response to injury in the peripheral nervous system. J Bone Joint Surg, 87 B: 1309－1319.

[21] Hoffman P N, Cleveland D W (1988) Neurofilament and tubulin recapitulates the developmental program during axonal regeneration: induction of a specific beta tubulin isotype. Proc Natl Acad Sci USA, 85: 4530－4533.

[22] Hu P, McLachlan E M (2003) Selective reactions of cutaneous and muscle afferent neurons to peripheral nerve transection in rats. J Neurosci,

23: 10559-10567.

[23] Kreutzberg G W (1995) Reaction of the neuronal cell body to axonal damage.//Waxman S G (ed). The axon: structure, function and pathophysiology. Oxford University Press, New York/Oxford.

[24] Lee H K, Shin Y K, Jung J, et al (2007) Schwann cells: activated peripheral glia and their role in neuropathic pain. Brain Behav Immun, 21: 522-527.

[25] Liu H M (1996) Growth factors and extracellular matrix in peripheral nerve regeneration, studied with a nerve chamber. J Peripher Nerv Syst, 1: 97-110.

[26] Lo A C, Houenou L J, et al (1995) Apoptosis in the nervous system: morphological features, methods, pathology, and prevention. Arch Histol Cytol, 58: 139-149.

[27] Lu X, Richardson P M (1993) Responses of macrophages in rat dorsal root ganglia following peripheral nerve injury. J Neurocytol, 22: 334-341.

[28] Luttges M W, Kelly P T, et al (1976) Degenerative changes in mouse sciatic nerves: electrophoretic and electrophysiologic characterizations. Exp Neurol, 50: 706-733.

[29] Mackinnon S E (1989) New directions in peripheral nerve surgery. Ann Plast Surg, 22: 257-273.

[30] Maggi S P, Lowe J B, et al (2003) Pathophysiology of nerve injury. Clin Plast Surg, 30: 109-126.

[31] Muller H W, Stoll G (1998) Nerve injury and regeneration: basic insights and therapeutic interventions. Curr Opin Neurol, 11: 557-562.

[32] Raff M C, Whitmore A V, et al (2002) Axonal self-destruction and neurodegeneration. Science, 296: 868-871.

[33] Seddon J J (1943) Three types of nerve injury. Brain, 66: 237.

[34] Steed M (2011) Peripheral trigeminal nerve injury, repair, and regeneration.//Steed M (ed). Atlas Oral Maxillofac Surg Clin North Am, 19: 1-13. Elsevier/Saunders, Philadelphia.

[35] Sulaiman O A, Gordon T (2002) Transforming growth factor beta and forskolin attenuate the adverse effects of long term Schwann cell denervation on peripheral nerve regeneration in vivo. Glia, 37: 206-218.

[36] Sunderland S (1951) A classification of peripheral nerve injuries produced by loss of function. Brain, 74: 491.

[37] Syroid D E, Maycox P R, Burrola P G, et al (1996) Cell death in the Schwann cell lineage and its regulation by neuregulin. Proc Natl Acad Sci USA, 93: 9229-9234.

[38] Terzis J, Smith K (1990) The peripheral nerve. Structure, function, and reconstruction. Raven Press, New York.

[39] Tetzlaff W, Bisby M A, Kreutzberg G W (1988) Changes in cytoskeletal protein in the rat facial nucleus following axotomy. J Neurosci, 8: 3181-3189.

[40] Tsao J W, George E B, et al (1999) Temperature modulation reveals three distinct stages of Wallerian degeneration. J Neurosci, 19: 4718-4726.

[41] Verge V M, Gratto K A, Karchewski L A, et al (1996) Neurotrophins and nerve injury in the adult. Philos Trans R Soc Lond B Biol Sci, 351: 423-430.

[42] Ygge J (1989) Neuronal loss in lumbar dorsal root ganglia after proximal compared to distal sciatic nerve resection: a quantitative study in the rat. Brain Res, 478: 193-195.

[43] Zochodne D W (2012) The challenges and beauty of peripheral nerve regrowth. J Peripher Nerv Syst, 17: 1-18.

[44] Zochodne D W, Levy D, et al (1999) Evidence for nitric oxide and nitric oxide synthase activity in proximal stumps of transected nerves. Neuroscience, 91: 1515-1527.

[45] Zochodne D W, Nguyen C (1997) Angiogenesis at the site of neuroma formation in transected peripheral nerve. J Anat, 191: 23-30.

[46] Zochodne D W, Nguyen C, et al (1994) Accumulation and degranulation of mast cells in experimental neuromas. Neurosci Lett, 182: 3-6.

10 神经损伤的临床评估

Roger Meyer, Shahrokh C. Bagheri

任何疾病的正确治疗都必须建立在准确诊断的基础之上,而诊断是基于对患者情况的全面评估。外周三叉神经损伤的患者可能出现许多症状,通常不会符合一个不变的模式。同样,每个患者对神经检查的反应也不尽相同,需要临床医师的知识和经验进行判断。在这一章中介绍的神经损伤患者的评估方法对一个有资质的操作者(不管其是否是神经损伤专家)来说,是非常容易理解和完成的。获得完善的病史资料和完成基本的神经感觉检查,有助于诊断感觉神经功能损伤程度和神经损伤分类。这样的评估将帮助临床医师选择适当和及时的治疗,如果临床医师能遵循本章提供的方法,将比凭经验选择更客观。

10.1 引言

对于没有经验的临床医师来说,评估外周三叉神经损伤的患者可能是一个困难或者令人生畏的任务。感觉神经损伤的患者通常会主诉感觉丧失或改变、疼痛,或两者兼有。用传统的体检方法,如视诊、触诊、叩诊及听诊等,很难对这些症状加以客观量化。许多先进的、精密的、外周神经检测专用的测试设备

(例如体感诱发电位、磁源成像、传导速度检测和电流感知阈值检测)已经被开发并首先应用于实验室和临床研究之中[12,35,40,46,56,65]。然而,如果只为了对神经损伤患者进行准确和可重复的临床检查,这些医疗设备并不是必需的。对此感兴趣的临床医师可详读参考文献中列出的相关文献。在本章中,将介绍一种用于临床评估感觉神经损伤的实用且直接的方法[22,43,47,70],这种评估方法任何临床医师都能掌握,无论他/她是不是神经损伤专家。

尽管对感觉神经损伤的评估依靠患者的合作和正确的讲解,并且被一些学者定义为"主观的"评估[65],但是用本章介绍的方法获得的信息是有效的,可以被其他检查者重复,且可以常规用于所有外科专业对周围神经损伤的诊断、分类和治疗之中[7,49]。标准化的周围神经损伤评估方法可以比较和解释来自多个治疗中心的数据,从而增强了临床研究的有效性及术语、命名的一致性[39]。

当评估一个口腔或面部感觉神经损伤的患者时,临床医师的任务是确定损伤发生时的情况及其发展过程,检查感觉功能障碍的区域,完成一系列准确的诊断操作,从而精确描述感觉缺陷的范围,尽可能量化损伤的等级和性质,并以客观的方式记录这些信

息,以便以此作为依据,与自己或其他医师的后续检查进行比较。准确、清晰、完整的评估记录是必不可少的,因为它们是确定神经损伤的治疗方法所必需的。患者治疗的回顾性研究中,完整的医疗记录是必不可少的,而且在有法律纠纷的情况下,它们可能是重要证据。

对口腔颌面部外周感觉神经损伤评估的基本要素包括主诉、与主诉有关的现病史、一般的头颈部和口腔检查、临床神经感觉测试、影像学检查,以及神经损伤的诊断和分类。以上每一个要点都将在本章中一一讲解。

10.2 病史

病史书写始于患者主诉或患者寻求治疗的原因。在感觉神经损伤(如三叉神经某一周围支损伤)的情况下,通常以感觉功能降低(感觉迟钝)或疼痛或不快感(病理性感觉异常)为主。临床医师必须区分这两种感觉失常,因为每种情况都有单独的感觉神经检查方法(见下文第10.5.2节)。有些患者主诉既有感觉迟钝又有病理性感觉异常,那么这两种检查方法都应采用。患者经常感到沮丧或难以描述他们的感觉症状[45]。在临床医师检查之前,患者应先完成预制的问卷,以确定他们主诉的本质内容。下文讨论中将涉及的临床实践中应用的"神经损伤病史"问卷示例见附录10.A.1。

当患者主诉感觉下降或改变时,患者的问题可能表现为以麻木为特征。然而,这是一个口语化的术语,需要进一步明确定义才具有临床意义。主诉麻木的患者可能代表的是从最小的感觉缺失(感觉迟钝)到感觉完

全丧失的连续变化过程中任何阶段的感觉改变,也可能包含一些疼痛的成分(病理性感觉异常)。为了帮助患者口头表达感觉功能障碍的特征,在预制的神经损伤史问卷中包含了一组描述性词汇表(部分源自于[58])(见附录10.A.1,第3题)。

主诉疼痛或不适感的患者,应询问该感觉是持续性的还是间断性的。持续性疼痛常见于慢性的(3个月以上)、确诊的、病理性感觉异常的患者。其病因既可能由中枢神经系统疾患引起,也可能由外周神经损伤引起。例如,由于外周冲动传入的丧失,中枢神经系统的疼痛可能会随着时间的推移而不断发展,即由受损神经冲动传入丧失引起的所谓传入阻滞性疼痛[13]。间歇性疼痛可能是自发性的或诱发性的。自发性疼痛可能是短暂痛(几秒)、持续痛(几分钟到几小时)或永久性痛。诱发性疼痛通常是短暂痛(几秒),由一个常见的反复发生的动作诱发,如涂抹口红或剃须等。这种疼痛通常被患者描述为"超敏感性"。疼痛的强度或严重程度可以让患者用视觉模拟评分(visual analog scale,VAS)来评估,其中0代表"没有疼痛",10代表患者所经历过的"最严重的疼痛"。询问患者是否存在缓解疼痛的任何事物或行为,包括药物、热敷或冷敷、休息、身体锻炼、针灸和按摩治疗等。某些慢性疼痛患者存在不当或滥用药物史(特别是麻醉剂)。此类患者首诊时可能会要求开具处方麻醉剂、镇静剂或安定类药物,而应用这些药物止痛可能导致药物成瘾。在大多数情况下,医师不会接受这些要求,并拒绝开具这类药物。与患者其他已知的内科医师或牙科医师以及当地的药房药师进行沟通,可能会发现其存在慢性疼痛处方药的过度应用史(见附录10.A.1,第4题)。

现病史包括患者认为引发感觉障碍的事件、操作或手术（如牙科治疗中的局麻药注射、根管充填、下颌第三磨牙拔除、牙种植术、颌面部创伤、正颌手术及囊肿或肿瘤的切除术等），发病的时间、症状，发病后的进展或间歇性的变化，以及任何颌面部功能损害。这些信息是通过以下几个问题的提问来获得的：① 什么事情导致你的症状出现？② 谁进行了相关的治疗或手术？③ 什么时候（日期）进行的？④ 你的主要症状（麻木和/或疼痛）是什么时候（日期）开始的？⑤ 你的症状自发病以来有什么进展或变化吗？⑥ 对你日常生活中颌面部功能的减损或干扰的程度是多少？⑦ 是否存在任何缓解或加重相关症状的事物？（见附录10.A.1，第5、6、7题）。

了解与感觉异常症状发生相关的事件或手术通常有助于定位神经损伤的部位。例如，下颌左侧第三磨牙拔除后，如果患者主诉左侧舌体麻木，最有可能是左侧舌神经在左侧下颌骨内侧面、邻近被拔除牙齿的位置有损伤；如果患者主诉左下唇和颏部麻木，可能是左侧下牙槽神经在第三磨牙牙槽窝底部附近有损伤，当然也可能是局麻阻滞下牙槽神经所致。如果在右眶下缘发生骨折后，患者主诉右面中部及上唇麻木，右眶下神经在眶下管或眶下孔处肯定会损伤。下颌后牙区种植体植入后，下唇或颏部的感觉发生变化，通常是种植钻头或种植体本身对下牙槽神经或颏神经的直接损伤导致。如果知道相关治疗的牙医或外科医师的联系方式，可以联系他或她以获取患者记录的副本，其手术记录中可能包含观察到的神经损伤的性质和位置的信息。不管对方医师是否是神经损伤的直接转诊治疗对象，发送该患者神经损伤评估报告也是一种专业行为。

出现了感觉异常却找不到相关的诱发事件或治疗史的患者，对医师来说是个挑战。对于该类患者可采用本章提供的方法进行评估，以排除口腔颌面部病变（如下颌骨转移癌）或致病因素（图10-1）。如果在局部找不到原因，临床医师有义务将患者转诊给神经科医师做进一步评估，以确定患者自发症状的原因（中枢神经系统肿瘤、血管异常、感染、代谢紊乱等）。

相关事件和感觉变化发生的时间是有关联的，因为从周围神经损伤到出现病理生理反应（瓦勒变性）有其发展周期[7,61]。随着时间的推移，损伤的远心端轴突会坏死、被吞噬。随着这一过程的完成，近心端神经残端的轴突以出芽方式开始再生修复。如果在理想的时间内，远心端神经的表面结构没有被新生轴突重新连接，它将被瘢痕组织所替代，此时无论是自发性生长还是手术干预都无法修复。虽然关于手术修复神经损伤的时机尚无定论[64]，但通常认为损伤后6个月内都是可修复期，是通过外科手术修复受损神经来改善或恢复感觉功能的良好时机[2-5]。之后，神经修复的成功率将逐月降低，直到远端神经组织被瘢痕组织替代，完全丧失神经修复潜能；此外，三叉神经节中神经节细胞的死亡降低了其感觉功能恢复的百分比。在人体中，这个时间估计为12个月或更长，取决于患者的年龄、一般健康状况以及尚未完全了解的其他因素[42]。在任何情况下，最初引起患者感觉神经损伤的临床医师都应该记录损伤的日期，以便为感觉功能障碍未恢复的患者选择有利的手术介入时机。

麻木或疼痛不一定会在神经损伤当时出现。例如，在根管预备过程中，根管过度预备后，根管内封药由根尖渗出可能需要1天或更长时间才能到达相邻的下牙槽神经管，

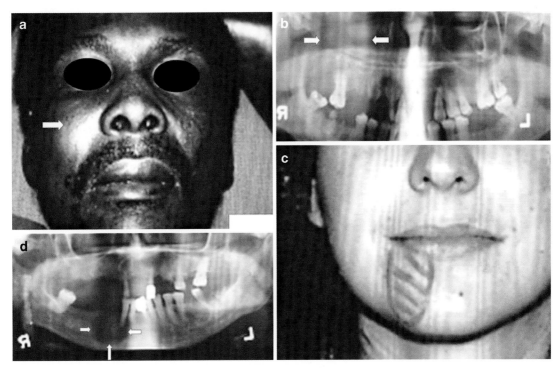

图10-1　面部自发性麻木和疼痛:(a)一名36岁男性,右面部疼痛伴肿胀(箭头),右上唇麻木;(b)口腔全景片显示右上颌骨和上颌窦的病变(白色箭头),病理提示为转移性癌,显微镜检查显示肿瘤侵犯右侧眶下神经;(c)一名41岁女性,右下颌骨疼痛伴右下唇及颏部麻木(画线区);(d)口腔全景片显示累及右下颌骨和下牙槽神经的骨破坏性病变(白色箭头),病理检查示转移性腺癌,该肿瘤原发于子宫

并导致下牙槽神经的化学烧伤。类似的情况是,种植体植入的骨预备后,继发于钻头产热的水肿可能在下牙槽神经内缓慢地发展,产生对神经的延迟性压迫,直到术后24 h,患者才能注意到下唇麻木和/或疼痛的发生。此外,如果下牙槽神经不是直接损伤,但下牙槽神经管的骨壁在下颌第三磨牙拔除或任何其他过程(例如,下颌骨骨折或下颌骨截骨术)期间发生破坏,骨愈合过程中则可能会发生骨过度生长[9],从而使下牙槽神经管直径变窄,下牙槽神经的延迟性压迫会发生在1个月至数月后,那时相关症状才会出现。这样的例子有助于解释,尽管大多数感觉神经损伤导致的症状会立即出现,但在一些患者中,感觉功能障碍可能会稍后发生,从而使得原因和症状之间的关联变得模糊。

感觉症状的进展过程是非常重要的,因为在受伤后的几天、几周或几个月后,患者可能会表现出感觉功能的改善、退化或者不发生任何变化[18]。应定期进行复诊(例如每2~4周),以进行重复的评估,从而确定感觉状态的进展。对病情好转的患者可以采取继续观察,尽可能长地随访,只要在以后的每次随访及重复系列检查中都记录其主观及客观的感觉功能改善状况即可。如果患者在受伤后连续两次评估间期中(尤其是3个月以上的)没有表现出神经感觉功能的改善,那么一般认为其神经功能将来也不会再恢复,患者达到了神经自我修复的稳定状态或神经自我修复的终点。如果患者不能接受目前的感觉恢复状态,应该考虑进行手术干预,而不是继续随访,以期望其神经功能将来会有进一步的改善。判断患者感觉功能是否改善不仅取决于主观信息（症状的改变），还取决于客观证据（检查，见下文）。感觉神经损伤的恢复过程中，也可能会出现新的症状。通常麻木是患者最初的主诉。有时也会表现为疼痛，但它通常在损伤几天或几周后才会出现，而且其发作频率、持续时间和程度会不断增加，起初是偶发的，然后变成持续性的，可能是自发性的，也可能由各种各样的面部动作或日常活动诱发。

除了不适的感觉症状之外，许多患者的日常活动或功能还会受到干扰（见附录10.A.1，第7题）。咀嚼食物、饮水、刷牙、洗脸、剃须、涂口红和化妆以及说话等均为日常行为，在具有正常颌面部感觉和运动功能的人看来几乎是在不假思索的情况下进行的。而感觉输入的丧失会影响任何运动行为的协调。因此，咀嚼食物时咬唇或咬颊、饮水时口角漏水、刷牙或涂口红困难以及发音改变是外周三叉神经损伤患者的常见困扰，应当充分注意[27]。在一些患者中，对语言或表演吹奏乐器能力的干扰可能会影响他们谋生的能力。如有以上情况，转诊到语言病理学家或其他会诊医师处，以确定其相关功能丧失的程度，如有必要，安排适当的矫正治疗。

尽管不是主要的主诉，但舌神经损伤的患者常常感觉到味觉的改变（味觉异常、味觉障碍），其可以表现为一般味觉的减弱或丧失，一种或多种特定味觉（甜、酸、咸、苦）的丧失，或感觉到腐烂或不适的味道（如金属味、腐烂味、臭味、腐臭味）。应当告知患者，味觉可以随着舌神经一般感觉功能的改善而自行改善，也可以随着舌神经的显微外科修复而得到改善[53]。然而，需进一步解释的是，味觉是通过面神经的鼓索纤维传入，并与舌神经伴行，但是其神经冲动最终传入面神经核中，有一定的味觉功能恢复的潜能，但效果不如舌神经理想。因此，虽然一些患者在舌神经修复后感到味觉恢复正常或接近正常，但味觉的恢复可能与舌神经的一般感觉功能恢复进度不同[6,29,53,69]。

与病史同样重要的是患者的主诉评估，一些患者可能过度描述其神经感觉障碍[14]。因此，无论患者的主观症状是否严重，临床医师都应对患者进行全面的神经感觉检查。

10.3　神经检查工具

工具齐全的执业医师诊室已包含了检查神经损伤患者所需的所有用品和器械。无菌手套、口镜、压舌板、棉签、卡尺、局麻针头（27号）、麻醉药和局麻注射器是用于神经测试的基本工具（图10-2）。当评估下牙槽神经损伤时，有时用牙髓活力测试仪（vitalometer）作为评估疼痛反应的方法（图10-3）。痛觉测验计可以作为评估疼痛反应的另一种方法。有些临床医师利用热源测试患者对温度变化的感官反应[17]。尽管使用棉签在一般的临床情况下是足够的，但Semmes-Weinstein单丝[63]提供了一种更准确和可重复的触觉检测方法（静态轻触）。

10.4　头、颈和口腔检查

对所有患者都要进行局部检查，包括头、眼、耳、鼻、面、颞下颌关节、口腔、咽和颈。图10-4展示了神经损伤患者筛选评估的具体组成部分。在记录患者生命体征后，下一步就是视诊。如果患者是急性损伤，检查人员会寻找颌面创伤（子弹伤口、裂伤、面部骨折、

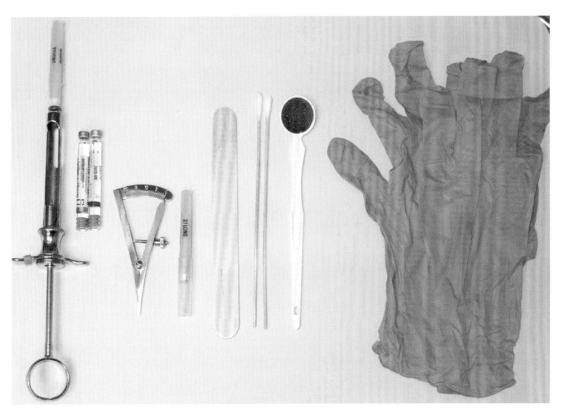

图10-2 感觉神经检查的基本设备包括（左至右）注射器、局部麻醉药、卡尺、27号针头、压舌板、棉签、口镜和检查手套

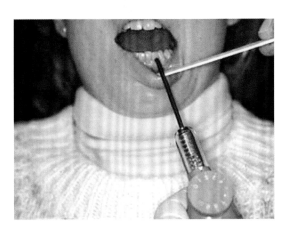

图10-3 在下牙槽神经损伤的患者中，可以用牙髓活力测试仪来评估下牙的疼痛反应

磨擦伤或挫伤）的证据。神经损伤（横断、撕脱、部分撕裂、压迫或挤压）可以通过开放伤口或裂伤直接发现[2]。在其他患者中，检查者需要在感觉丧失区域寻找可能相关的最近

或过往外伤或手术的痕迹（例如缝合或愈合切口、瘢痕），或皮肤失神经改变（水肿、红斑、溃疡、少汗症、脱发、角化不足）。长期感觉功能障碍的患者，可能反复损伤无知觉的软组织，造成人为损伤（自伤）（图10-5）。在颈部，用手指或棉签反复轻轻抚摸刺激先前外伤或手术切口的瘢痕组织，在受损神经支配的皮肤区域内，可能会出现交感神经系统过度兴奋的症状和体征（感觉过敏、出汗、发白、潮红、皮温改变）。由这些发现可以诊断为交感神经性疼痛（sympathetic-mediated pain，SMP），也称为反射性交感神经障碍或复杂的局部疼痛综合征[26]。

直接触诊或叩诊可用于下颌磨牙后区或邻近第三磨牙的下颌骨内侧（针对舌神经）、下颌前磨牙之间颏孔区域的皮肤或口内

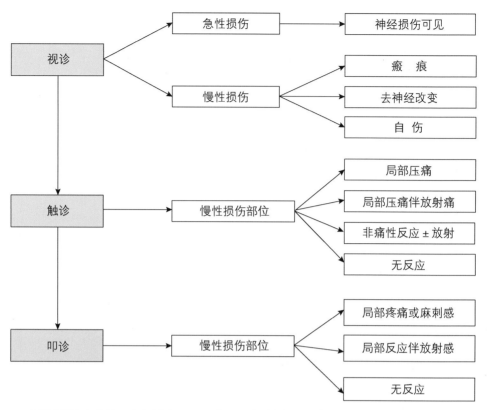

图 10-4 感觉神经检查的第一步包括头、颈、口腔的视诊、触诊和叩诊。图中的阳性指标可以帮助临床医师定位神经损伤的部位,并判断其严重程度

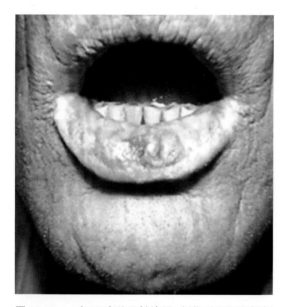

图 10-5 一名 62 岁的男性渔民,创伤后下唇和颏部感觉丧失 20 年,其下唇反复咬伤。下唇的中央部分,最初认为是自伤的结果,活检发现是鳞状细胞癌,而下唇的其余部分显示癌前改变

黏膜(针对颏神经)、眶下缘下方的皮肤或上颌前磨牙上方的口内黏膜(针对眶下神经),以及眉毛中点(针对眶上神经)。在神经损伤的情况下,可能会诱发以下三种反应中的一种,称为扳机点(图 10-6)。① 诱发痛感,通常患者描述为"电击样",并且仅限于施加刺激的区域。② 这种痛觉可能从刺激点向整个受损神经支配的区域放射(例如,舌神经的触诊引起同侧舌和口底的痛觉)。③ 由神经触诊区域放射的非痛性反应(麻刺感、蚁行感、瘙痒)。有些患者,受损神经的触诊或叩诊不会引发扳机点的反应。在随后的显微外科修复过程中可以直接观察到受损神经的位置,通常可证实扳机点区域即为神经损伤部位[70]。没有放射的疼痛反应通常表明神经完全断裂并有残端神经瘤形成,这是

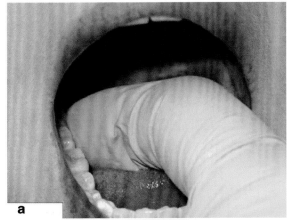

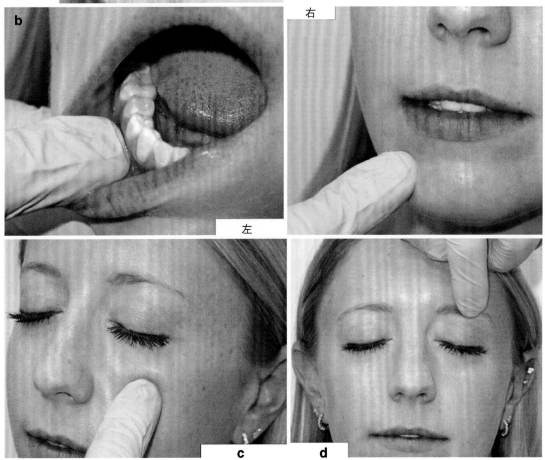

图10–6 直接在包含神经的软组织上进行触诊以检查扳机点反应:(a)在右侧下颌第三磨牙区域的舌侧触诊舌神经;(b)在下颌前庭沟(左)或面部(右)触诊右侧颏神经;(c)在左侧眶下缘下方触诊眶下神经,也可以经口内进行;(d)左侧眶上缘上方,在其离开眶上管的位置触诊眶上神经

疼痛的来源。另一方面,放射性的疼痛反应或非疼痛反应表明部分神经断裂或连续性神经瘤形成,这个现象被称为蒂内尔征,它可能表示触诊部位存在再生神经纤维,也可能表明存在连续性神经瘤。有些神经完全断裂的患者也存在扳机点区的远端放射感,其原因可能为幻觉痛[33]。有时,有明显神经损伤的患者也不会对受伤部位的刺激做出扳机点反应。因此,扳机点反应被认为是神经损伤的间接证据,而无扳机点反应并不能排

除神经损伤的存在。

　　下颌牙的叩诊可能会引起麻刺感或不适感，这些感觉可能会也可能不会从牙齿向下唇或颏部放射。触诊、叩诊或轻抚下唇或颏部也可能产生向下前牙放射的感觉。这些现象与下牙槽神经损伤程度或性质的关系尚不清楚[24,25,41,66]。手术中的神经状况并不总是与临床检查的损伤程度一致；临床检查和神经感觉测试（见下文）在预测下牙槽神经损伤程度的准确性上，低于预测舌神经损伤的准确性[70]。

　　对味觉的评估需要特殊设备（见下文），这是一项技术要求很高的检查[68]，其结果可能难以解释[28]。大多数舌神经损伤的患者主要关注的是舌体一般感觉的丧失、改变或疼痛，以及意外咬舌、咀嚼困难、刷牙疼痛（如果存在扳机点）、对言语和吹奏乐器的干扰。无论患者味觉是否改变，都很少会影响外科医师对舌神经受损患者进行手术或其他治疗的决定[3,53]。因此，对外周三叉神经受损患者的常规评估通常不包括味觉测试。对于没有周围神经损伤史而出现味觉异常的患者，味觉测试可能有助于检测是否存在解剖学因素导致的味觉功能实质性丧失（可能是脑肿瘤的症状和体征），而不是药物治疗（例如氯噻嗪类利尿剂）的不良反应或严重的心理疾病。舌前2/3味蕾的特殊感觉由源于面神经核的鼓索纤维支配，在其到达舌之前加入舌神经。舌后1/3的味蕾由舌咽神经支配。因此，味觉检测物必须小心地局限于舌头的一个部分，不能到达对侧，这样才可能对结果进行有效解释。味觉受嗅觉影响很大（注意在上呼吸道疾病如普通感冒或过敏性鼻炎期间常见的味觉丧失），这使得这种特殊感觉更加复杂。在味觉测试过程中，必须阻断嗅觉，或者必须使用非芳香物质。有些舌神经麻痹的

患者并没有味觉的改变[53]。临床测试显示，患者自身对味觉的感知与特定物质测试的真实味觉能力之间存在"显著差异"[29]。一些患者甚至不知道自己存在味觉缺陷[8]。外周轴突切断后，鼓索神经核再生的能力完全不可预测，有时甚至低于三叉神经的一般感觉神经核[23]。无论是否有味蕾特殊感觉神经受损，目前尚不了解心理因素是否会影响患者对味觉的感知[52]。

　　如果临床医师想要评估患者的味觉，那么检查可包括局部测试或全口测试[21]。局部测试选定的味蕾组（即舌前2/3或舌后1/3的味蕾），可以让临床医师区分舌神经和舌咽神经的特殊感觉输入[28]。因此，当要评估特定神经的味觉感觉功能时，局部测试更有价值[44]。全口测试可获得味觉完整性的更全面且非特定的概况，而不是关注选定的味蕾组的特定神经支配。可以通过将甜味剂（蔗糖）、酸味剂（柠檬酸）、咸味剂（盐）和苦味剂（奎尼）放置于舌前2/3，来测试从面神经鼓索支经由舌神经支配的味蕾的味觉[8]。这些试味剂分格放置于表面涂布盒中，以确保它们对舌体的刺激互不干扰[68]。在味觉检测期间，患者应闭眼并闭塞鼻孔。要求患者说出他们是否能感觉到放置在舌体上的试味剂，并识别出具体的味道。检测结果按照0～2的等级进行分级（2=患者能感觉并正确地鉴别甜味、酸味、咸味或苦味；1=患者有味觉，但不能区分其不同；0=患者没有味觉，且没有味觉识别能力）。

10.5　神经感觉测试

　　神经感觉测试（neurosensory testing, NST）包括一组标准化的临床诊断方法，旨在尽可能

无偏倚地评估一般感觉功能。虽然这类检查仍具有一定主观性，受到患者的合作程度和医师诊断水平的影响[65]，但其可由相同或不同的检查者对同一患者进行连续重复检测，以纠正其偏差。装病的患者可能考虑对医师采取法律诉讼，指责该类检测导致神经损伤，或者正在试图借此申请工伤补偿，以上情况对于试图准确评估感觉功能损伤程度的临床医师来说，可能是一个挑战。在某些情况下，患者可能试图夸大对NST的反应（以及高估病史中症状的严重程度）。患者对症状或功能损伤的主诉可能与临床检查结果有很大差别，应该怀疑是否存在操纵神经感觉测试结果的"隐藏行为"。通过刺激顺序、类型或位置的随机化（或在某些情况下根本不应用刺激），并仔细观察患者的非语言反应（例如迅速反应或缺乏反应，或对于刺激的避让）或"肢体语言"（冷漠的面部表情，鬼脸或冷笑，在评估过程中无眼神交流，紧张的手部动作，过度的面部出汗，面部潮红或苍白），机敏的审查员也许能够识别出不恰当行为，并防止患者试图歪曲或篡改结果。

下文介绍的内容是临床医师在周围神经损伤领域所使用方法的总结[16,22,36,43,48,49,67]。他们运用的原理及其结果的有效性已在各种研究中证实[19,70]。

在感觉神经检查过程中，患者应舒适地坐在安静的房间里，大多数操作都是在患者闭目的状态下进行。当测试患者的唇部时，上下唇应分开，施加刺激的压力或振动不会从受刺激的唇部转移到相对的唇部。向患者详细描述具体的检查方法和可能的反应，以便其理解并能够在感觉神经检查期间做出适当的反应。检查人员事先解释每一步，确保刺激轻柔，特别关注患者病史中提到的或者在一般头部和口腔检查中引出的疼痛或超敏反应区域。为

了建立异常侧的测试基线，应首先测试健侧以确定患者的正常"对照"反应。

感觉神经检查首先利用行进针技术来确定感觉改变的区域。27号局麻针头从相邻的正常区域向患者病史指示的感觉功能障碍区前进，间隔1～2 mm，轻轻地接触表面黏膜或皮肤，直到患者示意（抬高同侧手）针尖的感觉开始改变。重复这个过程，直到感觉改变的整个区域的边界被确定。在这个区域内，当受损的神经失去了传递冲动的所有能力时，邻近边界的过渡区域就会出现刺激辨别力下降的情况（感觉迟钝，其中尖锐刺激变得"迟钝"，但是患者仍然可察觉接触）[11]。这可能是由于来自邻近或对侧感觉神经的交通支存在的缘故[20]。再向内就是受损区域（通常过渡区在几毫米以内），患者根本无法感觉到刺激（感觉丧失）。如果该区域位于皮肤上，则用彩色可擦记号笔标示，这些标记稍后可以用酒精或有机溶剂轻易擦除（图10-7）。操作的时候，首先做对侧正常侧（例

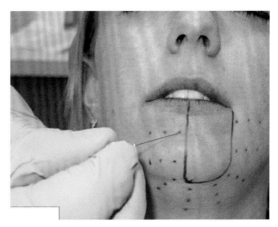

图10-7　应用"行进针"技术确定患者在下颌第三磨牙拔除后出现左下唇和颏部麻木感的区域边界。使用27号针头，由正常感觉区域开始，间隔几毫米，形成多个接触点（红点），直到患者指出感觉改变（例如，"尖锐"刺激变得"迟钝"）。依照从左到右、从下到上的顺序完成这些定位之后，可以划定受影响区域的边界（红色实线）

如,对于该患者,右下唇为正常反应区),然后做损伤侧(感觉改变的左下唇)确定异常反应的水平。对双侧神经损伤的患者,选择相邻的正常区域作为对照(例如,对于双侧下牙槽神经损伤患者,选择正常上唇的唇红缘与异常下唇比较;对于双侧眶下神经损伤患者,选择正常下唇唇红缘与异常上唇比较;对于双侧舌神经损伤患者,选择正常下唇黏膜与双侧舌侧牙龈和麻木的舌相比较)。

在进行神经感觉检查前,了解反应阈值的概念非常重要[60]。当刺激物(例如针)施加于皮肤或黏膜表面时,首先应选择极小的压力,表面组织不产生压痕。如果患者对该刺激产生反应(举起同侧手),则认为该刺激是正常阈值。如果患者没有感觉到刺激,那么需要增加压力,在皮肤或黏膜表面产生压痕,但不刺破。如果患者对该刺激有反应,那么这个刺激就是一个增高的阈值。这是一种异常的反应,表明神经受到损伤,但仍然能够将冲动从外周传递到中枢神经系统,只是能

够传输冲动的轴突数量减少和/或传输速度减慢(图10-8)。如果患者仍未对增高的阈值刺激做出反应,则认为患者无反应(NR),不再进一步额外加压进行刺激。进一步增加该刺激处的刺激压力(如针),会导致皮肤或黏膜出血,并且不会提供有用的信息。这个概念产生了一个简单、准确、可重复的静态轻触刺激和疼痛刺激反应的测量方法(B级和C级测试,见下文)。其他方法也将在下文介绍。

感觉减退患者的感觉神经检查不同于那些主诉病理性感觉异常的患者。这两类感觉神经损伤患者的诊断和治疗目标不尽相同。前者(感觉减退)的临床目标是改善或恢复失去的感觉功能,而在后者,减轻或缓解疼痛是治疗的主要目标。因此,这两种感觉神经损伤患者的评估方法将分别介绍。

10.5.1 感觉减退

对于只有感觉减退或改变而没有疼痛

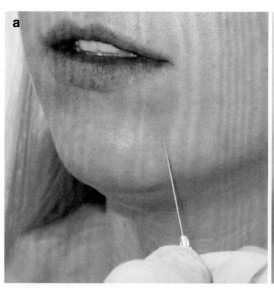
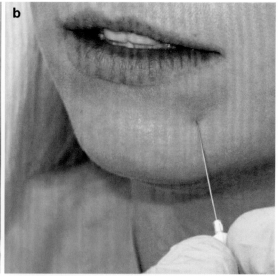

图10-8 引发反应的压力阈值分级。(a)将27号针头与左颏部皮肤轻轻接触而不使皮肤表面出现压痕,如果患者对该刺激有反应,该反应为正常阈值;(b)如果患者在这个阈值内没有反应,额外施加压力到针上,以使皮肤凹陷但不刺破它,如果患者此时有反应,这就是一个增高阈值

的患者,可以使用三种水平的感觉神经检查。检查这种类型的神经损伤患者的目的是评估感觉功能受损程度,例如正常、轻度、中度或重度的感觉迟钝,或感觉完全丧失(即麻木)。测试按照下面讨论的顺序完成,根据患者的反应,一项测试级别结束可能需要再进行另一项测试级别的测试,也可能不需要。

A级测试评估的是空间感觉,这是间接评估大直径、有髓鞘、慢反应和快反应A-α感觉神经纤维(直径5~12 μm)的功能。A级测试包括定向辨别(移动刺激识别,moving brush stoke identification,MBSI)、静态两点辨别(two-point discrimination,2PD)和刺激定位(stimulus location,SL,用于评估是否存在联觉)。MBSI的评估方法:用一束棉缕、驼毛刷或Semmes-Weinstein单丝沿随机选择的10个方向轻轻移动(仅在皮肤或舌头上),先正常侧,后测试区域。方向可以选择水平、垂直或斜向(图10-9)。每次刺激后,要求患者口头指出方向或用棉签划出。在正常或对照侧应能正确识别9个方向。患侧的正确识别数目如果少于或等于8个,应记录为7/10、3/10等,或0/10或"无反应",表示该测试中

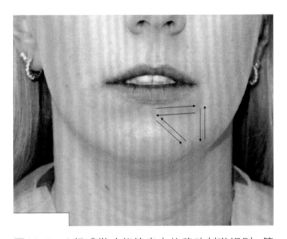

图10-9 A级感觉功能检查中的移动刺激识别:箭头表示检查者随机选择的水平、垂直和斜向的刺激。每次刺激后,要求患者用手指或棉签复指这个方向

感觉障碍的程度。

尽管理论上,水平静态两点辨别测定最好使用不尖锐的测量端,以免引发C级检测中的针刺伤害感受,但实际应用中,通常仍会使用卡尺或细尖Boley测量仪进行,有些医师和研究人员还会采用Disk-Criminator测量仪[19,37]、两点压力测量计[19,22]和其他设备。虽然可控的刺激强度可能是触觉测量器的优势,但静态两点辨别测定不取决于刺激强度[34],因此临床上仍使用手持式卡尺。然而最近的研究表明情况可能并非如此[15,59],感觉神经临床评估的准确性和确定治疗方法所需的信息并不像基础研究数据那样多。该测试使用极限法进行评估[19],从卡尺尖端并拢(零距离)开始。在接触皮肤或黏膜表面时,卡尺用力要轻柔,要求患者指出(口头指出或用手表明)何时感觉到接触,并辨别该接触是一点还是两点(图10-10)。如果患者对接触点数量不确定,则相应评分为"1"。卡尺末端之间的距离以1 mm的间距逐步增加,直到患者能够识别两个同时出现的接触点(阈值距离)。应用超过这个距离2~3 mm的卡尺反过来进一步测试,从该测试距离开始逐步减少卡尺末端之间的距离,每次减少1 mm,直到患者不再能够同时感知两点。一般来说,在测试的增量和减量部分,阈值距离是相同的或偏差在1 mm内。有时候,检查员会只使用卡尺一个尖端,或者不用任何刺激来验证患者是否试图伪造检查结果。表10-1提供了静态两点辨别检测的正常值。

刺激定位是估计联觉(无法确定施加刺激的确切位置)程度的方法,与部分感觉丧失或神经损伤恢复过程有关。测试者先用棉签尾端轻轻接触患者皮肤,要求患者用另一根棉签棒触摸完全相同的位置。正常结果是患者触碰位置与检查者测试点位置的偏差为

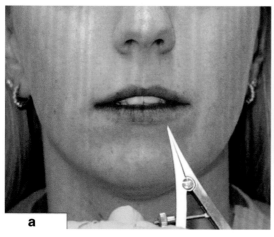
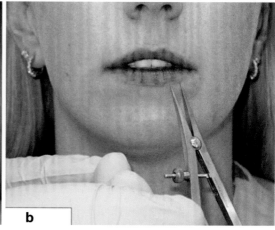

图 10-10   A 级测试中的静态两点辨别检测。(a) 初始时卡尺尖端并拢 (首选钝头卡尺);(b) 在后续检测中,卡尺尖端间距每次增加 1 mm,直到患者能感觉出两个同时刺激的卡钳尖端为两个分开的接触点

表 10-1   静态两点辨别检测的正常值

测试区域	正常阈值距离均值（mm）[a]	正常上限（mm）[b]
前额	13.5	22.0
颊部（面）	9.0	17.0
上唇（皮肤）	4.5	8.0
上唇（黏膜）	3.0	6.0
下唇（黏膜）	3.5	6.5
下唇（皮肤）	5.0	9.0
颏部	9.0	18.0
舌（舌尖）	3.0	4.5
舌（舌背）	5.0	12.0

a 来自文献的数据（Zuniga 和 Essick[67]）
b 认为大于正常上限的距离是异常的

1～3 mm。一般情况下,每个测试区域测试 5 个接触点 (图 10-11),并根据正常点的数量 (例如,5/5 和 3/5) 对患者的反应进行分级。

主诉感觉减退但对 A 级测试给出正常反应的患者被认定为"正常",不需要进一步测试。对以上任一测试表现出异常反应或无反应的患者被认为存在感觉障碍,需要对其进行 B 级测试。

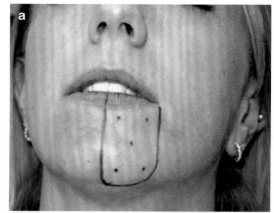
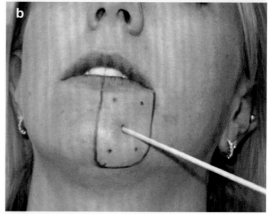

图 10-11   A 级测试中的刺激定位测试。(a) 检查人员选择 5 个接触点 (红点);(b) 检查人员以随机顺序刺激每个接触点的皮肤。每次刺激之后,让患者触摸相同的位置。棉签柄或合适尺寸的单丝可以用作刺激物和患者指示物

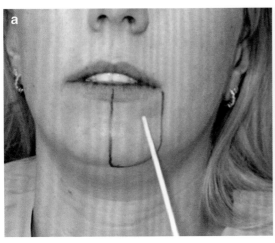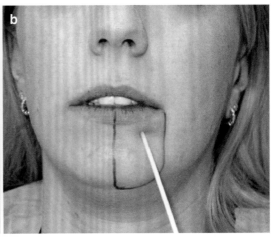

图10-12 B级测试中的触觉检测。(a)轻轻接触测试区域中的皮肤(无压痕),如果患者感觉到刺激,这是正常的反应;(b)如果患者在正常压力下未感觉到刺激,则再次接触皮肤,并产生压痕

B级测试是评估静态轻触(触觉检测)的反应,代表中等直径(直径4~8 μm)、有髓鞘、快反应A-β感觉神经纤维的功能。用棉签柄轻轻触摸测试区域,而不产生压痕。当感知到接触时,要求患者抬起同侧手。对于无皮肤压痕的接触有反应者为正常阈值,该患者不需要进一步的神经感觉检查。如果患者未能做出反应,应加大压力以使皮肤出现压痕,重复进行刺激(图10-12)。如果患者此时对接触做出反应,则阈值增加,这是异常反应。如果患者未能在增加的阈值下做出反应,则将其评为"无反应"。触觉检测的另一种检测方法是用Semmes-Weinstein单丝或von Frey纤毛[19]。单丝标有制造商的编号,并与导致单丝弯曲的压力克数值相对应;最小的数值表示弯曲单丝所需的最小力和最低压力。将每根单丝放置在皮肤或舌体上,然后施加额外的压力,直至单丝稍有弯曲(图10-13)。首先在正常对照侧进行,分别使用增量法和减量法,获得正常触觉阈值。增量阶段的初始单丝型号应该选择正常阈值以下的,增量阶段中,一旦有某一型号的单丝被感知到,则再次使用另外两根较大型号的单丝进行测试;然后逐渐降低单

丝型号进行测试。患者感知的最小的单丝型号是触觉检测的正常阈值,并记录单丝型号(制造商编号)。然后在异常侧重复测试,并记录单丝的阈值大小(如果患者能够做出反应)。对正常侧阈值/压力的2.5倍以上的单丝才能做出反应,定义为异常。如果对单丝测试的反应是正常的,则不需要进一步的测试。但是,如果患者表现为阈值增加或无反应,需要进行C级神经感觉测试。

C级测试评估的是伤害感受(痛性刺激),一些临床医师也将温度辨别纳入其中。这些神经冲动是由少髓鞘的A-δ纤维或无髓鞘、小直径(0.05~1.0 μm)的C纤维介导的。在测试区域用27号针尖轻轻地(无压痕)接触(图10-8)。正常的反应是患者在施加尖锐刺激时抬起同侧手,并识别其为尖锐刺激(相对于钝性刺激)。如果患者没有反应,加力再刺激,使针在皮肤或黏膜产生压痕(但不刺穿皮肤或黏膜)。如果患者仅在这个增加的阈值下做出反应,则为异常。如果患者未能在增加的阈值下做出反应,则不再对测试针尖增加额外的接触压力,并将结果记录为"无反应"。此外,加载到弹簧形变

图10-13　（a）用于测试静态轻触的Semmes-Weinstein单丝，每个单丝上的编号对应于将单丝放置在皮肤上使之弯曲所需的力或施加的压力;（b）放在皮肤上的弯曲单丝，该单丝的型号就是测试刺激值

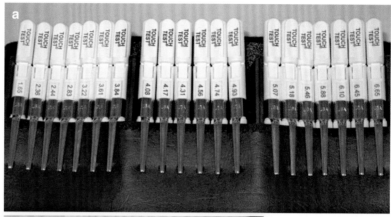

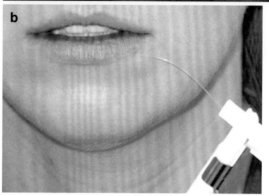

测量仪上的尖锐探针（痛觉测试计）也可用于以上检测，并且其刺激量可以被量化[67]。冷热温度感觉的测量可以分别通过加热棒和冰块（或在棉签上喷涂冷冻液）来进行。Minnesota热盘使用更简便，准确性更高，但成本也更高，其优势是可限制接触区域，以防止刺激传播到邻近区域，并可提供患者反应的明确测量结果[17]。对于下牙槽神经损伤的患者，可以使用牙髓活力测试仪来评估患者下颌牙齿的疼痛阈值（图10-3）。

　　根据患者对A、B、C级测试的反应，可被诊断为正常、轻度感觉迟钝、中度感觉迟钝、重度感觉迟钝或感觉丧失（图10-14）。这有助于将临床感觉神经检查的五个等级与Sunderland神经损伤分级联系起来，其关系如下：正常（Sunderland Ⅰ级），轻度（Ⅱ级），中度（Ⅲ级），重度（Ⅳ级）和感觉完全丧失

（Ⅴ级）（Miloro, 2012, 个人意见）。对于有意识且能配合的颌面部创伤患者（骨折、撕裂伤、火器伤、钝器伤），进行B级和C级测试以筛查三叉神经为一支受损还是多支受损[2]。当然，也要对创伤患者的其他脑神经损伤情况进行评估。术前获得这些信息可能会改变创伤修复的手术方法，是外伤手术同期修复神经，还是以后二期进行修复，还可以作为将来随访比较的基线。

10.5.2　病理性感觉异常

　　与感觉减退的感觉神经检查类似，对于主诉病理性感觉异常的患者也需要进行三个等级的感觉神经检查，但是测试方式及诊断和治疗的目标不同于感觉减退的患者（图10-15）。与感觉减退的患者不同，无论在每个等级上的检查结果如何，感觉疼痛的患者都要完成所有

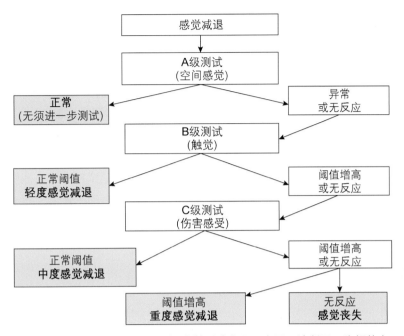

图 10-14 感觉减退患者的神经感觉测试步骤示意图。诊断显示为粗体字

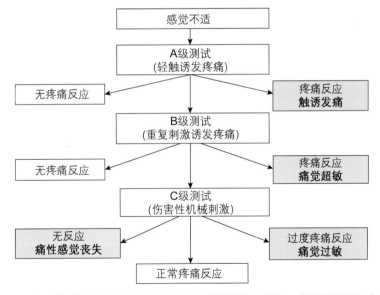

图 10-15 病理性感觉异常或疼痛患者的神经感觉测试示意图。疼痛诊断显示为粗体字

等级的测试。这些检查的目的是获得对各种刺激的异常疼痛反应（感觉过敏）的类型，可能对诊断、治疗和预后有影响[24,25]。

针对疼痛或病理性感觉异常患者的 A 级测试用以确定无创性机械刺激（正常情况下不会引起疼痛）是否在受损神经的分布内引起疼痛反应。首先测试正常对照侧，用棉缕、驼毛刷或 Semmes-Weinstein 单丝轻触皮肤或舌体黏膜表面作为参照。然后在异常侧重复上述检查。在对照侧未引发疼痛的刺激引起患侧的疼痛，刺激停止，疼痛消失，则称其为触诱发痛，通常被患者描述为"感觉过敏"。

记录刺激诱发疼痛的持续时间和强度（患者的表述或 VAS 评分）。

B 级测试的目的是评估患者是否有感觉超敏，即在施加刺激后出现延迟疼痛、重复刺激时疼痛强度增加和/或刺激停止后疼痛会持续一段时间（数秒或数分钟），后者也称为残余痛觉。拥有这三种现象中的任何一种或多种都可以被诊断为超敏反应。刺激方法为用棉签棒的尾端轻轻接触测试区域并重复施加刺激（以每秒 1 次的速率最多施加 10 次）。或者可以用 Semmes-Weinstein 单丝在测试区域内重复刺激。

C 级测试评估患者对伤害性机械或热刺激的反应。操作方法与感觉减退患者的 C 级测试类似（见前文第 10.5.1 节）。在正常阈值和增加阈值时施加伤害性刺激，患者描述为疼痛（如"触电样""烧灼样"或"针刺样"的轻刺痛感）或显示出与施加刺激的强度不成比例的疼痛反应（退缩、痛苦面容、惊叫）。这种反应被归为痛觉过敏。除了 27 号针头之外，上文已经介绍了产生伤害性刺激的其他方法。

神经损伤后又麻又痛的患者，对感觉减退的所有等级的测试都表现为感觉丧失，对病理性感觉异常的所有等级的测试都表现为无反应。如果在感觉完全丧失或显著减退的区域，疼痛是一个显著且长期的自发症状，而不是由刺激引发或加重的，则该患者可能患有痛性感觉丧失[24]。这类患者的主诉，疼痛是核心组成部分，并往往伴有幻觉（例如，即使同侧舌神经已被切断，感觉或疼痛也会放射至该舌体）[33]。

创伤或头颈部选择性手术后三叉神经某分支损伤的患者，在交感神经系统输入增加、暴露于寒冷、情绪刺激和受到通常无害的刺激时，会引发或增强疼痛[26]。在这种情况下，用棉缕或单丝进行轻触刺激（A 级测试）时，瘢痕或愈合的切口可表现出苍白，并伴有突发的剧烈疼痛反应，该疼痛可能是短暂的，也可能在刺激停止后仍持续一段时间。该反应区域通常在受损三叉神经分支的感觉改变区域之外。这就是交感神经性疼痛的一个例子，受损三叉神经外科治疗后也无法改善（见下文第 10.5.4 节）。

只有在排除了所有其他原因后，才会考虑将疼痛诊断为心因性疼痛。然而，心因性疼痛绝不应该是"排除性诊断"，也不是那些症状比临床检查"过度"或"不相符"患者的"废纸篓"。这种诊断应基于临床医师对患者可能患有一种以主诉疼痛为基础的精神病症的怀疑。尽管外周神经损伤后病理性感觉异常的患者在接受量表测试时可能表现出抑郁症、疑病症或癔症的人格特征，但这并不一定意味着患者的疼痛是由心理因素引起的[62]。相反，慢性疼痛的患者可能会由于长期疼痛而产生一些精神病理学特征。心因性疼痛的患者对感觉神经检查也无反应；其疼痛可能越过中线或者不符合正常的神经解剖学边界；疼痛是慢性的（至少持续 6 个月）、不间断的，先前的治疗都无法缓解；患者已经就诊了多位专业人员，但都没有成功；患者可能会表现得非常执着，坚信医师是唯一能够将他/她从可怕疾病中"拯救"出来的人；体检和影像学检查均未发现任何病理改变[1]。如果这些患者意识到该问题，病情可从心理咨询中得到极大缓解。

10.5.3 诊断性神经阻滞

主诉病理性感觉异常并且感觉神经检查结果异常的患者，是对痛觉来源的受损外周神经进行局部神经阻滞的适应证[10]。通过这种方法，临床医师可以鉴别疼痛是来自受损的周围神经（神经瘤）、局部侧支再生、局部交感神经纤维、中枢神经系统，还是与心理因素有关（所谓的心因性疼痛）。除了第一种情况，其余四种采用受损外周神经手术修复治疗几乎不可能有效地缓解患者的疼痛。即便是第一种情况，外周神经损伤导致了疼痛性神经瘤的发生，也可能由于传入神经阻滞而存在中枢神经系统性疼痛[24]。在这种情况下，即使切除神经瘤也不会使患者疼痛完全消失。如果对可疑神经进行的阻滞麻醉起效，患者的疼痛确实减少或完全消失，就充分证明外周因素（例如受损神经内部）可能是患者疼痛的原因，并且通过探查和修复该神经，可以缓解或显著降低其疼痛程度。以触诱发痛、感觉超敏和痛觉过敏为特征的疼痛可以采取此方法。而痛性感觉丧失和交感神经性疼痛的患者，外周神经手术改善疼痛程度的效果欠佳[24]，而且多数情况下，在局部阻滞性诊断后的外周神经修复手术不仅未能暂时缓解患者疼痛，反而致其疼痛频率、持续时间和强度增加。

　　当决定进行诊断性神经阻滞时，临床医师应首先从神经的远端分支开始，然后阻断其近端的分支（例如，先进行颏神经再进行下牙槽神经；先进行上牙槽前神经再进行眶下神经）。该方法能使检查人员更加精确地查明疼痛的来源，以及是否可以通过阻断来缓解疼痛（图10-16）。为了减少向邻近神经的扩散，应尽可能少的使用局部麻醉药物（0.5～1.0 ml）。最初的阻滞应使用短效麻醉剂（例如1%或2%不含肾上腺素的利多卡因）。经过适当的等待后，应对阻断神经支配区域进行测试（例如针刺）以确定麻醉是否起效。如果阻滞成功，在患者愿意的情况下，则可重复使用长效药物（例如0.5%布比卡因，含1:100 000肾上腺素），以产生数小时的疼痛缓解期。

　　如果疼痛起源于面部、颈部或上肢的外伤或先前手术，并且患者已经表现出交感神

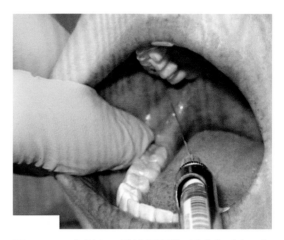

图10-16　右侧下牙槽神经阻滞，以确定对右下颌骨神经病理性疼痛缓解的效果。而在此之前，右颏神经阻滞无法缓解患者的疼痛

经系统过度活跃的局部体征（参见上文交感神经性疼痛），则表明可行同侧星状神经节阻滞[30,31]。如果星状神经节阻滞术之后疼痛缓解，可诊断为交感神经性疼痛，但必须重复多次阻滞才能达到令人满意的疼痛缓解效果。如果检查者不常操作星状神经节阻滞，应将患者转诊至接受过局部麻醉技术培训的麻醉师处。

10.5.4　制图

　　感觉神经检查结果的图形绘制是记录感觉缺陷边界的一种好方法。在记录患者对各种评估操作和感觉神经检查反应的同时，绘制患者口腔颌面部图形以强调感觉功能障碍的区域轮廓（通常以红色墨水绘制，图10-17）。文献报道了诸多的方法[19,43,51,67,70]，读者可参考附录10.A.2中的"神经损伤检查"表。

　　把绘有感觉障碍区域边界的患者照片作为附加文档，可以有效补充患者病史记录，用于将来比较受损区域的变化[50]。对于一些患者来说，从感觉异常区域面积的缩小或消失，能够直观看到自我恢复或因手术治疗而恢复的效果（图10-18）。

a

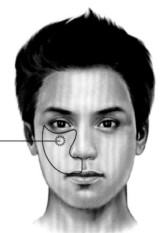

疼痛扳机点
向右上唇放
射的区域

　4　　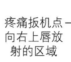

>20　　　　　1/10　10/10　　　　0/5　5/5

两点测试　　　　　方向测试　　　　　定位测试

| B级测试：无反应 |
| C级测试：痛阈增高 |

右　　　　　　　　　　　　　　　　　　　　左

b

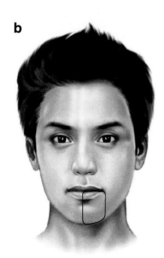

5　NR　　　　10/10　NR　　　　5/5　NR

两点测试　　　　　方向测试　　　　　定位测试

右　　　　　　　　　　　　　　　　　　　　左

| A级测试： |
| 两点测试：无反应 |
| 方向测试：无反应 |
| 定位测试：无反应 |

| B级测试：无反应 |
| C级测试：无反应 |

图10-17-1　将感觉异常区域和感觉神经检查结果记录到患者病史中。打印的图表见附录10.A.2。（a）该患者右颧弓复合体骨折累及右侧眶底和眶下缘，出现右侧面部麻木伴疼痛6个多月。黑色实线表明受影响的面部和唇部区域，严重的右眶下神经感觉迟钝。（b）该患者双侧下颌矢状劈开术后4个月，左下唇、颏部和左下颌牙龈感觉丧失（黑色实线内为受影响区域）。右侧的术后即刻感觉丧失已经缓解，仍有左侧下牙槽神经分布区感觉丧失。

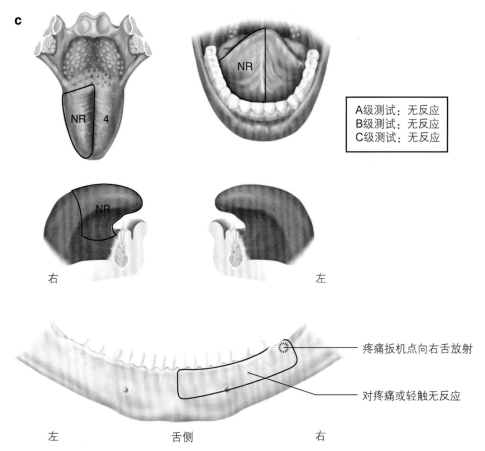

图10-17-2 （c）该患者拔除右下颌第三磨牙3个月后，右侧舌体麻木，以及咀嚼食物或刷右下牙时右侧舌体和舌侧牙龈疼痛。黑色实线为受影响区域。注意扳机点在右下颌舌侧。患者右侧舌神经分布区感觉丧失。NR：无反应

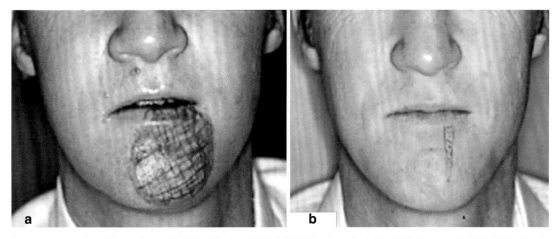

图10-18 患者男性，33岁，在颏成型手术中左侧颏神经断裂，术中未进行神经修复。（a）颏成形术后6周，左下唇和颏部感觉丧失区域。（b）随后，左侧颏神经行神经吻合修复。神经修复后6个月，仅存一小部分感觉异常区域。在感觉异常区域内，患者能对疼痛刺激和高于右侧正常阈值的轻触刺激做出反应。左下唇的两点辨别阈值为10 mm，而正常的右侧为5 mm

10.6 影像学检查

在缺少对损伤附近的结构进行影像学检查的情况下，对口腔颌面部创伤、牙体治疗、择期外科手术后三叉神经损伤的评估是不全面的。为了获得更多的诊断信息，影像学检查可包括平片、口腔全景片、CT或MRI。基本的影像学研究通常有助于三叉神经损伤患者的评估，一旦在平片上观察到异常，可进行进一步的影像学检查（例如CBCT）。例如，图10-19显示了从影像学研究中获得的有助于评估神经受损情况的信息。这些重要发现包括牙根滞留、异物（例如破碎的器械）滞留、下颌骨骨折、固定板和固定螺钉以及磨削器械等，可能因接近下牙槽神经或舌神经而造成医源性损伤。关于影像学检查的详细讨论，读者可以参考第11章。

10.7 诊断和分类

在收集和分析由上述初始感觉神经检查所获得的临床信息后，临床医师应该能够建立感觉障碍范围和严重程度的诊断。感觉障碍等级是从轻度感觉减退到完全感觉丧失（麻木）间的连续分级。疼痛性损伤被认为是由于外周因素（因此可能适于手术干预）、交感神经性疼痛、中枢神经系统病

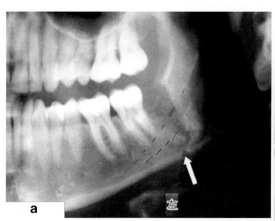
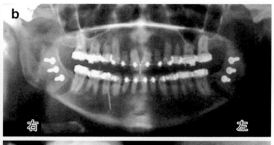
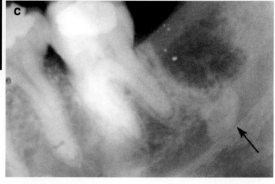

图10-19 （a）该患者在左下颌第三磨牙拔除几周后出现左侧下唇和下颌区的麻木和疼痛。全景片显示穿过拔牙窝和左侧下牙槽神经管（平行黑线之间）的无移位骨折（白色箭头）。骨折固位后，患者在3个月内左下唇感觉自行恢复正常。（b）该患者在双侧下颌矢状劈开术后6周内恢复了左下唇和颏部的正常感觉。术后3个月，右下唇出现严重感觉减退和触诱发痛。全景片显示三个内固位螺钉与右侧下牙槽神经管重叠，需进一步行CBCT以评估固位螺钉与右侧下牙槽神经管的关系。（c）左侧下颌第三磨牙不完全拔除，但手术医师选择原位留置剩余的残根，患者在1年后出现左下唇持续性麻木，并寻求进一步治疗。平片显示残留的牙根（黑色箭头）与左侧下牙槽神经管重叠，需进一步行CBCT以确定残根相对于左侧下牙槽神经管的位置，然后决定是否需要去除它

症(例如传入神经阻滞)或心理因素导致的。然而,如果发生创伤时未直接观察到受损神经,可能需要随后再次评估患者,以确定随时间推移神经损伤的等级。损伤的分类有助于临床医师及时做出是否进行治疗干预的决定。

Seddon 分类是一种对临床医师有用的周围神经损伤分类。Herbert J. Seddon 爵士(1903—1977)是一位英国整形外科医师,在第二次世界大战期间和之后,他在治疗四肢火器伤所致的神经损伤方面获得了非凡的临床经验[32]。他的分类方法是基于临床因素而来的[54]。作为一名临床医师,他强调了受损外周神经外科干预时机的重要性,他在1947年写道:"如果继续单纯的随访观察,将永远错过手术干预的最佳时机……"[55]

另一个经常引用的周围神经损伤分类系统是与 Seddon 同时代的 Sunderland 分类系统。Sunderland 分类方案包括五个等级,以神经损伤的组织病理学为基础,因此神经解剖学家、神经生理学家和研究人员对此更感兴趣[57]。随后又增加了第六级伤害,是 Sunderland 五级伤害的混合型[38]。表 10-2比较了两种分类系统。有关三叉神经损伤分类的完整讨论,请参阅第 2 章。

在确诊了感觉障碍的性质和程度,并对

神经损伤进行了正确的分类之后,临床医师将能够对治疗需求、方式(手术或非手术)和时机做出决定。标准化的分类系统也方便从业者之间的交流。第 20 章将完整探讨神经损伤的治疗指南。

10.8 总结

本章介绍了一种三叉神经损伤患者的临床评估方法,该方法被神经损伤治疗中涉及的各外科学科所应用。所述的诊断方法的可靠性和可重复性已由临床应用和相关调查研究验证。不论临床检查者是否是神经损伤专家均可操作,所需的检查用品在大多数临床医师的诊室内都能找到。该方法提供主观、半客观和客观的神经感觉信息,用于诊断(评估感觉功能障碍程度)和神经损伤分类,使临床医师能够对治疗方法做出适当和及时的决定。

尽管其他一些评估神经功能的方法主要用于基础科学和临床研究而不是临床实践,但这些方法同样是有效的。感兴趣的读者可以详细阅读参考文献,以获取有关周围神经功能评估这一重要内容的更多信息[12,19,21,35,40,46,56,65,68]。

表 10-2　周围神经损伤的 Seddon[a] 和 Sunderland[b] 分类方法比较

Seddon/Sunderland	神经传导障碍/Ⅰ级	轴突断裂/Ⅱ,Ⅲ,Ⅳ级	神经断裂/Ⅴ级	Ⅵ级[c]
神经髓鞘	完整	完整	中断	混合损伤
轴突	完整	有些中断	所有中断	混合损伤
瓦勒变性	无	有,某些轴突	有,所有轴突	有,某些轴突
冲动传导丧失	暂时的(<4周)	长期的(数月)	永久的	都有可能

a Seddon[54]
b Sunderland[57]
c Mackinnon 和 Dellon[38]

附录

A.1 神经损伤病史

神经损伤病史

姓名：_____ 年龄：_____ 就诊时间：_____

请回答以下问题。添加您认为重要的评注。这些问题将由您的外科医师与您一起完成，在评估您的神经损伤时将会非常有帮助。

1. 您的面部、嘴、下颌或颈部有没有感觉的改变、异常、不适或丧失？
   画圈选择：有　或者　没有；
   如果选择有，请进一步圈出所有适合的情况：
   左侧　右侧　双侧
   额头　眉毛　耳朵　鼻子　舌头　上唇　下唇　颊部　面部
   额部　牙齿　上牙龈　下牙龈　上腭　嘴
   其他：_____

2. 令您最痛苦的症状是什么？（画圈选择）
   感觉丧失（麻木）　　　　疼痛　　　　两者皆有（疼痛和麻木）

3. 以下哪些症状描述了您的主要困扰？（圈出所有适用的内容；添加您认为与您的状况相关的其他内容）：

麻木	拉紧感	皮肤瘙痒	棉花感
深部痒	肿胀	刺痛	剧痛
麻刺感	僵硬感	刺样感	疼痛
抽搐	蚁爬感	电击样	烧灼样
潮湿感	震动感	冰冻感	极度痛苦
橡胶感	牵拉	发热	凉
拉伸感	温暖		

   其他：_____

4. 如果您有疼痛症状，它是：持续的　还是　间断的　（画圈选择）

如果是间断的,请选择:

( ) 自发的

( ) 由刺激引发的(如果是这样,圈出适用内容):

触摸	刷牙	喝水
洗脸	抽烟	讲话
剃须	接吻	微笑
化妆或涂口红	唱歌	吹奏乐器

其他:＿＿＿＿＿＿＿＿＿＿＿＿＿＿＿

如果疼痛是间断的,它会持续多久?（圈出）:

数秒   数分钟   数小时   数天

如果您现在疼痛,估计它处于下面哪一等级上(圈出):

0   1   2   3   4   5   6   7   8   9   10

(0=不痛;5=中度疼痛;10=所经历过的最严重的疼痛)

有什么能减轻您疼痛的方法吗? 如果有,是什么? ＿＿＿＿＿＿＿＿＿＿

5. 是否有与您的症状发生相关联的牙科或外科治疗?

画圈选择: 有　　无　　如果有,请说明是什么:

( ) 局部麻醉注射。

如果有,当时是否有严重的疼痛或电击感? 有　无(圈出)

( ) 阻生智齿拔除

( ) 正颌或其他治疗颌骨畸形的手术

( ) 牙种植

( ) 根管充填

( ) 颌面部骨折或其他外伤

( ) 其他:＿＿＿＿＿＿＿＿＿＿＿＿＿＿

治疗医师姓名:＿＿＿＿＿＿＿＿　地址:＿＿＿＿＿＿＿＿＿＿＿＿

电话号码:＿＿＿＿＿＿＿＿＿＿

您的症状开始的时间（日期）：＿＿＿＿＿＿＿＿

6. 自相关症状出现以来，其进展如何？（请选择）：
   （　　）无变化
   （　　）略有改善
   （　　）明显改善
   （　　）略有加重
   （　　）明显加重

7. 您是否因为神经损伤而经历过或者正在经历以下任何现象？如果有，请选择适用的条目，并使用以下数字记录影响程度：
   1＝对正常活动轻度影响
   2＝中度影响（50%）
   3＝完全或几乎完全影响

   影响程度（1、2、3）
   （　　）咬唇、咬颊、咬舌（个别请圈出）
   （　　）进食热的水或食物时烫伤舌头或嘴唇（圈出哪个）
   （　　）饮料、唾液、食物漏出嘴巴
   （　　）咀嚼食物困难
   （　　）喝水或吞咽食物困难
   （　　）味觉丧失、下降或异常
   （　　）说话或唱歌困难
   （　　）微笑、大笑、皱眉困难
   （　　）入睡困难
   （　　）刷牙、使用牙线困难
   （　　）化妆或涂口红困难
   （　　）剃须、洗脸困难
   （　　）演奏吹奏乐器困难

   感谢您填写此评估表格。您的答案将在您的检查过程中由您的外科医师进一步修订和讨论。请在下面签名：

   姓名：＿＿＿＿＿＿＿＿（患者/监护人或家长）　日期：＿＿＿＿＿＿＿＿

   检查人员：＿＿＿＿＿＿＿　学历：MD　DMD　DDS

A.2 神经损伤检查

姓名：_____ 就诊时间：_____

转诊医师：_____ 地址：_____

电话：_____

主诉：_____

现病史：_____

B.P：   P：   /min   T：   体重：

	正常	异常	脑神经
头部	（ ）	（ ）_____	Ⅰ：_____
TMJ	（ ）	（ ）_____	Ⅱ：_____
眼	（ ）	（ ）_____	Ⅲ：_____
耳	（ ）	（ ）_____	Ⅳ：_____
鼻	（ ）	（ ）_____	Ⅴ：_____
颈部	（ ）	（ ）_____	Ⅶ：_____

Ⅷ：_____

Ⅸ：_____

Ⅹ：_____

Ⅺ：_____

Ⅻ：_____

疼痛：（ ）正常；（ ）增加；（ ）无反应

触诱发痛   感觉超敏   痛觉过敏

轻触：

Rt：_____   Lt：_____

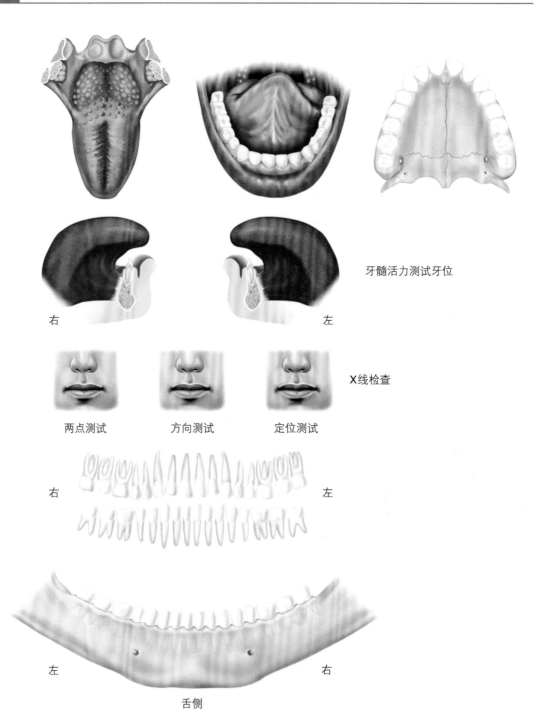

牙髓活力测试牙位

右　　　　　　　　　左

X线检查

两点测试　　　方向测试　　　定位测试

右　　　　　　　　　左

左　　　　　　　　　右

舌侧

神经损伤检查

局部神经阻滞　　　　　　局麻药物/剂量　　　　　结果

诊断

右侧　　　左侧　　　　神经　　　　分类（如果已知）预后

_____　　_____　　　　额神经

_____　　_____　　　下牙槽神经

_____　　_____　　　　舌神经

_____　　_____　　　颊长神经

_____　　_____　　　眶下神经

_____　　_____　　_____

（　）感觉丧失　　　　　　　　　　（　）病理性感觉异常

右侧　左侧　　　　　　　　　　　　　　　右侧　左侧

____　____　　感觉迟钝（　）轻度　触诱发痛　____　____　交感神经性疼痛

　　　　　　　　　　　（　）中度　感觉超敏　____　____　痛性感觉丧失

　　　　　　　　　　　（　）重度　痛觉过敏　____　____　心因性

____　____　　感觉丧失　　　　　神经瘤　____　____

建议

（　）不再进一步观察或治疗

（　）观察,并在_____周/月后重新评估

（　）感觉恢复练习,_____次/d×___个月

（　）药物治疗:_____

（　）显微神经手术:_____神经

（　）_____

（　）将报告传报至医师_____,日期_____

检查人:_____　　学历:MD　　DMD　　DDS

日期:_____

（韩孜祥　陈敏洁）

参考文献

[1] American Psychiatric Association (2000) Diagnostic and statistical manual of mental disorders, 3rd. American Psychiatric Association, Arlington.

[2] Bagheri S C, Meyer R A, Ali Khan H, et al (2009) Microsurgical repair of trigeminal nerve injuries from maxillofacial trauma. J Oral Maxillofac Surg, 67: 1791−1799.

[3] Bagheri S C, Meyer R A, Ali Khan H, et al (2010) Retrospective review of microsurgical repair of 222 lingual nerve injuries. J Oral Maxillofac Surg, 68: 715−723.

[4] Bagheri S C, Meyer R A, Ali Khan H, et al (2010) Microsurgical repair of the peripheral trigeminal nerve after mandibular sagittal split ramus osteotomy. J Oral Maxillofac Surg, 68: 2770−2782.

[5] Bagheri S C, Meyer R A, Cho S H, et al (2012) Microsurgical repair of the inferior alveolar nerve: success rate and factors which adversely affect outcome. J Oral Maxillofac Surg, 70(8): 1978−1990.

[6] Baker S B, Foote J W, DiNick V (1995) Gustatory recovery in microsurgical repair of the lingual nerve. J Oral Maxillofac Surg, 53: 137.

[7] Birch R, Bonney G, Wynn Parry C B (1998) Surgical disorders of the peripheral nerves. Churchill Livingstone, Edinburgh, Scotland, UK.

[8] Bornstein W S (1940) Cortical representation of taste in man and monkey II. The localization of the cortical test area in man and method of measuring impairment of taste in man. Yale J Biol Med, 13: 133.

[9] Boyne P J (1982) Postexodontia osseous repair involving the mandibular canal. J Oral Maxillofac Surg, 40: 69−77.

[10] Campbell R L (1992) The role of nerve blocks in the diagnosis of traumatic trigeminal neuralgia. Oral Maxillofac Surg Clin North Am, 4: 369−374.

[11] Campbell R L, Shamaskin R G, Harkins S W (1987) Assessment of recovery from injury to inferior alveolar and mental nerves. Oral Surg Oral Med Oral Pathol, 64: 519.

[12] Colin W (1993) Conduction velocity of the human inferior alveolar nerve: a preliminary report. J Oral Maxillofac Surg, 51: 1018−1023.

[13] Cooper B Y, Sessle B J (1992) Anatomy, physiology, and pathophysiology of trigeminal system paresthesias and dysesthesias. Oral Maxillofac Surg Clin North Am, 4: 297−322.

[14] Cunninghan L L, Tiner B D, Clark G M, et al (1996) A comparison of questionnaire versus monofilament assessment of neurosensory deficit. J Oral Maxillofac Surg, 54: 454−459.

[15] Dellon A L (2002) The relationship of facial two-point discrimination to applied force under clinical test conditions (discussion). Plast Reconstr Surg, 109: 953−955.

[16] Dellon A L, Andonian E, DeJesus R A (2007) Measuring sensibility of the trigeminal nerve. Plast Reconstr Surg, 120: 1546−1550.

[17] Dyck P J, Curtis D J, Bushek W, et al (1974) Description of "Minnesota Thermal Disks" and normal values of cutaneous thermal discrimination in man. Neurology, 24: 325−330.

[18] Dykes R W (1984) Central consequences of peripheral nerve injuries. Ann Plast Surg, 13: 412.

[19] Essick G K (1992) Comprehensive clinical evaluation of perioral sensory function. Oral Maxillofac Surg Clin North Am, 4: 503−526.

[20] Essick G K, Patel S, Trulsson M (2002) Mechanosensory and thermosensory changes across the border of impaired sensitivity to pinprick after mandibular nerve injury. J Oral Maxillofac Surg, 60: 1250−1266.

[21] Frank M E, Hettinger T P, Clive J M (1995) Currents methods in measuring taste.//Doty R L (ed). Handbook of olfaction and gustation. Marcel Dekker, New York.

[22] Ghali G E, Epker B N (1989) Clinical neurosensory testing: practical applications. J Oral Maxillofac Surg, 47: 1074−1078.

[23] Girod S C, Neukam F W, Girod B, et al (1989) The fascicular structure of the lingual nerve and the chorda tympani: an anatomical study. J Oral Maxillofac Surg, 47: 607−609.

[24] Gregg J M (1990) Studies of traumatic neuralgia in the maxillofacial region: symptom complexes and response to microsurgery. J Oral Maxillofac Surg, 48: 135−140.

[25] Gregg J M (1990) Studies of traumatic neuralgia in the maxillofacial region: surgical pathology

and neural mechanisms. J Oral Maxillofac Surg, 48: 228-237.

[26] Gregg J M (1992) Abnormal responses to trigeminal nerve injury. Oral Maxillofac Surg Clin North Am, 4: 339-351.

[27] Gregg J M (1996) A comparison of questionnaire versus monofilament assessment of neurosensory deficit (discussion). J Oral Maxillofac Surg, 54: 459-460.

[28] Hillerup S (2000) Taste perception after lingual nerve repair (discussion). J Oral Maxillofac Surg, 58: 5-6.

[29] Hillerup S, Hjorting-Hansen E, Reumert T (1994) Repair of the lingual nerve after iatrogenic injury: a follow-up study of return of sensation and taste. J Oral Maxillofac Surg, 52: 1028-1031.

[30] Hobbins W (1988) RSD and thermography. Reflex Sympath Dystrophy Assoc Digest, 1: 1-16.

[31] Jaeger B, Singer E, Kroening R (1986) Reflex sympathetic dystrophy of the face. Arch Neurol, 43: 693-695.

[32] James J I P (1978) Obituaries: Sir Herbert Seddon 1903-1977. Int Orthop, 2: 275-276.

[33] Jensen T S, Krebs B, Nielsen J, et al (1983) Phantom limbs, phantom pain and stump pain in amputees during the first six months following limb amputation. Pain, 17: 243.

[34] Johnson K O, Philips J R (1981) Tactile spatial resolution: 1. Two-point discrimination, gap detection, grating resolution and letter recognition. J Neurophysiol, 46: 1177.

[35] Jones D L, Thrash W J (1992) Electrophysical assessment of human inferior alveolar nerve function. J Oral Maxillofac Surg, 50: 581-585.

[36] Kesarwani A, Antonyshyn O, Mackinnon S E, et al (1989) Facial sensibility testing in the normal and posttraumatic population. Ann Plast Surg, 22: 416-425.

[37] Mackinnon S E, Dellon A L (1985) Two-point discrimination test. J Hand Surg, 10: 906.

[38] Mackinnon S E, Dellon A L (1988) Surgery of the peripheral nerve. Thieme Medical Publishers, New York.

[39] McDonald A R (1998) The accuracy of clinical neurosensory testing for nerve injury diagnosis (discussion). J Oral Maxillofac Surg, 56: 8.

[40] McDonald A R, Pogrel M A (2001) The use of magnetic source imaging to examine neurosensory function after dental trauma. Oral Maxillofac Surg Clin North Am, 13: 325-330.

[41] Meyer R A (1990) Studies of traumatic neuralgia in the maxillofacial region: symptom complexes and response to microsurgery (discussion). J Oral Maxillofac Surg, 48: 141.

[42] Meyer R A (1992) Applications of microneurosurgery to the repair of trigeminal nerve injuries. Oral Maxillofac Surg Clin North Am, 4: 405-416.

[43] Meyer R A, Bagheri S C (2011) Clinical evaluation of peripheral trigeminal nerve injuries. Atlas Oral Maxillofac Surg Clin North Am, 19: 15-33.

[44] Miller I J (1995) Anatomy of the peripheral taste system.//Doty R L (ed). Handbook of olfaction and gustation. Marcel Dekker, New York.

[45] Phillips C, Essick G, Zuniga J, et al (2006) Qualitative descriptors used by patients following orthognathic surgery to portray altered sensation. J Oral Maxillofac Surg, 64: 1751-1760.

[46] Pogrel M A (1992) Trigeminal evoked potentials and electrophysical assessment of the trigeminal nerve. Oral Maxillofac Surg Clin North Am, 4: 535-541.

[47] Poort L J, van Neck J W, van der Wal K G H (2009) Sensory testing of inferior alveolar nerve injuries: a review of methods used in prospective studies. J Oral Maxillofac Surg, 67: 292-300.

[48] Posnick J C, Grossman J A I (2000) Facial sensibility testing: a clinical update. Plast Reconstr Surg, 106: 892-894.

[49] Posnick J C, Zimbler A G, Grossman J A I (1990) Normal cutaneous sensibility of the face. Plast Reconstr Surg, 86: 429-433.

[50] Robinson P P (1988) Observations on the recovery of sensation following inferior alveolar nerve injuries. Br J Oral Maxillofac Surg, 26: 117.

[51] Robinson R C, Williams C W (1986) Documentation method for inferior alveolar and lingual nerve paresthesias. Oral Surg Oral Med Oral Pathol, 6: 128-131.

[52] Schwartzman R J, Grothusen J, Thomas R, et al (2001) Neuropathic central pain: epidemiology, etiology and treatment options. Arch Neurol, 58: 1547-1551.

[53] Scrivani S J, Moses M, Donoff R B, et al (2000) Taste perception after lingual nerve repair. J Oral Maxillofac Surg, 58: 3−5.

[54] Seddon H J (1943) Three types of nerve injury. Brain, 66: 237−288.

[55] Seddon H J (1947) Nerve lesions complicating certain closed bone injuries. J Am Med Assoc, 135: 691−694.

[56] Smith S J M (1998) Electrodiagnosis.//Birch R, Bonney G, Wynn Parry C B (eds). Surgical disorders of the peripheral nerves. Churchill Livingstone, Philadelphia.

[57] Sunderland S (1951) A classification of peripheral nerve injuries produced by loss of function. Brain, 74: 491−516.

[58] Upton G L, Rajvanakarn M, Hayward J R (1987) Evaluation of the regenerative capacity of the inferior alveolar nerve following surgical trauma. J Oral Maxillofac Surg, 45: 212−216.

[59] Vriens J P M, van der Glas H W (2002) The relationship of facial two-point discrimination to applied force under clinical test conditions. Plast Reconstr Surg, 109: 943−952.

[60] Vriens J P M, van der Glas H W (2009) Extension of normal values on sensory function for facial areas using clinical tests on touch and two-point discrimination. Int J Oral Maxillofac Surg, 38: 1154−1158.

[61] Waller A (1850) Experiments on the section of the glossopharyngeal and hypoglossal nerves of the frog, and observations of the alterations produced thereby in the structure of their primitive fibres. Phil Trans Roy Soc Lond, 140: 423−429.

[62] Walter J M, Gregg J M (1979) Analysis of postsurgical neurologic alteration in the trigeminal nerve. J Oral Surg, 37: 410−414.

[63] Weinstein S (1962) Tactile sensitivities of the phalanges. Percept Mot Skills, 14: 351−354.

[64] Zicardi V B, Steinberg M (2007) Timing of trigeminal nerve microsurgery: a review of the literature. J Oral Maxillofac Surg, 65: 1341−1345.

[65] Ziccardi V B, Dragoo J, Eliav E, et al (2012) Comparison of current perception threshold testing to clinical sensory testing for lingual nerve injuries. J Oral Maxillofac Surg, 70: 289−294.

[66] Zuniga J R (1990) Studies of traumatic neuralgias in the maxillofacial region: surgical pathology and neural mechanisms (discussion). J Oral Maxillofac Surg, 48: 238−239.

[67] Zuniga J R, Essick G K (1992) A contemporary approach to the clinical evaluation of trigeminal nerve injuries. Oral Maxillofac Surg Clin North Am, 4: 353−367.

[68] Zuniga J R, Hegtvedt A K, Alling C C (1992) Future applications in the management of trigeminal nerve injuries. Oral Maxillofac Surg Clin North Am, 4: 543−554.

[69] Zuniga J R, Chen N, Phillips C L (1997) Chemosensory and somatosensory regeneration after lingual nerve repair in humans. J Oral Maxillofac Surg, 55: 2−13.

[70] Zuniga J R, Meyer R A, Gregg J M, et al (1998) The accuracy of neurosensory testing for nerve injury diagnosis. J Oral Maxillofac Surg, 56: 2−8.

三叉神经影像学

Michael Miloro, Antonia Kolokythas

11

11.1 引言

对舌神经（lingual nerve，LN）或下牙槽神经（inferior alveolar nerve，IAN）损伤患者的临床神经感觉测试包括客观测试和主观测试。目前认为，评估三叉神经周围分支的医源性损伤不存在"纯粹"客观的测试方式，这使临床医师对这些情况的临床诊断和治疗变得复杂。所有现用的临床神经感觉测试模式都需要患者配合，并基于患者反应得出结论，因此主观成分在测试中占有极大的分量。此外，所有的测试通常是在神经损伤后进行的，因此每个患者没有基线测试结果可用于比较和真正确定其受到损伤的程度。在客观的影像学评估中，许多影像学手段可用于术前辅助评估神经周围常见手术（大多为第三磨牙手术）的三叉神经损伤风险。此外，这些研究可应用于IAN和LN损伤自愈或手术辅助恢复情况的客观监测。本章将回顾所有当前临床应用于IAN和LN术前神经损伤风险评估、损伤后评估以及手术修复后恢复情况评估的影像学方法。

11.2 一般注意事项

由于LN和IAN在各种常见的口腔颌面外科手术（包括第三磨牙拔除）期间容易受损伤，因此在手术之前记录这些特定神经的位置就显得尤为重要。第三磨牙区LN位置的早期研究包括尸体解剖和第三磨牙拔除术中的临床观察。这些研究受到各种方法学问题的限制，包括手术解剖过程（尸体研究和临床试验）中神经医源性移位的可能性，以及尸体标本固定过程中的人为因素。尽管有这些局限性，Kisselbach和Chamberlain通过34个尸体标本和256例拔除第三磨牙患者的临床观察，总结了第三磨牙区LN的解剖位置。这项研究发现，17.6%的尸体标本和4.6%的临床病例中，LN在下颌舌侧嵴表面，62%的病例中LN直接与下颌舌侧骨皮质接触。在另一项解剖学研究中，Pogrel等人使用可重复标记的20具尸体（40侧），检查了第三磨牙区LN的位置，发现15%的LN位于下颌舌侧嵴以上，距舌侧嵴的平均水平距离为3.45 mm。这两项解剖研究都证实了第三磨牙手术中舌神经处于相对危险的解剖位置。

临床上需要客观的、无创的影像学检查方法，用于术前评估患者术中出现神经损伤的风险，以及评估和检测损伤或修复后神经感觉恢复程度。放射学评估应包括损伤的不同时间段，即损伤前、损伤后和修复后三个阶段。损伤前评估是指在任何外科手术前记录神经原始位置,评估是否具有医源性损伤的可能(例如,第三磨牙拔除术)。在手术过程(例如下颌骨矢状裂开截骨术)中,神经功能也可以使用术中监测,最常用的是神经传导和电生理状态的功能评估,例如体感诱发电位。这些测试设备不是常备的,通常用于研究目的而不是常规临床测试。损伤后影像检查可分为初始阶段(损伤后、没有显微神经外科干预的神经感觉自愈阶段)和第二阶段(在神经手术探查和显微神经外科修复之后)。损伤后初始阶段的影像学检查可能更具有临床意义,结合客观(影像学)与主观(临床检查)结果,可以判断是否需要显微神经外科手术介入,并指导制订可能有效的治疗计划(即准确测定神经解剖改变的范围,以及是否需要神经移植或直接神经吻合)。通常,根据临床神经测试结果,可以参照一个或多个分类方法对损伤进行分类。Seddon和Sunderland的分类系统是基于对神经损伤的组织学评估,可以作为评估神经自我感觉恢复潜力的预后指标。

在LeFort截骨术(V2)和下颌矢状截骨术(V3)中,已经有数项关于术中神经监测的报道。这些研究利用体感诱发电位来记录在神经周围截骨过程中暂时的潜伏期延长和波幅减小。体感诱发电位还可用作损伤后或修复后的测试,以记录神经损伤的程度,监测神经感觉恢复的进展。

11.3 下牙槽神经和舌神经的术前影像学风险评估

11.3.1 全景片

第三磨牙术前检查中对IAN的位置进行术前评估通常使用全景X线片。显然,由于

图像的二维性质、骨结构的放大比不同(相对于IAN),以及不能显示LN的位置,从这项检查中可以获得的信息是有限的。尤其应该注意的是,这张X线片显示的是下牙槽神经管(inferior alveolar canal, IAC)的位置,而不是IAN。全景片是唯一一种显示IAN在垂直向的位置关系(不是水平向)的成像模式。全景片最有价值的方面是根据多个影像学数据预测第三磨牙拔除术中IAN损伤的可能性(图11-1)。

其他类型的X线片,如根尖片(图11-2)或后前位片和侧位片,不常用于IAN损伤的术前常规风险评估。由于这些平片中解剖结构的位置发生了重叠,放大倍率也变化很大,因此不能用这些平片获得可靠和可重复的信息。此外,即使IAN可以在第三磨牙区域显示,也只能获得牙齿和根尖的粗略轮廓,对神经损伤评估的价值非常有限。

11.3.2 计算机断层扫描

尽管CT最近被用于评估第三磨牙与IAC的位置关系,但其在评估神经损伤方面的价值仍非常有限。骨窗图像可显示第三磨牙牙根、医源性植入物或面部创伤(例如下颌骨后部骨折)对IAC骨皮质的影响(图11-3),但对IAN本身或神经血管束的状况或完整性几乎没有评价信息。CT图像的软组织窗对LN或IAN的细节分辨率非常差,从而排除了其在神经评估中的常规应用。此外,即使在软组织窗视图中,使用高分辨率图像采集,在一些病例中,义齿伪影仍会妨碍LN与下颌骨舌侧骨皮质相对位置的判断。

CBCT技术以往仅用于血管造影成像,1998年起在美国被用作上下颌骨的成像模式。在口腔颌面外科医师中,使用传统CT

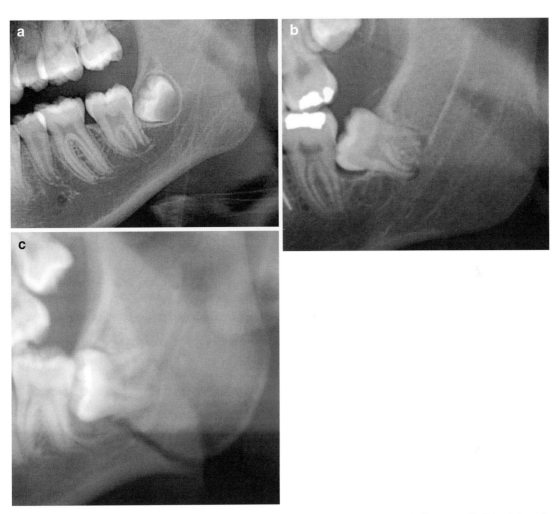

图11-1 （a）全景片示埋伏第三磨牙根尖区域IAC的上皮质线消失,预示神经损伤的可能性增加;（b）阻生第三磨牙全景片上神经损伤的影像学预测指标包括IAC上皮质线消失和牙根根尖阴影;（c）全景片示下颌第三磨牙区的左下颌骨骨折,IAC轻度移位和不连续,但无法提供下牙槽神经本身的信息

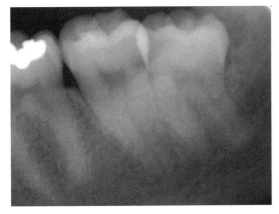

图11-2 根尖片显示第三磨牙牙根与下牙槽神经管接近,根尖存在阴影

扫描和普通全景X线片进行阻生下颌第三磨牙与IAN相关位置关系的术前评估已很普及。但CBCT技术实现了用尽可能低的辐射剂量（即ALARA规则,尽可能的低剂量）来满足精确成像的需求。与传统平片相比,CBCT可三维显示所需结构的解剖位置,且失真性小;与传统CT相比,CBCT数据采集更简单;与全景X线片相似,CBCT可用于各种牙槽外科手术（如第三磨牙手术、牙种植术和修复前手术）的术前风险评估。当然,由于CBCT无法获得准确的软组织信息,其主要

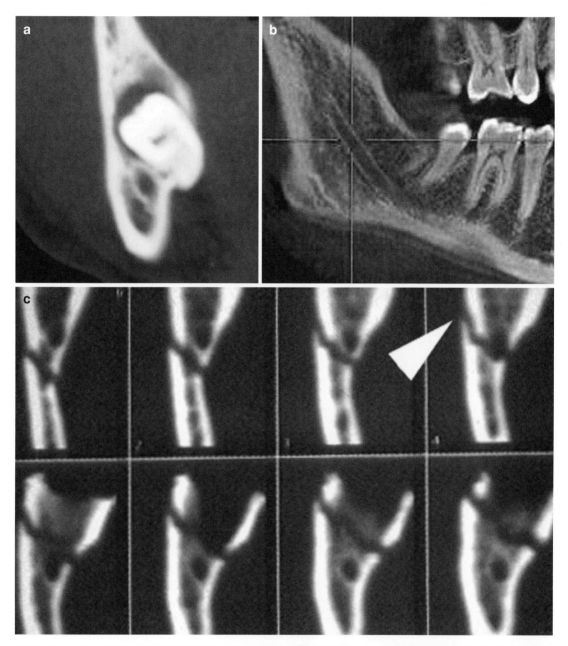

图11-3-1 （a）CBCT冠状面软组织窗显示下牙槽神经管向下移位，牙根穿透舌侧骨皮质，但无法辨别下牙槽神经血管束；（b）CBCT矢状面图像中IAC位置的分辨率高；（c）CT冠状面骨窗显示下颌骨骨折波及IAC（箭头）

的缺陷也在于无法显示IAN本身（IAC内）或LN（图11-4）。

11.3.3 高分辨率磁共振成像

磁共振成像（magnetic resonance imaging，MRI）是所有脑神经放射成像的首选方法，每个神经节段都可以通过特定的MRI序列查看和详细检查。由于脑神经的走行和周围解剖结构的复杂性，只有仔细规划和选择特定的MRI技术才能对脑神经进行详细

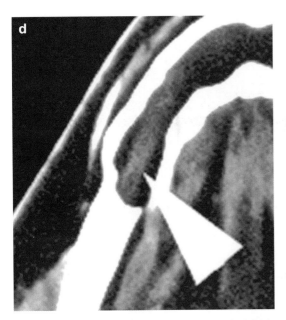

图11-3-2 （d）CT水平面软组织窗显示下颌囊性病变中可见下牙槽神经血管束（箭头），但细节不清晰

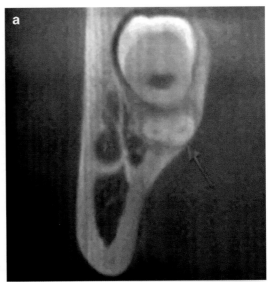

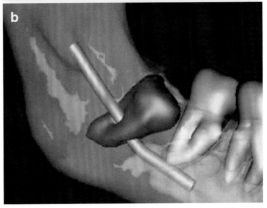

图11-4 （a）下颌第三磨牙区的CBCT图像显示下牙槽神经管（星号）向颊侧骨壁移位，第三磨牙牙根附近的舌侧板变薄（箭头）。在这些图像上IAN和LN都不能显示。（b）CBCT三维重建示下牙槽神经管走行于阻生第三磨牙牙根之间。这仅仅是对下牙槽神经管的重建，没有任何关于IAN本身的信息

检查。成像平面、线圈选择、层厚选择、平面内分辨率和特殊技术的使用可以基于每个脑神经和感兴趣区段来定制，从而可以获得高质量的图像。三叉神经核（髓内）、脑池段（半月神经节前）和Meckel腔段（硬脑膜内）都包含三叉神经的运动和感觉成分，可以通过高分辨率T1或T2加权MRI图像进行显影。在半月神经节前，感觉根分为眼支（V1）、上颌支（V2）和下颌支（V3）三部分，每一部分都可以根据其已知的外周走行分别进行追踪和检查。出卵圆孔后，下颌支的LN和IAN的显影可以采用高分辨率、对比增强、T1加权（T1W）或T1W三维快速回波（T1W 3D FFE）序列，在轴向、冠状、矢状面或斜矢状平面成像。尽管使用MRI可以获得详细的信息，但不作为对LN和IAN走行和完整性的术前评估的常规检查。MRI是检查脑神经相关疾病、脑或神经损伤后脑神经状态的最常用成像方式。

Miloro等人曾使用高分辨率MRI（high-resolution MRI，HR-MRI）试图直接记录LN在第三磨牙区域的解剖位置，但没有出现Kisselbach和Pogrel研究中提及的手术操作或组织变形的影响。他们对10位未进行过牙科手术的患者（20侧）进行了HR-MRI序列（PETRA-相位编码时间缩短采集）检查，能够直接观察到LN（图11-5）。这项研究记录了在第三磨牙手术中LN的位置，10%位

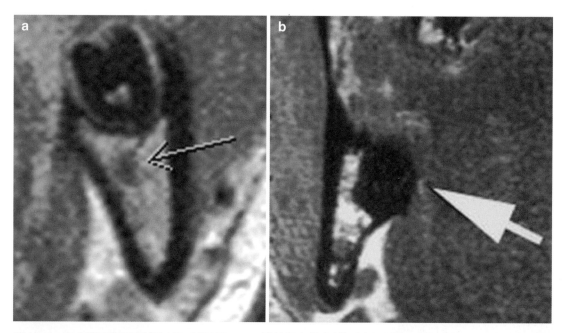

图11-5　（a）第三磨牙区域的HR-MRI显示下牙槽神经血管束（箭头）;（b）第三磨牙区域的HR-MRI图像。箭头所示为直接接触舌侧骨皮质的舌神经

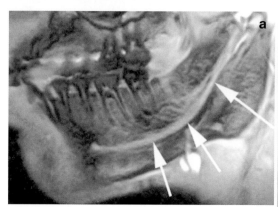

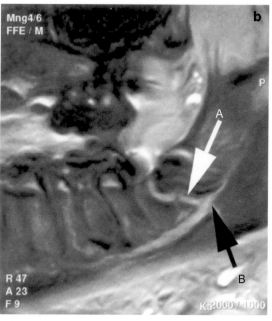

图11-6　（a）正常下颌骨MRI矢状面的下牙槽神经图像（箭头）（Kress等[17]，第1636页）;（b）第三磨牙近中下颌骨骨折（A）患者的下颌骨MRI矢状面，显示下牙槽神经连续（B），但缺乏详细的神经内解剖结构成像（Kress等[17]，第1636页）

于下颌骨舌侧嵴上方，25%与舌侧骨皮质直接接触。Kress等使用T2加权MRI对IAN进行成像，以观察其正常解剖位置以及在下颌骨骨折患者中的位置（图11-6），但尚未细化到IAN内神经束的解剖。

11.3.4　超声

　　一些报道中提及可使用超声波检查和高分辨率超声技术评估周围神经损伤。这种实时技术与最新推出的高分辨率探头相结合，

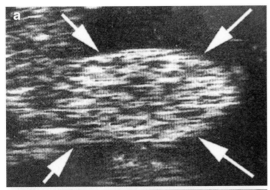

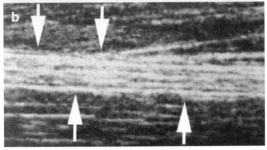

图11-7　（a）坐骨神经横断面的高分辨率超声图像，可显示神经内的神经束（箭头）；（b）坐骨神经长轴向的高分辨率超声图像（箭头）（Graif等[10]）

可以提供无辐射、价格相对较低的复合成像。虽然超声尚未作为术前三叉神经损伤潜在风险的评估工具，但已证实其在臂丛神经和坐骨神经阻滞中识别和安全推进针头是有价值的。由于骨和牙齿的存在可能影响回声信号，超声用于检查第三磨牙区域中的IAN会受到限制。另一方面，超声显影LN的走行和完整性应该相对容易，只需稍加训练并且熟悉口腔局部解剖即可（图11-7）。

11.4　下牙槽神经和舌神经损伤后的影像学评估

目前大部分焦点在于以客观方式记录神经损伤后的状况，希望通过临床和影像学检查收集的信息对神经损伤的程度进行分级，以确定神经恢复的预后，判断是否需要显微

神经外科手术的介入。随着图像分辨率的提高，神经结构破坏的程度更能精确显示，可以相应地规划手术干预措施。此外，这些信息可以在手术探查修复前明确损伤的确切位置。例如，如果影像检查显示由于下颌阻滞麻醉导致翼下颌间隙内神经损伤，就不需要在第三磨牙区进行手术神经探查。该信息也可用于确定断端神经瘤的大小和范围，以及是否需要进行神经移植。最后，影像学技术结合临床检查可客观监测神经感觉恢复的进展，无论是神经损伤后的自我修复还是神经修复术后的恢复。

11.4.1　全景片

术后神经损伤的评估通常采用全景片，在其中可以找到具有临床价值的信息。首先可以排除神经区域是否存在异物，可能包括来自动力装置的金属异物或来自相邻牙齿的汞合金颗粒，以及第三磨牙手术后残留的牙齿或牙根碎片。此外，下牙槽神经血管束或舌神经附近的骨缺损可以提示神经的医源性手术损伤的存在（图11-8）。全景片或其他平片很少用于监测神经损伤或修复后的进展。

11.4.2　计算机断层扫描

术后手术部位确定IAC完整性或是否存在异物（如牙或牙根碎片），采用CT或CBCT成像比传统的全景成像更为可靠。由于LN周围没有骨管结构，CT或CBCT无法直接显示LN的完整性。第三磨牙区下颌骨舌侧骨皮质的破坏提示该区域神经的医源性损伤，虽然在术后全景片上可见，但在CT或CBCT上可显示得更加清晰（图11-3）。术前、术后的影像对比，结合临床检查中收集的信息，有助于进行手术或非手术治疗的决策。

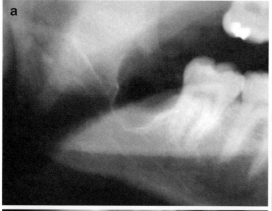

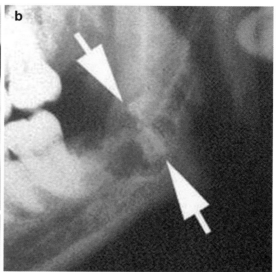

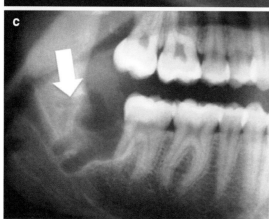

图11-8 （a）拔牙后的全景片预测下牙槽神经损伤可能的影像学证据;（b）全景片显示第三磨牙拔除后的残留根尖（箭头）可能妨碍神经再生;（c）第三磨牙拔除后左侧舌神经损伤患者的全景片上可见拔牙窝远中的骨缺损（箭头）

11.4.3 磁源成像

磁源成像技术（magnetic source imaging, MSI）是能够记录IAN损伤的少数客观影像学方法之一,它将脑磁图（magnetoencephalography, MEG）与HR-MRI相结合。MEG技术是使用磁场来测量大脑的电活动,相比脑电图（electroencephalography, EEG）,受软组织的影响更小,因此可以生成更高分辨率的图像。与体感诱发电位类似,刺激器置于外周（下唇或舌）,记录对应的躯体感觉大脑皮质的中枢信号;可以测量该信号的潜伏期、传导速度和动作电位波幅。从MEG获得的信息与HR-MRI图像相结合,以产生大脑特定区域的结构和功能磁源图像（图11-9）。McDonald等人对6名单侧IAN损伤的患者进行了MSI检查,证明

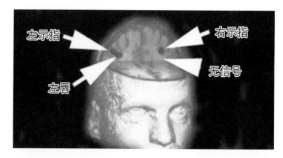

图11-9 右侧下牙槽神经损伤患者的磁源图像显示大脑皮质信号的缺失（箭头）。右手和左手示指作为对照（McDonald等[20],第1070页）

MSI技术可基于信号读数区分各种等级的神经损伤。临床检查和MSI成像的结果与术中发现一致,神经连续性丧失在影像上区别于完整神经。尽管研究设计存在一些局限性（例如,对读片者和手术医师未采取盲法）,但MSI仍有可能应用于损伤后和修复后阶段,以监测

神经感觉恢复的进展。当然,这需要昂贵的设备和接受过使用操作方面培训的人员。

11.4.4　高分辨率磁共振成像(HR-MRI)

　　HR-MRI在损伤后神经评估方面处于临床试验的早期阶段。希望随着图像分辨率的提高,神经中的各种解剖细节变化可以显示。首先,神经直径的改变,神经损伤远心断端出现瓦勒变性后,从神经近心端向远心端可见神经直径的突变或逐渐减小。其次,神经位置的变化,例如舌神经断端回缩到第三磨牙拔牙窝附近,形成粘连或外生性断端神经瘤。第三,神经形状的改变,例如,梭形的无断端神经瘤的形成产生神经形状的改变和/或神经直径增加,向神经瘤远中延伸一定距离后恢复正常形状,从而可以确定神经切除的长度,术前评估是否需要移植腓肠神经或来自尸体的同种异体神经。

　　目前HR-MRI在损伤后神经评估中的应用受到各种因素的阻碍。图像分辨率和放大倍数都限制了各神经的精确解剖学检查。实现对神经的内部解剖结构进行成像还需要在当前可用的技术基础上进一步提高分辨率。此外,LN位于软组织内,且除面神经的鼓索支以外无其他结构伴行,IAN位于骨管内,并且在骨内走行时始终伴随动脉和静脉。HR-MRI的初步研究表明,可以粗略显示LN,因为LN是该区域的唯一解剖结构,但IAN的显影由于血管的存在而变得复杂,减弱图像信号或使用磁共振神经成像(magnetic resonance neurography,MRN)有可能克服这个问题。受限于图像平面,HR-MRI可能会遗漏神经损伤的若干解剖指标,这取决于图像的层厚,神经的单个横断面(或者第三磨牙区的LN采用冠状面)可能不会显示神经微小的不连续性或突然改变。沿

神经纤维走向的矢状面或斜矢状面图像可以避免这个问题。然而,实现起来比较困难,因为神经的位置即使在正常人群中也有解剖变异,在受伤患者中改变更明显,由此需要不断调整患者体位或成像平面。

　　对神经损伤患者使用无创、无辐射的HR-MRI检查,其优势是可以把临床神经感觉测试和患者主观评估的结果与受损神经的客观解剖结构相结合。用HR-MRI很容易观察到神经的横断损伤(Sunderland V级),但不太严重的损伤(Sunderland III级和IV级)可能难以发现和定量分析。未来的HR-MRI研究设计应包括一组实验组,接受过临床神经感觉测试和HR-MRI检查,进行了神经显微外科探查和修复(如果需要的话)。将损伤后影像学结果与神经修复手术时的发现相比较,以确定HR-MRI预测神经解剖结构损伤实际程度的能力。HR-MRI在监测神经损伤和/或神经显微外科修复术后感觉神经解剖结构恢复的进展方面(与临床体征和主观症状相结合)也被证明是有用的。前文已提及,Kress等人对下颌骨骨折和第三磨牙拔除的患者进行了MRI检查,发现下颌骨骨折患者的个别神经纤维断裂,以及第三磨牙拔牙后神经信号强度的变化(图11-10)。

11.4.5　磁共振神经成像

　　在将MRI技术应用于血管成像(称之为磁共振血管成像)之后,用MRN对神经进行直接成像是一种自然而然的技术进展。MRN通过使用定制线圈和成像序列,获得水平面、冠状面和斜矢状面的T1和T2图像。MRN的应用依赖于其区分神经与周围结构(如血管、淋巴结、韧带、脂肪组织和唾液腺导管)的能力。这些优势可以将IAN与下牙槽神经管中的邻近动脉和静脉区分开来。迄今

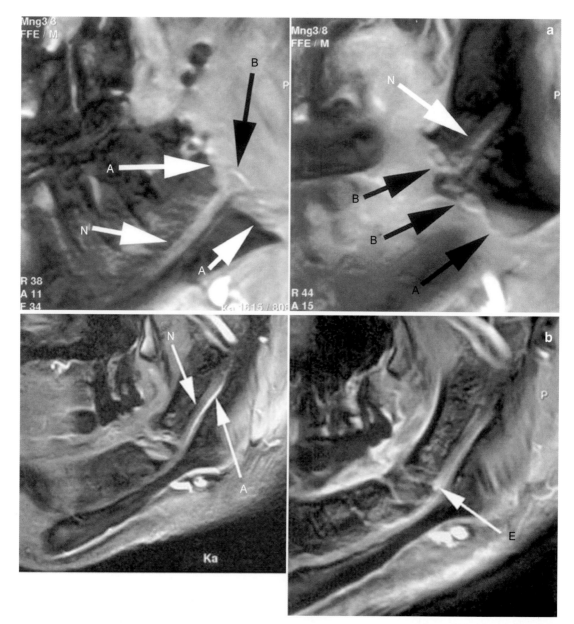

图11-10 （a）下颌角骨折（A）的矢状面MRI图像，下牙槽神经（N）不连续（注意两图中下牙槽神经位置的显著差异）和可能断裂的个别神经纤维（B）（Kress等[17]，第1636页）；（b）拔除第三磨牙患者的增强MRI T1相的矢状面，可以区分下牙槽神经（N）与动脉（A），并有证据表明下牙槽神经在第三磨牙拔牙窝（E）附近信号增强（Kress等[16]，第1419页）

为止的MRN研究已显示了其区分神经内肿瘤和神经外肿瘤、在神经束水平辨别神经连续还是不连续、在神经探查之前定位神经外压迫位点的能力。现阶段大多数研究集中在粗大的外周运动神经，包括臂丛神经、坐骨神经、腓神经和股神经。Filler等人记录到翼下颌间隙淋巴瘤患者的IAN的压迫位点和高信号（图11-11）。MRN能够记录到损伤神经的直径增加，信号强度增加，以及神经长轴向上与神经损伤和恢复相关的变化。信号的

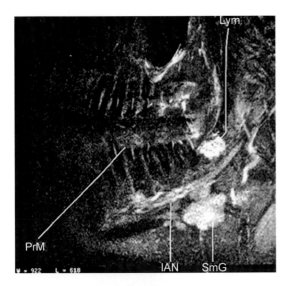

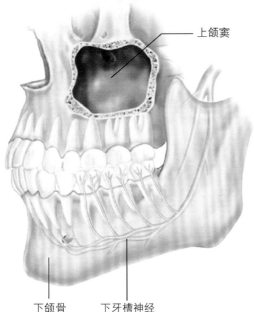

图11-11 磁共振神经成像显示翼下颌间隙的高信号的淋巴瘤（Lym）、下牙槽神经（IAN）、颌下腺（SmG）和前磨牙（PrM）（Filler等[5]，第306页）

增强量与神经损伤程度之间似乎没有相关性，其意义尚未明确定义。神经吻合术和神经移植术后的短时期内，在神经吻合口和神经移植远心端会出现高信号。MRN显示神经束结构的能力是基于神经各部分液体组成的不同。神经束内包含大量的神经内液和轴

浆液，而束间主要由纤维结缔组织组成。从某种意义上说，这些图像也可以从影像学角度定义Sunderland所提出的不同等级的神经损伤的组织学特征。同样，随时间推移的连续图像可以用来在神经束水平监测神经恢复程度。MRN图像最大的特征之一是能够在神经长轴向对神经进行成像。类似于MRA技术对腹主动脉瘤的解剖结构进行成像，在MRN图像上可以容易地识别神经的解剖结构、直径、位置、不连续性和信号强度的变化，从而发现神经可能损伤的区域，引导手术并监测神经感觉恢复的程度。

11.4.6 超声检查

一些开创性的研究报道了在猪头上使用超声检查诊断舌外伤。在Olsen等人的研究中，当检查员熟悉了LN的图像后（图11-12），于27次尝试中成功地鉴别出17处医源性损伤，表明任何新的技术应用都有一段学习过程。因此，超声应用的主要限制因素之一是外科医师和放射科医师缺乏对超声技术的培训和熟练掌握。术后用超声技术结合临床评估来确定舌神经的完整性可能是一种很有希望的尝试。在几项评价方法中，超

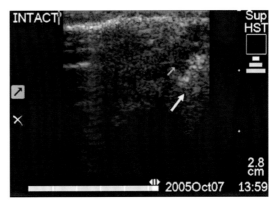

图11-12 超声图像显示舌神经（上箭头）的回声影位于下颌舌侧嵴（下箭头）的上方（Olsen等[22]，第2299页）

声技术是一种无创的方法，没有辐射，价格便宜，患者没有不适感，并且能够记录每次检查的结果以进行比较和评估，因此这种方式是今后有发展前景的评价方法之一。

成像模式的改进，未来将实现IAN和LN的三维成像，对神经束的变化进行精确评估。此外，功能性神经和脑成像将是临床神经感觉检查与IAN、LN的直接解剖和生理功能参数相结合的产物。

（魏文斌　陈敏洁）

11.5　下牙槽神经和舌神经损伤后的功能评估

在迄今为止讨论的成像模式中，可以明显地发现，可能有助于神经修复后功能评估的少数几个检查项目是MRI（HR-MRI或MRN）及超声技术。神经移植修复或直接吻合的成功或失败只有在经过数月后才能评估，并且一般基于神经感觉检查的结果。MRN的使用已经被证明是评估修复部位是否有神经瘤形成或者缝合术后是否出现再生的有效方法，这些信息可以提供直接证据。以往文献中曾讨论的修复后早期阶段出现的血肿可能会影响MRI诊断，但随着MRN的发展，这已不再是限制其应用的主要因素。最后，直接缝合或神经移植术后的神经连续性可以用超声检查确定，但更多的细节需要通过MRN获得。再次强调，使用超声的主要限制条件是外科医师缺乏操作培训和对获得的图像的认知力。

目前，MRI技术在高分辨率、功能性或代谢成像（blood oxygenation level-dependent images，BOLD，依赖血氧水平的成像方式）等方面的进展让神经结构、神经病理学和神经损伤的精细显影成为可能，但限制其成为IAN和LN损伤和修复的常规检查方式的主要原因是价格昂贵和影像学家、外科医师对其认知度有限。

尽管目前IAN和LN的成像精度、深度和准确度有限，但随着影像技术的迅速发展和

参考文献

[1] Britz G W, Dailey A T, West G A, et al (1995) Magnetic resonance imaging in the evaluation and treatment of peripheral nerve problems. Perspect Neurosurg, 6: 53-66.

[2] Dailey A, Tsuruda J S, Filler A G, et al (1997) Magnetic resonance neurography of peripheral nerve degeneration and regeneration. Lancet, 350: 1221-1222.

[3] Dailey A T, Tsuruda J S, Goodkin R, et al (1996) Magnetic resonance neurography for cervical radiculopathy: a preliminary report. Neurosurgery, 38: 488-492.

[4] Filler A G, Howe F A, Hayes C E, et al (1993) Magnetic resonance neurography. Lancet, 341: 659-661.

[5] Filler A G, Kliot M, Hayes C E, et al (1996) Application of magnetic resonance neurography in the evaluation of patients with peripheral nerve pathology. J Neurosurg, 85: 299-309.

[6] Filler A G, Maravilla K R, Tsuruda J S (2004) MR neurography and muscle MR imaging for image diagnosis of disorders affecting the peripheral nerves and musculature. Neurol Clin, 22(3): 643-682, vi-vii.

[7] Garbedian J (2009) The relationship of the lingual nerve to the 3rd molar region: a three dimensional analysis, Master Thesis in Graduate Department of Dentistry. University of Toronto, Toronto, p95.

[8] George J S, Aine C J, Mosher J C (1995) Mapping function in the human brain with magnetoencephalography, anatomical magnetic resonance imaging, and functional magnetic resonance imaging. J Clin Neurophysiol, 12: 406.

［9］ Ghaeminia H, Meijer G J, Soehardi A, et al (2009) Position of the impacted third molar in relation to the mandibular canal. Diagnostic accuracy of cone beam computed tomography compared with panoramic radiography. Int J Oral Maxillofac Surg, 38(9): 964−971.

［10］ Graif M, Seton A, Nerubai J, et al (1991) Sciatic nerve: sonographic evaluation and anatomic-pathologic considerations. Radiology, 181: 405−408.

［11］ Hayes C E, Tsuruda J S, Mathis C M, et al (1997) Brachial plexus: MR imaging with a dedicated phased array surface coil. Radiology, 203: 286−289.

［12］ Howe F A, Filler A G, Bell B A, et al (1992) Magnetic resonance neurography. Magn Reson Med, 28: 328−338.

［13］ Howe F A, Saunders D, Filler A G, et al (1994) Magnetic resonance neurography of the median nerve. Br J Radiol, 67: 1169−1172.

［14］ Jaaskelainen S K, Teerijoki-Oksa T, Forssell K, et al (2000) Intraoperative monitoring of the inferior alveolar nerve during mandibular sagittal-split osteotomy. Muscle Nerve, 23: 368−375.

［15］ Kiesselbach J E, Chamberlain J G (1984) Clinical and anatomic observations on the relationship of the lingual nerve to the mandibular third molar region. J Oral Maxillofac Surg, 42: 565−567.

［16］ Kress B, Gottschalk A, Anders L, et al (2004) High-resolution dental magnetic resonance imaging of inferior alveolar nerve responses to the extraction of third molars. Eur Radiol, 14: 1416−1420.

［17］ Kress B, Gottschalk A, Stippich C, et al (2003) MR imaging of traumatic lesions of the inferior alveolar nerve in patients with fractures of the mandible. Am J Neuroradiol, 24: 1635−1638.

［18］ Kuntz C, Blake L, Britz G, et al (1996) Magnetic resonance neurography of peripheral nerve lesions in the lower extremity. Neurosurgery, 39:

750−757.

［19］ Maloney S R, Bell W L, Shoaf S C, et al (2000) Measurement of lingual and palatine somatosensory evoked potentials. Clin Neurophysiol, 111: 291−296.

［20］ McDonald A R, Roberts T P L, Rowley H A, et al (1996) Noninvasive somatosensory monitoring of the injured inferior alveolar nerve using magnetic source imaging. J Oral Maxillofac Surg, 54: 1068−1072.

［21］ Miloro M, Halkias L E, Chakeres D W, et al (1997) Assessment of the lingual nerve in the third molar region using magnetic resonance imaging. J Oral Maxillofac Surg, 55: 134−137.

［22］ Olsen J, Papadaki M, Troulis M, et al (2007) Using ultrasound to visualize the lingual nerve. J Oral Maxillofac Surg, 65(11): 2295−2300.

［23］ Pogrel M A, Renaut A, Schmidt B, et al (1995) The relationship of the lingual nerve to the mandibular third molar region: an anatomic study. J Oral Maxillofac Surg, 53: 1178−1181.

［24］ Rood J P, Shehab A A N (1990) The radiological prediction of inferior alveolar nerve injury during third molar surgery. Br J Oral Maxillofac Surg, 28: 20.

［25］ Seddon J J (1943) Three types of nerve injury. Brain, 66: 237.

［26］ Slimp J C (2000) Intraoperative monitoring of nerve repairs. Hand Clin, 16: 25−36.

［27］ Sunderland S (1951) A classification of peripheral nerve injuries produced by loss of function. Brain, 74: 491.

［28］ Tanrikulu L, Hastreiter P, Richter P, et al (2008) Virtual neuroendoscopy: MRI-based three-dimensional visualization of the cranial nerves in the posterior cranial fossa. Br J Neurosurg, 22(2): 207−212.

［29］ Zuniga J R, Meyer R A, Gregg J M, et al (1998) The accuracy of clinical neurosensory testing for nerve injury diagnosis. J Oral Maxillofac Surg, 56: 2−8.

12 三叉神经损伤的非手术治疗

Tara Renton

12.1 引言

牙科治疗和口腔手术引起的最严重的并发症是医源性的三叉神经损伤,可导致永久性的感觉异常和疼痛,继而引起显著的功能和心理伤害[1]。这些损伤最好能预防,因为治疗很复杂,且很难完全恢复[1]。根据三叉神经损伤的机制和持续时间,进行神经修复手术的患者相对较少,本章旨在提供一些损伤后非手术治疗的指导。三叉神经是人体中最大的外周感觉神经,占据感觉皮层的一半以上。持续3个月以上的感觉神经反馈的改变会导致感觉皮层永久性的变化[2],此外,还会导致严重的功能和情绪方面的问题。由于面部和口腔是人类相当"重要"的部分,口腔颌面部的变化很可能会产生较大的心理影响和自我认知的改变[3]。

颌面部的感觉异常和疼痛可能会干扰说话、进食、接吻、剃须、化妆、刷牙和饮水,实际上几乎包含我们日常所有的社交活动[4]。通常在口腔功能修复后,患者期望显著改善的不仅是下颌功能,还包括牙齿、面部甚至整个人的状态。可见,这些损伤对患者的自我形象和生活质量有显著的负面影响,并可能导致严重的心理障碍[5]。

手术或药物治疗都可能对患者造成医源性的损伤。令人惊讶的是,很少有研究探讨这些手术和药物在这方面的不良反应。

众所周知,超过50%的慢性疼痛患者会产生紧张和焦虑[6],术后感觉神经病变通常与慢性神经病理性疼痛相关[7]。在专科门诊就诊的患者中,50%～70%为神经病理性疼痛[3],且手术治疗无效[8,9],这些患者对非手术治疗有巨大的需求。

目前针对这些神经损伤的治疗方法还不充分。世界卫生组织的健康模型表明,神经损伤结果的评价应从直接损伤、活动限制和社交限制三方面考虑[6]。三叉神经损伤的治疗被错误地聚焦于对神经本身进行手术或激光治疗,而很少或根本没有注意到患者的主诉。这需要更全面的治疗方案,如考虑到患者的心理、功能或疼痛相关主诉的药物或心理咨询干预。造成这一误区的部分原因在于我们如何评估这些患者的临床表现。神经感觉评估往往很少考虑到功能或疼痛评估,而主要关注于基本的机械感觉残留,这不一定能反映患者的主观障碍。因此,评估这些损伤的口腔颌面外科医师应遵循世界卫生组织的指南,即神经损伤评估应关注直接损伤、活动限制和社交限制的程度[9]。国际康复组织(The National Institute for Health and Care

Excellence，NICE）、国际疼痛研究协会和美国神经病学研究院均制订了慢性神经病理性疼痛的治疗指南[10-12]。

我们建议使用定性感觉测试（qualitative sensory testing，QST）、疼痛评估和包含心理评估量表的生活质量（quality of life，QoL）问卷对三叉神经损伤进行评价，这应该也是我们评估治疗干预有效性的重要标准[13]。与目前评估三叉神经损伤治疗疗效的其他研究相比，这些推荐的评价方法无疑更具全面性。

迄今为止，作为牙科医师，我们错误地对这些医源性三叉神经损伤采取了观望的措施，这主要基于对下颌第三磨牙手术（以往研究的重点）舌侧进路导致的暂时性舌神经损伤的观察，该研究发现术后8周左右有90%的患者可得到改善[14,15]。这种等待的方法不适用于其他三叉神经分支损伤或其他病因导致的三叉神经损伤。最近，研究人员采取了更全面的方法来评估神经损伤患者，包括神经病理性疼痛的发生和与心理问题相关的功能性问题，这些往往无法通过手术干预来纠正或解决[3]。

治疗这些患者优先需要考虑的是确定神经损伤可能是暂时的还是永久的，这种方法首先为患者提供了一个决定未来治疗方法的现实基础，其次是可以决定是否需要尽早开始控制疼痛和康复治疗。当患者抱怨持续存在与神经损伤相关的问题时，可能需要进行修复手术，最佳的时机一般是在损伤后3个月内进行[17]。然而，目前尚缺乏循证医学的研究证据来支持这种操作模式。

患者提出的不适可能包括由于感觉减退、难以忍受的感觉或疼痛而导致的功能性问题，后者经常对手术不敏感。医源性损伤导致的慢性疼痛可产生心理问题，而这种心理问题可能因为表述不清而常常被忽视[18]。

一般对于人体外周感觉神经的损伤，金标准是在损伤后尽快修复神经[2]。然而，关于人体三叉神经修复的系列报道相对较少，且主要在损伤后6个月以上进行修复治疗，结果不尽人意。这种现象是口腔科特有的，可能是基于大多数三叉神经损伤会自行恢复的错误观念。事实上，仅仅是与第三磨牙手术舌侧进路有关的舌神经损伤有这种现象，通常88%的患者在10周左右会得到缓解[14,15]。

从文献回顾可以明显看出，在选择三叉神经损伤的干预措施、治疗时机和评价治疗结果的标准时存在文化和哲学思想上的差异。迄今为止，评估人类三叉神经损伤延期治疗效果的前瞻性随机研究非常有限，同样，评价手术、药物或心理咨询治疗效果的研究也很少。这可能是由于启动这种研究受到伦理的限制。

12.2　三叉神经损伤的处理原则

神经损伤的处理需要考虑的是，应立即采取早期干预措施还是延迟干预措施。

12.2.1　早期/即刻的干预

早期/即刻干预是针对已知的神经断裂伤或严重受损的修复。牙体治疗和牙种植相关的神经损伤也可能需要早期干预[19]。根据损伤机制（图12-1）和损伤持续时间（表12-1），可以制订三叉神经损伤的处理策略。

神经损伤早期给予大剂量皮质类固醇和/或非甾体类抗炎药可以减轻局部炎症，理论上应该能最大限度地减少受损神经的进一步损伤，但是矛盾的是，这些药物可能会干扰神经康复过程。迄今为止，很少或没有证据表明这种药物干预将减少三叉神经损伤的程

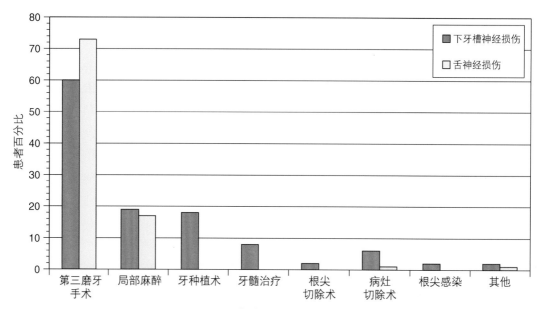

图 12-1　下牙槽神经损伤和舌神经损伤的病因[16]。大部分是由第三磨牙手术引起的,其次是局部麻醉,下牙槽神经损伤也可由牙种植术或牙髓治疗造成

表 12-1　医源性三叉神经损伤的治疗策略[16]

发生机制	持续时间	治疗
已知或可疑神经断裂		即刻神经探查
第三磨牙手术后下牙槽神经损伤-牙根残留	<30 h	即刻神经探查
牙种植损伤	<30 h	移除种植体
牙种植损伤	>30 h	对症治疗
牙髓治疗损伤	<30 h	拔牙/取出超充物
牙髓治疗损伤	>30 h	对症治疗
第三磨牙手术后下牙槽神经损伤-神经损伤范围大、疼痛、功能障碍	<3 个月	考虑神经探查
第三磨牙手术后舌神经损伤-神经损伤范围大、疼痛、功能障碍	<3 个月	考虑神经探查
第三磨牙手术后下牙槽神经损伤	>6 个月	对症治疗
第三磨牙手术后舌神经损伤	>6 个月	对症治疗
局麻、下颌骨骨折、正颌或其他手术损伤		对症治疗

注:改编自 Renton 和 Yilmaz[16]

度和持续时间[20]。

造成患者神经损伤的临床医师必须坦诚面对,并关心患者,上门检查或者在手术后 6～24 h 打电话给患者,以确保临床医师知道是否有任何严重的可能与神经损伤相关的疼痛或神经病变发生,如果需要的话,进行适当的干预。临床医师处理不善、严重的推卸责任行为和/或忽视患者的主诉只会增加患者的沮丧和愤怒,并增加患者受伤的体验,因此对待患者必须抱有同情心。

12.2.2　延迟干预措施

神经损伤的延迟处理将取决于损伤的机制和持续时间(表12-1)[16]。患者应对神经病变和疼痛、功能问题及其整体心理状态的能力将影响其对治疗干预的需求。考虑到大多数这类患者都表现出神经病理性疼痛,对患者应以安慰和药物治疗为主,同时也需给予心理治疗。许多神经损伤无法从外科手术中获益,应该通过全身药物治疗或心理咨询来对症处理。为了正确地处理患者,必须先评估导致患者出现问题的原因。确定关键症状很重要,包括可能影响患者功能的疼痛或感觉认知障碍。其次,询问功能性问题(图12-2)以明确患者痛苦的最主要原因。伴有轻触痛(机械性异常性疼痛)或冷诱发疼痛(冷异常性疼痛)的麻木症状常常使患者感到苦恼和痛苦。临床医师对这些症状的解释通常会减轻患者的焦虑。治疗干预措施包括以下内容。

1. 咨询、安慰和理解将帮助许多患者处理这些神经损伤。对他们的病情进行解释并

保证受损的神经不会导致更严重的疾病,这可能是对患者首要也是最有用的干预措施。心理干预建议用于不可逆的神经损伤以及无法手术治疗的神经损伤(例如局麻药损伤,牙髓治疗化学损伤,与病灶整体切除相关的神经损伤)。

2. 对于有疼痛或不适的患者,可进行针对性的药物对症治疗。治疗慢性疼痛的药物包括:

- 局部用药
- 全身用药

3. 手术探查(其他章节所讨论)

- 如果已知或怀疑神经断裂,立即修复
- 30 h内移除种植体或牙髓充填材料
- 通过拔牙窝探查是否有下牙槽神经损伤(4周之内)
- 在12周之内探查舌神经损伤

本书的其他章节讨论了三叉神经损伤的手术治疗,本章主要介绍几种非手术治疗方法,可帮助从业人员预防和处理某些常见牙科手术相关的并发症。最近的一项研究表明,仅用手术治疗而不辅助其他治疗方式的三叉神经损伤患者仅占所有患者的22%[16]。

有计划的治疗必须适当地考虑患者的感受,理想的治疗目标包括减轻疼痛和不适,并最终改善神经的感觉功能。需要向患者强调的是,治疗可能不会完全恢复功能,如进食、饮水、说话和睡觉;此外,任何治疗都不会恢复神经损伤区域的正常感觉,包括一般感觉(如机械性感觉功能)或特殊感觉(如味觉)。治疗还可能带来一种显著的负面结果,即患者症状从间歇性疼痛加剧为持续性疼痛,或治疗前仅为麻木,治疗后出现不适或疼痛。因此,特别是对于手术,必须提醒每位患者,手术有使他们的神经症状加剧的潜在风险,

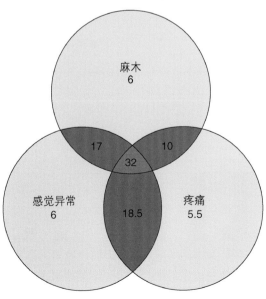

图12-2　疼痛、麻木和感觉异常的发生率(%)[16]

本研究[16]结果显示40%的患者拒绝医师提供神经修复手术。

12.3　三叉神经损伤的非手术治疗

干预方式和时机的选择必须基于损伤的病因、患者当前的症状、损伤的程度和是否为永久性，以及在知情同意和临床医师的宣教后患者最终所选择的治疗方式。主要的治疗方式包括咨询劝慰、药物治疗和手术。

为了保证神经损伤患者的治疗成功率，临床医师必须与患者进行深入交流，提供切合实际的预期结果，如果患者的症状超过3个月，则认为神经损伤是永久性的，但可以保证这些损伤不会导致其他疾病（例如癌症），事实上也不会进一步发展。这种做法可以安抚那些能控制疼痛但不能应付神经损伤后果的患者，以及缓解由于功能性慢性神经病理性疼痛显著影响社交生活、职业生活或日常生活的患者的心理障碍。

12.3.1　功能影响

尽管认识到舌神经损伤会导致发音方面的重大缺陷[21]，但没有证据表明这类患者可以从语言训练治疗中受益。神经损伤的患者常主诉感觉改变、严重不适、疼痛和/或麻木、神经病变区域大，或日常生活的干扰，如进食和饮水（图12-2）[3]。由于面神经鼓索支与舌神经伴行，舌神经损伤也会影响味觉功能。下牙槽神经损伤也可影响日常生活中的功能性活动，例如涂口红、刷牙、接吻或剃须。此外，睡眠模式也可能会受到影响（图12-3）。

12.3.2　疼痛的治疗

神经病理性疼痛被定义为"由躯体感觉系统的原发性病变或损伤直接导致的疼痛"[11]。与伤害性疼痛不同，神经病理性疼痛是"电击样"或"灼烧样"疼痛，类似于触电的感觉，以及对触觉、热或冷的异常反应。这种类型的疼痛通常不会对抗感染镇痛药产生反应。

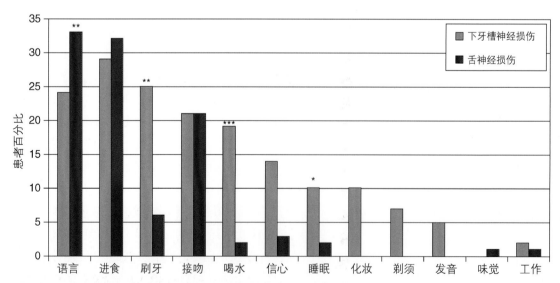

图12-3　下牙槽神经损伤和舌神经损伤的功能影响。大多数下牙槽神经损伤和舌神经损伤患者在语言和进食方面存在问题，其中舌神经损伤患者的语言影响比下牙槽神经损伤患者更显著（**$p<0.001$）。喝水（***$p<0.0001$），信心（**$p<0.001$）和睡眠（*$p<0.05$）[3]

据报道,在神经损伤专科门诊,有50%～70%的患者表现出神经病理性疼痛[3,16,22]。尽管还有麻木和/或感觉异常,但另一文献中也报道了类似的病理性感觉异常的发生率为45%(Robinson,*JOMS*,2011)。不同程度的机械感觉功能丧失、感觉异常、病理性感觉异常、异常性疼痛和痛觉过敏的患者都有神经病变

证据。慢性神经病变的患者接受以下四种治疗方法中的一种或多种治疗:① 交谈;② 药物治疗,通常用于控制疼痛(抗癫痫药或抗抑郁药);③ 局部应用5%利多卡因贴剂;④ 手术(表12-2)[11]。为了正确选择神经损伤患者的治疗方式,临床医师必须了解患者要求治疗的目的,是机械感觉功能不佳,还是其他更

表12-2　神经病理性疼痛的药物治疗[11]

药物	起始剂量	最大剂量	4周治疗花费	补充说明
口服药:关于剂量、注意事项、禁忌证和药物相互作用的完整列表,请参阅产品说明				
阿米替林	10 mg/d	75 mg/d	10 mg/d=£1.12 25 mg/d=£1.13 75 mg/d=£2.39	在咨询治疗疼痛的专家后,可考虑使用更高剂量
度洛西丁	60 mg/d	120 mg/d	60 mg/d=£27.72 120 mg/d=£55.44	最大剂量120 mg/d时,可分次服用
加巴喷丁	300 mg/d(参见补充说明)	3.6 g/d	900 mg/d=£4.19 1.8 g/d=£8.38 2.7 g/d=£12.57 3.6 g/d=£15.12	第1天300 mg,1次/d;第2天300 mg,2次/d;第3天300 mg,3次/d(大约每8 h服用一次)。或最初第1天300 mg,3次/d,然后根据症状每2～3天加量1次,每次加量300 mg(分3次加),直到最大剂量3.6 g/d 上述剂量已由BNF 59推荐。部分专家意见表明,如果加量速度比BNF推荐的更慢,可能会提高对加巴喷丁的耐受性
普瑞巴林	150 mg/d,分2次服用	600 mg/d	150 mg/d=£64.40 200 mg/d=£64.40 300 mg/d=£64.40 600 mg/d=£64.40	对某些患者可使用较低的起始剂量
曲马多	50～100 mg,间隔服用不能少于4 h	400 mg/d	400 mg/d=£6.38	度洛西丁与曲马多同时用可能有药物反应,可能增加5-羟色胺能效应,需慎用

价格基于2010年8月的药品价格

没有列入全部剂量所需价钱。本表基于4周治疗的费用,仅供参考

局部用药:关于剂量、注意事项、禁忌证和药物相互作用的完整列表,请参阅产品说明				
利多卡因贴剂	每天1次贴于皮肤上,至多12 h,然后休息12 h	大面积使用不超过3片	1片/d=£67.57 3片/d=£202.72	适用于完整、干燥、无毛、不敏感的皮肤,每天1次,持续敷贴12 h,随后是12 h间歇期;如果4周后没有效果,请停止使用 大面积使用不超过3片,贴剂可以剪切

价格基于2010年3月的BNF 59

有针对性的主诉？因此，在做出如此重要的决定之前，对患者进行彻底的评估至关重要。

对于疼痛的非手术干预包括药物治疗（局部或全身镇痛药）或心理干预。心理干预包括医师的安慰、谈话和认知行为治疗。慢性神经性疼痛的患者和手术、药物治疗不能缓解疼痛的患者可以通过心理治疗来改善疼痛。对改善慢性疼痛有最佳证据的治疗包括认知行为治疗（cognitive behavioral therapy，CBT）和适应性治疗（acceptance and commitment therapy，ACT）。这些疗法并不是为了降低患者感知疼痛的程度，而是让患者更好地适应他们的疼痛，并且接受疾病的慢性状态。

12.3.2.1 局部镇痛

新的局部镇痛方法包括局部5%利多卡因贴剂、氯硝西泮和肉毒杆菌毒素注射的联合应用，这对于处理创伤后三叉神经痛可能是有效的。

含利多卡因的贴片已成功用于减轻带状疱疹后神经痛（PHN）、糖尿病性神经病理性疼痛和腰痛[23,24]。在最近的一项研究中，一小部分出现神经病理性疼痛的下牙槽神经损伤患者，通过在疼痛部位局部应用5%利多卡因贴剂，可明显减轻疼痛[16]。然而，临床医师开处方时需提醒患者，若出现皮疹，应停止使用。这些贴片贴敷12 h，再停用12 h，如此循环，可夜间使用，这种模式对于因机械性疼痛而导致睡眠中断的患者非常有用。对于永久性下牙槽神经损伤伴神经病理性疼痛的患者，局部5%利多卡因贴剂与其他方式联合应用可能是一种简单而有效的方法（图12-4）。

一些证据表明肉毒杆菌毒素注射可用于治疗口腔内外感觉神经病理性疼痛[25]，然而，其用于创伤后三叉神经痛的有效证据仍然有限。

氯硝西泮（300 mg片剂碾碎局部使用）涂布于疼痛部位口腔黏膜3～5 min，不吞

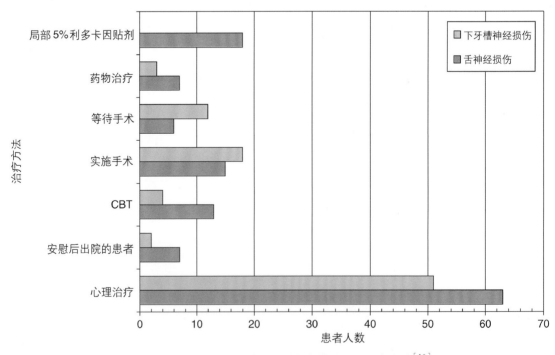

图12-4 下牙槽神经损伤和舌神经损伤的主要治疗方法[16]

咽,然后冲洗掉,可以减少口腔黏膜神经病理性疼痛,但是该技术推广的证据不足。

12.3.2.2 口服药物镇痛

NICE、国际疼痛研究协会和美国神经病学研究院制订了慢性神经病理性疼痛药物治疗指南[10-12]。NICE指南的流程图见图12-5。

小剂量抗抑郁药(阿米替林、去甲替林)和/或抗癫痫药(卡马西平、奥卡西平、加巴喷丁、普瑞巴林)可用于治疗创伤后神经病理性疼痛[12]。然而,这种全身性药物可引起难以耐受的多种不良反应,创伤性三叉神经痛药物治疗的患者中,仅有8%的患者即便存在不良反应仍能坚持服用[16]。相反,在这项研究中,许多患者报告说他们不愿意服药,因为他们就诊前曾经尝试过多种治疗慢性疼痛的药物,但都没有成功减轻他们的疼痛。在某些情况下,疼痛的程度并不足以证明药物的疗效[16]。

目前推荐的神经病理性疼痛治疗方法包括全身性使用普瑞巴林、奥卡西平、文拉法辛和去甲替林,如图12-5和表12-2所示。治疗效果的评估包括疼痛缓解、功能改善和患者应对医源性创伤后神经病理性疼痛的能力[26]。

12.3.3 心理问题

许多患者很难接受或应对极小的医源性神经损伤。这可能是由于损伤在意料之外、术前知情同意不足(或缺乏回访)、患者术后管理不善以及患者缺乏相关神经损伤的知识所致。

医源性创伤后三叉神经病变患者不仅要面对未来的慢性感觉障碍,或相关颌面部区域严重影响日常功能的疼痛,而且还必须接受这种损伤是由他们信任的人造成的事实。这种医源性因素确实会对那些害怕看牙医或其他医疗从业者的患者产生重大的心理影响。从经验上看,许多来专科门诊就诊的患者都有明显的心理困扰,医院焦虑和抑郁量表(hospital anxiety and depression scale, HADS)评分高于15分。最近的一项研究报告指出,少数的患者进行了个性化的认知行为治疗,早期的恐惧和拒绝参与普通牙科治疗的行为暗示着这组患者可能有创伤后应激障碍[16]。这种情况往往由于缺乏事先知情同意(或者至少没有关于知情同意讨论的回忆)以及执业者在神经损伤后的管理不善等原因混杂而成。有必要研究这些医源性损伤对患者的心理影响,以及对这些患者进行非手术干预的益处。

精神治疗和心理治疗

众所周知,发展为慢性颌面部疼痛的患者会出现明显的负面心理和人格改变[27,28],并表现出与日俱增的焦虑、抑郁和社会心理窘迫[29]。重要的是,最近的许多研究表明,神经病变导致颌面疼痛的患者,如被诊断为三叉神经痛和特发性持续性颌面疼痛的患者,均出现生活质量降低、社会心理功能受损、焦虑和抑郁程度增加的现象[30]。

精神科和临床心理科医师的评估和治疗可以帮助管理这些患者的心理变化。许多医源性神经损伤可以增加先前已存在的心理健康问题,有趣的是,有证据表明,治疗伴随的焦虑和抑郁可以使疼痛减轻[31]。

对慢性疼痛最有效的治疗方法是认知行为治疗及适应性治疗。这些疗法并不是为了降低患者感知的疼痛程度,而是让患者更好地接受他们的疼痛,通常包括使患者接受其慢性存在的状况。

认知行为治疗(CBT)

目前针对CBT有效性的研究最多,并被NICE推荐用于各种心理健康和行为状况的

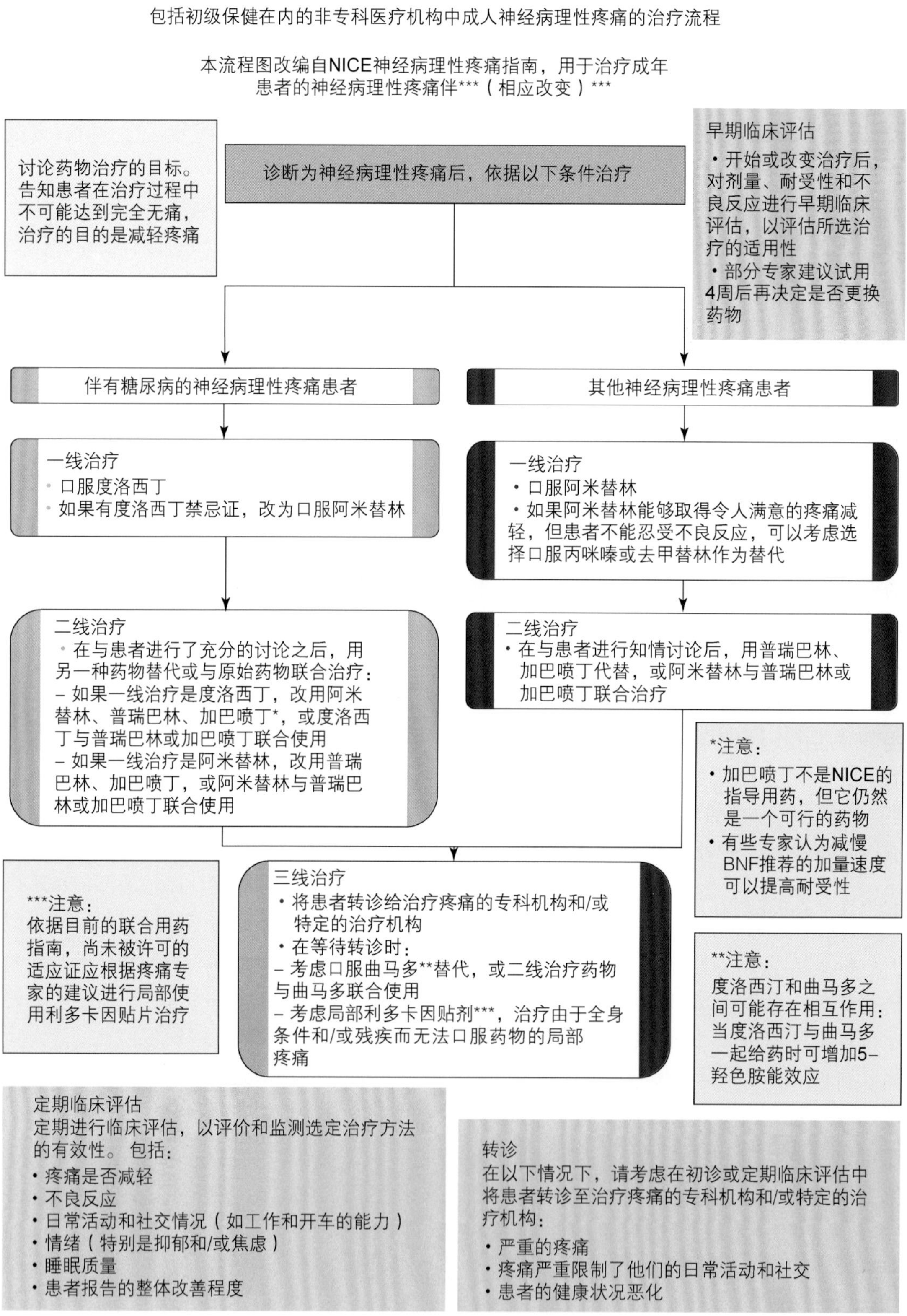

包括初级保健在内的非专科医疗机构中成人神经病理性疼痛的治疗流程

本流程图改编自NICE神经病理性疼痛指南，用于治疗成年
患者的神经病理性疼痛伴***（相应改变）***

	诊断为神经病理性疼痛后，依据以下条件治疗	早期临床评估
讨论药物治疗的目标。告知患者在治疗过程中不可能达到完全无痛，治疗的目的是减轻疼痛		• 开始或改变治疗后，对剂量、耐受性和不良反应进行早期临床评估，以评估所选治疗的适用性 • 部分专家建议试用4周后再决定是否更换药物

伴有糖尿病的神经病理性疼痛患者	其他神经病理性疼痛患者
一线治疗 • 口服度洛西丁 • 如果有度洛西丁禁忌证，改为口服阿米替林	**一线治疗** • 口服阿米替林 • 如果阿米替林能够取得令人满意的疼痛减轻，但患者不能忍受不良反应，可以考虑选择口服丙咪嗪或去甲替林作为替代
二线治疗 • 在与患者进行了充分的讨论之后，用另一种药物替代或与原始药物联合治疗： – 如果一线治疗是度洛西丁，改用阿米替林、普瑞巴林、加巴喷丁*，或度洛西丁与普瑞巴林或加巴喷丁联合使用 – 如果一线治疗是阿米替林，改用普瑞巴林、加巴喷丁，或阿米替林与普瑞巴林或加巴喷丁联合使用	**二线治疗** • 在与患者进行知情讨论后，用普瑞巴林、加巴喷丁代替，或阿米替林与普瑞巴林或加巴喷丁联合治疗

***注意：**
依据目前的联合用药指南，尚未被许可的适应证应根据疼痛专家的建议进行局部使用利多卡因贴片治疗

三线治疗
• 将患者转诊给治疗疼痛的专科机构和/或特定的治疗机构
• 在等待转诊时：
– 考虑口服曲马多**替代，或二线治疗药物与曲马多联合使用
– 考虑局部利多卡因贴剂***，治疗由于全身条件和/或残疾而无法口服药物的局部疼痛

***注意：**
• 加巴喷丁不是NICE的指导用药，但它仍然是一个可行的药物
• 有些专家认为减慢BNF推荐的加量速度可以提高耐受性

****注意：**
度洛西汀和曲马多之间可能存在相互作用：当度洛西丁与曲马多一起给药时可增加5-羟色胺能效应

定期临床评估
定期进行临床评估，以评价和监测选定治疗方法的有效性。包括：
• 疼痛是否减轻
• 不良反应
• 日常活动和社交情况（如工作和开车的能力）
• 情绪（特别是抑郁和/或焦虑）
• 睡眠质量
• 患者报告的整体改善程度

转诊
在以下情况下，请考虑在初诊或定期临床评估中将患者转诊至治疗疼痛的专科机构和/或特定的治疗机构：
• 严重的疼痛
• 疼痛严重限制了他们的日常活动和社交
• 患者的健康状况恶化

图12-5 神经病理性疼痛的药物治疗流程[11]

治疗[32]。CBT专注于人们的想法，这些想法如何在情感上影响他们，以及最终如何表现出来。当患者感到抑郁或焦虑时，他们看待和评价自己的方式可能变得消极。CBT治疗师与患者一起工作，帮助他们看到负面想法和情绪之间的联系，鼓励患者控制负面情绪并改变他们的行为。

CBT可以通过阶梯式护理模式在多个层面进行。阶梯式护理模式的初级治疗，是采用指导性自助方法，强调患者在受过训练的工作人员的支持和指导下维持日记单和其他干预措施。自助患者通常以CBT为基础，适用于由受过训练的治疗师通过电话或面对面进行指导的情况。

对于更复杂和更长久的问题，进一步的阶梯式护理模式是纯粹的CBT。CBT由训练有素的治疗师提供，通常在医疗场所进行。在CBT期间，治疗师将首先帮助患者确定问题（以及可能与问题相关的行为、想法和感受）。一旦问题被查明，治疗师将帮助患者检查其思想和行为模式，并帮助其改变这些模式。如果患者接受这种类型的治疗，他们通常会被提供一定次数的谈话，每次谈话通常持续50 min。治疗师通常会布置两次谈话之间的"回家作业"，可能包括思想监控，并将其记录在思想日记里，或者通过所谓的"行为暴露"来练习特定的行为。

认知行为方法为许多临床诊所采用，细节有所不同。虽然该项目的认知部分通常是心理学领域，但与其一起工作的还有其他工作人员，如理疗师、职业治疗师、护士和医师也需要加强心理学知识和技能，使他们能够为治疗方案做出贡献。当然，个体患者之间的治疗结果差异很大，一些患者愿意接受并应用能改变他们生活的一些建议，而其他患者则拒绝做出微小的改变。研究表明，虽然随着时间的推

移，治疗效果会慢慢减弱，但绝大多数患者不会回到以前的痛苦或无助状态[33]。

有效的CBT需要相当的技巧、高效的团队以及优良的组织和资源。CBT实施的方法很容易出现偏差，培训少、实施难和资源缺乏是这些技术渗透到当前卫生保健系统的障碍。因此，写一张处方或重复注射往往比让患者参与综合CBT计划更容易。

许多研究证明了CBT的有效性，但其基本过程以及最合理和最有效的实施方式仍然存在许多问题，研究将继续揭示这个迷人的临床医学领域。无论如何，CBT在治疗疼痛时的人性化、可操作性和有效性还是公认的[34]。

CBT单独应用或与多学科疼痛康复项目联合应用，在治疗慢性疼痛方面都有很好的成功经验[34]，并且有证据表明，基于CBT的治疗方法对慢性颌面疼痛患者的短期和长期的疗效均有改善[31,36]。然而，迄今为止，尚无证据表明CBT对下牙槽神经损伤或舌神经损伤诱导的神经病理性疼痛患者有益处。在最近的一项研究中，大多数患者成功接受了精神和心理治疗，没有用任何额外的局部镇痛、药物或手术干预[16]。

越来越多的研究已证实CBT在慢性疼痛治疗中的作用；然而，最近包括ACT在内的一些新技术正在逐渐被承认[35]。

适应性治疗（ACT）

适应性治疗代表了行为疗法的第三次浪潮（与辩证行为治疗和意念认知疗法一起），即用意念来调整心理，并帮助确认和指导行为。ACT，发音为"act"，其实是"A-C-T"首字母缩写，它并不试图直接改变或停止不想要的想法或感觉，而是旨在与这些经历建立一种新的关系，以使一个人愿意接受这些经历，这与他们选择的人生价值是一致的。因此，价值重建是ACT的关键组成部分。

有证据表明,ACT有助于改善患者心理健康[36]。在ACT与CBT的比较试验中,两者的治疗结果具有相似性[35]。有越来越多的证据(组群研究或个案报道)支持其在慢性疼痛中的应用[36]。

其他非手术干预措施

其他非手术干预措施(表12-3)包括教育、经皮神经电刺激、周围神经刺激、按摩、针灸和调整练习。这些措施主要适用于许多永久性三叉神经损伤患者的慢性疼痛治疗[31]。

表12-3 慢性疼痛的非手术治疗

干预措施	定 义	目 标	适用疾病举例
拉伸锻炼	以温和的锻炼来改善柔韧性	改善运动幅度、功能、舒适度	关节炎,腰背痛,肌纤维痛,肌筋膜疼痛综合征
调整练习	可以提高力量和耐力,并且可以改善因疼痛、不运动导致的肌肉僵硬和虚弱	有助于恢复肌肉和肌腱的力量,以及改善运动幅度、耐力、舒适度和功能 将疼痛性运动转化为更容易耐受的运动 最大限度地减少肌萎缩、去矿化和去调节	关节炎,腰背痛,肌纤维痛,慢性局部疼痛综合征(CRPS Ⅰ/Ⅱ型)
步态和姿势训练	适当关注步态和姿势,包括预防性和治疗性人体工程学	缓解疼痛和恢复功能;预防疼痛加剧	腰背痛,颈部疼痛,紧张性头痛
冷敷或热敷	先冷敷(冷冻疗法),减少疼痛和肿胀,并改善功能;然后热敷(热疗)以增强运动并减轻疼痛	冷疗有局部镇痛、减缓神经传导、促进肌腱柔韧性的作用 热疗有局部镇痛、扩张血管、促进柔韧性的作用	急性创伤(如外伤、手术),重复性创伤,关节炎,肌肉疼痛或痉挛,急性腰背痛
制动	在一定的时间内减少活动和避免拉伸;可能需吊带来辅助、约束或限制关节的功能	在损伤后修复期间需要保持适当的制动,但其对慢性非癌痛(CNCP)患者通常是有害的	一些术后疼痛,损伤(例如骨折)
经皮神经电刺激(TENS)	通过皮肤电极施加低强度电流选择性刺激对机械刺激敏感的皮肤感受器(机械感受器)[a]	经皮神经电刺激可以减轻疼痛和减少镇痛药物的使用,并改善身体活动能力,其机制大概是干扰神经纤维中伤害性冲动的传播	创伤痛,术后疼痛,分娩痛,腹痛;神经痛,其他神经病理性疼痛,周围血管病变,心绞痛,肌肉骨骼疼痛
外周神经刺激(PNS) 脊髓刺激(SCS) 脑内刺激(IC)	通过植入式装置电刺激神经系统的特定区域[b]	电刺激的目标是破坏伤害性信号	躯干和四肢的慢性疼痛(例如周围血管病变),神经病理性疼痛(传入神经阻滞,卒中后疼痛),癌痛
按摩	按摩疼痛或非疼痛区域	舒缓、减少肌紧张和疼痛	术后疼痛,关节炎,肌纤维痛
针灸	古老的中医治疗技术,将细针插入皮肤不同深度,在针刺部位施加压力	针灸可能导致内啡肽的分泌,并通过干扰伤害性信息的传播来减轻疼痛	术后疼痛,神经根病变,慢性腰背痛,肌纤维痛

注:来自美国疼痛学院

a 当皮肤电极接近疼痛部位且保持一定触觉和压力时,经皮神经电刺激似乎效果最好

b 该装置的植入部分由一个脉冲发生器和导线连接到位于筋膜周围的电极,紧邻周围神经、椎管或大脑。患者或临床医师通过未植入的系统组件控制刺激

联合治疗

联合治疗包括CBT、手术、药物治疗（5%利多卡因贴剂和/或肉毒杆菌毒素）的组合应用（图12-4）[16]。

12.4　总结

通常患者对医源性损伤的愤怒和沮丧都源于涉事医师处理不及时。损伤发生后，许多患者抱怨治疗的临床医师拒绝与其沟通，或否认造成损伤。此外，特别是在二级医疗机构中，患者会由低年资医师连续治疗几个月甚至几年，为他们提供不切实际的希望，并反复保证他们的神经损伤将自行消退。虽然，对神经损伤的预防胜过任何目前用于治疗创伤后三叉神经病变的治疗方式，但是，一旦发生三叉神经损伤，早期识别和转诊是改善这些患者治疗效果的基础。表12-1总结了针对这些患者的治疗建议。

总之，舌神经和下牙槽神经损伤患者的疼痛很常见。这提示我们，在高风险手术之前，应该强调感觉过敏和疼痛的可能性，甚至超过麻木。还应注意消除对下牙槽神经损伤的误解，它不能像舌神经损伤一样可以自行缓解，下牙槽神经损伤通常需要更紧迫的治疗。存在疼痛相关的功能障碍是某些患者出现明显心理困扰的原因。大部分的心理困扰与医源性损伤、知情同意不充分以及处理不当有关。本章重点介绍了几种处理三叉神经损伤的辅助方法，同时重申了在治疗这些患者时并没有一种非常理想的治疗选择。

致谢：以Sarah Barker女士为首的伦敦国王学院医院口腔疼痛临床心理学家们，在三叉神经损伤患者的介入性心理治疗策略方面提供了有效的帮助。

（王轶雯　蔡协艺）

参考文献

［1］ Renton T (2010) Prevention of iatrogenic inferior alveolar nerve injuries in relation to dental procedures. Dent Update, 37(6): 350-352, 354-356, 358-360.

［2］ Birch R, Bonney G, Dowell J, et al (1991) Iatrogenic injuries of peripheral nerves. J Bone Joint Surg Br, 73: 280-282.

［3］ Renton T, Yilmaz Z (2011) Profiling of patients presenting with posttraumatic neuropathy of the trigeminal nerve. J Orofac Pain, 25(4): 333-344.

［4］ Hillerup S (2007) Iatrogenic injury to oral branches of the trigeminal nerve: records of 449 cases. Clin Oral Investig, 11(2): 133-142.

［5］ Kiyak H A, Beach B H, Worthington P, et al (1990) Psychological impact of osseointegrated dental implants. Int J Oral Maxillofac Implants, 5: 61-69.

［6］ Locker D, Grushka M (1987) The impact of dental and facial pain. J Dent Res, 66: 1414-1417.

［7］ Kehlet H, Jensen T S, Woolf C J (2006) Persistent post-surgical pain: risk factors and prevention. Lancet, 367(9522): 1618-1625.

［8］ Woolf C, Mannion R J (1999) Neuropathic pain: aetiology, symptoms, mechanisms and management. Lancet, 353(9168): 1959-1964.

［9］ MacDermid J C (2005) Measurement of health outcomes following tendon and nerve repair. J Hand Ther, 18: 297-312.

［10］ NICE Neuropathic pain (2010) The pharmacological management of neuropathic pain in adults in non-specialist settings. NICE, London. http://www.nice.org.uk/nicemedia/live/12948/47949/47949.pdf.

［11］ Haanpää M, Attal N, Backonja M, et al (2011) Guidelines on neuropathic pain assessment ［NeuPSIG］. Pain, 152(1): 14-27. doi: 10.1016/j.pain.2010.07.031.

［12］ Bril V, England J, Franklin G M, et al (2011)

Evidence-based guideline: treatment of painful diabetic neuropathy. Am Acad Neurol, 17;76(20): 1758－1765.

[13] Cruccu G, Anand P, Attal N, et al (2004) EFNS guidelines on neuropathic pain assessment. Eur J Neurol, 11: 153－162.

[14] Blackburn C W (1990) A method of assessment in cases of lingual nerve injury. Br J Oral Maxillofac Surg, 28: 238－245.

[15] Mason D A (1988) Lingual nerve damage following lower third molar surgery. Int J Oral Maxillofac Surg, 17: 290－294.

[16] Renton T, Yilmaz Z (2012) Managing iatrogenic trigeminal nerve injury: a case series and review of the literature. Int J Oral Maxillofac Surg, 41: 629－637.

[17] Susarla S M, Kaban L B, Donoff R B, et al (2007) Functional sensory recovery after trigeminal nerve repair. J Oral Maxillofac Surg, 65: 60－65.

[18] Kiyak H A, Beach B H, Worthington P, et al (1990) Psychological impact of osseointegrated dental implants. Int J Oral Maxillofac Implants, 5(1): 9－61.

[19] Khawaja N, Renton T (2009) Case studies on implant removal influencing the resolution of inferior alveolar nerve injury. Br Dent J, 206(7): 365－370.

[20] Barron R P, Benoliel R, Zeltser R, et al (2004) Effect of dexamethasone and dipyrone on lingual and inferior alveolar nerve hyper-sensitivity following third molar extractions: preliminary report. J Orofac Pain, 18: 62－68.

[21] Niemi M, Laaksonen J P, Vabatalo K, et al (2002) Effects of transitory lingual nerve impairment on speech: an acoustic study of vowel sounds. J Oral Maxillofac Surg, 60: 647.

[22] Robinson P P (2011) Characteristics of patients referred to a UK trigeminal nerve injury service. J Oral Surg, 4: 8－14.

[23] Baron R, Mayoral V, Leijon G, et al (2009) Efficacy and safety of 5 % lidocaine (lignocaine) medicated plaster in comparison with pregabalin in patients with postherpetic neuralgia and diabetic polyneuropathy: interim analysis from an open-label, two-stage adaptive, randomized, controlled

trial. Clin Drug Investig, 29(4): 231－241.

[24] Argoff C E, Galer B S, Jensen M P, et al (2004) Effectiveness of the lidocaine patch 5 % on pain qualities in three chronic pain states: assessment with the Neuropathic Pain Scale. Curr Med Res Opin, 20(Suppl 2): S21－S28.

[25] Ngeow W C, Nair R (2010) Injection of botulinum toxin type A (BOTOX) into trigger zone of trigeminal neuralgia as a means to control pain. Oral Surg Oral Med Oral Pathol Oral Radiol Endod, 109: e47－e50.

[26] Dworkin R H, O'Connor A B, Backonja M, et al (2007) Pharmacologic management of neuropathic pain: evidence-based recommendations. Pain, 132(3): 237－251.

[27] Aggarwal V R, Lovell K, Peters S, et al (2011) Psychosocial interventions for the management of chronic orofacial pain. Cochrane Database Syst Rev, (11): CD008456.

[28] Vickers E R, Boocock H (2005) Chronic orofacial pain is associated with psychological morbidity and negative personality changes: a comparison to the general population. Aust Dent J, 50: 21－30.

[29] Gustin S M, Wilcox S L, Peck C C, et al (2011) Similarity of suffering: equivalence of psychological and psychosocial factors in neuropathic and non-neuropathic orofacial pain patients. Pain, 152: 825－832.

[30] Tolle T, Dukes E, Sadosky A (2006) Patient burden of trigeminal neuralgia: results from a cross-sectional survey of health state impairment and treatment patterns in six European countries. Pain Pract, 6: 153－160.

[31] Aggarwal V R, Tickle M, Javidi H, et al (2010) Reviewing the evidence: can cognitive behavioral therapy improve outcomes for patients with chronic orofacial pain? J Orofac Pain, 24(2): 163－171.

[32] Morley S, Williams A, Hussain S (2008) Estimating the clinical effectiveness of cognitive behavioural therapy in the clinic: evaluation of a CBT informed pain management programme. Pain, 137: 670－680.

[33] Bogart R K, McDaniel R J, Dunn W J, et al (2007) Efficacy of group cognitive behavior therapy for

the treatment of masticatory myofascial pain. Mil Med, 172(2): 169-174.

［34］Arch J J, Eifert G H, Davies C, et al (2012) Randomized clinical trial of cognitive behavioral therapy (CBT) versus acceptance and commitment therapy (ACT) for mixed anxiety disorders. J Consult Clin Psychol, 80: 750-765.

［35］Fledderus M, Bohlmeijer E T, Pieterse M E, et al (2012) Acceptance and commitment therapy as guided self-help for psychological distress and positive mental health: a randomized controlled trial. Psychol Med, 42(3): 485-495.

［36］McCracken L M, Gutiérrez-Martínez O (2011) Processes of change in psychological flexibility in an interdisciplinary group-based treatment for chronic pain based on Acceptance and Commitment Therapy. Behav Res Ther, 49: 267-274.

13 舌神经损伤的手术治疗

Vincent B. Ziccardi, Rabie M. Shanti

13.1 引言

舌神经(lingual nerve, LN)是三叉神经下颌支的一个分支,由舌体的传入纤维汇集而成,并且沿着舌体的外侧走行[1]。LN的损伤会导致患者明显的不适感,是牙科及口腔颌面外科医疗纠纷的主要起因之一。许多手术操作的过程中都可能会发生舌神经损伤,包括下颌第三磨牙拔除术、局部阻滞麻醉注射、修复前牙槽外科、牙种植体植入术、正颌外科手术、颌面部病灶切除术以及累及口底和舌体的贯通伤等。此外也有喉镜辅助气管插管和安放喉罩后导致舌神经损伤的罕见报道[2,3]。三叉神经显微外科专家经常见到的舌神经损伤病例中绝大多数是那些在下颌第三磨牙拔除术和牙槽手术中发生的医源性损伤。在下颌第三磨牙手术中,通常不会显露LN,一般通过改良切口设计和骨膜下翻瓣来进行保护。由于解剖的异常,即使由最熟练的外科医师进行手术也可能发生舌神经的医源性损伤。当神经处于"高风险"位置,即位于或高于下颌舌侧崎水平,或与舌侧骨皮质内侧紧密相邻,舌神经的损伤就可能发生(图13-1)[4]。关于在拔除下颌第三磨牙时发现的舌神经解剖位置变异

有大量的文献报道。在Pogrel及其同事的一项尸体解剖的研究中,舌神经位置高于下颌舌侧崎的占15%,且距离第三磨牙区舌侧崎的平均水平距离在3.45mm以内[5]。Miloro和同事使用MRI定位发现,约10%的标本中舌神经位置高于下颌舌侧牙槽崎,大约25%的标本中舌神经与舌侧骨皮质直接接触[6]。因此,偏向牙槽崎内侧的切口设计、下颌骨骨折或舌侧骨皮质的穿孔、粗暴的分离以及对术区舌侧软组织的搔刮,都是舌神经损伤的可能原因[4]。一项经常被引用的问卷调查研究指出,有11%的下颌第三磨牙拔牙病例发生了舌神经损伤[7]。这些患者中,近50%在36周内神经感觉完全恢复,最终有6例(0.5%)未能完全恢复。基于不同的测量手段和损伤分类标准,在各种文献中报道的舌神经损伤发生率参差不齐。遗憾的是,大部分的既往研究都是回顾性的,且没有统一的感觉测量标准。近期发表的一些文献中才开始使用英国的医学研究委员会量表(MRCS)来评价[8]。因为神经感觉功能不能直接量化,故而才开发了这一量表来对周围神经损伤后的感觉进行分级[8-10]。该量表评估包括振动觉、针刺觉、轻触觉、两点辨别和温度觉,分成S0～S4五级(感觉功能恢复定义为大于S3)。

图13-1 临床照片显示解剖位置较高的左侧舌神经,拔17号牙时损伤,需要行舌神经周围松解术

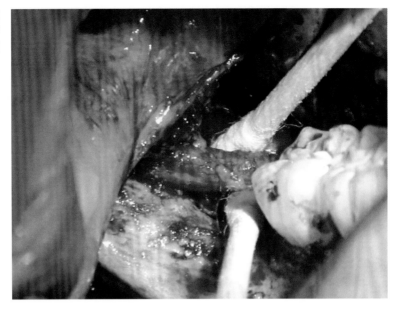

在评估这些舌神经损伤患者时,他们可能经常伴随有沮丧和焦虑,显微神经外科医师必须有所准备。患者会质疑究竟是手术操作的问题,还是他们的解剖结构或原有疾病导致了现在的神经感觉障碍。以下牙槽神经为例,大多数手术医师事先都会按常规为患者拍摄全景片,以确定下牙槽神经管的走行以及与手术区域的关联性。经统计学验证,部分影像学表现预示了下牙槽神经的损伤风险[11]。如果发现这类有可能出现神经损伤的影像学证据时,手术医师可以选择进一步进行术前CT扫描或CBCT检查。通过这些检查,手术医师能更好地观察下牙槽神经管的走行,从而做好埋伏牙拔除、骨内牙种植体植入的术前规划,评估下颌病灶和设计下颌截骨线。CT最主要的优势是使手术医师更好地向患者解释下牙槽神经损伤的潜在风险,让患者事先有心理准备。然而,对舌神经来说,除了高分辨率MRI扫描外,没有其他成像方式能够显示其走行。因此,舌神经多变的走行以及没有便捷可行的影像学成像手段这两点使得术前设计预防舌神经受损变得更

为困难,术后一旦出现这一并发症时,同患者的沟通也会更艰难。

所以,舌神经损伤患者的评估和手术治疗是一项充满挑战性的工作。为了使患者获得最大的收益,需要在精心分析治疗效果并不断改良手术过程的基础上,建立一种完善的治疗理念。本章将讨论舌神经的解剖和显微外科治疗方法,并展示一组病例。

13.2 手术解剖

三叉神经是第V对脑神经,并且是最粗大的脑神经,是运动神经和感觉神经兼具的混合神经。传入(感觉)神经部分负责感知面部皮肤、牙齿、口腔和舌体黏膜的一般感觉。传出(运动)神经部分支配咀嚼肌和其他颅面部肌肉的运动。眼支(V1)和上颌支(V2)仅含有感觉神经,而下颌支(V3)既有感觉神经又有运动神经。舌神经是三叉神经下颌支的一个分支,由舌体的传入分支汇成,沿着舌体外侧走行,最后到达口底的后部[1]。

当舌神经下降延伸入口腔时，它位于下颌支内侧，在下颌下腺导管浅面走行。在口内做口底区域手术时，了解舌神经与邻近下颌下腺导管之间的解剖关系十分重要。在下颌第一、第二磨牙处，舌神经由外向内跨过下颌下腺导管，同时位于舌下神经的外侧。当它绕过下颌下腺导管后，会向上沿颏舌肌表面走行，进入舌体。舌神经在第三磨牙区的位置取决于下颌骨的外展程度，一般会走行在舌侧牙槽嵴下方、下颌舌侧骨皮质内侧数毫米处。如前所述，这一区域解剖多变，无论使用何种特殊手术技术都容易在拔除第三磨牙时造成舌神经损伤。

13.3 手术治疗的适应证和禁忌证

精确修复舌神经损伤的关键是建立一个精确的诊断。在初次检查期间，术者必须确定感觉障碍的性质，包括受影响的区域、感觉缺陷的程度以及是否存在其他任何一种神经病理性疼痛[4]。一般认为，舌神经显微修复手术的适应证包括：① 可见的神经断裂；② 由于神经嵌顿引起的疼痛；③ 超过 3 个月感觉未能恢复或改善；④ 感觉迟钝或病理性感觉异常逐渐加重；⑤ 患者无法耐受感觉迟钝，希望通过手术改善。需要注意的是，一些患者会因为轻度感觉迟钝而寻求显微外科手术治疗，这种轻微不适不宜进行手术，因为手术并不会带来显著改善，尤其考虑到手术时全身麻醉的潜在风险[12]。舌神经显微外科手术的禁忌证包括以下任何一种情况：① 临床证据表明神经感觉功能已自行改善；② 进展性的中枢性神经病理性疼痛；③ 患者可耐受的感觉迟钝；④ 全身情况不佳无法耐受全身麻醉者；⑤ 受伤时间过久的损伤，现代观

点认为时机对三叉神经显微外科手术的选择很重要[12,13]。

13.4 手术入路及技巧

在解剖分离和移动舌神经近远中断端的过程中，建议使用手术放大镜。在鼻插管全麻及肌肉松弛状态下，进入口腔开展手术操作是基本没有阻碍的。气管插管固定好后，放置咽塞，然后用 0.12% 氯己定溶液或其他类似溶液消毒患者的口腔。按照口腔外科无菌原则进行消毒铺巾，患者处于轻度的头高脚低位，这有助于静脉回流并减少术中出血。用橡皮咬合块或者带硅胶的金属开口器来维持张口。手术可能持续数小时，特别是在需要广泛地解剖分离来确定神经近心端和远心端部分的情况下。因此，在手术期间，下颌骨不应保持在最大张开状态，以避免在手术过程中对颞下颌关节施加过度的压力[4]。最后，在手术部位注射带有血管收缩剂的局部麻醉剂，等待足够的时间以确保一定程度的血管收缩。需要注意的是，在全身麻醉下应避免神经阻滞。因为全麻状态下，患者无法对阻滞麻醉中意外出现的神经内注射做出反应，这种潜在风险可能对舌神经或下牙槽神经造成额外的化学或机械损伤。

舌神经的探查和修复通常可以使用口内进路的舌侧黏膜切口或舌侧龈缘切口（图 13-2）。舌侧黏膜切口的优点在于可以直视到舌神经，切口较小。然而，近心端和远心端的神经断端可能在暴露的过程中有回缩的趋势，同时钝性剥离造成完全性神经损伤的可能性也存在。舌侧龈缘切口范围更大，同时还需要远颊和舌侧的附加切口。但是这一切口不会导致手术解剖期间的神经回缩。此

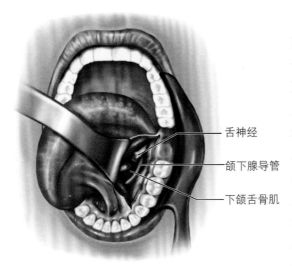

舌神经

颌下腺导管

下颌舌骨肌

图13-2 舌侧龈缘切口暴露舌神经(舌牵开后的示意图)

外,舌侧龈缘切口在技术上更为外科医师所熟悉,做骨膜下翻瓣时需要在远中沿着外斜嵴做类似于第三磨牙手术的分离,并向前沿龈缘将切口延伸至尖牙位置。采用舌侧龈缘切口时,必须轻柔处理牙龈组织,以防止牙龈退缩和/或龈乳头丧失,尤其是第二磨牙远中,不加注意可能会出现牙龈退缩和牙根敏感。然后将黏骨膜瓣从骨膜下轻柔地翻起,以放置一个拉钩,最好是Obwegeser爪状拉钩,由助手用丝线将组织瓣暂时缝合到对侧橡胶张口器以牵开舌侧瓣。在此入路下,可以仔细检查牙槽嵴和残留的牙槽窝。在特定的病例中,还应探查下颌舌侧牙槽嵴的高度、舌侧骨皮质的连续性、有无穿孔,或者其他骨质异常。这些相关的术中探查结果无论阴性或阳性都应记入手术记录中。有些情况下,手术医师可能会发现舌侧牙槽嵴缺损可能是以前的第三磨牙牙冠萌出造成的压迫吸收,这对于描述舌神经与下颌舌侧牙槽嵴间的空间关系是有参考意义的。如果没有异常生长的第三磨牙,这里可能就是下颌舌侧牙槽嵴所在的位置。

大多数外科医师会利用手术显微镜或放大镜来辅助暴露和修复受损的舌神经。如果使用手术显微镜,手术台必须相对于麻醉师旋转90°,以方便手术显微镜放置在远离麻醉师的患侧。显微镜应该在手术医师操作之前进行校准和设置。多头的显微镜有其特别的用处,可以让助手同样在手术过程中获得手术视野。要掌握神经损伤显微外科修复中非直视下的手眼协调操作需要一个艰苦的训练过程;但是,一旦掌握,手术显微镜就会成为处理这些疾患时不可或缺的工具。这一手术技能通常需要在手术室外如尸体实验室进行缝合练习。

舌神经损伤显微外科修复的第一步就是神经的分离松解,将神经从周围的软组织中解剖出来,但不能破坏神经外膜或进入舌神经的实质部分。松解过程中,神经周围的所有软组织附着都应该去除,以避免可能造成的神经传导阻滞或神经感觉恢复障碍[12]。就此操作来说,要将骨膜和神经周围的瘢痕组织切除,从而能进行钝性分离,找到神经的近心和远心断端。在极少数的情况下,舌神经可以在非常浅表的位置,这时当黏骨膜瓣翻开后,可以直接看到神经。提前评估术区的牙槽骨解剖形态可以为找到神经损伤部位提供指导。对显微神经外科手术来说分离越少越好,过度地在神经周围分离解剖可能会诱导瘢痕组织形成,术后可能出现压迫性神经病变。对于一些没有形成神经瘤且神经连续性存在的中度感觉障碍患者来说,神经周围松解就足够了(图13-3)。

神经内松解术是另一种显微外科技术,当有证据表明神经出现纤维化、挛缩或膨大的时候,就需要实施该手术。这种手术将打开神经外膜检查神经的实质部分。手术时,在显微镜视野下先使用Beaver刀片在

图13-3　神经周围松解后的右侧舌神经

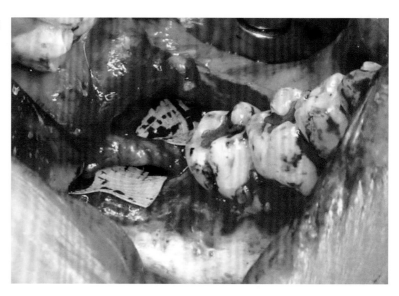

神经上做轴向的神经外膜切开术（epineural epineurotomy）。如前所述，术者必须牢记要尽量减少手术部位的术后瘢痕，为神经愈合创造理想的环境。由于正常情况下三叉神经的外膜很松散，故在神经内松解术时，任何操作都可能导致瘢痕形成，并对疗效产生不利的影响[12]。对于轻、中度舌神经纤维化的患者，稍作外膜松解（松解后可见到神经舒张）就可以恢复神经感觉。如果没有看到神经舒张，应当考虑将纤维化的神经部分去除，直到露出健康的神经节段为止。较少实施的一种神经外膜切开术是神经外膜的环形切除，并暴露外膜下方的神经束。这一术式可能导致严重的医源性损伤和瘢痕，一般不推荐使用。

过去在处理由良性颌面部病变引起神经受累时，常常采用上述这些方法。而现在大部分的病例采用的是神经牵拉吻合技术或神经移植术[12]。比如，在化学性损伤的病例中，存在严重的神经纤维化，神经外膜松解后无法看见神经的舒张。这时应切除受累的神经节段，在没有张力的情况下用7-0或者8-0无损伤不吸收缝线在神经外膜的水平进行单纯的神经吻合术。在切除神经瘤之后做神经吻合时可以用相同的手术方法。在神经断裂的情况下，吻合近心端和远心端前，需要将瘢痕组织或神经瘤先行切除，切除范围要到达正常神经节段。一般情况下，舌神经吻合术应环绕神经外膜缝合3～4针。要达到理想的神经感觉恢复，神经吻合前的张力去除至关重要。如果吻合处有张力，手术就应考虑改为自体或异体神经移植（图13-7至图13-9）。

不管是神经外松解、神经内松解抑或联合术式，笔者倾向于用可吸收的导管材料包裹舌神经。根据我们的研究经验，在显微手术修复舌神经后使用导管有助于减少术后瘢痕再生，有助于感觉功能改善[17]。在这项研究中，Ziccardi及其同事报道了Ⅰ型胶原神经导管在舌神经损伤修复中的作用，研究结果表明与未使用导管的患者相比，使用神经导管的患者感觉功能恢复的水平更高。修复手术完成后，必须进行细致的术中止血，以防止术后血肿形成。残留的凝血块不仅有术后感染或伤口裂开的风险，而且如果它靠近神经修复处，可能出现压迫性神经局部缺血和形成瘢痕,进而可能造成神经脱髓鞘,导致修复失败[12]。在神经粉碎型损伤且多段缝合也无法恢复连续性的情况下,应考虑神经移植,或者使用神经导管,或使用纤维蛋白胶黏结,这些是未来的研究和临床的发展方向。总之,手术修复舌神经损伤的目标是从瘢痕组织中松解神经,去除坏死组织,并实现无张力下的神经吻合修复,以期实现神经在正常机体环境下自身愈合。

13.5　结果

如前所述,舌神经损伤是造成患者临床不适感以及相关医学诉讼的重要原因。因此,像其他重建手术一样,有志于处理这一类损伤的外科医师必须从精确的诊断开始制订出一个合理的治疗方案。舌神经损伤的显微外科修复治疗可以使临床神经感觉功能得到显著改善[13-16]。根据这几年的治疗经验,本书之前描述的几种外科手术技术是笔者所推崇的。

虽然本书的其他章节回顾了关于舌神经损伤的病因、诊断、治疗结果和辅助治疗技术(例如神经支架导管)的一些文献,损伤修复的时机仍是一个关键问题。对我科治疗的41例舌神经损伤修复的回顾性分析发现,舌神经损伤修复的最大预后影响因素是损伤与手术修复之间的时间间隔[17]。在伤后6个月之内进行手术干预被认为是治疗后神经感觉恢复效果最重要的影响因素[18]。

13.6　舌神经修复病例展示

病例1　21岁男性患者,拔除右下第三磨牙后出现持续性的右舌麻木。术中检查发现神经周围有明显的瘢痕组织压迫舌神经。该患者接受了神经周围松解术,松解后的神经用Ⅰ型胶原导管包绕(Neuragen®, Integra, Plainsboro, NJ)(图13-3)。

病例2　39岁女性患者,拔除右下第三磨牙后出现持续性的右舌麻木。术中检查发现右侧舌神经断裂(图13-4)。该患者接受

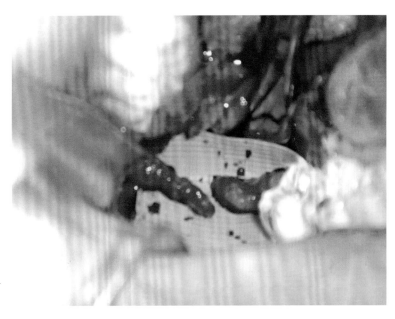

图13-4　完全断裂的右侧舌神经

图13-5　右侧舌神经吻合

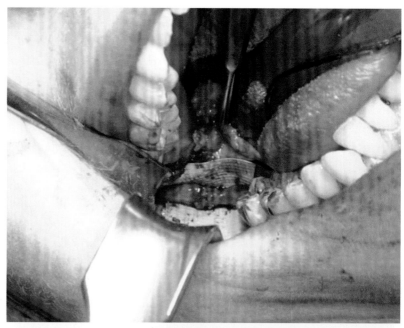

图13-6　用猪胞外基质神经导管包绕右舌神经吻合修复处（Axoguard®，Axogen，Alachua，FL）

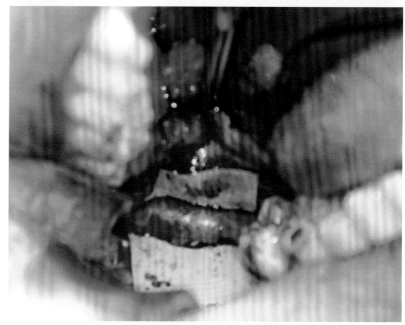

了神经吻合术。术中充分分离了近心及远心神经残端，吻合后神经用猪的胞外基质神经导管包绕（Axoguard®，Axogen，Alachua，FL）（图13-5和图13-6）。

　　病例3　33岁男性患者，拔除右下第三磨牙后出现持续性的右舌麻木。术中检查发现舌神经完全断裂（图13-7），无张力下的神经吻合术无法施行。采用异体（尸体来源）神经组织（Avance®，Axogen，Alachua，FL）进行无张力的神经重建（图13-8），用 I 型胶原导管包绕重建神经段（图13-9）。

图13-7　完全断裂的右侧舌
神经

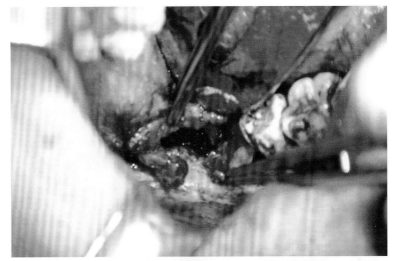

图13-8　采用异体（尸体来源）
神经组织（Avance®, Axogen,
Alachua, FL）进行无张力的右
舌神经重建

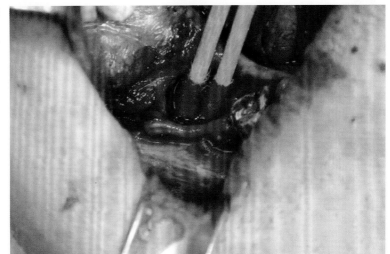

图13-9　用 I 型胶原导管
（Neuragen®, Integra, Plainsboro,
NJ）包绕右侧舌神经重建段

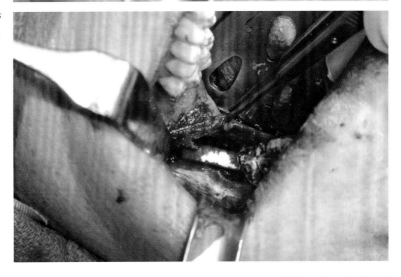

（霍　亮　张伟杰）

参考文献

［1］ Fehrenbach M J, Herring S W (2002) Illustrated anatomy of the head and neck. Saunders, Philadelphia, p207.

［2］ Renesh S H, Zwart R, Scheffer G J, et al (2011) Lingual nerve injury following the use of an i-gel laryngeal mask. Anesthesia, 66: 226.

［3］ Lang M S, Waite P D (2001) Bilateral lingual nerve injury after laryngoscopy for intubation. J Oral Maxillofac Surg, 59: 1497.

［4］ Ruggiero S L (2001) Surgical management of lingual nerve injuries. Atlas Oral Maxillofac Surg Clin North Am, 9: 13.

［5］ Pogrel M A, Renaut A, Schmidt B, et al (1995) The relationship of the lingual nerve to the mandibular third molar region: an anatomic study. J Oral Maxillofac Surg, 53: 1178.

［6］ Miloro M, Halkias L E, Slone H W, et al (1997) Assessment of the lingual nerve in the third molar region using magnetic resonance imaging. J Oral Maxillofac Surg, 55: 134.

［7］ Blackburn C W, Bramley P A (1989) Lingual nerve damage associated with the removal of lower third molars. Br Dent J, 167: 103.

［8］ Susarla S M, Kaban L B, Donoff R B, et al (2007) Functional sensory recovery after trigeminal nerve repair. J Oral Maxillofac Surg, 65: 60.

［9］ Dodson T B, Kaban L B (1997) Recommendations for management of trigeminal nerve defects based on a critical appraisal of the literature. J Oral Maxillofac Surg, 55: 1380.

［10］ Pogrel M A (2002) The results of microneurosurgery of the inferior alveolar and lingual nerve. J Oral Maxillofac Surg, 60: 485.

［11］ Rood J P, Shehab B A (1990) The radiological prediction of the inferior alveolar nerve injury during third molar surgery. Br J Oral Maxillofac Surg, 28: 20.

［12］ Ziccardi V B (2011) Microsurgical techniques for repair of the inferior alveolar and lingual nerves. Atlas Oral Maxillofac Surg Clin North Am, 19: 79.

［13］ Ziccardi V B, Steinberg M J (2007) Timing of trigeminal nerve microsurgery: a review of the literature. J Oral Maxillofac Surg, 65: 1341.

［14］ Rutner T W, Ziccardi V B, Janal M N (2005) Long-term outcome assessment for lingual nerve microsurgery. J Oral Maxillofac Surg, 63: 1145.

［15］ Susarla S M, Kaban L B, Donoff R B, et al (2007) Does early repair of lingual nerve injuries improve functional sensory recovery? J Oral Maxillofac Surg, 65: 1070.

［16］ Susarla S M, Lam N P, Donoff R B, et al (2005) A comparison of patient satisfaction and objective assessment of neurosensory function after trigeminal nerve repair. J Oral Maxillofac Surg, 63: 1138.

［17］ Erakat M S, Chuang S K, Shanti R M, et al (2012) Interval between injury and lingual nerve repair as a prognostic factor for success using type I collagen conduit. J Oral Maxillofac Surg (in press).

［18］ Ziccardi V B, Rivera L, Gomes J (2009) Comparison of lingual and inferior alveolar nerve microsurgery outcomes. Quintessence Int, 40: 295.

下牙槽神经损伤的手术治疗 14

M. Anthony Pogrel

下牙槽神经损伤的原因很多,包括创伤、肿瘤(良性和恶性)侵犯或手术。医源性原因包括正颌手术(通常是下颌支矢状劈开术)、下颌后牙种植体植入相关手术以及包括下颌第三磨牙拔除术在内的牙槽外科手术[1]。不常见的原因包括下颌后牙的根管治疗以及下牙槽神经阻滞麻醉造成的神经损伤[1-3]。

幸运的是,在大多数情况下,下牙槽神经具有良好的再生能力,并且比舌神经的自我修复更好,特别是在短期内。其原因可能是因为神经被包裹在骨管中,对神经恢复有一定的诱导作用[4]。虽然评估预测的方法有差异,但一般认为创伤性因素如骨折、正颌外科手术、牙槽手术和局部麻醉等造成的神经损伤,自我恢复率超过50%,有的报道中甚至高达80%[4]。根管治疗造成的损伤略有不同,因为如果超充的根管充填剂与下牙槽神经接触并引起物理化学损伤,而且充填剂在一两天内不能去除,造成的损伤很可能是永久性的[2]。

14.1 手术指征

可惜,时至今日,一般影像学平片检查及CT扫描对神经损伤的病因或预后的评估都没

有太大的帮助,即便是磁共振中的MRN[5,6]也只能发现一些较大的神经瘤。因此,通常需要手术探查来确定神经损伤的位置、类型和修复的方法。一般来说,早期修复比延期修复效果好,但是由于大多数神经损伤是可以自我恢复的,所以对于神经损伤的"早期"或"晚期"的定义并没有达成共识。然而,有些一般治疗原则总是适用的,包括以下几条。

1. 如果有可见的下牙槽神经断裂(例如,在第三磨牙拔除后或正颌外科手术中),最好是立即修复。事实证明,如果是在手术损伤发生的同期就进行修复,患者感觉几乎可以完全恢复。

2. 当影像学检查显示根管充填剂进入下牙槽神经管(图14-1),且患者有症状(麻木或病理性感觉异常),应在48～72 h内进行手术清除,并且越早越好。错过了这个时间段,神经损伤将趋于永久性[2]。

3. 如果没有目击到神经断裂,但在损伤后2～3个月患者仍有完全性麻木或影响生活的病理性感觉异常,同样也属于手术指征。

4. 如果损伤后4～6个月,患者仍然没有保护性反射(在下牙槽神经支配的区域内无法感受冷热刺激或反复咬唇),也是手术指征。保护性反射在患者具备30%以上正常感觉功能时才会出现(通过von Frcy纤毛机械

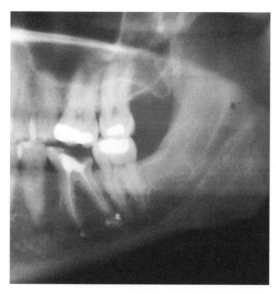

图14-1　全景片显示左下颌第一磨牙根尖处超充的根充物已进入下牙槽神经管,如有症状,需尽快清理超充物

刺激和两点辨别来共同测定)[7]。

5. 没有任何证据表明外科手术有助于修复下牙槽神经局部阻滞麻醉所造成的神经损伤[8]。

6. 损伤1年后进行的神经修复治疗效果差,但有些学者提出,损伤4年后的舌神经修复仍有较好的疗效[9]。

14.2　手术进路

下牙槽神经手术进路可以通过口外进路或口内进路。在一定程度上,这可能取决于外科医师的偏好、患者的偏好和神经损伤的部位。

口外进路的优点是手术操作更为方便和良好的视野,因此提高了进行有效神经修复的概率。尤其是外科医师可以将手术显微镜与术区形成垂直角度,同时从视野两侧将手臂伸入显微镜视野下,这是进行显微手术的

理想位置。口外进路的缺点是面部瘢痕明显(尽管位于下颌下缘以下),面神经损伤的可能性也会增加。

从美观的角度来看,口内进路显然是较好的选择,但从手术的角度来看,使手术显微镜与下颌骨形成一个理想的角度是非常困难的,也很难摆放手的位置。口内手术时,在手术显微镜上需要一个长焦距的镜头,并且应该使用至少250 mm焦距的镜头。因此,许多外科医师倾向于使用手术放大镜进行口内探查和修复,放大倍数通常在4～5倍。显露下牙槽神经的手术进路及步骤包括以下几种。

1. 下颌骨颊侧骨皮质开窗[10]。这是笔者的个人喜好,因为它可以充分暴露相当一段长度的下牙槽神经,方便对神经进行分离、观察,几乎可以发现任何大小的神经瘤,并且获得手术所需的一定神经动度。这种方法通常在往复锯和骨凿的联合使用下截断足够长的颊侧骨皮质,从而显露出骨松质。必须注意避免往复锯穿透颊侧骨板过深,以免引起进一步的医源性神经损伤。如果有必要的话,可以使用往复锯在开窗骨块下界做一切痕,以利于颊侧骨板的折裂。小心去除骨松质,辨寻出下牙槽神经并与周围组织进行分离,最好能够直接找寻到神经损伤部位。折裂的颊侧骨板最好保持完整,然后浸泡在生理盐水中,并在手术结束复位时,可以将骨板内侧的骨松质去除,以避免损伤或压迫神经,复位后用一个钛钉进行坚固内固定。用颊侧骨板覆盖下牙槽神经,使其不与颊部的软组织直接接触是十分重要的。注意钛钉的位置应避开神经管,避免造成医源性损伤(图14-2)。

2. 可以通过下颌骨矢状劈开术暴露下牙槽神经,这一方法可以为后续的神经手术提

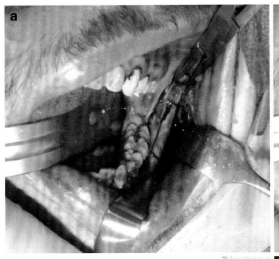

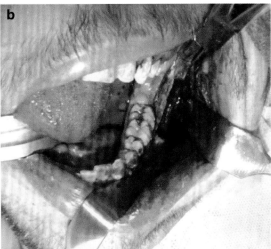

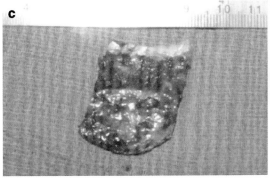

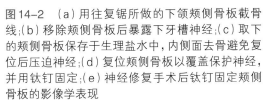

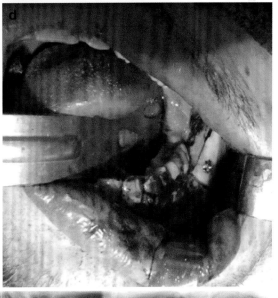

图14-2　（a）用往复锯所做的下颌颊侧骨板截骨线；（b）移除颊侧骨板后暴露下牙槽神经；（c）取下的颊侧骨板保存于生理盐水中，内侧面去骨避免复位后压迫神经；（d）复位颊侧骨板以覆盖保护神经，并用钛钉固定；（e）神经修复手术后钛钉固定颊侧骨板的影像学表现

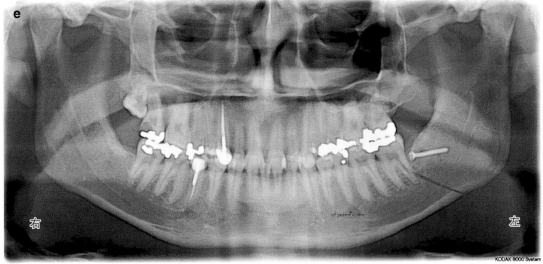

图14-3　通过颊侧骨皮质钻孔去骨的方式直接暴露下牙槽神经(箭头所指)

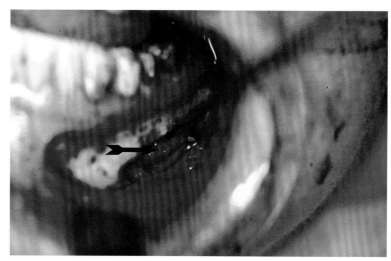

供相当充裕的操作空间。这一术式的主要并发症包括下颌骨的错位愈合以及继发的错颌畸形,这可能会加重患者的焦虑。此外,还需要植入钛板钛钉进行坚固内固定。

3. 第三种方法是从CBCT定位下中直接在下颌骨颊侧骨板钻孔暴露下牙槽神经(图14-3)。这一术式虽然可以暴露神经,但暴露位置位于下颌骨的底部,暴露不充分,也不利于神经修复时的视野和观察。

4. 如果损伤位于颏孔的区域,那么必须解剖暴露颏孔,然后去除骨质以暴露下牙槽神经,这通常是通过"甜甜圈"术式来完成的。该术式在距离颏孔约3 mm的颊侧骨皮质上环绕钻孔,然后将这些孔连通在一起,从而形成类似"甜甜圈"一般的圈式去骨而不损伤神经(图14-4)。借此,可在颏孔区暴露下牙槽神经。在很多情况下,进行颏孔区域下牙槽神经修复时,下切牙神经会被牺牲掉。

5. 如果神经是在拔除牙齿时受伤或断裂,可以经拔牙窝进行神经修复。但根据笔者的经验,这几乎是不可能实现的。可能在拔牙窝内实现的,仅仅是将神经的两个断端尽可能靠近,并放置在拔牙窝的底部,并用可吸收或不可吸收的生物材料覆盖。

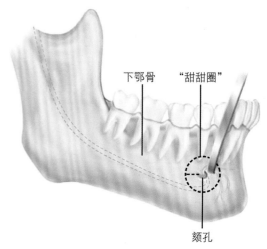

下鄂骨　　"甜甜圈"

颏孔

图14-4　图示为颏孔周围标记出的环形"甜甜圈"式去骨暴露颏神经的范围

14.3　下牙槽神经的外科手术

通过上述任何术式对下牙槽神经进行确认、暴露、分离之后,要进行仔细检查以确定损伤的类型和进行神经修复的可能性。理论上讲,肉眼可以比较容易地识别挤压性损伤、部分横断伤和完全横断伤。牵拉性神经损伤或神经内血肿难以识别,并且手术范围需要涉及更长的神经节段。由手术刀或其他尖锐

图14-5　神经断裂示意图,近心端末梢出现神经瘤(左侧),而远心端末梢则出现萎缩(右侧),这一情况使得神经吻合修复十分困难

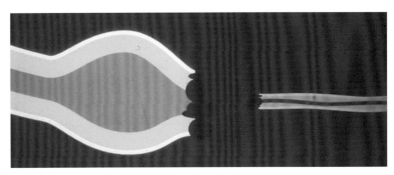

的器械引起的医源性损伤在断面上是很整齐干净的,而由牙科钻引起的那些损伤,断面通常是相当凌乱不齐的[11]。损伤越严重,从受伤到手术干预的时间间隔越长,形成神经瘤的可能性就越高。根据损伤类型的不同,发生在部分横断性损伤部位的可能是神经侧壁上的神经瘤,发生在完全横断性损伤部位的则可能是神经断端的末梢神经瘤[12]。神经瘤通常在损伤邻近的部位形成,但是较小的神经瘤也可以在远离神经损伤的部位上形成。早期手术的优势之一是神经瘤形成的可能性较小,一般认为在损伤后6～8周内不会形成神经瘤,并且在几个月内不会完全成形。在神经完全断裂或者需要切除神经瘤的病例,可能难以进行端端吻合术,因为下牙槽神经只能拉伸几毫米,与之不同的是舌神经往往可以拉伸1～2 cm。因此,如果下牙槽神经缺损在7～8 mm以上,则不能直接将神经断端拉近缝合,可能需要某种间置移植物来帮助完成修复手术。

除了形成神经瘤的可能性之外,延迟修复神经横断性损伤的另一后遗症是神经断端会从损伤部位回缩,横断间隙内可能充满纤维组织,使得手术解剖更加困难。神经损伤的远心端也经常萎缩,数月之后,它可能看起来只是一条纤维组织条索(图14-5),因此非常难以吻合,疗效较差。这可能是由于神经远心端部分发生瓦勒变性所致,为了进行有效的修复,需要解剖更远端的神经以寻找到相对正常的神经束,去除变性神经节段后,用间置移植物来帮助完成修复。

一般来说,手术的顺序是首先分离下牙槽神经,然后检查确定损伤的部位和类型,最后确定必要的修复方式(直接修复与桥接修复)。

常规的修复手术程序包括以下内容。

1. 如果是尖锐器械造成的断面整齐的横断性损伤,并且在6～8周内进行修复,则通常可以成功地进行直接端端吻合,事实上,如果神经纤维束可以正确地吻合,往往预后更好。

2. 如果神经部分断裂,有时可以将"V"型缺损的一端复位并直接进行修复吻合(图14-6)。

3. 如果有明显的挤压伤或需要切除的神经瘤,则需要尽可能多地分离出神经,以保证牵张度,从而在切除损伤节段后能够做到无张力吻合。如果无法实现无张力缝合,则需要用间置移植物来帮助完成修复,具体的步

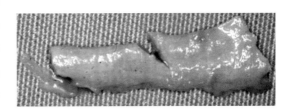

图14-6　神经部分断裂后出现V型缺损的尸体标本,适合做神经外膜吻合修补

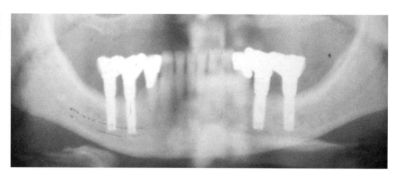

图14-7　全景片显示牙种植体侵犯下牙槽神经管及下牙槽神经

骤后文将进一步展开。

4.牙种植体相关的下牙槽神经损伤需要区分不同情况（图14-7）。如果神经损伤是由植入体本身引起的，则通常属于挤压性损伤，需要从该区域移除种植体并且在切除受挤压的神经后尽可能地完成神经吻合。根据笔者的经验，如果患者出现种植体相关的下牙槽神经损伤，立即移除造成损伤的种植体，约有20%的患者能自行恢复神经感觉。然而，大多数种植体相关的下牙槽神经损伤可能是由于种植体植入前的钻孔过程造成的。在这种情况下，神经的损伤常常比较严重，神经断面也是参差不齐的[11]，创伤范围就神经直接吻合来说过于广泛，因此可能需要植入间置移植物，并且修复成功率相对较低。

5.如果损伤是由根管充填材料引起的，应通过强力冲洗将充填剂从神经管内冲出，然后将神经外膜纵向打开，进一步对神经的束支进行灌洗，以清除所有充填剂。如果在损伤后48～72 h内进行治疗，通常会获得较好的效果[2]。

6.颏神经通常在颏孔处分出三个分支，颏神经受累，如果三个分支都能够在横断部位成功地与主干重新吻合，则可以获得相当理想的修复效果。如果只能修复一个或两个分支，则最好修复两个后部分支，因为它们支配唇部的大部分感觉，特别是唇部外侧感觉。前部的分支主要支配口腔前部口内黏膜的感

觉。颏神经修复需要在损伤后尽快进行，延迟处理会造成难以从周围的瘢痕组织中识别出神经分支。在4周内进行颏神经修复的成功率会比晚于这一时间后再进行修复要高。任何修复颏神经的尝试都应小心谨慎，因为神经纤维非常纤细，修复手术形成的瘢痕反过来也会对神经修复产生不利影响。

下牙槽神经修复通常使用非生物活性的不可吸收的缝合材料进行，最常用的是单股尼龙（Ethilon）或聚丙烯（Prolene）缝合线，以实现在神经修复部位最小的炎症反应。最好用8-0或9-0的尼龙缝线进行最终修复；可以用一针或两针6-0或7-0尼龙缝线进行初步缝合，将两个神经断端拉拢，最终的缝合修复还是需要使用8-0或9-0缝合线进行，6-0或7-0缝线可以在手术结尾拆除。一般情况下，在神经干上做四针神经外膜缝合就足够了，但对于颏神经的末端分支来说，由于这些神经纤维的直径缩小，往往只能做一到两针缝合。在进行四针缝合修复下牙槽神经时，缝合点应该在相对的12点和6点、3点和9点的位置。所有对下牙槽神经（和舌神经）的修复都只进行神经外膜缝合，因为对神经束支手术时不可避免地会过度操作，反而会给三叉神经修复造成较差的结果[13]。

有时，在暴露后检查神经时，并不能确定损伤部位。在这种情况下，神经修复手术就不能进行，只能选择关闭创口，仅在极少数情

况下做神经切除。在那些暴露探查后发现神经没有明显损伤的病例中,神经损伤类型很可能是牵拉性损伤或神经内血肿已经吸收,或者在翼下颌间隙做下牙槽神经阻滞注射时发生的损伤,通常损伤不在第三磨牙拔牙窝或种植体植入部位。

在下牙槽神经修复手术完成后,最好在修复部位放置非生物活性的隔离屏障将神经与周围组织隔绝开,以达到保护的目的。如果是通过下颌外侧骨开窗或者升支矢状截骨术暴露下牙槽神经,那么神经可以通过复位颊侧的皮质骨板来进行覆盖保护。然而,如果是通过直接钻孔磨除骨皮质暴露神经的,那么术后神经可能会暴露在下颌骨开孔后的骨质沟槽底部,需要用非生物活性的膜覆盖神经,以隔绝神经与颊侧软组织的直接接触。

14.3.1 间置移植物

当神经断端之间缺损太大而无法实现无张力下神经直接吻合时,则需要植入间置移植物。关于什么是最合适的移植材料现在还没有共识,目前有以下这些选择。

1. 自体神经:自体神经移植曾作为间置材料的"金标准",但对其疗效的报道却很少,这使得与其他材料的疗效比较评价难以

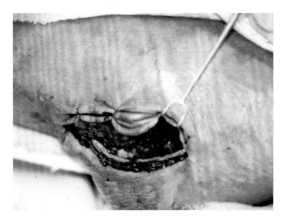

图14-8 在外踝的后外侧暴露腓肠神经

进行[14]。自体神经应该选择直径与下牙槽神经大致相同的神经,并且具有大致相同数目的束支(5~7束是较为理想的)。已经用于下牙槽神经(和舌神经)修复的自体神经包括腓肠神经(通常在脚踝的外后方取材)(图14-8)、耳大神经(如果采用口外进路暴露下颌骨修复下牙槽神经时,可以同切口取材,相对容易;如果采用口内进路修复神经,则需要口外开辟第二切口取材,操作相对复杂),以及前臂内侧皮神经[15]。三者之中,腓肠神经较好,因为它可以取材较长,其尺寸和直径接近于下牙槽神经(和舌神经),并且截取腓肠神经后所产生的足部外侧麻木通常患者是可以耐受的(图14-9)[16]。理论上,修

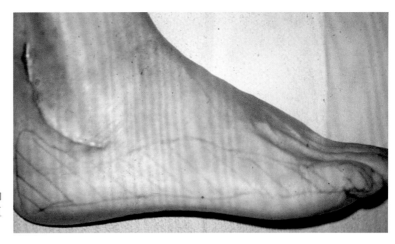

图14-9 腓肠神经截取后的术区瘢痕及术后原神经支配区域的麻木范围(斜线区域)

复过程中移植神经在连接神经断端时的方向是无关紧要的,因为这一神经瓣只是起一种非生物活性的连接管的作用。但是,在实际操作中,大多数手术医师更倾向于将近心端与近心端吻合、远心端与远心端相吻合。如果已经采用口外进路暴露下颌骨修复下牙槽神经,那么获取耳大神经不需要第二手术切口,但会造成患者在下颌角、部分脸颊和耳下部出现新的麻木区域,对已经存在部分或完全性下牙槽神经麻木的患者来说,可能是额外的不适。一方面出于这个原因,另一方面耳大神经的直径比较细,所以应尽可能避免用耳大神经移植修复三叉神经。

2. 静脉支架:静脉血管也可被用作神经修复的非生物活性的连接管,并且有可能使新的神经束支生长。通常使用的静脉是面静脉,但也有使用隐静脉的情况。如果使用隐静脉,应该选用一段没有静脉瓣的血管段;如果无法避开静脉瓣,应该将静脉的远心端与神经的近心端相连(图14-10)。一般情况下,放置静脉管腔的操作比较容易进行,只需用血管钳撑开静脉血管端,然后轻轻地将

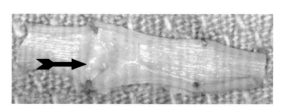

图14-10　大隐静脉标本上可见血管内壁上的静脉瓣(箭头)

末端套在神经断端的外面,完成覆盖后在末端做两针缝合固定(图14-11)。静脉血管移植在修复下牙槽神经方面效果比较理想,但修复舌神经的效果则不然(图14-12)[17,18]。这种差异可能与神经修复后是否存在机械性运动有关,修复下牙槽神经时,静脉血管及神经能在下颌骨的骨腔内保持静止,而对于舌神经,它始终在张闭口和舌头运动过程中被弯曲和拉伸。静脉壁内含有神经生长因子,可能有助于神经生长,研究发现神经生长因子在静脉壁外侧的含量比内侧明显高得多,因此,有人提出内外反转的静脉血管瓣移植的修复效果可能更好[19]。然而,这一研究涉及的病例数量很少,也缺乏对照研究,此外在外科技术操作上很难实现静脉的内外反转。

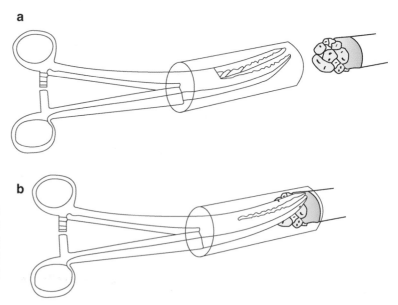

图14-11　利用静脉血管瓣修补神经缺损的示意图:用血管钳撑开静脉(a)并覆盖神经断端(b),然后每端两针缝合固定(经授权,本图摘自 Pogrel and Maghen[17],第985页)

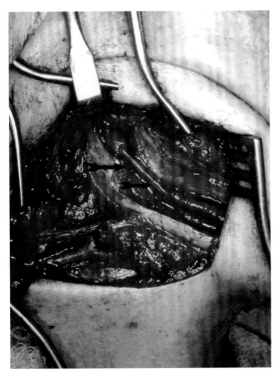

图14-12　口外进路下完成的静脉血管瓣（箭头）移植修复右侧下牙槽神经缺损

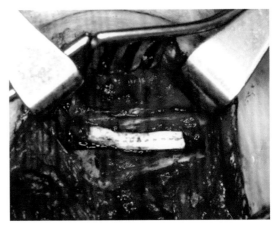

图14-13　口外进路下Goretex管作为非生物活性支架以修复下牙槽神经损伤，这一修复方式并不能带来感觉功能的显著恢复

3. 同种异体神经：人同源异体的神经移植物（Axogen，Alachua，FL）是FDA批准的一种同种异体神经移植产品，已经在少量患者中用于修复下牙槽神经和舌神经损伤，并取得了一些成功，但是还需要更多的研究来评估它们的有效性[20]。同样地，这类神经移植物起非生物活性支架的作用，诱导新的神经元向下生长，随后神经移植物瓦勒变性退化。

4. 合成的异体支架：其作为神经修复间置物并未被证实有成功的疗效。尽管它们易于获得且容易放置连接神经断端，但许多研究表明神经似乎无法在Dacron或Goretex管（超高分子聚四氟乙烯，e-PTFE）内生长。虽然在动物模型中使用e-PTFE已经取得了一些成功[21]，但它们在临床上尚不适用[22,23]（图14-13）。

神经生长因子可用于临床，并且在将来有望提高各种间置移植物的成功率。基底膜层粘连蛋白（Matrigel）已经进入了市场，并且已经被单独用于静脉支架或其他非生物活性支架内，以促进神经再生，但报道的结果差异较大[24]。此外，FDA尚未批准这种材料用于此目的。

14.3.2　下牙槽神经切除术

在某些情况下，神经修复无法实现，或者神经修复已经失败；还有些情况是患者可能因为严重的病理性感觉异常，以至于他们不想尝试神经修复治疗；这两种情况下下牙槽神经切除术可能会是一种合理的处理方式。但是患者应该充分认识到这一治疗方式可能带来的不良反应和后果。特别是如果因为神经损伤而带来的触诱发痛是主要问题，那么这种疼痛可能是"中枢性的"，这样即使神经完全切断也可能出现类似"幻肢"的现象，即患者在遭受因外周神经切断带来的完全麻木的同时，伴随有中枢神经介导的或神经病理性疼痛[25,26]。在一定程度上，如果术前诊断性下牙槽神经阻滞麻醉有效，那么神经切除术也可能有效。这种"幻肢痛"类型的感觉异常通常不会出现在受伤后的4个月内,所以从这一角度来说神经切除术越早进行越好。神经切除术的另一个问题是,一些患者对下唇和颏部的永久性、完全性麻木无法适应。他们经常在术前认为术后会比目前的症状更好,但术后却会对接受手术这一决定感到后悔。因此,这类患者需要体验一个更为长久、持效的下牙槽神经阻滞麻醉,为他们提供模拟的长期的神经切除手术后的感受。

尽管下牙槽神经切除术有多种技术可供参考,但笔者认为,如果要进行神经切除术就应该遵循合理的手术原则,开展恰当而到位的手术操作。笔者所采用的技术是:在外斜嵴上2 cm做切口,向内钝性分离找到下颌小舌,在下颌小舌处找出下牙槽神经进入下颌

骨前的部分。类似地,通过颏孔来找到下牙槽神经的另一端,用11号刀片在颏孔这个位置切断颏神经和它的切牙分支,切开后,用不可吸收的缝线牢固地结扎颏神经的末端。在这一手术过程中主要用到的还是黑丝线。一旦下牙槽神经在颏神经这里被切断分离出来后,从下颌小舌那里将整根神经从下颌神经管里抽出来,长度为5~6 cm(图14-14)。然后将这段神经切除,切除后下牙槽神经的近心端用两道黑色丝线结扎,将残留神经的末端埋入邻近肌肉组织中,即翼内肌内。操作时给神经上的两道结扎线留取稍长一些的线节,血管钳从翼外肌内侧穿过翼内肌,夹住预留的较长的线节后将神经拉进肌肉中,并留在那里(图14-15)。这样做的原因在于肌肉中富含层粘连蛋白,其覆盖下牙槽神经的

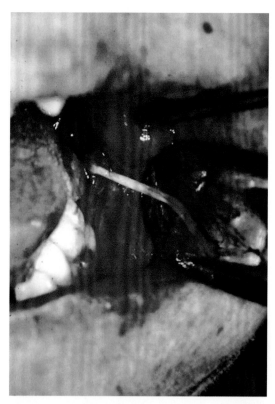

图14-14 下牙槽神经切除术的步骤之一:将下牙槽神经从下颌小舌处抽出

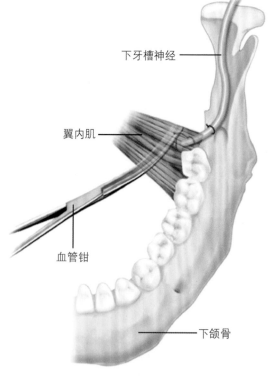

图14-15 下牙槽神经断端拉进翼内肌肌束中的手术示意图

图14-16　全景片显示具有双重下颌神经管的病例

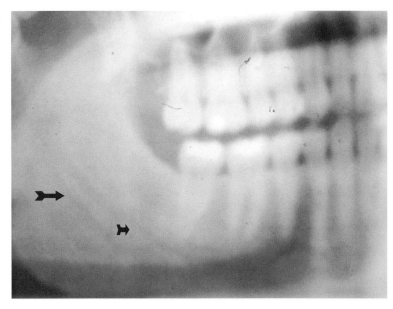

末端,使形成神经瘤的可能性最小化。为了确保不发生神经再生,下颌小舌及颏孔处用骨蜡进行封填。

14.3.3　下牙槽神经修复手术的疗效

因为相关文献报道很少,患者统计分布有差异,研究中手术修复时机选择的不同和评价方法的不同,所以很难比较评估下牙槽神经修复手术的效果[14]。尽管如此,就整体而言,如果在2～3个月内进行修复手术,50%以上的患者将恢复超过50%的感觉功能,一些作者在发表的文献中表示获得了更高的成功率。而在此之后再进行修复时,治疗效果则不尽人意,尤其是利用间置移植物修补神经的效果似乎成功率更低,可能是因为再生神经元必须通过两处神经吻合点,功能恢复更困难。在确定是否接受手术时,患者需要将这些可能出现的不太令人满意的结果考虑在内。

最近的CBCT研究中发现,高达5%的人群可能具有双重下牙槽神经[23](图14-16),假设神经的两个分支中只有一支受损而另一分支完好时,我们就能解释一些不典型的反应。

而最近一项对未接受神经修复手术的患者的长期随访研究显示,随着时间的推移,大多数患者的神经功能会出现一些改善,神经受损后的不适感也减轻了。这可能是一个自然的适应过程,但也应该在决定是否进行神经修复手术之前考虑这一因素[24]。

（霍　亮　张伟杰）

参考文献

[1] Pogrel M A, Thamby S (1999) The etiology of altered sensation in the inferior alveolar, lingual, and mental nerves as a result of dental treatment. J Calif Dent Assoc, 27(7): 531, 534-538.

[2] Pogrel M A (2007) Damage to the inferior alveolar nerve as the result of root canal therapy. J Am Dent Assoc, 138(1): 65-69.

[3] Pogrel M A (2007) Permanent nerve damage from inferior alveolar nerve blocks-an update to include articaine. J Calif Dent Assoc, 35(4): 271-273.

[4] Alling C C 3rd (1986) Dysesthesia of the lingual

and inferior alveolar nerves following third molar surgery. J Oral Maxillofac Surg, 44(6): 454−457.

［ 5 ］ Chau A (2012) Comparison between the use of magnetic resonance imaging and cone beam computed tomography for mandibular nerve identification. Clin Oral Implants Res, 23: 253−256.

［ 6 ］ Terumitsu M, et al (2011) Morphologic evaluation of the inferior alveolar nerve in patients with sensory disorders by high-resolution 3D volume rendering magnetic resonance neurography on a 3.0-T system. Oral Surg Oral Med Oral Pathol Oral Radiol Endod, 111(1): 95−102.

［ 7 ］ Pogrel M A (2002) The results of microneurosurgery of the inferior alveolar and lingual nerve. J Oral Maxillofac Surg, 60(5): 485−489.

［ 8 ］ Pogrel M A, Thamby S (2000) Permanent nerve involvement resulting from inferior alveolar nerve blocks. J Am Dent Assoc, 131(7): 901−907.

［ 9 ］ Robinson P P, Smith K G (1996) A study on the efficacy of late lingual nerve repair. Br J Oral Maxillofac Surg, 34(1): 96−103.

［10］ Miloro M (1995) Surgical access for inferior alveolar nerve repair. J Oral Maxillofac Surg, 53(10): 1224−1225.

［11］ Pogrel M A, Le H (2006) Etiology of lingual nerve injuries in the third molar region: a cadaver and histologic study. J Oral Maxillofac Surg, 64(12): 1790−1794.

［12］ Gregg J M (1992) Abnormal responses to trigeminal nerve injuries. Oral Maxillofac Surg Clin North Am, 4: 339−351.

［13］ Zuniga J R (2001) Principles of neurosurgery. Oral Maxillofac Surg Clin North Am, 13: 331−342.

［14］ Gregg J M (2001) An outcome analysis of clinical trials of surgical treatment of traumatic trigeminal sensory neuropathy. Oral Maxillofac Surg Clin North Am, 13: 377−381.

［15］ McCormick S U, et al (1994) Microanatomic analysis of the medial antebrachial nerve as a potential donor nerve in maxillofacial grafting. J Oral Maxillofac Surg, 52(10): 1022−1025; discussion 1026−1027.

［16］ Miloro M, Stoner J A (2005) Subjective outcomes following sural nerve harvest. J Oral Maxillofac Surg, 63(8): 1150−1154.

［17］ Pogrel M A, Maghen A (2001) The use of autogenous vein grafts for inferior alveolar and lingual nerve reconstruction. J Oral Maxillofac Surg, 59(9): 985−988; discussion 988−993.

［18］ Miloro M (2001) Discussion: the use of autogenous vein grafts for inferior alveolar and lingual nerve reconstruction. J Oral Maxillofac Surg, 59(3): 988−993.

［19］ Wang J, Goodger N M, Pogrel M A (2003) A method of invaginating the facial vein for inferior alveolar nerve repair. J Oral Maxillofac Surg, 61(7): 848−849.

［20］ Shanti R M, Ziccardi V B (2011) Use of decellularized nerve allograft for inferior alveolar nerve reconstruction: a case report. J Oral Maxillofac Surg, 69(2): 550−553.

［21］ Miloro M, Macy J M (2000) Expanded polytetrafluoroethylene entubulation of the rabbit inferior alveolar nerve. Oral Surg Oral Med Oral Pathol Oral Radiol Endod, 89(3): 292−298.

［22］ Pogrel M A, McDonald A R, Kaban L B (1998) Goretex tubing as a conduit for repair of lingual and inferior alveolar nerve continuity defects: a preliminary report. J Oral Maxillofac Surg, 56(3): 319−321; discussion 321−322.

［23］ Pitta M C, et al (2001) Use of Goretex tubing as a conduit for inferior alveolar and lingual nerve repair: experience with 6 cases. J Oral Maxillofac Surg, 59(5): 493−496; discussion 497.

［24］ Kim S M, Lee S K, Lee J H (2007) Peripheral nerve regeneration using a three dimensionally cultured Schwann cell conduit. J Craniofac Surg, 18(3): 475−488.

［25］ Campbell R (1992) Neuroablastive procedures in the management of traumatic trigeminal neurolgia. Oral Maxillofac Surg Clin North Am, 4: 465−472.

［26］ Gregg J M (2001) Medical management of traumatic neuropathies. Oral Maxillofac Surg Clin North Am, 13: 343−363.

面神经损伤的手术治疗

15

Alison Snyder-Warwick, Thomas H. Tung &
Susan E. Mackinnon

一个人的情感可以通过其特有的面部表情表现出来[23]，与面部表情相关的解剖一直是研究者多年的兴趣所在。Ekman 和 Friesen 将面部表情动作分解为46个运动单元；Charles Bell 的学生 Darwin 则在解剖学上描述出每个面部表情对应的肌肉组织[24]；Rubin[74] 研究了微笑时活跃的、主导的面部肌肉及其拉向量，并将微笑分为三种类型。这种对面部表情解剖学的研究奠定了面神经损伤手术重建的基础。面神经修复重建的最终目的就是面部表情的动态恢复。

面神经损伤或功能障碍可能带来破坏性后遗症。面部表情是人类交流的重要组成部分，在人类对自身和他人的感知中起着重要的作用。面神经功能障碍可能造成眼刺激流泪或角膜溃疡、言语障碍、鼻翼塌陷、闭口不全等。面神经损伤的原因很多，任何年龄都可能发生，其治疗也因人而异。本章主要介绍面神经损伤的评估、手术治疗原则、可能应用的新技术及各种方法的应用前景。

15.1 面神经解剖

像其他外科手术一样，完善的解剖知识是面神经损伤诊断和手术治疗的基础。面神经由运动纤维组成，支配面部表情肌；中间神经含躯体感觉纤维与内脏运动纤维，负责舌前2/3和软腭的味觉，及下颌下腺、舌下腺和泪腺的副交感支配。面神经从外周到中枢，解剖结构上分为几段。

面神经信号通路起源于大脑皮质，通过皮质延髓束和内囊后肢到达脑干，面上部由双侧皮质延髓束支配，而面下部由单侧皮质延髓束支配。面神经核位于脑桥下1/3的脑桥被盖中，突触后运动纤维经过第四脑室的面丘和外展核，进入桥小脑角。在此间隙，与中间神经和前庭蜗神经伴行。离开桥小脑角之后进入内耳道，走行偏顶部。面神经颞骨段由三个部分组成：迷路段、鼓室（水平）段、乳突（垂直）段（图15-1）[63,68,69]。面神经在颞骨岩部走行的管腔称为fallopian管，面神经迷路段从内听道向面神经裂孔延伸3～5 mm[65,69]。这段是面神经最狭窄的部分，也缺乏血供，使得这部分的神经最易受损[36,45,69]。然后面神经在膝状神经节处成锐角转入鼓室段。膝状神经节由面神经和中间神经纤维合成，鼓索支由膝状神经节发出，汇入岩神经。膝状神经节标志着鼓室段的开始，鼓室段跨越8～11 mm经过锥形隆起和水平半规管。耳道后壁和半规管外侧之间是面神经的第二个锐角转折，鼓室段在

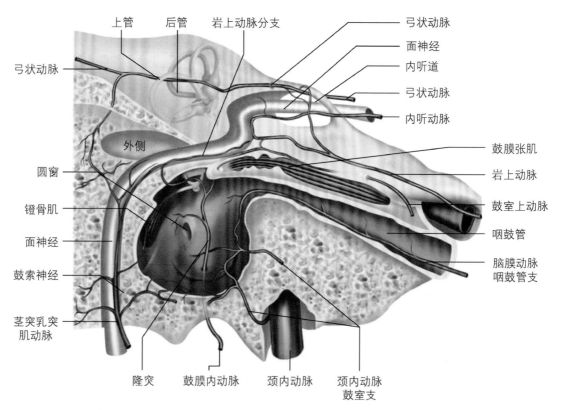

图 15-1 面神经在颞骨内的走行由三个部分组成：迷路段、鼓室段、乳突段。迷路段骨腔狭窄，血供较少，最易产生缺血性损伤

镫骨附近形成面神经在颞骨内的第二个狭窄[45]。乳突段从第二个转角开始，垂直延伸 10～14 mm，于茎乳孔出颞骨。乳突段面神经是颞骨内最长的部分[65,69]。面神经在颞骨内走行复杂，使得此段的面神经修复手术更加困难。

面神经从茎乳孔穿出后，经二腹肌和茎突舌骨肌之间穿入腮腺，期间发出分支支配耳后肌、茎突舌骨肌和二腹肌后腹。随后面神经走行于腮腺浅叶与深叶之间，在面神经腮腺丛处，面神经通常分为颞面干和颈面干，进一步再分为颞支、颧支、颊支、下颌缘支和颈支[65,69]。这些分支之间均有吻合支，共同完成复杂的运动功能。面神经在同一个体两侧的分布可能不同，这就为面神经跨面吻合提供了解剖基础[100]。

面神经传导通路上任何一段的病变均有可能造成面神经的功能障碍。只有了解面神经解剖，结合仔细的问诊和体格检查，必要时追加诊断性的辅助检查，才能明确神经损伤的部位，更好地指导进一步的治疗。

15.2 面瘫的病因

面瘫（facial paralysis，FP）的原因多种多样，总结归纳如表 15-1。面瘫可分为完全性和不完全性，先天性和获得性，双侧和单侧，中枢性和外周性。一般而言，儿童面瘫和成人面瘫的病因差异较大，但贝尔面瘫可发生于各个年龄段[16,25,80,81,102]。

贝尔面瘫是指特发性面瘫，占所有获得

表 15-1 面瘫的病因

先天性	综合征相关,无综合征,脉管畸形,Möbius综合征,半侧颜面萎缩,Goldenhar综合征,Poland综合征,Melkersson-Rosenthal综合征(少见)
出生时原因	创伤或难产,使用器械
贝尔面瘫	特发性,单纯疱疹病毒
创伤	颞骨骨折,面颊钝性伤
感染	急性中耳炎,莱姆病,Ramsay-Hunt综合征,单纯疱疹病毒,EB病毒,支原体,乳突炎
肿物	颅内肿瘤,腮腺肿瘤,听神经肿瘤
医源性	颅内、中耳、面部手术
缺血性	
神经源性	Guillain-Barre综合征
血液疾病	白血病,血友病
高血压	

性面瘫的 30%～70%[7]。目前认为,单纯疱疹病毒(herpes simplex virus,HSV)感染是主要病因。HSV 可潜伏在膝状神经节内。人类尸检已通过 PCR 证实膝状神经节中存在 HSV 基因物质[87]。此外,在动物模型中,也已证实 HSV 感染后可引起面瘫[99],少量动物研究发现潜伏的 HSV 激活后也可造成暂时性面瘫[86]。病毒激活后复制导致面神经脱髓鞘病变及神经水肿,水肿后的神经在面神经管内受到进一步的压迫,导致肿胀加重,造成恶性循环(图 15-2)。贝尔面瘫可发生

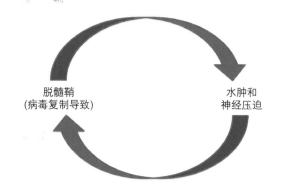

脱髓鞘
(病毒复制导致)

水肿和
神经压迫

图 15-2 贝尔面瘫病因。单纯疱疹病毒导致神经脱髓鞘和水肿,在面神经管内产生神经压迫,形成神经损伤的恶性循环

于任何年龄,平均发病年龄为 44～45 岁[35]。一项对台湾急诊室内面瘫儿童的研究发现,50% 的病例是贝尔面瘫[102]。

贝尔面瘫、感染和外伤是小儿面瘫的最常见病因[16,25,80,102]。Cha 等回顾分析了 157 例小儿面瘫病例,其中 66% 为贝尔面瘫,14% 和 13% 分别由感染和外伤造成[16]。他们还与同期的成人面瘫做了比较,儿童贝尔面瘫中外伤性面瘫占比更高(成人贝尔面瘫占 55%,其中外伤性面瘫占 5.9%)。Shih 等人的报道中,贝尔面瘫占小儿面瘫的 78%(总 56 例)[80]。然而,对 35 例波士顿儿童中心小儿面瘫病例进行回顾性分析,结果显示,37% 的病例是由感染性病因引起的,20% 来自外伤,仅有 9% 是贝尔面瘫,其中在 2 岁和 11.5 岁这两个年龄段,外伤和感染的占比出现两个峰值[25]。小儿感染性面瘫最常见的病因为急性中耳炎和水痘-带状疱疹病毒(varicella-zoster virus,VZV)感染[33,67]。长庚医院的数据显示,因面瘫就急诊的儿童中,10% 源于急性中耳炎,且全部发生于 2 岁以下儿童[102]。地区性急性儿童面瘫的常见病因是莱姆病,

特别是在夏季,应高度怀疑双侧面瘫或近期有区域流行趋势的患儿[81]。总体来说,相对成人而言,小儿面瘫的病因中,创伤、肿瘤和先天性畸形更多[80,102]。在婴儿期,面神经走向更为表浅,导致其更易受到创伤,包括产伤[81]。而小儿后天获得性面瘫,除了上述因素外,还需考虑系统性疾病的可能,如某些血液系统疾病(如白血病、血友病等)、肿瘤性疾病都有可能造成急性面瘫[81]。

了解面瘫的病因后,才能提出合适的治疗手段,如抗生素治疗、激素治疗还是手术治疗,才能更好地判断预后。10%～15%的贝尔面瘫患者预后不佳,5%～29%出现不同程度的后遗症,如面肌抽搐或联动等[70,71]。预后情况与面瘫程度相关,House-Brackmann分级的Ⅰ～Ⅱ级患者中,超过90%的患者可以完全恢复[16],神经变性<90%的患者预后较好[35];相应地,House-Brackmann评分较高的患者则预后不佳[49]。贝尔面瘫患者的恢复程度与年龄呈负相关[22],年龄越大,预后越差,超过50岁的患者神经功能恢复不佳[49]。Evans等发现,小儿面瘫患者中,感染性面瘫恢复时间(约1个月)较外伤性面瘫恢复时间(约8个月)短[25]。在儿童,贝尔面瘫恢复率可达81%～100%,感染性面瘫为73%～91%,外伤性面瘫为43%～90%[16,25,26,83],先天性和肿瘤性面瘫预后较差[97,102]。在成人,感染性面瘫和外伤性面瘫的恢复率分别为89%和64%[16]。总之,年龄小、House-Brackmann评分<Ⅲ、神经兴奋性测试正常、镫骨反射正常的患者,面瘫治疗预后较好[49,84]。

15.3　面瘫评估

对面瘫患者的全面评估是建立正确诊断的基础,根据不同的诊断需采取不同的治疗手段。例如,获得性面瘫和先天性面瘫在疾病形成过程和病理上有本质区别:获得性面瘫,包括神经再支配过程的后遗症,在疾病后期可以逐步恢复;但先天性面瘫,由于自身发育缺陷,神经组织结构不良,后期很难自行恢复。因此,正确诊断是有效治疗的关键。

详细地询问病史可以有效帮助诊断。根据症状出现时的情况可以确定其时间上的类型(先天性或获得性)。值得注意的是,并非出生时出现的面瘫均为先天性面瘫,在生产过程中的创伤,尤其是产钳的使用,也有可能造成出生时面瘫。因此,需要充分询问出生时的信息,如出生体重、生产时间及难度、是否使用过产钳等,可以做出一定的鉴别。在创伤性神经损伤患者中,了解创伤的发生过程非常重要。同样,起病急缓也很重要,一般感染、外伤和缺血性病因造成的面瘫起病较急,而肿瘤侵犯造成的面瘫多呈慢性进展性。另外,除面瘫外,是否有其他伴随症状也可以进一步帮助明确病因和诊断。如,面瘫的同时伴有外展神经麻痹的症状,提示病因多有可能位于桥小脑角区面神经核团区域;若伴有听力下降,则有可能在中耳区出现病变。对于获得性面瘫,病程长短可以帮助判断预后情况。

在初期评估时就应当注意面瘫后的功能改变。角膜保护是首要问题,特别是对获得性面瘫的患者,需询问眼部症状,如频繁流泪、眼睛刺痛和睡眠时闭眼不全。另外,部分患者会有口角闭合不全、语言功能障碍(双唇音)、味觉改变等主诉。因鼻翼塌陷导致的鼻通气障碍常被忽略,询问病史时不要遗漏。除此之外,面瘫带给患者的心理问题也应被重视。

对面瘫患者需进行所有脑神经的检查

表 15-2 House-Brackmann 面神经分级指数[48]

分级	描述
I	正常
II	轻度功能障碍,轻度肌力减弱,只有在仔细检查时才能发现,抬眉良好到轻度障碍,稍用力可完成闭眼,最大口角运动时轻度不对称,几乎无联动
III	中度功能障碍,双侧面部有差别但不明显,抬眉轻度至中度障碍,用力能完全闭眼,口角可动但明显不对称,联动可见但不严重
IV	中重度功能障碍,明显的肌力减弱和/或不对称,静止状态对称,无法抬眉,闭眼障碍,最大口角运动时口角不对称,严重的联动
V	重度功能障碍,几乎无面部表情,静止状态不对称,额纹消失,闭眼障碍,口角只能微动,无联动
VI	无运动,无联动

表 15-3 改良 House-Brackmann 面神经分级系统

面神经分级系统1.0					
大体	静止状态	额纹	闭眼	口角	分级
正常					I
轻度肌力下降	正常	轻度减弱-良好	稍用力可闭眼	轻度不对称	II
明显肌力下降	正常	轻度-中度减弱	用力可闭眼	轻度下斜	III
明显面部变形	正常	消失	用力闭眼不完全	不对称	IV
几乎无面部运动	不对称	消失	闭眼不全	只有轻微运动	V
完全麻痹,无运动					VI

注:Henstrom 等[47]

和头颈部的局部检查。眼部检查包括眼球运动、贝尔征和角膜感觉检查,一旦发现角膜异常需请眼科会诊。面神经各分支都需分别评价,如抬眉、用力闭眼、自然状态闭眼、大笑、鼓腮、龇牙、鼻唇沟、压下唇反射和颈阔肌收缩性等。面部对称性应包括动态和静态两方面,应特别记录两种状态下唇中线的偏移度和口角的对称性。另外,联动和运动障碍都应被记录。初发时的面神经功能状态可以作为今后随访的基线。面神经的运动功能可根据美国耳鼻咽喉头颈外科学会面神经疾病委员会公认的 House-Brackmann 评分[48]来划分评定等级(表 15-2 和表 15-3),但是这种评分并不适用于面神经单支分支瘫痪和先天性面瘫的病例。除 House-Brackmann 评分外,也可采用标准动作下的照片或视频对面瘫患者进行记录和评分,可以采用简单的卡尺量化记录面部运动[4,62],也可以使用复杂的录像系统测量[32]。Bray 等发明了一个软件,用虹膜直径作为标准参考,对静止状态下数字照片上的微笑进行测量[38,41],这是一种简便、可推广的标准化测量口角位置的方法。

有时,也会采用不常见的辅助检查帮助诊断和评估面瘫情况。神经电图(electroneuronograph,ENOG)可以预测急性面瘫的预后:将刺激电极置于茎乳孔位置,表面(记录)电极置于鼻唇沟或口周,给予最大经皮刺激电量,ENOG记录的是表情肌的混合动作电位。当神经处于传导阻滞状态时(神经传导障碍),那些位于损伤近心端被阻断的神经纤维在刺激下仍有反应,其动作电位波幅大小与轴突纤维数量成正比[34]。一些轴突发生瓦勒变性(轴突中断,神经中断),无法将诱发电位传导至远端。患侧损伤程度可以用患侧动作电位与正常侧动作电位的百分比表示。功能丧失小于90%的患者可以自行恢复[35]。瓦勒变性发生的时间对预后判断也有价值,神经中断的轴突在早期(3~5天)即发生瓦勒变性,很难恢复;轴突中断的神经在晚期(14~21天)发生瓦勒变性,由于连续性未破坏,仍有可能再生修复。发生于6~14天的瓦勒变性可能是不同程度的轴突中断和神经中断的混合型损伤,其预后很难预测。ENOG在损伤后或症状出现后3~21天内检查较佳,超过21天,建议使用肌电图(electromyography,EMG)检查[35,81]。EMG出现纤颤提示神经元受损,而运动电位的募集(motor unit potential,MUP)则提示恢复可能,EMG也可以对多发性神经运动障碍患者的供体神经进行检测。

15.4 面瘫的治疗

面神经损伤的治疗目标是通过有效、安全的方法,恢复运动功能,达到动静态面部对称,尽可能减少供区损伤及最大限度恢复正常的面部外形。实现这些目标的方法选择取决于面瘫的病因、程度、病程、患者的全身状况、年龄及心理预期。应将以上因素结合,选取最优治疗手段[28,35,39,65,77,89]。需要注意的是,无论何种治疗方法,都应强调注意角膜保护。

失神经支配时间的长短决定了治疗方法。对获得性面瘫患者来说,面部肌肉重新获得神经支配是最理想的恢复结果。若失神经支配时间较长,则原本的面部肌肉将不能再受神经支配,这种情况必须采用替代重建技术。可接受的失神经支配的时间目前仍有争议,一般认为是12~18个月。失神经过程中,神经再生也会同期发生。神经损伤后,神经远心端会发生瓦勒变性,在此期间,神经各组分逐渐退化,同时施万细胞、成纤维细胞、肌细胞和受损的轴突会分泌神经营养因子,即变性和再生同时发生。但超过6个月后,施万细胞很难再提供神经再生的良好条件,甚至发生凋亡[29,76],无法为神经再生提供次优环境。失神经过程中,不仅是神经细胞,肌肉细胞也会发生变化,称为失神经性肌肉萎缩。失神经支配后,蛋白酶可以引起肌原纤维的吸收、肌球蛋白和肌动蛋白分解、胶原纤维沉积[55],周围毛细血管消失,形成肌肉组织局部缺血[9]。正常情况下,乙酰胆碱受体和神经细胞黏附分子会上调,帮助神经再生。一旦再生神经到达靶肌肉,形成神经肌肉连接,之后生长因子就会分泌减少[55]。然而,随着失神经支配的时间增加,再生的神经和肌肉之间的亲和力降低,神经肌肉突触难以形成,再支配将非常困难。因此,运动神经的再支配是有时间敏感性的。神经再生的速度大概为1 mm/d,损伤部位离末端靶肌肉越远,越不易修复。神经移植也有时限性,离靶肌肉越近越好。对于损伤超过12个月的病例,来自对侧面神经的跨面神经移植并不是有效的方法。

并非所有的面神经麻痹患者都需手术治疗。贝尔面瘫发病早期使用类固醇激素和抗病毒药物治疗可有效改善面神经功能[44,85,101];理疗和生理刺激也是增强面部运动、减少联动发生的有效方法；神经移植术后的功能训练也是必要的；在损伤后的 3 年甚至更久，坚持康复训练仍能改善面部运动情况[57]；化学去神经法可以减少联动发生，提高面部对称性[10,30,39,53,77]。因此，尽管一些方法不是本章的重点，也没有进行深入的探讨，但在选择面神经损伤的治疗方法时，需将它们结合考虑[39]。

15.4.1　急性面神经损伤的手术治疗

面神经损伤后应尽可能进行直接神经修复。神经损伤后的 72 h 内，通过刺激仍能找到神经末梢[102]；超过 72 h，顺行轴浆运输消失，末梢储存的神经递质消耗，运动终板无法完成去极化。神经修复时应尽量保持无张力，如果无法做到无张力，那么需要进行自体神经移植。常见的供体神经有腓肠神经、耳大神经、颈丛神经、前臂内外侧皮神经等。神经缝合时，应保证缝合两端的神经都为正常神经，在神经损伤区缝合无益于功能的改善，另外需要外科医师具有高超的技术和丰富的经验，辅以必要的照明和放大设备。

有些时候面神经是由于外界压迫而受伤，这种情况下神经的连续性没有中断，如颞骨面神经管内的神经水肿可能引起面神经功能障碍。因此，1932 年 Balance 和 Dual 首次提出采用面神经减压术治疗贝尔面瘫[6]，但这种方法至今仍有争议。支持者认为，在发生神经损伤或贝尔面瘫 12 ～ 14 天内，对自行恢复不佳和电生理检查无反应的患者，面神经减压可以有效缓解损伤症状[35,46]，但损伤超过 2 周后，面神经减压的效果变差[46]。有些患者减压术后面神经的恢复情况并没有显著改善，可能是由于面神经受压的位置有多个[46]。反对者认为，尽管有 ENOG 辅助诊断，但很难预测面神经的自我修复结果就会

很差，而且面神经减压术后的患者与非手术的患者预后没有明显差异[1]。笔者本人并没有在面神经损伤的病例中采用过这种方法。

在一些急性面神经损伤的病例中，如创伤、肿瘤切除术，神经近心端无法再使用时，可以考虑采用另外的神经元来支配周围肌肉，比如对侧面神经或其他就近的脑神经。

对侧面神经联合跨面神经搭桥（cross-face nerve graft, CFNG）（多采用腓肠神经）可用于受损侧表情肌的再支配。该项技术在 20 世纪 70 年代首次被提出[2,78,82]，主要利用具有相似功能的神经来重新支配受损区的肌肉，从而恢复正常的面部表情运动，而不产生联动。此项技术不需要肌功能训练。由于面神经分支较多，且相互间有吻合，肌肉支配形式多样，也可取对侧一段面神经进行跨面移植，而不需要供区神经。但是缺点是，面神经分支不如其他脑神经（如三叉神经分支）强壮；神经跨面再生的距离较长，且需要两个神经吻合点；漫长的神经重建过程中可能会出现较为明显的肌肉萎缩和神经营养微环境变差[52]。采用耳前-颌后联合切口，可以仔细寻找和分离健侧面神经分支。如果为了重建微笑功能，可以根据口角至耳屏前连线的中点（Zuker 点），寻找面神经颊支和颧支，辨别分离后给予电刺激，进一步明确其分支功能。在保证健侧口角、上唇或鼻翼功能正常的情况下，选取功能多余的分支作为供体神经。另外，因为与患侧受相似大脑皮质支配，发生联动及不自主运动的概率较低。注意确保眼周肌肉功能的保存。损伤侧面神经也通过耳前-颌下切口暴露，通过上唇皮下穿通隧道，将搭桥神经连接健、患侧面神经，健侧面神经-搭桥神经、搭桥神经-患侧面神经远心端分别进行无张力吻合。重建术后 6 ～ 9 个月，面神经功能可逐

步恢复，蒂内尔征的出现提示神经再生。这种方法也可以分两步进行，首先将供体神经与搭桥神经吻合，6～12个月后再将搭桥神经与患侧面神经远心端吻合。

如果对侧面神经条件不佳，且患侧表情肌仍可神经再支配，这时可以选择同侧的咬肌神经作为供体神经。咬肌神经比较强壮，这种方法不需要中间移植神经，仅需一次神经吻合，即咬肌神经与受损面神经远端吻合。Zuker首先采用咬肌神经联合游离肌肉的方法治疗Möbius综合征的患者[108]，这种方法也适用于单纯的神经修复[21]。寻找咬肌神经时可以从咬肌深面自后上向前下方向寻找[51,108]，一般位于耳屏前3 cm、颧弓下1 cm的位置[11]。由于脑干中面神经核团和三叉神经核团位置很近，不论成人还是儿童，即使之前没有进行过正规治疗，肌功能重建也很快。术后66%～82%的患者不通过咀嚼动作就能实现微笑[51,61,75,105]。由于咬肌神经轴突数量相对面神经分支数量较多，所以术后3个月时便有面部运动功能的恢复[21]。目前没有咬肌神经移植术后供区发现并发症的报道[21,61,108]。

如果对侧面神经和同侧咬肌神经都不能进行神经吻合修复，那么副神经（1879年Drobnick首先报道，Griebie完善[37]）、舌下神经[20]、部分副神经[13]、部分舌下神经[3,64]、膈神经[73,106]和C7[90]都可以作为神经源进行神经修复。但是这些神经吻合后会增加供区并发症，且面部运动功能恢复不佳[72]，因此，这些目前仍不作为首选。

Terzis提出了双重保护的理念和技术[88,95]，即在等待神经自我修复的同时加用部分舌下神经再支配，该理论认为即刻神经再支配可以保护靶肌肉的运动终板，防止肌肉萎缩，但问题是，双重保护技术是否比两个单独的神经再支配过程疗效更好尚无定论[107]。

15.4.2　陈旧性面瘫的手术治疗

肌肉长期失神经支配后（约12～24个月），不论神经还是所支配的肌肉都将发生退行性改变，因此，在对陈旧性面瘫患者进行面部的动静态重建时，需结合患者的全身情况、心理状态、社会认可度及个人期望值综合考虑。

15.4.2.1　静态悬吊术

尽管动态表情重建是首选，但对于年龄较大或全身情况较差，无法耐受长期全麻手术的患者，相对简单和术程较短的静态悬吊术仍是好的选择。一些年轻患者，不追求动态功能重建，也可以选择悬吊术。另外在有些患者，面瘫症状仅是暂时性的，后期动态恢复的概率较高，这时可选择静态悬吊作为过渡。静态悬吊术只能改善静态时的面部对称性，不能恢复微笑等面部表情动作[56]。

多种材料可以用于静态悬吊，包括自体阔筋膜、人尸体真皮材料、动物真皮胶原材料和假体材料（如膨体聚四氟乙烯，Gore－Tex）等，这些材料各有优缺点。自体阔筋膜因为取材方便、取材大小和数量较为灵活被广泛使用，但随着时间推移，阔筋膜可能逐渐松弛，并且可能出现供区并发症问题。人的尸体和动物的真皮材料是现成的、非血管化的合成材料，没有供区问题，抗感染能力强，但随着使用时间的延长，也有吸收和松弛的问题。假体材料也避免了供区问题，而且随着时间的推移，很少发生松弛问题，但相对发生感染和排异的概率更高。

手术标准入路是从耳前或耳屏后做切口，唇外侧的鼻唇沟做切口，至上下唇中线的唇红缘处做切口，筋膜经由皮下自颧弓外侧至口角进行悬吊,然后纵向劈开分别缝至上下唇中线唇红处。悬吊紧张度的大小视悬吊材料而定,一般需略微矫正。该术式最常见的长期并发症是拉伸后松弛,这时有必要进行二次手术加以调整。

15.4.2.2 邻近肌瓣转移修复

邻近肌瓣转移修复术能较好地恢复患者的面部运动功能,其手术时间和恢复时间均较短,比较适用于不能耐受长时间手术的老年患者,或要求不高的患者,或者血管情况不佳、不宜进行血管吻合的患者。带蒂颞肌瓣最为常用,最初是将全部颞肌向下旋转,通过颧弓内侧连至口角[17],但是术后会有比较明显的颞部凹陷和颧部肿胀。改良后只采用中部颞肌[92],颞部凹陷区用自体、异体或合成材料充填,取得了长期成功率(图15-3)。最近提出颞肌肌腱转移修复治疗[15],这种方法是将附着于冠突的颞肌肌腱转至口角区,优点是起效快,供区缺损小。这种术式可以从口内入路也可以从口外入路,口内入路更为直观,口外入路虽然手术难度高,但可以减少

口腔环境带来的污染[8]。最新的改进包括使用阔筋膜或肌腱通过上唇和下唇朝向中线延伸移植以解决口轮匝肌瘫痪和不对称[27]。

除颞肌外,还可以使用咬肌进行修复。咬肌起于颧弓下方,止于下颌支和体部。咬肌转移时,首先将下颌骨处的止点肌肉分离松解,然后类似于颞肌修复,将肌肉转移至口角和上下唇部。不过,咬肌转移修复后,横向运动较为明显,相比颞肌,运动轨迹会出现偏移,因此,除非颞肌不宜使用,否则咬肌转移修复不作为首选。

15.4.2.3 游离肌瓣转移修复

自1976年Harii等首次提出功能性游离肌瓣转移(free functional muscle transfer, FFMT)修复重建面部微笑功能后,FFMT就成为面部表情动态重建的标准。重建的目标是通过手术恢复自然的、连续的、对称的面部微笑。可供选择的肌肉有很多,如股薄肌[41]、背阔肌[58,105]、胸小肌[43]和前锯肌[104]。选择供体肌肉应考虑肌肉可取长度、体积和纤维束走向。股薄肌易取、供区影响较小、血管蒂

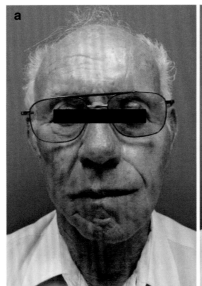
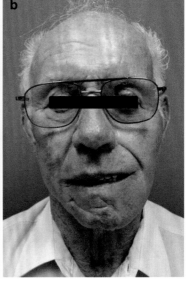

图15-3 70岁老年男性,左侧腮腺肿瘤术后左侧面瘫,颞肌瓣转移悬吊,左眼睑以黄金丝悬吊,颞部供区置入AlloDerm假体。(a)静止状态;(b)微笑状态

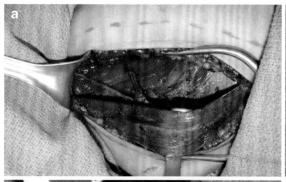
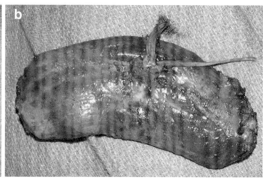
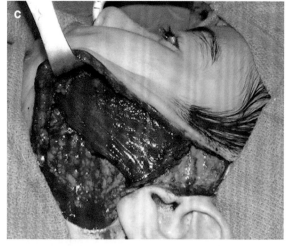

图15-4　（a）股薄肌游离肌瓣制备，神经血管蒂断蒂前;（b）断蒂后完全游离的股薄肌瓣;（c）股薄肌瓣转移至面部后

长度适宜并且可分段转移，因此是笔者手术时首选的供体肌肉（图15-4）。

FFMT的缺点是移植肌肉较为肥大，如背阔肌、全部的股薄肌转移至面部后，会造成面部臃肿，影响美观。FFMT应用早期，Chuang报道面部臃肿的发生率超过1/3[18]。1984年，Manktelow和Zuker[60]引入了功能肌解剖概念，单一神经支配独立的肌束，可以单独刺激产生运动，因此，一段或单束股薄肌切取后并不会影响其功能，也不会影响移植后面部运动功能恢复。基于此，可以将股薄肌分离成三份而不影响肌肉功能，选择长度等适合的那一部分用于面部游离肌瓣移植。有些学者提倡以特定的方法修建股薄肌[18]，但这要求对神经血管蒂的解剖非常了解以避免损伤。另外，修剪肌肉时应注意止血，防止

术后面部血肿的发生[66]。

如前一章所述，选择供体神经时，应当考虑健侧微笑运动强度、轴突负荷和供体神经的有效性。供体神经切取后应当对供区的运动功能无明显影响。对于单侧面瘫、健侧微笑运动强度较大的患者，可以选用轴突数量较多[21]的咬肌神经移植，以保持面部表情对称[4,21,51]。相反，若对侧微笑运动强度较小的患者，可以选择对侧面神经跨面移植，这项技术只需要与对侧自发的微笑协同，对肌功能训练的要求低（见前文），轴突退变与跨神经再生同时存在[31,43]。尽管Terzis发现供体神经纤维数量与功能输出相关，而与下游神经纤维数量无关[96]，但经过两次神经吻合后，可支配肌束的轴突数量已所剩无几[50]。选择同侧脑神经修复，因其距离较短，术后神

经再生所需时间也会缩短。神经修复的术后疗效因人而异,取决于其他脑神经的条件、患者健侧的微笑运动情况和损伤持续时间。

功能性游离肌瓣转移修复可分为同期或分期手术。分期手术第一阶段为供体神经的制备,如有必要进行供体神经和搭桥神经吻合,神经再生到达搭桥神经的远端后(一般6~12个月后,以蒂内尔征为标志),进行第

二阶段手术,获取游离神经肌肉,并与供体神经或搭桥神经吻合。或者,供体神经选择+搭桥神经可以与游离肌肉移植同期进行,但肌肉神经再支配所需时间长,可能影响手术效果。对此笔者更倾向于分期手术,以保证疗效(图15-5)。

功能性游离肌瓣转移修复可以较好地恢复面中份的运动功能,但对于面部其他区域

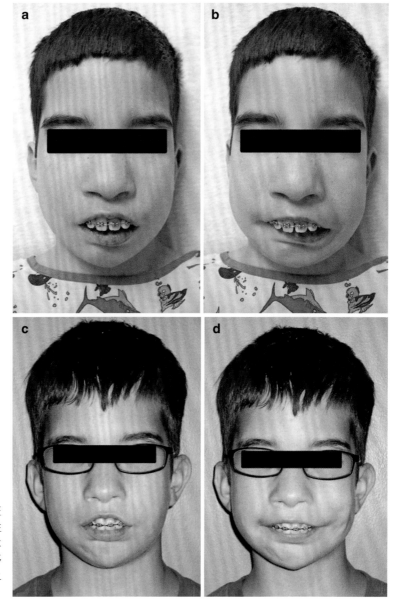

图15-5 12岁Möbius综合征男性患者,表现为左侧不完全性面瘫。(a)术前静止状态;(b)术前微笑动作;(c)游离股薄肌移植与咬肌神经吻合术后的静止状态;(d)术后微笑状态

的运动功能恢复尚不确定。对于一个面瘫患者的评估和治疗,不仅要检查其存在明显损伤或不对称的部位,对面部所有部位都要进行系统性检查和评估。面神经损伤后有5个部位的功能需要重点检查:眉毛、眼睛、面中份包括鼻唇沟区、口角和下唇[39]。

面部表情重建需要有全局观,采用综合治疗,包括静态修复手段和动态功能重建方法。一般而言,可以通过增强患侧或削弱健侧运动功能的方法来达到对称。比如,下唇运动功能障碍导致下唇下斜的患者需恢复两侧对称,可以采用邻近肌瓣或游离肌瓣转移方法来恢复患侧的运动功能,也可以采用药物注射法、肌肉切断法或下颌缘支切断法来降低健侧下唇肌力[42]。对健侧采取治疗前,可先注射长效局麻药以评估是否可行[59]。Hadlock等回顾了多种重建静态对称性的方法,认为静态重建相对而言更简单、易操作[39]。

15.5   并发症及其预后

面部表情或对称性重建是一个复杂的过程,这个过程需要对细节的高度关注和精密的手术技巧。即使术前已经进行了周密的计划,术后也仍有可能发生各种并发症,比如血肿、积液、感染、肌腱断裂、肌肉僵硬、面部表情不对称等,有些患者术后可能动态恢复不甚理想或存在联动,这些情况都需作为知情同意的一部分,术前与患者充分沟通。

先天性还是获得性面瘫的区别之一是神经再支配后是否出现联动(非计划区肌肉的神经支配)。先天性面瘫患者,完成面部表情的神经肌肉结构是缺失的,不可能实现肌肉再支配,因此术后不会出现联动;但获得性面瘫的患者,可以重新建立神经再支配,因此损伤后可能出现联动。联动更可能发生在距离损伤面神经较近的位置[19]。为了避免这种后遗症,Chuang使用了一种激进的技术,即在FFMT前去除所有周围肌肉组织以此杜绝联动现象[18]。但大部分情况下,多采用术后的生物反馈训练和肌肉训练,而非术前术中预防的方式来改善联动现象[12]。化学去神经法也是一种改善面部联动的有效方法[10,30,39,53]。

面部FFMT的失败率尚不确定。Hadlock等人[40]将失败定义为肌肉运动幅度 < 2 cm,他们报道了17例患者的19次FFMT,儿童FFMT的失败率为11%,成人为21%;另一项包含100例儿童和成人的FFMT回顾性研究,其优良率为80%[91]。对23例成人FFMT的长期随访发现其失败率为9%[92];另一项对47例FFMT患者进行的长期随访研究显示,失败率(无肌肉运动)为11%,另有15%的患者不能完成不依靠健侧的、独立的面部运动[66]。

应对FFMT患者进行长期术后随访。在对24例跨面神经搭桥+游离股薄肌移植的患者进行至少5年的随访回顾结果显示,在随访的后2年,修复的肌肉始终保持较好的临床功能和电生理指标[93]。相似地,儿童患者进行跨面神经搭桥+游离股薄肌移植后也能达到稳定的肌肉功能,并且没有发现影响其骨骼生长的证据[94]。总体来说,约50%的患者(包括成人和儿童)术后恢复达到良好或优秀,患者自我评估结果更好[66],有一小部分发生严重面肌痉挛的患者会要求行二次手术进行矫正治疗[19,66]。

15.6   未来发展方向

面部表情重建是非常具有挑战性的,它可以显著提升患者的生活质量。尽管这个领域已经发生了很多革命性的改进，但仍有进步的空间。目前，限制该领域发展的很重要的障碍就是缺乏统一的衡量指标、多中心的比较和荟萃分析。Hadlock和他的同事们提出了一种测量面部运动的方法[14,38]，从而实现了标准化地、准确地、高效地量化面部运动。这种方法不仅可以用于个体患者的纵向自身对比，还可以进行同一实验的组内多个体比较，甚至于多中心间的比较分析。由于进行手术干预的面瘫患者人群相对较少，因此难以进行预后趋势判断，数据整合后的中央数据库可以加快结果分析，使患者和临床医师都受益。基础科学则致力于寻找加强神经再生、精准靶点确认、保持肌肉活力的方法。此外，生物医学工程和其他学科的新方法也已经用于面神经损伤后的重建，目前已有电活性聚合物人造肌肉用于面瘫患者重建闭眼功能的报道[79,98]，另外从健侧引导的功能性电刺激也有一定的临床效果[54]。面部表情重建技术正进入固有技术改进和各学科相互合作的新时代，在团队的合作努力下，面瘫领域治疗的未来是光明的。

（柴　盈　陈敏洁）

参考文献

［1］ Adour K, Diamond C (1982) Decompression of the facial nerve in Bell's palsy: a historical review. Otolaryngol Head Neck Surg, 90: 453-460.

［2］ Anderl H (1976) Cross-face nerve transplantation in facial palsy. Proc R Soc Med, 69: 781-783.

［3］ Arai H, Sato K, Yanai A (1995) Hemihypoglossal-facial nerve anastomosis in treating unilateral facial palsy after acoustic neuroma resection. J Neurosurg, 82: 51-54.

［4］ Bae Y, Zuker R, Manktelow R, et al (2006) A comparison of commissure excursion following gracilis muscle transplantation for facial paralysis using a cross-face nerve graft versus the motor nerve to the masseter nerve. Plast Reconstr Surg, 117: 2407-2413.

［5］ Baker D C, Conley J (1979) Regional muscle transposition for rehabilitation of the paralyzed face. Clin Plast Surg, 6: 317-331.

［6］ Balance C, Duel A (1932) The operative treatment of facial palsy: by the introduction of nerve grafts into the fallopian canal and by other intratemporal methods. Arch Otolaryngol, 15: 1-70.

［7］ Bleicher J, Hamiel B, Gengler J (1996) A survey of facial paralysis: etiology and incidence. Ear Nose Throat J, 75: 355-357.

［8］ Boahene K D (2008) Dynamic muscle transfer in facial reanimation. Facial Plast Surg, 24: 204-210.

［9］ Borisov A, Huang S, Carlson B (2000) Remodeling of the vascular bed and progressive loss of capillaries in denervated skeletal muscle. Anat Rec, 258: 292.

［10］ Boroojerdi B, Ferbert A, Schwarz M, et al (1998) Botulinum toxin treatment of synkinesia and hyper-lacrimation after facial palsy. J Neurol Neurosurg Psychiatry, 65: 111-114.

［11］ Borschel G, Kawamura D, Ksukurthi R, et al (2011) The motor nerve to the masseter muscle: an anatomic and histomorphometric study to facilitate its use infacial reanimation. J Plast Reconstr Aesthet Surg. doi: 10.1016/j.bjps.2011.09.026.

［12］ Brach J, Van Swearingen J, Lenert J, et al (1997) Facial neuromuscular retraining for oral synkinesis. Plast Reconstr Surg, 99: 1922-1931.

［13］ Bragdon F, Gray G (1962) Differential spinal accessory-facial anastomosis with preservation of function of trapezius. J Neurosurg, 19: 981-985.

［14］ Bray D, Henstrom D, Cheney M, et al (2010) Assessing outcomes in facial reanimation: evaluation and validation of the SMILE system for measuring lip excursion during smiling. Arch Facial Plast Surg, 12: 352-354.

［15］ Byrne P J, Kim M, Boahene K, et al (2007) Temporalis tendon transfer as part of a comprehensive approach to facial reanimation. Arch Facial Plast

Surg, 9: 234－241.

［16］ Cha C, Hong C, Park M, et al (2008) Comparison of facial nerve paralysis in adults and children. Yonsei Med J, 49: 725－734.

［17］ Cheney M L, McKenna M J, Megerian C A, et al (1995) Early temporalis muscle transposition for the management of facial paralysis. Laryngoscope, 105: 993－1000.

［18］ Chuang D (2002) Technique evolution for facial paralysis reconstruction using functioning free muscle transplantation — experience of Chang Gung Memorial Hospital. Clin Plast Surg, 29: 449－459.

［19］ Chuang D, Devaraj V C, Wei F-C (1995) Irreversible muscle contracture after functioning free muscle transplantation using the ipsilateral facial nerve for innervation. Br J Plast Surg, 48: 1－7.

［20］ Conley J, Baker D (1979) Hypoglossal-facial nerve anastomosis for reinnervation of the paralyzed face. Plast Reconstr Surg, 63: 63－72.

［21］ Coombs C, Ek E, Wu T, et al (2009) Masseteric-facial nerve coaptation — an alternative technique for facial nerve reinnervation. J Plast Reconstr Aesthet Surg, 62: 1580－1588.

［22］ Danielidis V, Skevas A, Van Cauwenberge P, et al (1999) A comparative study of age and degree of facial nerve recovery in patients with Bell's palsy. Eur Arch Otorhinolaryngol, 256: 520－522.

［23］ Ekman P (1993) Facial expression and emotion. Am Psychol, 48: 384－392.

［24］ Ekman P (2009) Darwin's contributions to our understanding of emotional expressions. Philos Trans R Soc Lond B Biol Sci, 364: 3449－3451.

［25］ Evans A, Licameli G, Brietzke S, et al (2005) Pediatric facial nerve paralysis: patients, management and outcomes. Int J Pediatr Otorhinolaryngol, 69: 1521－1528.

［26］ Falco N, Eriksson E (1990) Facial nerve palsy in the newborn: incidence and outcome. Plast Reconstr Surg, 85: 1－4.

［27］ Faria J C, Scopel G P, Alonso N, et al (2009) Muscle transplants for facial reanimation: rationale and results of insertion technique using the palmaris longus tendon. Ann Plast Surg, 63:

148－152.

［28］ Fattah A, Borschel G, Manktelow R, et al (2012) Facial palsy and reconstruction. Plast Reconstr Surg, 129: 340e－352e.

［29］ Fernandes K, Tsui B, Cassar S, et al (1999) Influence of the axotomy to cell body distance in rat rubrospinal and spinal motoneurons: differential regulation of GAP－43, tubulins, and neurofilament-M. J Comp Neurol, 414: 495－510.

［30］ Filipio R, Spahiu I, Covelli E, et al (2012) Botulinum toxin in the treatment of facial synkinesis and hyper-kinesis. Laryngoscope, 122: 266－270.

［31］ Frey M, Happak W, Girsch W, et al (1991) Histomorphometric studies in patients with facial palsy treated by functional muscle transplantation: new aspects for the surgical concept. Ann Plast Surg, 26: 370－379.

［32］ Frey M, Michaelidou M, Tzou C, et al (2008) Three-dimensional video analysis of the paralyzed face reanimated by cross-face nerve grafting and free gracilis muscle transplantation: quantification of the functional outcome. Plast Reconstr Surg, 122: 1709－1722.

［33］ Furuta Y, Ohtani F, Aizawana H, et al (2005) Varicella-zoster virus reactivation is an important cause of acute peripheral facial paralysis in children. Pediatr Infect Dis J, 24: 97－101.

［34］ Gantz B, Gmur A, Holliday M, et al (1984) Electroneurographic evaluation of the facial nerve: method and technical problems. Ann Otol Rhinol Laryngol, 93: 394－398.

［35］ Gantz B, Rubinstein J, Gidley P, et al (1999) Surgical management of Bell's palsy. Laryngoscope, 109: 1177－1188.

［36］ Ge X, Spector G (1981) Labyrinthine segment and geniculate ganglion of facial nerve in fetal and adult human temporal bones. Ann Otol Rhinol Laryngol, 90(Suppl 85): 1－12.

［37］ Griebie M, Huff J (1998) Selective role of partial Ⅺ－Ⅶ anastomosis in facial reanimation. Laryngoscope, 108: 1664－1668.

［38］ Hadlock T, Urban L (2012) Toward a universal, automated facial measurement tool in facial reanimation. Arch Facial Plast Surg. doi: 10.1001/archfacial.2012.111.

［39］ Hadlock T, Greenfield L, Wernick-Robinson M, et al (2006) Multimodality approach to management of the paralyzed face. Laryngoscope, 116: 1385－1389.

［40］ Hadlock T, Malo J, Cheney M, et al (2011) Free gracilis transfer for smile in children: the Massachusetts Eye and Ear Infirmary experience in excursion and quality-of-life changes. Arch Facial Plast Surg, 13: 190－194.

［41］ Harii K, Ohmori K, Torii S (1976) Free gracilis muscle transplantation, with microneurovascular anastomoses for the treatment of facial paralysis. A preliminary report. Plast Reconstr Surg, 57: 133－143.

［42］ Harrison D (1980) Surgical correction of unilateral and bilateral facial palsy. Postgrad Med J, 81: 562－567.

［43］ Harrison D (1985) The pectoralis minor vascularized muscle graft for the treatment of unilateral facial palsy. Plast Reconstr Surg, 75: 206－216.

［44］ Hato N, Yamada H, Kohno H, et al (2007) Valacyclovir and prednisolone treatment for Bell's palsy: a multi-center, randomized, placebo-controlled study. Otol Neurotol, 28: 408－413.

［45］ Hato N, Nota J, Komobuchi H, et al (2011) Facial nerve decompression surgery using bFGF-impregnated biodegradable gelatin hydrogel in patients with Bell palsy. Otolaryngol Head Neck Surg, XX: 1－6.

［46］ Hato N, Nota J, Hakuba N, et al (2011) Facial nerve decompression surgery in patients with temporal bone trauma: analysis of 66 cases. J Trauma, 71: 1789－1793.

［47］ Henstrom D, Skilbeck C, Weinberg J, et al (2011) Good correlation between original and modified House Brackmann facial grading systems. Laryngoscope, 121: 47－50.

［48］ House J, Brackmann D (1985) Facial nerve grading system. Otolaryngol Head Neck Surg, 93: 146－147.

［49］ Ikeda M, Abiko Y, Kukimoto N, et al (2005) Clinical factors that influence the prognosis of facial nerve paralysis and the magnitudes of influence. Laryngoscope, 115: 855－860.

［50］ Jacobs J, Laing J, Harrison D (1996) Regeneration through a long nerve graft used in the correction of a facial palsy: a qualitative and quantitative study. Brain, 119: 271－279.

［51］ Klebuc M, Shenaq S (2004) Donor nerve selection in facial reanimation surgery. Semin Plast Surg, 18: 53－59.

［52］ Kobayashi J, Mackinnon S, Watanabe O, et al (1997) The effect of duration of muscle denervation on functional recovery in the rat model. Muscle Nerve, 20: 858.

［53］ Kollewe K, Mohammadi B, Dengler R, et al (2010) Hemifacial spasm and reinnervation synkinesis: long-term treatment with either Botox or Dysport. J Neural Transm, 117: 759－763.

［54］ Kurita M, Takushima A, Muraoka Y, et al (2010) Feasibility of bionic reanimation of a paralyzed face: a preliminary study of functional electrical stimulation of a paralyzed facial muscle controlled with electromyography of the contralateral healthy hemiface. Plast Reconstr Surg, 126: 81e－83e.

［55］ Lien S, Cederna P, Kuzon W (2008) Optimizing skeletal muscle reinnervation with nerve transfer. Hand Clin, 24: 445.

［56］ Liu Y, Sherris D (2008) Static procedures for the management of the midface and lower face. Facial Plast Surg, 24: 211－215.

［57］ Lindsay R, Robinson M, Hadlock T (2010) Comprehensive facial rehabilitation improves function in people with facial paralysis: a 5-year experience at the Massachusetts Eye and Ear Infirmary. Phys Ther, 90: 391－397.

［58］ Mackinnon S, Dellon A (1988) Technical considerations of the latissimus dorsi muscle flap: a segmentally innervated muscle transfer for facial reanimation. Microsurgery, 9: 36－45.

［59］ Manktelow R (2000) Microsurgical strategies in 74 patients for restoration of dynamic depressor mechanism. Plast Reconstr Surg, 105: 1932－1934.

［60］ Manktelow R, Zuker R (1984) Muscle transplantation by fascicular territory. Plast Reconstr Surg, 73: 751－755.

［61］ Manktelow R, Tomat L, Zuker R, et al (2006) Smile reconstruction in adults with free muscle transfer innervated by the masseter motor nerve: effectiveness and cerebral adaptation. Plast Reconstr Surg, 118: 885－899.

［62］ Manktelow R, Zuker R, Tomat L (2008) Facial

paralysis measurement with a handheld ruler. Plast Reconstr Surg, 121: 435－442.

[63] Maru N, Cheita A, Mogoanta C, et al (2010) Intratemporal course of the facial nerve: morphological, topographic and morphometric features. Rom J Morphol Embryol, 51: 243－248.

[64] May M, Sobol S, Mester S J (1991) Hypoglossal-facial nerve interpositional-jump graft for facial reanimation without tongue atrophy. Otolaryngol Head Neck Surg, 104: 818－825.

[65] Myckatyn T, Mackinnon S (2003) The surgical management of facial nerve injury. Clin Plast Surg, 30: 307－318.

[66] O'Brien B, Pederson W, Khazanchi R, et al (1990) Results of management of facial palsy with microvascular free muscle transfer. Plast Reconstr Surg, 86: 12－22.

[67] Ogita S, Terada K, Niizuma T, et al (2006) Characteristics of facial nerve palsy during childhood in Japan: frequency of varicella-zoster virus association. Pediatr Int, 48: 245－249.

[68] Patel A, Groppo E (2010) Management of temporal bone trauma. Craniomaxillofac Trauma Reconstr, 3: 105－113.

[69] Patel A, Tanna N, Meyers A, et al (2012) Facial nerve anatomy. Medscape reference. http://emedicine.medscape.com/article/835286-overview. Accessed 25 May, 2012.

[70] Peitersen E (1982) The natural history of Bell's palsy. Am J Otol, 4: 107－111.

[71] Peitersen E (2002) Bell's palsy: the spontaneous course of 2,500 peripheral facial nerve palsies of different etiologies. Acta Otolaryngol Suppl, 549: 4－30.

[72] Poe D, Scher N, Panje W (1989) Facial reanimation by XI－Ⅶ anastomosis without shoulder paralysis. Laryngoscope, 99: 1040－1047.

[73] Rosenwasser R, Liebman E, Jimenez D, et al (1991) Facial reanimation after facial nerve injury. Neurosurgery, 29: 568－574.

[74] Rubin L (1974) The anatomy of a smile: Its importance in the treatment of facial paralysis. Plast Reconstr Surg, 53: 384－387.

[75] Rubin L, Rubin P, Simpson R, et al (1999) The search for the neurocranial pathways to the fifth nerve nucleus in the reanimation of the paralyzed face. Plast Reconstr Surg, 103: 1725－1728.

[76] Saito H, Dahlin L (2009) Delayed nerve repair increases number of caspase 3 stained Schwann cells. Neurosci Lett, 456: 30－33.

[77] Salles A, Toledo P, Ferreira M (2009) Botulinum toxin injection in long-standing facial paralysis patients: improvement of facial symmetry observed up to 6 months. Aesthetic Plast Surg, 33: 582－590.

[78] Scaramella L, Tobias E (1973) Facial nerve anastomosis. Laryngoscope, 83: 1834－1840.

[79] Senders C, Tollefson T, Curtiss S, et al (2010) Force requirements for artificial muscle to create an eyelid blink with eyelid sling. Arch Facial Plast Surg, 12: 30－36.

[80] Shih W, Tseng F, Yeh T, et al (2009) Outcomes of facial palsy in children. Acta Otolaryngol, 129: 915－920.

[81] Singhi P, Jain V (2003) Bell's palsy in children. Semin Pediatr Neurol, 10: 289－297.

[82] Smith J (1972) Advances in facial nerve repair. Surg Clin North Am, 52: 1287－1306.

[83] Smith J, Crumley R, Harker L, et al (1981) Facial paralysis in the newborn. Otolaryngol Head Neck Surg, 89: 1021－1024.

[84] Smith I, Heath J, Murray J, et al (1988) Idiopathic facial (Bell's) palsy: a clinical survey of prognostic factors. Clin Otolaryngol Allied Sci, 13: 17－23.

[85] Sullivan F, Swan I, Donnan P, et al (2007) Early treatment with prednisolone or acyclovir in Bell's palsy. N Engl J Med, 357: 1598－1607.

[86] Takahashi H, Hitsumoto Y, Honda N, et al (2001) Mouse model of Bell's palsy induced by reactivation of herpes simplex virus type 1. J Neuropathol Exp Neurol, 60: 621－627.

[87] Takasu T, Furuta Y, Sato K, et al (1992) Detection of latent herpes simplex virus DNA and RNA in human geniculate ganglia by the polymerase chain reaction. Acta Otolaryngol, 112: 1004－1111.

[88] Terzis J (1990) "Babysitters": an exciting new concept in facial reanimation.//Castro D (ed). Proceedings of the sixth international symposium on the facial nerve, Rio de Janeiro, Brazil, October 2 －5, 1988. Kugler & Ghedini, Amsterdam/Berkeley/Milano.

［89］Terzis J, Konofaos P (2008) Nerve transfers in facial palsy. Facial Plast Surg, 24: 177－193.

［90］Terzis J, Konofaos P (2010) Novel use of C7 spinal nerve for Moebius. Plast Reconstr Surg, 126: 106－117.

［91］Terzis J, Noah M (1997) Analysis of 100 cases of free-muscle transplantation for facial paralysis. Plast Reconstr Surg, 99: 1905－1921.

［92］Terzis J, Olivares F S (2009) Mini-temporalis transfer as an adjunct procedure for smile restoration. Plast Reconstr Surg, 123: 533－542.

［93］Terzis J, Olivares F (2009) Long-term outcomes of free-muscle transfer for smile restoration in adults. Plast Reconstr Surg, 123: 877－888.

［94］Terzis J, Olivares F (2009) Long-term outcomes of free muscle transfer for smile restoration in children. Plast Reconstr Surg, 123: 543－555.

［95］Terzis J, Tzafetta K (2009) The "babysitter" procedure: minihypoglossal to facial nerve transfer and cross-facial nerve grafting. Plast Reconstr Surg, 123: 865－876.

［96］Terzis J, Wang W, Zhao Y (2009) Effect of axonal load on the functional and aesthetic outcomes of the cross-facial nerve graft procedure for facial reanimation. Plast Reconstr Surg, 124: 1499－1512.

［97］Toelle S, Boltshauser E (2001) Long-term outcome in children with congenital unilateral facial nerve palsy. Neuropediatrics, 32: 130－135.

［98］Tollefson T, Senders C (2007) Restoration of eyelid closure in facial paralysis using artificial muscle: preliminary cadaveric analysis. Laryngoscope, 117: 1907－1911.

［99］Toshiaki S, Murakami S, Yanagihara N, et al (1995) Facial nerve paralysis induced by herpes simplex virus in mice: an animal model of acute and transient facial paralysis. Ann Otol Rhinol Laryngol, 104: 574－581.

［100］Tzafetta K, Terzis J (2010) Essays on the facial nerve: part I. Microanatomy. Plast Reconstr Surg, 125: 879－889.

［101］Van der Veen E, Rovers M, de Ru J, et al (2011) A small effect of adding antiviral agents in treating patients with severe Bell palsy. Otolaryngol Head Neck Surg, XX: 1－5.

［102］Wang C, Chang Y, Shih H, et al (2010) Facial palsy in children: emergency department management and outcome. Pediatr Emerg Care, 26: 121－125.

［103］Watchmaker G, Mackinnon S (1996) Nerve injury and repair.//Peimer C (ed). Surgery of the hand and upper extremity. McGraw-Hill, New York.

［104］Whitney T, Buncke H, Alpert B, et al (1990) The serratus anterior free-muscle flap: experience with 100 consecutive cases. Plast Reconstr Surg, 86: 481－490.

［105］Wollard A, Harrison D, Grobbelaar A (2010) An approach to bilateral facial paralysis. J Plast Reconstr Aesthet Surg, XX: 1－4.

［106］Xu Y, Liu J, Li P, et al (2009) The phrenic nerve as a motor nerve donor for facial reanimation with the free latissimus dorsi muscle. J Reconstr Microsurg, 25: 457－463.

［107］Yoshimura K, Asato H, Jejurikar S, et al (2002) The effect of two episodes of denervation and reinnervation on skeletal muscle contractile function. Plast Reconstr Surg, 109: 212－219.

［108］Zuker R, Goldberg C, Manktelow R (2000) Facial animation in children with Mobius syndrome after segmental gracilis muscle transplant. Plast Reconstr Surg, 106: 1－8.

16 神经移植和支架导管

Larry M. Wolford, Daniel B. Rodrigues

每年周围神经损伤的发生率为1/1 000。损伤发生后会导致感觉或运动功能的减退[34]。部分患者周围神经损伤后需要修复以重建感觉或运动功能。尽管本章只着重讲述三叉神经损伤后的修复，但其方法可能适用于任何周围神经损伤的修复。神经修复或移植的适应证主要包括以下两点：① 由于创伤、疾病或手术造成神经损伤或连续性中断，非手术干预不能恢复功能的；② 正常的神经功能因某些原因丧失，导致感觉丧失、感觉异常、病理性感觉异常或运动丧失，非手术治疗不能矫正的。在一些神经损伤的病例中（如神经传导障碍），只要神经没有受到不可逆的压缩，没有形成神经瘤（轴突中断），神经没有横断（神经中断），那么感觉或者运动功能就可能得到恢复。但若发生更严重的损伤，造成神经缺损（神经的连续性中断）或需要移除一段神经以暴露正常的神经组织，则需要进行神经创面清理，显露正常断端，然后通过神经修复或移植重建近、远心断端连续性。

三叉神经较易受损的主要有三个分支，分别为下牙槽神经、舌神经和眶下神经。其中，下牙槽神经和舌神经最常见的损伤原因为医源性损伤，如阻生齿拔除术（图16-1）、

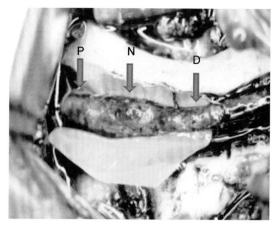

图16-1　第三磨牙拔除后1年，可见一个巨大的外伤性神经瘤（N），其远端明显萎缩（D），与神经近端（P）部分的大小不匹配

正颌手术（图16-2）、牙周治疗、牙体治疗（图16-3）、牙种植术（图16-4）、颌骨病灶刮除术、肿瘤累及的下颌骨或舌的部分或全切以及其他手术；其次的损失原因为创伤。而眶下神经损伤的常见原因为面中1/3的外伤（图16-5a）、良恶性肿瘤导致的上颌骨次全切或全切、眶内容物剜除术以及上颌骨或面中部截骨时的意外损伤。相对而言，由于严重的牵拉或化学损伤（酒精、激素或其他腐蚀剂注射到神经周围）（图16-3）造成的神经损伤更难恢复。神经损伤的性质和程度决定了修复方法的选择与疗效[54,55]。

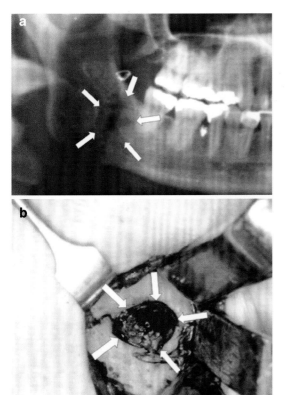

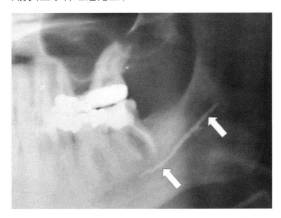

图16-2 （a）矢状劈开术的后截骨线损伤下牙槽神经，形成巨大神经瘤，造成颊侧骨皮质缺损（箭头显示骨缺损范围）；（b）通过口外进路观察到的神经瘤（箭头显示神经瘤范围）

图16-3 下颌磨牙根管治疗过程中糊剂外渗至下牙槽神经管（箭头），这种腐蚀性物质会造成严重的神经损伤

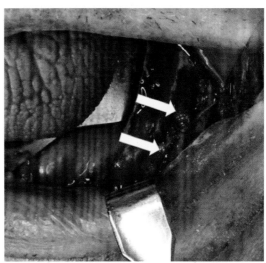

图16-4 下牙槽神经受牙种植体压迫，受损段位于两个箭头之间，造成神经远端萎缩

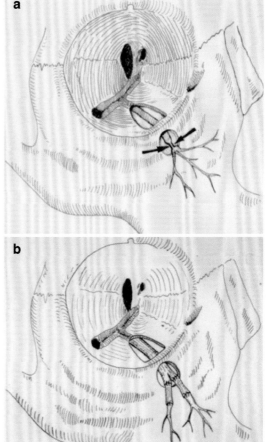

图16-5 （a）本图所示为颧眶骨折后造成眶下神经挤压受损；（b）耳大神经移植修复

16.1　直接神经修复

当神经被切断或部分切除后，如果条件允许，最佳修复方法是直接神经修复，而非神经移植。直接神经修复有三种类型：束膜修复、束组修复和外膜修复。

束膜修复是通过缝合神经束膜的方式进行修复。这种修复方式需要解剖分离各根神经束，可能直接损伤神经；解剖分离和多针缝合，会继发纤维化，很有可能会进一步损伤神经。根据不同部位，下牙槽神经和舌神经有9～21根神经束，因此这种束膜修复方法是不切实际的。

束组修复是修复一组神经束，缝合部分神经外膜。但是三叉神经分支神经束是不成组的，因此这种方法也不适用。

外膜修复是将神经断端对位，仅进行神经外膜的吻合。由于三叉神经分支含有多根神经束，且大小不一，不成组，因此外膜修复技术是修复三叉神经最合理的选择（图16-6）。

16.2　自体神经移植

当受损神经存在连续性缺损或需要神经共享时，可以采用神经移植。神经共享指的是一根神经的近心端严重受损，但远心端仍有活力，这时可以通过移植神经搭桥与其他神经吻合，得到功能共享（图16-7）。根据供体神经的类型，可以将移植神经分为自体神经移植（取自同一个体）、同系神经移植（取自基因相同或基本相同的个体）、同种异体神经移植（取自同一种属，但基因不同的个体）和异种神经移植（取自不同种属的个体）。

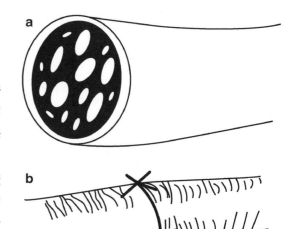

图16-6　（a）三叉神经神经束大小不一且不成组；（b）外膜缝合是首选

最常见的修复三叉神经的自体神经是腓肠神经和耳大神经。选择供体神经时应考虑取材难度和术后供区的症状和功能影响。腓肠神经和耳大神经均相对容易取材，但术后会出现供区局部感觉丧失。其他可供选择的神经有尺神经背侧皮支、前臂内外侧皮神经、肋间神经浅支和颈丛神经等[24,27]。下文将详述选择供体神经时需要考虑的几个因素。

16.2.1　供体神经和受体神经直径

理想情况下，供体神经直径应与受体神经的近、远心断端的直径相匹配。下牙槽神经的平均直径是2.4 mm[43]；舌神经为3.2 mm[1]；腓肠神经为2.1 mm[8]；耳大神经为1.5 mm[43]。下牙槽神经损伤需要神经移植时，腓肠神经是最匹配的移植神经，因为它的直径约是下牙槽神经直径的87%，但只有舌神经直径的66%。耳大神经直径约为下牙槽神经的63%，舌神经的47%。耳大神经移

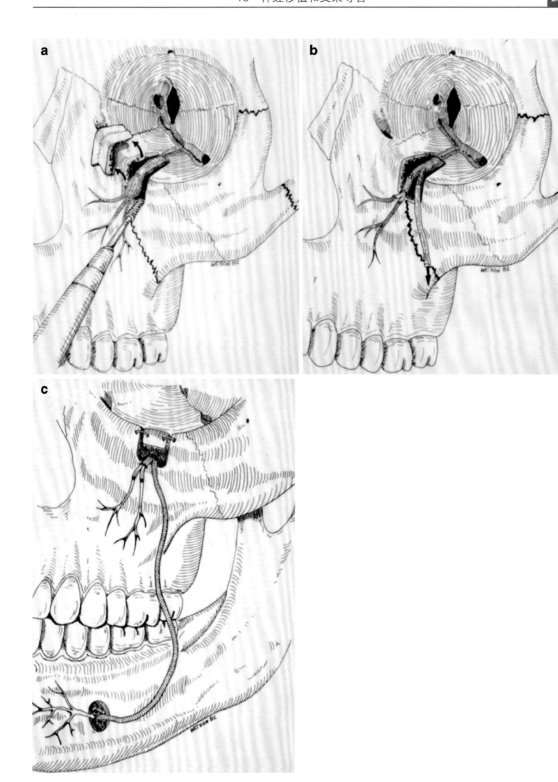

图16-7　（a）严重的面部外伤造成眶下神经受损，以及下牙槽神经近心端缺失；（b）将眶下神经分成两束，取一段短的腓肠神经桥接一束眶下神经的近、远心端，另取一段长的腓肠神经，一端与眶下神经另一束吻合；（c）另一端与颏神经吻合。在这种情况下，通过神经共享和神经移植，患者也可以获得部分感觉恢复

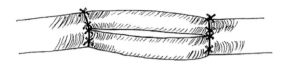

图16-8　并联移植技术可使供体神经的横截面直径、神经束数量与受体神经更加匹配

植时,建议可行并联移植(图16-8),将两束或多束耳大神经并联,与受体神经吻合,这样两束耳大神经的直径大致与下牙槽神经和舌神经相匹配(为下牙槽神经直径的125%和舌神经直径的94%)。

16.2.2　神经移植长度

由于耳大神经直径只有下牙槽神经和舌神经的一半(图16-9a),往往需要两根并联移植(图16-8),但耳大神经取材很难超过2～4 cm,因此单侧耳大神经较难修复缺损大于1～1.5 cm的神经损伤。而腓肠神经直径较大,获得20～30 cm的取材长度没有太大困难(图16-9b),所以需要较长移植神经的神经共享手术,腓肠神经通常是首选(图16-7a,b)。

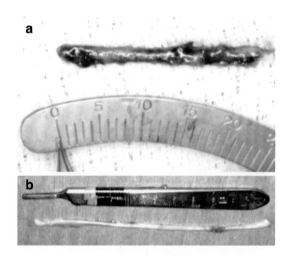

图16-9　(a)耳大神经取材长度较短,且直径明显小于三叉神经分支;(b)腓肠神经可获得较长的取材,且直径明显大于耳大神经

16.2.3　神经束数量

供体神经与受体神经的神经束数量和大小应当匹配。下牙槽神经在第三磨牙区约有18～21根神经束,近颏孔区减少至12根(图16-10b)[43]。舌神经在第三磨牙区通常有15～18根神经束[1],进入舌体后降至9根[4]。腓肠神经通常有11～12根神经束[8],是下牙槽神经的54%和舌神经的69%。耳大神经则有8～9根神经束[47],显著低于下牙槽神经(44%)和舌神经(52%)的数量,但如果行并联移植(图16-8),神经束总量则与下牙槽神经(87%)和舌神经(104%)接近。有时,耳大神经会更细,也会采用颈横神经移植。如果供体神经束明显少于受体近心端神经束,则多余的受体神经束很有可能长出侧芽,形成神经瘤;若供体神经束多于受体远心端神经束,移植神经内已再生的神经束则会丢失;若供体神经束少于受体远心端神经束,多余的受体远心端神经束将无法获得再生。

16.2.4　神经束模式

下牙槽神经和舌神经含有多根神经束,神经束大小不一,且没有成组[1,43]。腓肠神经的神经束数量少,直径较小,大小均匀[8]。耳大神经也含有多根神经束,且分组,其神经束的模式比腓肠神经更接近于下牙槽神经和舌神经[44]。腓肠神经的轴突数量和直径都比下牙槽神经和舌神经小,是另一个不相匹配的方面。

16.2.5　神经横断面形状和面积

下牙槽神经和舌神经的横断面是圆形的[1,43],而腓肠神经基本上是扁平的或椭圆形的,耳大神经为圆形或椭圆形,相比腓肠神经,更接近下牙槽神经和舌神经形态。下牙

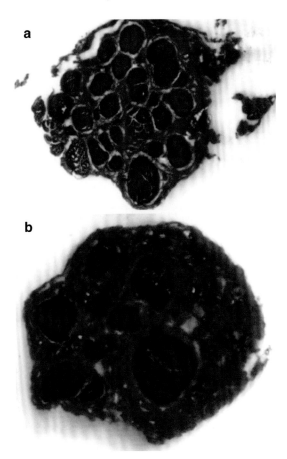

图16-10 （a）第三磨牙区下牙槽神经的横断面组织切片显示多神经束模式；（b）靠近颏孔区，下牙槽神经的神经束数量明显减少

槽神经横截面面积约为4.6 mm^2；舌神经为5.2 mm^2；腓肠神经为3.5 mm^2；耳大神经为1.8 mm^2。在神经束模式和面积总和上，下牙槽神经、舌神经、耳大神经三者间没有明显差异[1,43]，而腓肠神经的单位面积内轴突体积和面积明显小于（50%）其他神经[16]。

16.2.6　患者的选择

腓肠神经移植术后会出现足跟和足外侧的皮肤麻木（图16-11），耳大神经移植术后会导致耳周、侧颈和颌后的皮肤麻木（图16-12）。除了瘢痕外，供区另一个术后并发症是痛性神经瘤的形成，如若发生，则需要进一步的治疗。有些患者倾向于术后麻木和/或其他并发症位于足部，他们会选择腓肠神经作为供体神经。但神经移植术后的下牙槽神经和舌神经恢复情况与患者的选择倾向无关[33]。

16.3　影响神经移植成功的因素

神经修复或移植是否成功取决于许多因素，因素越有利，结果越好，越容易预测。

16.3.1　神经损伤持续时间

一般来说，需要进行手术干预的周围神经损伤，越早进行修复预后越好。因此，不论是否需要神经移植，在受伤后即刻进行修复效果最好，随着修复时间的推迟，术后3个

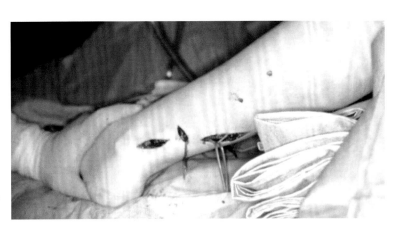

图16-11　通过小腿的多个小切口获得腓肠神经

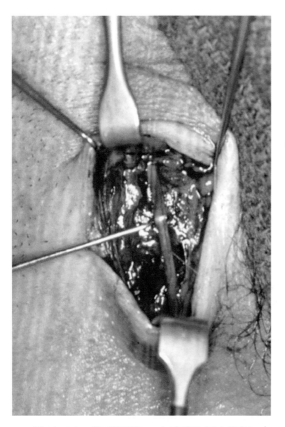

图16-12 从颈部横切口入路获取耳大神经

月、6个月、9个月、12个月或更长，手术效果逐渐变差。Wietholter及其同事认为，在神经损伤3周内进行下牙槽神经和舌神经的修复，效果最好[53]。早期进行神经修复可以避免因时间较长造成的神经纤维远端的瓦勒变性、萎缩和纤维化等问题（图16-1）。萎缩会导致移植神经与受损神经一端或两端直径不匹配。时间因素影响着损伤远心端的神经退变和萎缩程度。但是，如果损伤造成了远心端外伤性神经瘤的形成，而无萎缩或退行性改变，时间因素就没那么重要。也就是说，此种情况下不论是在3周内或2年后修复神经，手术效果差别不大。

16.3.2 损伤类型和程度

神经损伤范围越小，创伤越小，所需的移

植神经长度越短（或不需神经移植），预后越好。牵拉损伤或化学损伤，如酒精、类固醇或其他腐蚀性的化学品（图16-3），会对神经造成不可逆的损伤，并且这种损伤还可以向近心端延伸至神经节胞体，手术无法治疗。此外，神经切断后早期（90天内）也有可能导致神经节胞体凋亡，这进一步支持了我们的神经损伤需早期修复的假设。

16.3.3 受区血供

神经移植后迅速血管化是手术成功的一个关键。因此，确保移植神经和神经吻合区邻近组织为健康软组织有助于提高手术成功率。既要适当清创，保证神经修复区周围血供，又要权衡软组织的瘢痕挛缩对吻合区血供的影响，因此，在神经吻合部位放置一层薄膜用以保护，或将移植神经置于骨管内或瘢痕组织中，都会导致神经直接修复部位或移植神经（如需要）血管化延迟，从而造成预后不佳。

16.3.4 移植神经的方向

神经移植与受损神经的功能方向是否一致很重要。也就是说，移植神经近心端应与受体神经近心端吻合，移植神经远心端与受体神经远心端吻合，这样才能保证轴浆流动方向一致。因此，移植时需充分注意神经的方向。但是有些学者认为，轴浆流的方向并不重要，因为移植神经本质上只是作为一个支架，不管神经方向如何，顺行或逆行轴浆运输都可重建。

16.3.5 神经移植长度

一般来说，所需的移植神经越短，效果越好，移植神经越长，结果越不可预测。部分原因是神经跨越吻合区再生的时间（7~14天）和神经再生速度（0.2~0.3 mm/d）。移植神经越长，远心端发生再生需要的时间越长，增加了神经萎缩和纤维长入远心端吻合口的风险,从而导致手术失败(图16-7)。

16.3.6 神经修复的质量和方式

手术医师的外科技术和临床经验很大程度上影响着神经修复的手术效果,显然,高质量的修复技术会得到好的疗效。高质量的修复要求受损神经的近心端和远心端与移植神经的无创处理和天衣无缝的缝合技术。根据三叉神经分支的多束、不成组的特点,最宜采取外膜缝合的方式进行神经修复(图16-6),一般多以8-0或10-0单丝尼龙线进行吻合,只要移植神经和神经残端对位良好,吻合时应尽量减少缝针数目(3～6针最佳)。缝合时,穿针位置只经过外膜,不要

穿过神经束,否则会增加神经束的损伤和瘢痕形成,导致疗效减弱。

16.3.7 修复神经的张力

神经修复或移植时应保证神经末梢和吻合口无张力吻合(图16-13),张力过大会导致吻合处组织撕裂,瘢痕形成,预后不良。神经移植前应先进行受体神经制备,才能准确估计所需移植神经的长度。值得注意的是,受体神经的断端或多或少都会发生收缩,特别是有较大神经缺损的时候。另外,游离下来的移植神经会回缩20%,与受体神经吻合时还会损失一点长度。因此,切取的移植神经应比最初测量的神经缺损长度至少延长25%,以弥补收缩造成的误差。

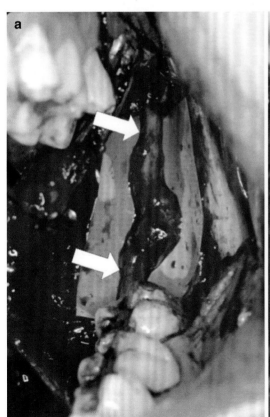
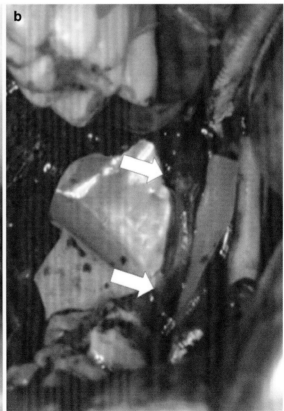

图16-13 (a)第三磨牙拔除时创伤导致舌神经上形成神经瘤(箭头之间);(b)腓肠神经无张力移植后的远心端和近心端吻合口(箭头所指)

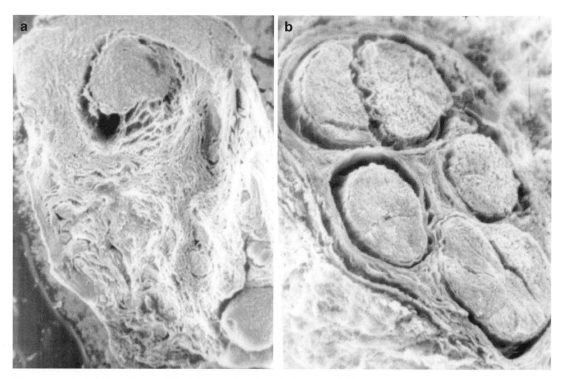

图 16-14　（a）冰冻切片显示受损神经近心端显著纤维化和神经束数量减少；（b）切除部分受损神经后，冰冻切片显示近心端健康的神经束组织

16.3.8　受体神经的预备

　　神经修复的第一步是彻底去除病变神经组织，保证吻合区近远端神经的健康活性，可以辅以术中冰冻切片检查，来更好的判断是否已经获得较好的神经断端[51]。神经远心端有可能发生退行性改变（瓦勒变性），但必须确认没有纤维化或其他障碍（图 16-14）。因此，神经末端制备时应至少切除 1.0 mm，以达到健康的神经束位置。当然，如果神经末端去除的距离较长，那么就会增加神经移植或神经支架导管移植的可能性，但这种去除是必要的，确定神经末梢没有瘢痕组织是保证预后的必要条件。

16.3.9　患者年龄及其他全身情况

　　一般来说，年轻患者神经修复或移植后的治疗效果较好，而老年患者较差。儿童有很强的中枢适应能力、神经再生能力，神经愈合和代谢更优于老年患者。全身系统疾病，包括结缔组织疾病和自身免疫病（如硬皮病、混合性结缔组织病、风湿性疾病、系统性红斑狼疮）、糖尿病、血管及出血性疾病、遗传性或获得性神经病变，以及一些不良生活习惯，如酗酒、吸烟等都有可能对神经修复造成不利影响。在术前与患者沟通，告知神经修复的风险、并发症和预期结果时，必须考虑到这些因素。

16.4　预期疗效

　　影响神经修复效果的因素有很多，如果供体神经和其他影响疗效的因素都控制得很好,预期疗效就好。由于目前没有公认的评估标准,手术成功和效果可接受的定义差别很大。对于患者来说,手术效果虽然无法预测,但影响疗效的有益因素越多,手术成功的可能性就越大。但手术再成功,都很难恢复至术前正常功能,如舌神经损伤后,基本没有可能恢复味觉。

Wietholter 及其同事发现下牙槽神经损伤后端端吻合的效果比神经移植更好[53]。这也是笔者的经验。因此,对于下牙槽神经损伤,可以考虑进行下颌骨的皮质切开寻找远心端,将颏神经后移实现端端吻合,较神经移植可能效果更佳。Hessling 等人报道,只有 40% 下牙槽神经重建和 35% 舌神经重建的患者在术后得到满意的结果。他们建议只有当患者除了感觉丧失外,还出现疼痛的情况下再考虑神经重建[21]。Bagheri 和他的同事发现,81% 下牙槽修复的患者达到较好的神经功能恢复。报道显示在神经损伤 12 个月后或年龄超过 51 岁时,神经功能的恢复能力会显著下降[4]。Zuniga 报道了 10 例神经修复,虽然手术医师和患者对术后疗效的看法有较大的差异,但总体结果是好的[57]。Donoff 和 Colin 的报道中,63% 的舌神经损伤患者(31 例)在修复后得到功能改善,其中表现为麻木的患者 77% 得到恢复,表现为痛性感觉异常的患者 42% 得到恢复。总体而言,下牙槽神经修复术后,有 77% 的患者出现了好转[15]。

一些不利因素可以导致术后效果不佳。文献表明,舌神经修复比其他神经修复的成功率低。也许与术中进路较为困难和术后术区组织过度运动(如进食、吞咽和说话)有关。此外,舌神经是三叉神经系统的最大分支,大多数外科医师仅使用单股神经来移植修复舌神经,在神经截面积和神经束特征上明显不匹配,从而导致修复效果不佳,并联多束神经移植可以改善一些患者的症状[54,55]。Bagheri 及其同事对 222 例舌神经修复的患者进行了至少 1 年的术后随访,发现在损伤 9 个月内进行显微手术修补,成功概率较高;反之,超过 9 个月,或患者年龄增加(45 岁以上,年龄每增加 1 岁,成功率降低 5.5%[3]),神经修复后恢复的概率逐渐降低。

16.5 修复神经的其他材料

其他组织如血管、胶原导管、纤维丝和神经外膜鞘管,都曾用于神经修复。大多数人体和动物的研究都涉及静脉移植。Pogrel 和 Maghen[37]、Miloro[31](兔,2001)的研究表明,静脉移植修复可用于三叉神经的修复。Tang 及其同事报道了一项技术,取前臂血管用于桥接指神经[45]。神经缺损 >2.0 cm,在静脉管腔内置入正常神经纤维,随访显示指神经恢复优 2 例,良 9 例,中 5 例,差 2 例。

Chiu 和 Strauch 对缺损 <3 cm 的感觉神经进行了直接神经吻合、神经移植、静脉支架三种神经修复方式,并做了前瞻性对照临床研究。共修复神经 34 条,其中静脉支架修复 15 条,腓肠神经移植 4 条,直接吻合 15 条。所有患者的症状均明显减轻,感觉功能恢复满意。两点辨别距离显示直接吻合的最优,其次是传统的神经移植,然后是静脉支架。自体静脉支架选择性地修复缺损 <3 cm 的非主要感觉神经,其疗效能被患者认可,两点辨别距离结果尚可[12]。

Walton 及其同事对 22 例使用自体静脉支架进行手指神经修复的患者进行回顾性研究。11 例急性指神经损伤的患者进行了静脉支架修复(静脉长度为 1～3 cm),术后两点辨别距离平均为 4.6 mm。延期的指神经损伤静脉支架修复效果不佳。与端端直接神经吻合和神经移植比较,静脉支架修复 1～3 cm 神经缺损的疗效大致与神经移植的疗效相当[49]。一些研究者认为,静脉外表面含有神经营养因子,可以促进和支持神经再生,故作为神经支架时应内外翻转使用。

然而,自体静脉支架的一个主要问题是抗机械扭力和挤压力的能力较差[51]。Tang 及其同事的研究证明,缺损 4～5.8 cm 的指神经,采用静脉支架桥接后,指神经支配区域并没有感觉恢复,同时所支配的肌肉也没有检测到肌力恢复迹象[45]。再探查显示,修复正中神经的静脉导管被周围收缩的瘢痕组织压迫,轴突难以再生[46]。

16.6　同种异体神经移植

来自尸体的同种异体神经为神经移植提供了一个无限的神经源,避免了自体神经移植的并发症。这种修复方式的优势是可以从供体上选取同样部位的神经,与受损神经的特性一致(直径、神经束模式等)。受体的运动和感觉轴突通过同种异体神经支架到达支配区。功能是由再生的自体神经提供的,而这种再生是由同种异体神经提供营养的。为了确保施万细胞的活力,避免纤维化,必须使同种异体神经能够在移植早期血管化[40]。

同种异体神经移植治疗后,需要服用免疫抑制药物,否则就会排异。因此,术前必须考虑到同种异体神经移植的优势和免疫抑制药物的毒性,权衡两者的利弊再决定是否行同种异体移植[40]。Mackinnon 和同事进行了

7 例同种异体神经移植的病例,最长移植神经长度达 37 cm。患者从术前几天开始服用免疫抑制药物,平均持续 18 个月,未发现不良反应,只有 1 例患者出现了排异。在随访过程中,患者的轻触觉、温度觉及痛觉均得到不同程度的恢复,但是两点辨别(本体感觉)没有恢复[27]。同种异体神经移植的方法必须尽量减少和防止排异反应的发生,同时又要保证神经再生。

同种异体神经移植的另一种选择是使用成品异体神经移植产品,如 AxoGen Avance®(AxoGen 公司,佛罗里达州,美国),这是一种人脱细胞异体移植产品(图 16-15)。经过处理的同种异体移植产品保留了神经组织的支架,但通过各种处理方法去除了免疫原性。加工技术手段包括反复冻融循环、射线照射、冷冻保存于 Wisconsin 液和洗涤脱细胞技术。处理后的同种异体移植产品为神经再生提供生物基质,但不需要使用免疫抑制剂[40]。

Whitlock 及其同事用大鼠模型比较了同系移植神经,NeuraGen®(Ⅰ型胶原支架)和类似于 AxoGen Avance® 的大鼠成品同种异体移植神经。在大鼠坐骨神经缺损模型(28 mm)中,术后 6 周时,同系移植效果最优,其次为同种异体移植,Ⅰ型胶原支架最差。作者认为,在神经缺损较长的模型中,同种异体神经移植不能替代同系移植。然而,在短的坐骨神经缺损模型(14 mm)中,术后 22 周时,三组效果没有显著差异[52]。尸体取材的同种异体脱细胞成品神经似乎拥有良好的应用前景,但目前在下牙槽神经和舌神经的修复上,仅有一项实验研究(仅有摘要)[19]。8 例(5 例舌神经损伤和 3 例下牙槽神经损伤)患者在 AxoGen Avance® 神经移植后,4 例部分恢复,1 例轻微恢复,3 例无效。

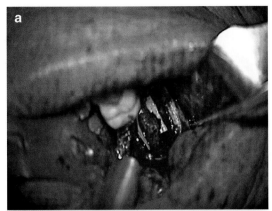

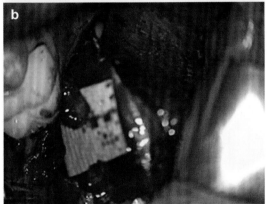

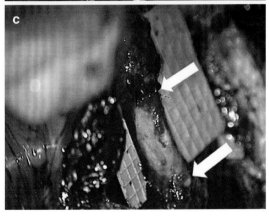

图16-15 （a）左侧下牙槽神经瘤;（b）神经瘤切除后;（c）Avance®同种异体脱细胞成品神经用于下牙槽神经的修复。成品神经直径为3~4 mm,长度为30 mm,修复下牙槽神经10 mm的缺损。箭头所指为移植后的神经（图片来源于Martin Steed,DDS,亚特兰大,佐治亚州）

这充其量只能算这种新技术拥有50%的成功率,仍然需要更多的研究来验证这种移植方法的实用性。

16.7　人工合成神经移植材料

端端吻合神经和自体神经移植是周围神经损伤修复重建的金标准,但有可能带来各种并发症,比如供区功能丧失、供区选择有限、神经不匹配或者形成神经瘤[42]。神经支架导管为神经近心端向远心端出芽修复提供了方向和通道。同时,远心端施万细胞分泌的神经营养因子和神经趋化因子可以渗入神经支架导管内。除此之外,神经支架导管可以减少纤维组织瘢痕形成后对修复神经的压迫。目前已有多种合成材料（例如,硅胶、聚乙醇酸、乙交酯三甲基烯酯和聚乳酸-己内酯）[10]。下文将介绍几种人工合成材料。

16.7.1　不可吸收材料

硅胶是一种用于神经移植的永久性支架导管材料。然而,尽管神经纤维数量和轴突大小保持不变,但长期存在的神经套管会产生局部压迫,使轴突传导降低,进而血-神经屏障发生改变,神经发生脱髓鞘病变[25,26]。因此,建议术后一段时间即拆除用于神经支架的硅胶管[14]。类似的Gore-Tex（膨体聚四氟乙烯）支架（WL Gore and Associates公司,亚利桑那州,美国）也会发生上述情况（图16-16）。虽然动物研究已经显示Gore-Tex用于修复神经缺损方面的应用前景[32],但临床研究表明Gore-Tex支架并不有效,因此不推荐用于下牙槽神经和舌神经缺损的修复。也有研究显示Gore-Tex支架固有强度低,术后很快崩解,影响神经再生[36,38]。其他疗效不佳的不可降解人工材料,如弹性体凝胶或不锈钢多孔材料,其缺陷是可能会产生慢性异物反应,导致瘢痕形成,弹性下降,稳定性降低[41],因此不建议应用于三叉神经的修复。

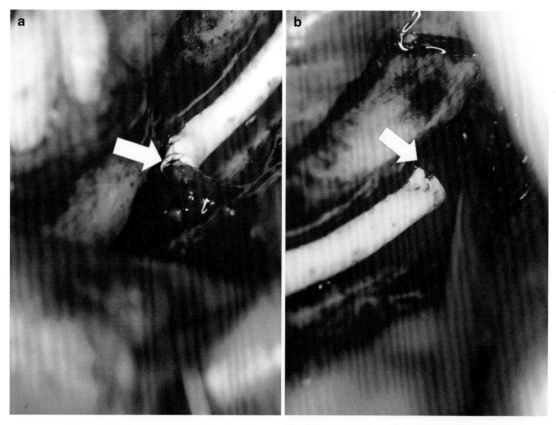

图16-16　（a）Gore-Tex支架用于神经修复，图为远心端吻合口（箭头）。由于远心端神经萎缩，移植物的远端可以重塑以适应远端神经末梢的直径。此修改可见于其他人工支架产品。（b）近心端吻合口（箭头）。然而不建议采用Gore-Tex支架修复三叉神经分支

16.7.2　可生物降解的合成材料

可生物降解或吸收的神经支架材料也是修复神经缺损的方法，可以避免不可降解的高分子材料的一些相关问题，如异物反应等。

16.7.2.1　聚乙醇酸

聚乙醇酸（Dexon®，American Cyanamid Co，新泽西州，美国）是一种可吸收的生物材料，是目前常用的缝合材料[20]，制成网状还可以修复创伤后内脏损伤[28]。它能在体内水解吸收，植入后3个月开始分解，6～8个月后完全吸收。聚乙醇酸材料已经在神经支架导管的开发应用中使用，其修复的神经缺损长度为8～30 mm（Neurotube®，Synovis Life Technologies Inc.，圣保罗，明尼苏达州，美国）（图16-17和图16-18）。该支架的特点包括以下几个方面：① 孔隙多，为神经再生提供一个富氧的环境；② 延展性好，以适应关节运动及相关肌腱运动；③ 风琴管状，抵御周围软组织的挤压力；④ 可吸收，避免二次手术去除。这种风琴管内部直径有2.3 mm、4.0 mm到8 mm，长度从2 cm到4 cm不等[5,18]。

Weber及其同事进行了手神经修复方面的前瞻性研究，将136例患者分为两组：一组采用端端吻合的方式进行神经吻合或神经移植，另一组采用Neurotube®神经支架导管方式进行神经修复（图16-17）。虽然

图16-17 Neurotube®是一种多孔、柔韧、抗挤压力强的聚乙醇酸生物降解材料

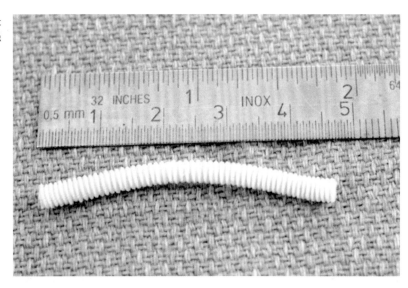

两组之间总体评价无统计学差异，但在两点辨别距离方面，Neurotube®神经支架导管修复组（6.8±3.8 mm）优于直接吻合或神经移植组（12.9±2.4 mm）。此研究的结论为：Neurotube®神经支架导管可以得到较好的神经修复效果，而且可以避免供区并发症的发生[50]。Mackinnon和Dellon报道了15例采用Neurotube®神经支架导管修复指神经的病例，优良率达86%[29]，同时建议导管内填充肝素水。Casanas等人研究了17例指神经缺损（2～3.5 cm）病例，发现采用Neurotube®神经支架导管修复可以得到良好效果[9]。Navissano和同事们报道了7例面神经缺损的病例（缺损长度为1～3 cm），采用Neurotube®神经支架导管修复，5例得到恢复[35]。

关于Neurotube®神经支架导管作为三叉神经修复材料的报道较少。Crawley和Dellon报道的个案中，一例51岁的女性，在下牙槽神经损伤16个月后，采用直径2.0 mm的Neurotube®神经支架导管进行修复，同时在神经导管内填充自体血清，以避免血凝块的形成，术后12个月，该患者术侧下唇及颏部的触压觉和振动觉与对侧基本相同[13]。

笔者曾利用Neurotube®神经支架导管方法修复下牙槽神经和舌神经，初步疗效较好。该技术主要包括：受体神经近远端的制备，预备至少比缺损长度长1 cm的支架导管。首先采用8-0或者10-0的尼龙线水平褥式缝合受体神经近心端和神经支架导管，进针点位于距离导管末端5 mm处，神经缝合时仅缝合外膜，仍从导管出针，一般缝3～4针后轻轻拉紧，使神经末端套入导管几毫米（图16-17和图16-18）。相同的方法吻合神经远心端与导管。如果神经支架导管直径与受体神经直径有较大的差异，可以将管端切开，使其扩大或缩小，以匹配受体神经直径。人工神经支架导管内建议充填肝素水（1 000 U/100 ml），以防止血凝块的形成，避免轴突再生受阻。

16.7.2.2 聚酯和共聚酯材料

聚酯（DL-丙交酯-E-己内酯）材料神经支架导管（Poly Neurolac®，Polyganics Inc.，格罗宁根，荷兰）是另一种合成神经支架导管，直径为1.5～10 mm，长度为3.5 cm，导管柔韧性差，容易膨胀，一般需16～24个月才能完全吸收。Bertleff及其同事报告了54例指神

经修复的病例,对照组采用神经直接吻合或移植的方法,实验组则采用Poly Neurolac®神经支架导管修复[7]。中期随访结果两组没有明显的差异,但在长期随访过程中发现,Poly Neurolac®神经支架导管在吸收过程中会崩解塌陷,强度降低,从而造成一系列并发

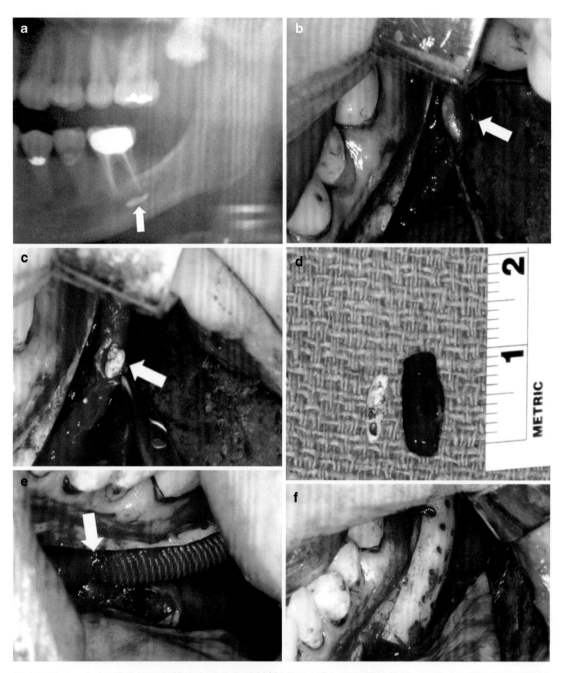

图16-18-1　(a)X线片显示根管治疗后的充填材料(箭头)进入下牙槽神经管,导致下牙槽神经支配区域的痛性麻木;(b)去除下颌颊侧骨皮质后下牙槽神经暴露,箭头指示神经损伤区;(c)神经切开后显示神经内有异物(箭头);(d)切除下牙槽神经病变部分,取出异物;(e)采用2.3 mm直径的Neurotube®修复下牙槽神经,箭头为远心端吻合口;(f)取下的颊侧骨皮质钻孔后复位,有助于神经修复区的再血管化

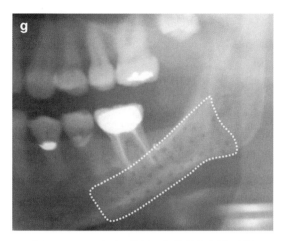

图16-18-2 （g）X线显示复位的颊侧皮质骨

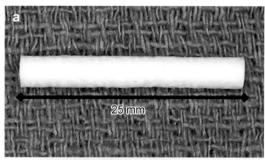

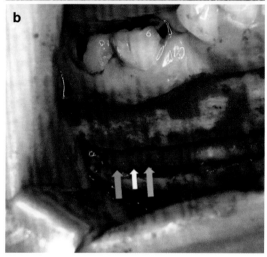

图16-19 （a）胶原支架NeuraGen可用于神经修复；（b）NeuraGen曾用于修复下牙槽神经，绿色箭头显示神经近心端，白色箭头显示下牙槽神经插入NeuraGen的部位，蓝色箭头显示将神经插入导管内并缝合三针中的一针

症[30]。Chiriac和同事对23例28个神经病变区域（上臂、前臂、手腕、手掌、手指）进行了Poly Neurolac®神经支架导管修复，神经缺损平均长度为11.03 mm，平均随访21.9个月，8例患者出现了并发症，其中最严重的是2例邻近关节处出现瘘管和1例形成神经瘤。他们得出结论，Poly Neurolac®神经支架导管不适用于修复手部神经缺损[11]。然而，Battiston及其同事报道了28例Poly Neurolac®修复指神经缺损，优良率达93%[6]。目前，未见Poly Neurolac®修复三叉神经缺损的报道。

16.7.2.3 胶原支架

半渗透的 I 型胶原支架成品（NeuraGen®，Integra NeuroSciences，平原市，新泽西州，美国）也有应用。在活体动物实验中，I 型胶原支架有支撑和诱导组织再生的作用，免疫源性低，未见排异反应（图16-19a，b）。该产品长度为2～3 cm，内径为1.5～7 mm，降解期为4～8个月。Ashley等用NeuraGen®修复了5例出生时臂丛神经损伤的患者，术后随访2年，4例恢复良好[2]。Lohmeyer等用NeuraGen®修复了6例手神经损伤的患者，术后随访1年，4例恢复良好[23]。Farole和

Jamal用NeuraGen®包裹神经吻合部位（8例，9根神经），他们将NeuraGen®纵向剖开，包裹吻合口前后1.5 cm，随访1～2.5年，4根神经功能明显改善，4根神经功能部分改善，1根神经失败[17]。NeuroMatrix & Neuroflex®（Collagen Matrix Inc.，富兰克林湖，新泽西州，美国）也是一种韧性好、风琴褶样、半渗透、以 I 型胶原为基质的支架成品，长度为2.5 cm，内径为2～6 mm，降解期为4～8个月。

由于这些可吸收支架都会崩解，可避免永久性支架（如硅橡胶、Gore-Tex）可能产生的问题，如神经压迫、脱髓鞘等，还可以克服神经移植的直径、截面形态、神经束特性不匹

配的缺陷,无供区并发症。但是,可吸收支架的疗效依然受以下因素的影响:损伤时间、损伤类型和程度、血供、尺寸匹配度、长度(缺损 <3 cm,疗效好)、修复质量(手术技巧)、修复区张力、损伤神经的清创、患者年龄和其他全身情况。

Meek 和 Coert 回顾了各种可吸收支架的文献,认为 Neurotube® 最适合用于神经修复[30]。Shin 等进行了大鼠实验,分 4 组修复10 mm 的坐骨神经缺损:一组 - 自体组织移植;二组 - Neurolac® 支架;三组 - NeuraGen® 支架;四组 - Neurotube® 支架。一组和二组疗效最好,两组之间无显著差异。四组疗效最差,部分原因是坐骨神经直径为 1.5 mm,而Neurotube® 最小直径为 2.3 mm,其他支架的直径则与坐骨神经相当[39]。这项研究进一步验证了支架材料与受损神经直径匹配的重要性。

16.8　分子和细胞植入的治疗

实验室研究显示将支架导管和培养的施万细胞一起移植可以促进神经再生。胎儿和成人的原代神经元细胞或骨髓干细胞可以代替施万细胞。Liu 等研究了脂肪干细胞(adipose-derived stem cell, ADSC)对周围神经修复的影响。他们采用注射了同种异体脂肪干细胞的无细胞神经来修复坐骨神经的15 mm 缺损,结果显示注射脂肪干细胞组的疗效明显优于对照组($p<0.05$),由此得出结论:脂肪干细胞移植对周围神经损伤有明显的疗效,其促进外周神经再生的具体机制仍在研究中[22]。Zhao 等将 18 只小鼠分成 3 组,每组 6 只,分别采用自体组织、脱细胞神经支架、脱细胞神经支架 + 骨髓间充质基质细胞 +纤维胶修复坐骨神经,小鼠坐骨神经的功能

通过每 2 周一次的走行轨迹实验评估。术后8 周的结果表明,自体神经移植修复获得了最佳的肢体功能恢复,其次为脱细胞神经支架+骨髓间充质基质细胞修复的小鼠,但该组的轴突数量最多[56]。

神经营养因子和神经趋化因子(如基底膜层粘连蛋白)注入神经支架也可以促进神经再生过程。迄今为止,这些技术的使用还仅限于实验室,受到体外培养和扩增技术以及伦理的限制[10]。

16.9　总结

神经修复和神经移植技术已存在多年。自体神经移植在合适的条件下可以获得较好的结果,但需要合适的、匹配的供体神经,且常常带来供区功能障碍的问题;在指神经修复的报道中,静脉导管支架在修复长度 <3 cm 的缺损时,可以达到与自体神经移植一致的良好效果,但在三叉神经修复中未见报道。目前,神经移植生物材料,如聚乙醇酸支架和成品脱细胞同种异体神经,可以带来较好的修复效果,且没有供区并发症的问题,但在三叉神经损伤修复中需要进一步的研究探讨。未来,分子和细胞注入各类神经移植材料的技术可能会在神经修复领域占有更重要的地位。

（柴　盈　陈敏洁）

参考文献

[1] Abby P A, LaBanc J P, Lupkiewicz S, et al (1987) Fascicular characterization of the human lingual nerve: implications for injury and repair.

J Oral Maxillofac Surg, 45: 43.

[2] Ashley W W, Weatherly T, Park T S (2006) Collagen nerve guides for surgical repair of brachial plexus birth injury. J Neurosurg, 105: 452－456.

[3] Bagheri S C, Meyer R A, Khan H A, et al (2010) Retrospective review of microsurgical repair of 222 lingual nerve injuries. J Oral Maxillofac Surg, 68: 715－723.

[4] Bagheri S C, Meyer R A, Choo S H, et al (2012) Microsurgical repair of the inferior alveolar nerve: success rate and factors that adversely affect outcomes. J Oral Maxillofac Surg, 70: 1978－1990.

[5] Barrows T H (1986) Degradable implant materials: a review of synthetic absorbable polymers and their applications. Clin Mater, 1: 233.

[6] Battiston B, Geuna S, Ferrero M, et al (2005) Nerve repair by means of tubulization: literature review and personal clinical experience comparing biological and synthetic conduits for sensory nerve repair. Microsurgery, 25: 258－267.

[7] Bertleff M J, Meek M F, Nicolai J-P A (2005) A prospective clinical evaluation of biodegradeble Neurolac nerve guides for sensory nerve repair in the hand. J Hand Surg Am, 30: 513－518.

[8] Brammer J P, Epker B N (1988) Anatomic-histologic survey of the sural nerve: implications for inferior alveolar nerve grafting. J Oral Maxillofac Surg, 46: 111－117.

[9] Casanas J, Serra J, Orduna M, et al (2000) Repair of digital sensory nerves of the hand using polyglycolic acid conduits. J Hand Surg, Br 25: 44.

[10] Chimutengwende-Gordon M, Khan W (2012) Recent advances and developments in neural repair and regeneration for hand surgery. Open Orthop J, 6: 103－107.

[11] Chiriac S, Facca S, Diaconu M, et al (2012) Experience of using the bioresorbable copolyester poly(DL-lac-tide-e-caprolactone) nerve conduit guide Neurolac for nerve repair in peripheral nerve defects: report on a series of 28 lesions. J Hand Surg Eur, 37: 342－349.

[12] Chiu D T, Strauch B (1990) A prospective clinical evaluation of autogenous vein grafts used as a nerve conduit for distal sensory nerve defects of 3 cm or less. Plast Reconstr Surg, 86: 928－934.

[13] Crawley W A, Dellon A L (1992) Inferior alveolar nerve reconstruction with a polyglycolic acid bioabsorbable nerve conduit. Plast Reconstr Surg, 90: 300－302.

[14] Dellon A L (1994) Use of a silicone tube for the reconstruction of a nerve injury. J Hand Surg Br, 19: 271－272.

[15] Donoff R B, Colin W (1990) Neurologic complications of oral and maxillofacial surgery. Oral Maxillofac Surg Clin North Am, 2: 453－462.

[16] Eppley B L, Snyders R V Jr (1991) Microanatomic analysis of the trigeminal nerve and potential nerve graft donor sites. J Oral Maxillofac Surg, 49: 612－618.

[17] Farole A, Jamal B T (2008) A bioabsorbable collagen nerve cuff (NeuraGen) for repair of lingual and inferior alveolar nerve injuries: a case series. J Oral Maxillofac Surg, 66: 2058－2062.

[18] Ginde R M, Gupta R K (1987) In vitro chemical degradation of polyglycolic acid pellets and fibers. J Appl Polymer Sci, 33: 2411.

[19] Green J (2009) Use of decellularized human nerve grafts for IAN and LN. J Oral Maxillofac Surg, 67(Suppl 1): 54－55.

[20] Herrmann J B, Kelly R J, Higgins G A (1970) Polyglycolic acid sutures. Laboratory and clinical evaluation of a new absorbable suture material. Arch Surg, 100: 486－490.

[21] Hessling K H, Reich R H, Hausamen J E, et al (1990) Long-term results of microsurgical nerve reconstruction in the area of the head-neck. Fortschr Kiefer Gesichtschir, 35: 134－138.

[22] Liu G, Cheng Y, Feng Y, et al (2011) Adipose-derived stem cells promote peripheral nerve repair. Arch Med Sci, 4: 592－596.

[23] Lohmeyer J, Zimmermann S, Sommer B, et al (2007) Bridging peripheral nerve defects by means of nerve conduits. Der Chirurg, 78: 142－147.

[24] Mackinnon S E, Dellon A L (1988) Surgery of the peripheral nerve. Thieme Medical Publishers, New York.

[25] Mackinnon S E, Dellon A L, Hudson A R, et al (1984) Chronic nerve compression an experimental model in the rat. Ann Plast Surg, 13: 112－120.

［26］ Mackinnon S E, Dellon A L, Hudson A R, et al (1985) A primate model for chronic nerve compression. J Reconstr Microsurg, 1: 185－195.

［27］ Mackinnon S E, Doolabh V B, Novak C B, et al (2001) Clinical outcome following nerve allograft transplantation. Plast Reconstr Surg, 107: 1419－1429.

［28］ Marmon L M, Vinocur C D, Standiford S B, et al (1985) Evaluation of absorbable polyglycolic acid mesh as a wound support. J Pediatr Surg, 20: 737－742.

［29］ Mckinnon S E, Dellon A L (1990) Clinical nerve reconstruction with a bioabsorable polyglycolic acid tube. Plast Reconstr Surg, 85: 419－424.

［30］ Meek M F, Coert J H (2008) US Fook and Drug Administration/Conformit Europe-approved absorbable nerve conduits for clinical repair of peripheral and cranial nerves. Ann Plast Surg, 60: 110－116.

［31］ Miloro M (2001) Discussion: the use of autogenous vein grafts for inferior alveolar and lingual nerve reconstruction. J Oral Maxillofac Surg, 59: 988－993.

［32］ Miloro M, Macy J (2000) Expanded polytetrafluoroethylene entubulation of the rabbit inferior alveolar nerve. Oral Surg Oral Med Oral Pathol, 89: 292－298.

［33］ Miloro M, Stoner J A (2005) Subjective outcomes following sural nerve harvest. J Oral Maxillofac Surg, 63: 1150－1154.

［34］ Murray-Dunning C, Mc Arthur S L, Sun T, et al (2011) Three-dimensional alignment of Schwann cells using hydrolysable microfiber scaffolds: strategies for peripheral nerve repair. Methods Mol Biol, 695: 155－166.

［35］ Navissano M, Malan F, Carnino R, et al (2005) Neurotube for facial nerve repair. Microsurgery, 25: 268－271.

［36］ Pitta M C, Wolford L M, Mehra P, et al (2001) Use of Gore-Tex tubing as a conduit for inferior alveolar and lingual nerve repair: experience with 6 cases. J Oral Maxillofac Surg, 59: 493－496.

［37］ Pogrel M A, Maghen A (2001) The use of autogenous vein grafts for inferior alveolar and lingual nerve reconstruction. J Oral Maxillofac Surg, 59: 985－988.

［38］ Pogrel M A, McDonald A R, Kaban L B (1998) Gore-Tex tubing as a conduit for repair of lingual and inferior alveolar nerve continuity defects: a preliminary report. J Oral Maxillofac Surg, 56: 319－321.

［39］ Shin R H, Friedrich P F, Crum B A, et al (2009) Treatment of a segmental nerve defect in the rat with use of bioabsorbable synthetic nerve conduits: a comparison of commercially available conduits. J Bone Joint Surg Am, 91: 2194－2204.

［40］ Siemionow M, Sonmez E (2007) Nerve allograft transplantation: a review. J Reconstr Microsurg, 8: 511－520.

［41］ Siemionow M, Bozkurt M, Zor F (2010) Regeneration and repair of peripheral nerves with different biomaterials: review. Microsurgery, 30: 574－588.

［42］ Steed M B, Mukhatyar V, Valmikinathan C, et al (2011) Advances in bioengineered conduits for peripheral nerve regeneration. Atlas Oral Maxillofac Surg Clin North Am, 19: 119－130.

［43］ Svane T J, Wolford L M, Milam S B, et al (1986) Fascicular characteristics of the human inferior alveolar nerve. J Oral Maxillofac Surg, 44: 431－434.

［44］ Svane T J (1989) The fascicular characteristics of human inferior alveolar and greater auricular nerves (master's thesis) Waco, TX: Baylor University.

［45］ Tang J B, Gu Y Q, Song Y S (1993) Repair of digital nerve defect with autogenous vein graft during flexor tendon surgery in zone 2. J Hand Surg Br, 18: 449－453.

［46］ Tang J B, Shi D, Zhou H (1995) Vein conduits for repair of nerves with a prolonged gap or in unfavorable conditions: an analysis of three failed cases. Microsurgery, 16: 133－137.

［47］ Terzis J K (1987) Microreconstruction of nerve injuries. W B Saunders, Philadelphia, pp227－228.

［48］ Trulsson M, Essick G K (1997) Low-threshold mechanoreceptive afferents in the human lingual nerve. J Neurophysiol, 77: 737－748.

［49］ Walton R L, Brown R E, Matory W E Jr, et al (1989) Autogenous vein graft repair of digital nerve defects in the finger: a retrospective clinical study. Plast Reconstr Surg, 84: 944－949.

［50］ Weber R A, Breidenbach W C, Brown R E, et

al (2000) A randomized prospective study of polyglycolic acid conduits for digital nerve reconstruction in humans. Plast Reconstr Surg, 106: 1036-1045.

[51] Wessberg G A, Wolford L M, Epker B N (1982) Experiences with microsurgical reconstruction of the inferior alveolar nerve. J Oral Maxillofac Surg, 40: 651-655.

[52] Whitlock E L, Tuffaha S H, Luciano J P, et al (2009) Processed allografts and type 1 collagen conduits for repair of peripheral nerve gaps. Muscle Nerve, 39: 787-799.

[53] Wietholter H, Riediger D, Ehrenfeld M, et al (1990) Results of micro-surgery of sensory peripheral branches of the mandibular nerve.

Fortschr Kiefer Gesichtschir, 35: 128-134.

[54] Wolford L M (1992) Autogenous nerve graft repair of the trigeminal nerve. Oral Maxillofac Surg Clin North Am, 4: 447-457.

[55] Wolford L M, Rodrigues D B (2011) Autogenous graft/allografts/conduits for bridging peripheral trigeminal nerve gaps. Atlas Oral Maxillofac Surg Clin North Am, 19: 91-107.

[56] Zhao Z, Wang Y U, Peng J, et al (2011) Repair of nerve defect with acellular nerve graft supplemented by bone marrow stromal cells in mice. Microsurgery, 31: 388-394.

[57] Zuniga J R (1991) Perceived expectation, outcome, and satisfaction of microsurgical nerve repair. J Oral Maxillofac Surg, 49(Suppl 1): 77.

17 三叉神经修复的并发症

Michael Miloro, Thomas Schlieve &
Antonia Kolokythas

三叉神经周围支的损伤往往可以自愈，无须药物或手术干预。在那些接受治疗的患者中，也可能会产生许多并发症。这些不良后遗症可能位于神经损伤部位、神经移植供体部位，或与治疗神经病理性疼痛或感觉迟钝的药物的不良反应有关。另外，虽然我们也想避免出现让患者及医师对结局都失望的情况，但不幸的是，失败依然是很常见的并发症。本章将尝试解决三叉神经损伤治疗的不良后果，包括手术部位并发症、供区部位并发症和非手术治疗（全身性系统性药物、局部注射或神经消融技术）并发症。

17.1 未达到预期结果

未能达到患者或医师的预期效果是三叉神经损伤修复的常见并发症，与治疗方式无关。治疗前与患者全面讨论所有可能结果、并发症和治疗方案（包括不治疗），对于避免或最大限度地减少这一并发症和意外结果至关重要。例如，对于触诱发痛的患者，比起忍受慢性疼痛可能更愿意接受治疗后感觉丧失的结果。然而，有些患者，虽然治疗的最初目标是消除慢性疼痛，但治疗后

的感觉丧失可能比疼痛更让其难以接受。此外，慢性神经病理性疼痛的病程越长，其外周信息会在中枢大脑皮质重组记忆，神经消融治疗可能无法有效减少或消除皮质记忆导致的疼痛或病理性感觉异常。患者需要清楚地了解预期的治疗成功率，包括文献报道和术者个人经验，并了解成功是如何定义的，因为这在文献中可能会有很大差异。事实上，神经修复后感觉功能恢复的定义几乎没有共识，而且成功对于患者和外科医师的定义可能并不相同。通常来说，对需要手术干预的任何神经损伤，患者不太可能实现客观感觉的100%恢复，在开始不可逆的治疗计划之前就应当说明。

17.2 手术区并发症

17.2.1 下颌骨骨折

下牙槽神经修复术中导致下颌骨骨折的发生率尚未见文献报道；然而，在第三磨牙手术中，下颌骨骨折发生率为0.000 03%～0.004 90%。根据损伤的部位和手术方式的不同，下颌骨骨折的可能性也会有所不同。特别是暴露下牙槽神经的过程中[4]（图17-1），去除骨组织可能会损害下颌骨的完整性，导

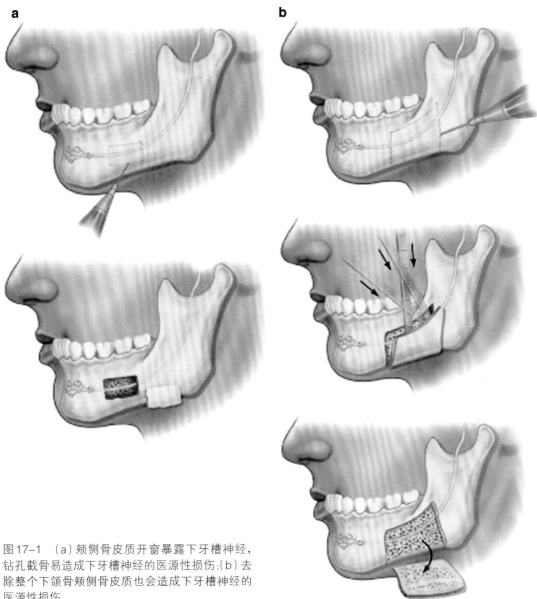

图17-1 （a）颊侧骨皮质开窗暴露下牙槽神经，钻孔截骨易造成下牙槽神经的医源性损伤；（b）去除整个下颌骨颊侧骨皮质也会造成下牙槽神经的医源性损伤

致下牙槽神经损伤术后的下颌骨病理性骨折（图17-2）。

17.2.2　咬合紊乱

　　如果通过下颌矢状劈开来暴露下牙槽神经，下牙槽神经修复后可能出现咬合紊乱（图17-3）。此外，下牙槽神经修复后出现的下颌骨病理性骨折也存在咬合紊乱和骨折不愈合或错位愈合的风险。

17.2.3　医源性神经损伤

　　下颌矢状劈开入路修复下牙槽神经或舌神经时对这两根神经的损伤与正颌手术的下颌矢状劈开相同。下颌矢状劈开术本身对下牙槽神经损伤的发生率，在术后即刻为>80%，长期随访0～89.5%的患者有神经

图17-2　去骨皮质暴露下牙槽神经的过程中下颌角骨折，用单皮质板和螺钉固定

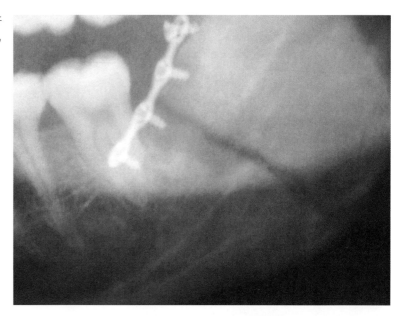

图17-3　下颌矢状劈开暴露下牙槽神经时，会在颏孔附近去除部分骨皮质，以增加下牙槽神经的动度。这一操作可能造成下牙槽神经的医源性损伤和咬合紊乱

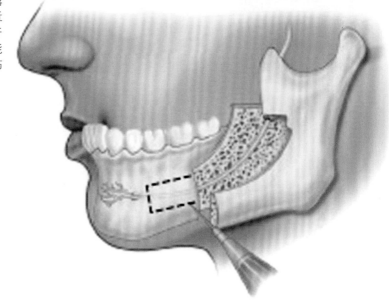

感觉障碍。舌神经损伤后长期感觉异常的发生率为1%～11.7%。与下颌矢状劈开暴露下牙槽神经相关的其他并发症包括：固定失败（8%）、不良截骨（截骨线意外滑向其他部位）、术后可能需颌间固定以及颞下颌关节功能障碍（29%）[7,9]。

事实上，采用任何方法暴露下牙槽神经或舌神经都会使神经处于医源性损伤的风险

中。对于舌神经，暴露应从第二磨牙外侧的远中颊侧开始，切口沿磨牙、前磨牙的舌侧龈沟延伸到尖牙（图17-4）。这个切口类似于第三磨牙手术切口，所以它可能会造成颊长神经的医源性损伤，但这将有助于保护舌神经免受外科手术的伤害。

任何暴露下牙槽神经的方法都会面临医源性损伤的风险。外侧骨皮质开窗的磨头可

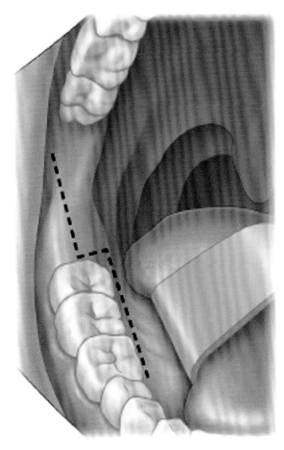

图17-4 暴露舌神经的方法包括远中颊侧的附加切口,向舌侧龈沟延伸,防止舌神经的医源性损伤

能直接损伤神经,用金刚钻头或超声骨刀去骨有助于降低这种风险。去除整块下颌骨颊侧骨皮质以使下牙槽神经广泛暴露,在做垂直截骨线时会损伤下牙槽神经,因此截骨线应该仅切开骨皮质而不是深入骨髓腔。骨劈开应该用骨凿完成。尽管这些都可以预防医源性下牙槽神经损伤,事实仍然是任何截骨术在暴露下牙槽神经时都可能损伤神经[4]。

17.2.4 张口受限

由于暴露下牙槽神经和舌神经的位置在口腔后部,手术入路通常需要在一个或多个咀嚼肌中或周围进行解剖。由于分离咬肌、翼内肌和/或颞肌造成的张口受限在术后即

刻比较常见。非甾体抗炎药(NSAID)、按摩、热敷和理疗都可用于缓解张口受限。

17.2.5 不恰当的手术选择

有时神经内减压术或神经外松解术已经足以使神经再生,有些医师却将神经部分切除,并采用神经吻合或神经移植进行修复,这是一种过度手术的并发症。一般情况下,通过神经内减压或神经外松解,神经感觉恢复的潜力较好。除非神经内广泛纤维化,即使把神经从周围组织松解出来也无法使轴突再生,才考虑神经的切除与修复。缺乏经验的外科医师应该考虑将减压作为主要治疗选择,如果神经外松解无法使感觉功能完全恢复,再考虑进行更具侵袭性的外科手术(神经内松解或神经瘤切除)。

17.2.6 经颈进路的并发症

经颈进路暴露下颌骨颊侧骨皮质修复下牙槽神经的并发症比采用经口进路时更多。不同程度的切口瘢痕总是存在,有些患者往往不能接受。此外,因三叉神经损伤导致神经瘤的患者可能由于颈部皮神经损伤而产生切口神经病理性疼痛。颈部切口和手术解剖均可能引起邻近的面神经(Ⅶ)下颌缘支损伤。手术进路的选择取决于许多因素,包括患者解剖结构、患者偏好、神经损伤部位、是否计划采用显微外科手术以及手术医师的技巧和经验。

17.2.7 神经病理性疼痛的发生

三叉神经损伤后的外科修复只不过是通过仔细的直接或间接修复,把神经创伤控制在一定程度内。因此,修复手术的创伤与三叉神经的初始损伤一样,也会产生神经的损伤。正如其他作者所讨论的那样,在手术后很可能无

法获得显著的感觉恢复。从受伤到修复间隔时间的长短、患者年龄和伤害程度都会影响康复的可能性。病理性感觉异常或神经病理性疼痛的患者在尝试手术修复之前可能已经发生了中枢神经病理性疼痛综合征,必须仔细辨认这些患者,否则手术也达不到预期疗效。即使完全切除大段神经而不进行任何修复或采取防止神经瘤形成的附加方法(例如,在神经残端之间植骨或把神经残端重新埋入肌肉),也不能改善这些患者的神经感觉功能。在神经修复手术之前没有病理性感觉异常的患者可能会在手术后发生疼痛性感觉异常或触发痛,所有患者都应该了解这种潜在的不良后果。值得注意的是,根据文献报道以及个人经验,术前无感觉异常的患者发生三叉神经修复后病理性感觉异常的很少见。

17.3   神经供区并发症

17.3.1   腓肠神经移植的并发症

用于三叉神经间接修复或缺损修复的最常见的神经是腓肠神经,更合适的是腓肠神经的内侧皮支。与腓肠神经移植相关的并发症包括腓肠神经分布区域的感觉异常、冷刺激或压力刺激敏感、疼痛、皮肤瘢痕以及踝关节的运动影响(图17-5)[5]。在一项整形外科使用腓肠神经的回顾性研究中发现,平均随访2年,50%的患者没有麻木区域,出现麻木的患者其麻木区域平均为12 cm^2,感觉减退的平均面积为55 cm^2。在这项研究中,25%的患者不满意瘢痕的外观[6]。该研究采用单一纵向切口获取的腓肠神经长达20 cm,这比常用于三叉神经修复的长度更长。Miloro报道了腓肠神经移植修复三叉神经后的主观评价结果,在96%的受试者中,主观感觉下降的面积小于或等于25美分硬币的大小,并且在长期随访中没有受试者主诉疼痛或冷敏感。在这项研究中,15%的患者表示对他们的日常生活有影响,85%的患者对瘢痕外观满意。必须指出的是,在这一系列的患者中,采用了后方一个5~10 mm的横切口,正好在外踝上方,能获取长为2.5~4.0 cm的神经段(图17-6)[5]。

值得注意的是,在笔者的经验中,三叉神经病理性感觉异常的患者更容易在腓肠神经供区出现病理性感觉异常,因为患者对神经损伤的反应已经固定在病理性感觉异常的愈合程度。如果在腓肠神经供区发生神经瘤,则可

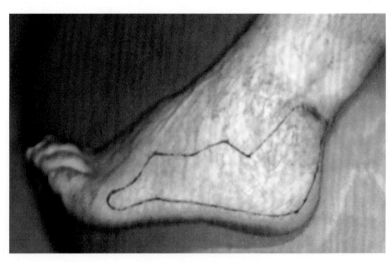

图17-5 足和踝关节外侧、腓肠神经支配的感觉区域

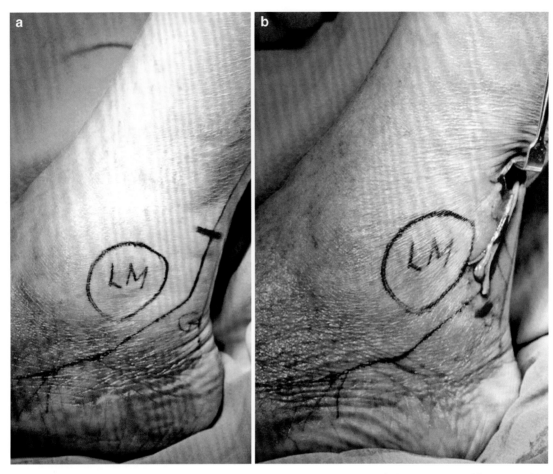

图17-6 （a）标记所需的腓肠神经节段，在外踝（LM）和腓肠肌腱（G）之间做5～7 mm的横切口，一端朝向外踝，以避开腓肠神经终末支；（b）由5～7 mm的横切口获取4～5 cm的腓肠神经，这段神经由于横径过大，并不适用于三叉神经修复

能需要治疗腓肠神经瘤（图17-7）。相反，如果在下牙槽神经或舌神经修复之前不存在病理性感觉异常，那么患者不可能在神经修复之后出现下牙槽神经或舌神经的病理性感觉异常。

17.3.2　耳大神经移植并发症

有关采用耳大神经修复三叉神经并发症的报道在文献中很少。最明显的并发症是神经支配区永久性感觉障碍（图17-8）。作为颈丛的一个分支，耳大神经为腮腺、乳突和耳下1/3的皮肤提供感觉神经支配。在移植之后，该区域的感觉受损是意料之中的，但有

些患者不能接受用耳大神经区域的感觉障碍换取三叉神经损伤导致的脸部或舌头区域的感觉恢复。术中损伤脊副神经虽然很少见，但可能是获取耳大神经的另一种可能的并发症。这种方法也可能产生沿侧颈后部明显的手术瘢痕和切口处的神经病理性疼痛[3]。

17.4　药物治疗并发症

三叉神经损伤后的病理性感觉异常、触诱发痛、神经病理性疼痛和三叉神经痛的药

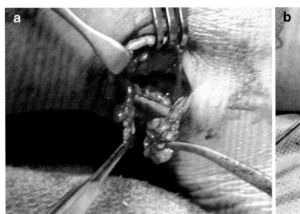
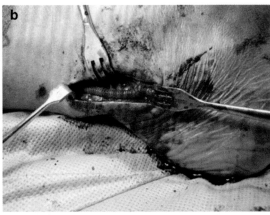

图 17-7 （a）腓肠神经部分截除后，近、远中残端的神经瘤；（b）切除腓肠神经残端神经瘤后，神经缺损用聚乙酸醇支架导管修复（Neurotube®，Synovis Life Technologies Inc.，圣保罗市，明尼苏达州，美国）

图 17-8 耳大神经支配的皮肤感觉包括颈部、下颌角、耳前和耳后耳轮的皮肤。图中 1、2、3 分别表示三叉神经的眼支、上颌支和下颌支

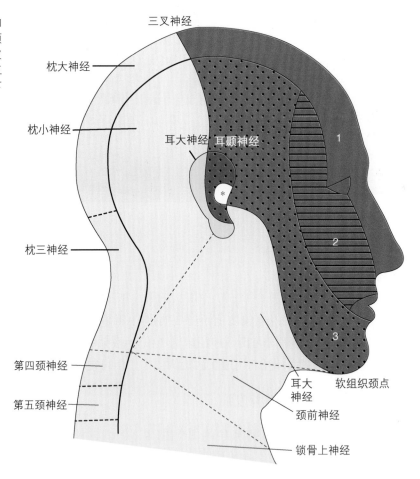

物治疗应与有面部疼痛治疗经验的医师商量，如神经科医师、面部疼痛专家或麻醉医师等。许多药物可以以不同剂量和组合使用以改善或减轻患者症状。表 17-1 列出了治疗神经病理性疼痛的几种药物及其潜在的不良反应。

表17-1　神经病理性疼痛药物及其不良反应

药物分类	不良反应
三环类抗抑郁药 　阿米替林 　去甲替林 　地昔帕明	抗胆碱能作用
抗癫痫类药 　氯硝西泮 　加巴喷丁 　普瑞巴林 　卡马西平	反应迟钝,头晕,下肢水肿,肝毒性和粒细胞缺乏症(卡马西平)
皮质类固醇 　地塞米松 　泼尼松	精神病,谵妄,消化不良
局麻药 　美西律 　利多卡因	轻度头痛,震颤,感觉异常,心律失常
N-甲基-D-天冬氨酸受体拮抗剂 　氯胺酮	精神错乱,梦魇
α₂受体激动剂 　可乐定	低血压,反弹性高血压
解痉药 　巴氯芬	肌无力,认知障碍

可用于治疗三叉神经病理性感觉异常的药物包括表面麻醉剂、神经肽(辣椒素乳膏)、非甾体抗炎药、可乐定、类固醇、抗抑郁药、麻醉剂、抗惊厥药(卡马西平)、三环类抗抑郁药(TCA)、肌肉松弛剂(巴氯芬,氟西汀)、苯二氮䓬类和抗交感剂等。这些药物都有固有的不良反应,有些反应很大,可能会导致患者不依从和停药。

17.5　其他治疗并发症

尽管三叉神经损伤的修复手术不常采用,并且通常不由口腔颌面外科医师进行,但是在选择的患者中可以使用药物注射、微血管减压术、射频热凝术和伽马刀,以治疗患者的病理性感觉异常、神经病理性性疼痛以及三叉神经痛。

甘油或酒精注射的并发症发生率为0.73%～3%,包括肿胀、疼痛、感染、皮肤/黏膜或敏感或红斑或坏死、张口受限、罕见的过敏反应,以及由于腐蚀性液体造成组织损伤继发神经损伤产生的病理性感觉异常。此外,注射不是一个永久的解决方案,因为疼痛的复发率很高,故必须经常重复注射[1,8]。

微血管减压术(Janetta术)是缓解三叉神经痛的常用方法,经颅底(通过开颅手术)暴露三叉神经,并且在责任动脉与被压迫的神经之间插入特氟龙垫片。微血管减压术的并发症包括颈部疼痛和僵硬、颅内出血和血管损伤(卒中)、感染、脑脊液渗漏,以及由于第Ⅷ脑神经受损所致的听力丧失和由于Ⅶ脑神经损伤造成的面神经麻痹（Ⅴ、Ⅶ、Ⅷ脑神经解剖位置接近），总体而言，该手术的并发症大约为10%。

伽马刀放射治疗技术是一种非侵袭性的治疗方式，其靶点聚焦于脑干三叉神经处。伽马刀治疗在解决神经病理性症状方面具有一定的成功率，但需要数周至数月才能产生治疗效果。伽马刀治疗也会产生辐射的典型不良反应，如头痛、恶心、头晕、疲劳，以及面部麻木或刺痛。

射频温控热凝术是将电极通过颊部进路插入三叉神经节，用热量损伤神经（与伽马刀原理相同），选择性地损伤负责疼痛和温度感觉的神经纤维（A-δ纤维和C纤维）。所报道的射频热凝术后的并发症包括局部面颊的疼痛、麻木、运动麻痹以及诸如角膜感觉丧失的眼部问题。另外，射频治疗1年后有68%的患者疼痛复发[2]。

（张文豪　陈敏洁）

参考文献

[1] Fardy M J, et al (1994) Complications associated with peripheral alcohol injections in the management of trigeminal neuralgia. Br J Oral Maxillofac Surg, 32: 387-391.

[2] Gregg J M, Small E W (1986) Surgical management of trigeminal pain with radiofrequency lesions of peripheral nerves. J Oral Maxillofac Surg, 44: 122.

[3] Günther M, Danckwardt-Lillieström N, Gudjonsson O, et al (2010) Surgical treatment of patients with facial neuromas—a report of 26 consecutive operations. Otol Neurotol, 31(9): 1493-1497.

[4] Miloro M (1995) Surgical access for inferior alveolar nerve repair. J Oral Maxillofac Surg, 53: 1224-1225.

[5] Miloro M, Stoner J A (2005) Subjective outcomes following sural nerve harvest. J Oral Maxillofac Surg, 63(8): 1150-1154.

[6] Ng S S, Kwan M K, Ahmad T S (2006) Quantitative and qualitative evaluation of sural nerve graft donor site. Med J Malaysia, 61(Suppl B): 13-17.

[7] Panula K (2001) Incidence of complications & problems related to orthognathic surgery. 655 pts. J Oral Maxillofac Surg, 59: 1128, Finland.

[8] Shah S A, Khan M N, Shah S F, et al (2011) Is peripheral alcohol injection of value in the treatment of trigeminal neuralgia? An analysis of 100 cases. Int J Oral Maxillofac Surg, 40(4): 388-392, Epub 2010 Dec 17.

[9] Zuniga J (1995) Nerve injuries: considerations in orthognathic surgery. OMFS Knowl Update, 1(Part II): 43.

感觉神经的康复治疗

Greg K. Essick, George Blakey III & Ceib Phillips

18

18.1 引言

美国每年有数百万人因周围神经系统急性损伤而引起体感缺陷。从创伤到牙槽外科和正颌手术，口腔颌面外科医师会操作多种术式，这一特点使得他们总会遇到神经损伤的患者。这些神经损伤导致的症状包括感觉丧失（感觉减退），非疼痛性的针刺感觉（感觉异常），对触摸或压力的敏感性增加，可伴有或不伴有麻木或不适（病理性感觉异常），以及周围神经病理性疼痛。躯体感觉损伤的症状并不一定持续存在，可能只包括对受累区域的刺激诱发异常反应和/或自发性疼痛[60,83]。外周神经损伤后持续性感觉障碍的治疗选择仍然有限。显微神经减压术和修复对某些患者有益，但费用昂贵，并且不适用于所有持续存在、困扰患者的感觉改变。最近已经明确有两种无创疗法能改善患者对残余感觉的感知（感觉再训练）或加速功能恢复（使用维生素 B_{12}）。本章将介绍支持三叉神经损伤患者使用这些疗法的证据。

18.2 正颌手术：外伤后神经损伤的一种实验模型

评估任何疗法对三叉神经损伤的恢复程度或速率，取决于是否建立合适的临床模型。理想情况下，受试者在神经受损之前应是健康的，并且有能力进行神经感觉评估。不同于其他的神经创伤临床模型（重复性运动、意外创伤或医源性创伤），计划进行正颌-正畸联合治疗以矫正严重颌骨畸形或严重错颌的患者，术前是健康的，没有系统性合并疾病，术前已有数年的正畸治疗史。由于接受正畸治疗可降低随访失败的可能性，因此以上实验可以在不延误治疗的情况下进行"损伤前"测试，也可以进行"损伤后"评估。单独下颌骨截骨术（矢状劈开截骨术）或上下颌联合截骨术都可能会损伤患者的下牙槽神经，通过两项电生理检查可以验证：① 异常电生理检测（神经传导或诱发电位研究）[34,40,57,59,80]；② 异常神经感觉测试（如异常的触觉和温度觉阈值）[21,22,23,39,82]。一些轴突损伤严重的患者，需要将轴突芽重新连接到靶组织，重建轴突直径，以及使有髓神经再髓鞘化[40,58]。因此，下牙槽神经的医源性损伤激活了神经恢复通路，这是所有周围神经损伤的常见现象[58,88]。对于大多数患者，感觉测试和患者反馈的感觉改变会在手术后持续 $1\sim2$ 年[23,40,57,62,83]。与下颌骨截骨术有关的神经损伤和神经修复方式为评估创伤性或医源性外周感觉神经损伤的疗效提供了值得参考的临床实验模型。

18.3 神经损伤的生物学反应

任何为改善损伤后感觉功能的新型疗法都应旨在增强神经损伤恢复的自然过程。周围神经损伤后，人体会立即启动细胞和分子信号的同步改变，并且神经功能恢复的质量与分子调控紧密联系，以试图修复神经并使之恢复到损伤前的状态。炎症和水肿消退后，残留的感觉缺陷可归因于周围神经内的解剖或功能改变，而中枢神经系统中由神经损伤引起的伴随变化常常被低估[4, 18, 35]。可以使用几个时间上重叠的阶段来描述这种生物反应：位于损伤部位中心的神经细胞胞体的凋亡；轴突近、远心断端的连续性重建，包括轴突直径和髓鞘形成；与中枢连接的重建，即由受损轴突支配组织的皮质对应区域[58]。

18.3.1 神经损伤的周围神经反应

几乎所有现有的手术预后数据都来源于动物模型中的神经横断伤或挤压伤。在这两类损伤中，轴突再生、重构和髓鞘再生是至关重要的。假设非横断性神经损伤激活相似的通路[3]，即使没有横断，轴突损伤也可能需要轴突芽重新与靶组织连接，然后髓鞘再生[40, 58]。一旦临床治疗中发生神经损伤，可以假定存活的细胞体积极地加强其转录机制，增加结构蛋白质的合成以进行轴突修复和再生，随着时间推移最终传导组织内的电信号，恢复神经功能[1, 8, 33, 36, 52]。

18.3.2 神经反应的评估

感觉测试方法源于心理物理学领域，

一般通过刺激患者皮肤或黏膜，定量测量患者的反应来确定神经损伤的程度。触压检测和两点辨别测试的特点是对每个刺激给出明确的正确或不正确的选择。相反，对于诸如两点感知和温度感知这样的测试不存在正确的答案，反应取决于患者对刺激的认知，即使对正常神经进行检测，也可能有不同的答案。触觉检测阈值（contact detection threshold，CDT）评估神经干中大直径Aβ机械感受器的功能完整性，并且已被证明是三叉神经损伤中最敏感和最有用的非侵袭性指标之一[10, 11, 19, 82]。术后所获得的CDT值能客观评估术中神经损伤[81]以及术后1年患者对感觉的自我评价[21, 82]。

温度感知测试用于评估神经干中小直径的有髓Aδ热感受器和无髓C纤维热感受器的功能完整性[19, 20]。热感知阈值被认为是神经损伤的最敏感的温度指标。小直径纤维的修复（如果有）所需的时间要多于大直径纤维，并且在恢复过程中，热感知阈值显示异常的时间也长于其他感觉功能的阈值[10, 19, 81, 85]。一小部分患者在正颌术后，对冷的敏感性（异常性疼痛）显著增加，临床上表现为对高于通常定义的"冷"的温度产生疼痛反应[18]。

18.3.3 神经损伤的中枢反应

虽然在临床上并不容易检测到，但是周围神经中几乎所有与损伤有关的改变都会引起中枢神经系统的皮质下和皮质神经基质的变化[46, 88]。虽然这种中枢可塑性的潜在机制在很大程度上是未知的，但是在皮质区域经常观察到高度兴奋区，而这些区域参与对神经损伤后的重塑[58]。从某种意义上说，这种神经可塑性反映了与感觉皮层连接的信号输入之间的竞争。植入大鼠大脑皮质和皮质下的面部感觉通路中继站的微电极显示，外周神经损伤后,在一般感觉输入失效后几分钟内,电极对其他面部区域的新传入信号有回应[24]。

这种皮质重组反映了感觉神经损伤后个体经历的感觉改变。在正常状态下,脸部或嘴唇的刺激激活了感觉受体,随后出现了神经冲动。这些冲动会影响感觉皮质,唤醒与之前类似经历的记忆。在神经损伤之后,神经冲动的模式改变:相同的接触(同一刺激)引起不同的神经冲动[14]。

18.3.4 认知变化的评估

神经损伤后不太可能完全恢复术前神经功能,如果患者很在意术后感觉的改变,那么临床上首要考虑的就是使患者适应这种感觉敏感性的改变。在这种情况下,对刺激认知的评价,如两点辨别或患者对神经恢复的自我感知,可能优于一系列更客观的方法。两点辨别是受试者对两个接触点和一个接触点的区分,很大程度上受认知因素以及受试者的判别能力的影响[85,86]。此外,还需证明患者自我评价的可靠性。对不同测试者的相同指示,如描述自发或触发的感觉改变时,患者要做出相同的反应[6,7,25,53,61]。

18.4 通过感觉再训练改变中枢神经对神经损伤的反应

感觉再训练(也称为感觉再教育)是一种认知行为治疗技术,它可以帮助神经损伤患者在受伤部位受到刺激后,在其意识水平解释神经冲动[14]。来自感觉训练练习的重复性神经输入可在躯体感觉皮质中产生可塑性变化,这一机制与原始神经损伤的输入改变引起中枢重塑的机制相同。通过一段时间

的再训练获得的这种中枢重组可部分补偿神经损伤的影响[12,15,17,31,54,87,93]。

动物研究表明,行为感觉训练不是简单的重复练习,它改变了相关皮肤部位的中枢神经表现,改变了个体体感皮层细胞对触觉刺激的反应,增加了神经元的同步性,并改善了继发性脑损伤后的行为功能[28,42,44,45,68-70]。神经影像学研究表明,类似的变化发生在感觉去神经支配和感觉再训练后[50]。感觉再训练会使体感皮质图显示更高的感觉分辨率和更大的图形重组,这有助于更好地认知感觉输入。与中枢神经系统的改变不同,感觉再训练不会改变神经再生过程和触觉阈值[5,22,23,45],但确实改善了患者对受累皮肤刺激的认知和适应性反应[13,14,61-63,72]。

18.5 手部损伤后的感觉再训练

过去几十年来,感觉再训练作为一种康复治疗手段已被广泛应用于神经损伤影响手部功能的患者。对手部损伤和卒中患者感觉训练的重点一直是教导患者以有意义和有效的方式感知手指操作的对象[14,55,77,92,94]。手部损伤患者学会识别并区分小物体(各种纽扣、硬币和钥匙)的形状。患者能够扣上自己的衬衫,并且无须视觉线索就能识别形状(例如区分钥匙与硬币)。尽管再训练后患者的触觉仍然不正常,但由于患者的临床状况不再是功能性残障,因而患者更易适应并接受这种情况。

在感觉再训练的早期阶段(表18-1),训练目标是区分静止和移动的感觉,即患者必须通过比较训练,重新认知在其皮肤上的触觉是静止的还是移动的。在再训练的早期阶段,患者可能需要更大的刺激强度来区分静止和移动的感觉,但强度不能太大以致引

表18-1　感觉再训练的一般概念[64]

两个阶段	早期：区分静止和移动的感觉 后期：感知方向
频　　率	每天三四次，每次持续几分钟
一般策略	1. 安静的环境 2. 集中精神很重要 3. 使用刺激物（布、化妆刷、棉签），而不是手指 4. 使用手指会为患者创建两组感官信息，这会混淆已经矫正的感觉信息
再训练的内容	1. 观察移动的感觉。对于面部，通过镜子使用视觉反馈至关重要 2. 闭上眼睛，集中精力感知移动的感觉，以将心理与视觉图像结合起来 3. 重复观察以确认视觉上的移动感 4. 口头表达正在进行的移动感觉是什么样的 5. 使用相同的程序感知正常的区域，以便可以比较两侧的感觉

起疼痛。如果发生感觉过敏或病理性感觉异常，建议使用不同程度的轻柔抚摸或轻轻拍打进行脱敏[9,38,55,91]。在再训练的后期阶段（表18-1），其目的是要重新认知刺激的运动方向。例如，外部物体划过皮肤是从左到右还是从右到左？

感觉再训练的过程与大脑学习一种新语言的过程类似，是一个渐进的、提高的过程。在学习语言的最初阶段，掌握单词很慢、很困难且容易出错。随着时间推移和不断练习，方可习得流利的语言。遗憾的是，尚未有任何研究来确定口腔颌面部神经损伤患者要想获得最大程度的恢复所需的训练阶段和练习方式。通过感觉训练获得"第二语言"的潜力随着年龄的增长而下降[51,62,63]，每个患者的语言学习能力和视觉空间认知能力不同，还依赖于患者个人的积极性和外界的督促。

18.6　口腔颌面部损伤后的感觉再训练

18.6.1　初次临床观察

Gregg在1992年的文献中首次提出了感觉训练运动是否可以有效用于口腔颌面部感觉改变的患者这一问题[32]。2001年，Meyer和Rath开展了一项回顾性研究，分析了1981年以后的372例进行了显微外科神经损伤修复术的患者，并且至少有手术后18个月的随访结果。基于一项非随机抽选的患者面部感觉训练指导，其中包含了感觉训练的一些早期阶段内容，以期提高患者神经损伤后的口腔颌面部感觉：① 改善患者唇或下巴感觉和运动的能力；② 主观、客观地改善口周运动功能；③ 通过减少受损和未受损的皮肤区域之间的主观差异来减弱唇部和颏部的感觉异常或麻木[55]。通过医学研究委员会量表（MRCS）和临床评估，在接受和未接受面部感觉练习的患者中，获得有效感觉恢复的患者的百分比没有差别。然而，那些接受训练指导的患者能更快达到最终的感觉恢复水平，平均为3个月或更短[55]。

18.6.2　随机临床试验的发现

为了评估感觉再训练对面部感觉改变的疗效，在一家学术中心和一个社区中心进行了一项多中心、双盲、平行、双臂分层随机临床试验（RCT），共有191例受试者[61]，分成两组：面部感觉训练与标准张口训练同时进行组和只进行标准张口训练组。其目的是评估自述的感觉改变程度和持续时间方面，前组是否比后组有所减少。受试者均为发育畸形、计划进行单纯双侧下颌矢状劈开截骨术或双颌正颌手术的患者。

随机临床试验强调患者自述，其原因有二：① 假设感觉再训练不会影响实际的神经恢复，包括神经功能的客观感觉测试；② 与其他解剖区域中的皮肤（如手指）相比，面部感觉神经障碍的认知是不同的。下牙槽神经末梢神经分支（如颏神经）支配的皮肤功能更像手背（桡神经），而不是手掌侧（正中神经和尺神经）[16,84]。因此，多毛的面部下唇或下巴皮肤中的感受器随运动而变形，由此诱发的神经放电起到本体感觉的作用，包括面部表情的自我意识[16,30]。

随机对照试验中的感觉训练方案在三个时间点有干预措施，分别在术后1周、1个月（4～6周）和3个月给予患者。时间点选择参考了正中神经或尺神经损伤患者感觉再训练的临床研究，以及正颌手术后患者感觉障碍情况的临床研究[29,48,85,96]。感觉再训练的三个阶段被设计成与手部感觉训练的早期和晚期相一致：区分静止和移动物体，移动物体的定位，移动物体的定向（表18-2）[三个阶段的练习视频演示可以通过http://www.oralmaxsurgeryatlas.theclinics.com/article/S1061-3315(10)00065-X/abstract观看，2011年3月上线。该视频由北卡罗来纳大学教学技术中心视频服务组制作，纸质版的教学计划和复制光盘可以向通信作者索取]。

与以往报道一致，临床试验中接受感觉训练的患者相比只接受标准张口训练的患者，在手术后3个月和6个月自述出现面部感觉异常、唇部敏感性丧失或麻木等问题的

表18-2　感觉再训练指导纲要[61]

训练时间	感觉训练项目
1周	用化妆刷进行交替的简单触摸和诱发训练（运动训练） 对着镜子训练 闭着眼睛训练
1个月	交替上或下、左或右触发（定位训练） 对着镜子训练 闭着眼睛训练
3个月	交替上→下、下→上触发（方向性训练） 对着镜子训练 闭着眼睛训练

概率低[61]。在术后6个月时，只进行张口训练组自述感觉改变的概率几乎是感觉再训练组的2倍[61]。除了患者自述的结果外，还测量了两点感知、两点辨别距离和触觉阈值作为次要结果。感觉再训练患者更善于触觉辨别、暗示调节，即使辨别两个不同接触点的能力或感受触觉刺激的能力（神经恢复）没有改善[22]。

即使在训练计划完成之后，感觉再训练的积极效果仍然存在（图18-1）。虽然在2年的随访中，两组受试者自述感觉障碍的比例均稳步下降，但两组之间的差异始终存在。即使是手术后2年，仅接受张口练习的患者中自述感觉改变的比例仍是感觉再训练患者的2倍（图18-1）[62]。而且，感觉训练组的患者自述因为唇部麻木或敏感性丧失而干扰日常生活的比例小（图18-2）[63]。这两组之间的差异似乎与"再训练"的方式或感受触觉刺激的方式不同有关，与神经恢复或修复的差异无关[22,23]。手术后随访2年，在最初3个月期间接受感觉再训练的患者在两点感知测试中仍然表现出较高的敏感性，即感觉再训练受试者能分辨一点还是两点的间隔距离较短（图18-3）[23]。

图18-1　控制了心理和年龄因素后,接受感觉训练和未接受感觉训练的受试者存在感觉障碍的比例(数据来自 Phillips 等[62])

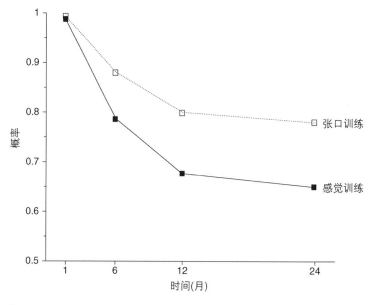

图18-2　控制了心理和年龄因素后,接受感觉训练和未接受感觉训练的受试者自述日常生活中没有问题或干扰的概率。(a)没有麻木问题的概率;(b)没有唇部敏感性丧失问题的概率(数据来自 Phillips 等[63])

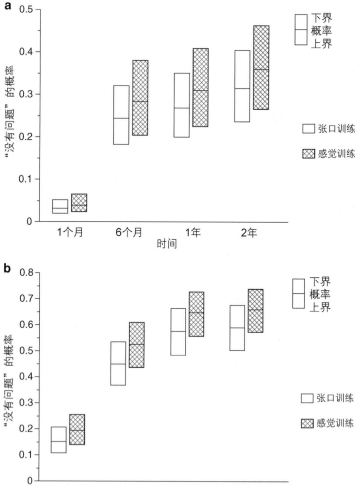

图 18-3 接受感觉训练和未接受感觉训练的受试者的两点感知平均灵敏度。感觉训练组的两点感知平均灵敏度高于未接受感觉训练组。对于感觉训练组，比起术前初始值，能识别的两点间的距离更近

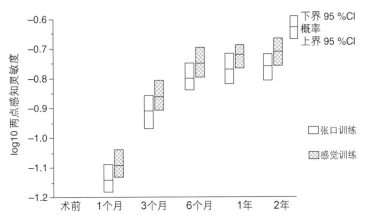

术后 6 个月和 24 个月的长期随访结果表明，对于急性神经损伤患者（下颌骨截骨术期间），简单、无创的面部感觉再训练（仅需要便宜的化妆刷和镜子）是一种有效改善面部感觉缺陷的治疗方法。Callahan 的阐述很好地总结了"再训练"患者的预期结果："如果感觉再训练能帮助人们增强触觉感受的能力，更好地享受日常生活，那么就是有意义和成功的。"[9]

对于口腔颌面部感觉再训练，一个重要组成部分是通过在镜子前进行锻炼提供的视觉反馈。这引发了两种不同的感觉事件，即刷子在脸部皮肤上的感觉和视觉。最近的实验研究表明，即使"触摸"不是实际意义的触摸，而是镜像反射[71,74]，观察身体表面的视觉仍可以直接增强触觉感知和检测[27,79]。每天进行练习的重复频率比每次训练的时间长短更重要。应鼓励患者用短小的手持式镜子进行口腔颌面部感觉训练，每次 1～2 min，每天 4～6 次，这样的训练会比时间长而次数少的训练更加有效。

18.7　维生素 B_{12} 改善周围神经对神经损伤的反应

维生素 B_{12} 是急性周围神经损伤后恢复神

经功能的常用药物。据报道，维生素 B_{12} 缺乏会引起神经退行性变，而补充维生素 B_{12} 可以治疗神经退行性变[35,76]。补充维生素 B_{12} 可作为改善肌萎缩性脊髓侧索硬化症、糖尿病神经病变、贝尔面瘫、腕管综合征和透析诱发的神经病变等疾病的治疗方法[37,41,47,49,73,78,95]。对这些伴随周围神经损伤的慢性病的研究显示，补充维生素 B_{12} 至治疗剂量可促进神经功能，减轻疼痛。

非维生素 B_{12} 缺乏动物模型的体内试验表明，急性外周神经损伤后给予维生素 B_{12} 治疗，可以增加神经营养因子的产生，从而阻止神经变性，促进神经再生[43,56,89,90]。除了外周神经损伤动物模型的实验外[43,56,89,90]，一项开放的随机对照试验报道，贝尔面瘫患者肌注甲基钴胺素或甲基钴胺素+泼尼松（约 2 周）的恢复时间短于单用泼尼松（约 10 周）[41]。然而，评估补充维生素 B_{12} 对健康人群急性周围神经损伤后感觉神经恢复的影响的临床研究很少[65,66]。

18.8　口腔颌面部损伤后维生素 B_{12} 的使用

与感觉再训练不同，维生素 B_{12} 曾有望促

进周围神经功能的恢复。因此，在我们的两项 B_{12} 探索性研究中，触觉检测和热阈值被用作主要客观指标。

18.8.1　鼻内维生素 B_{12} 喷雾的良好耐受性

最初，我们在健康、非维生素 B_{12} 缺乏的鼻插管正颌患者中，采用了术前 2～3 周至术后 6 个月每周应用鼻内维生素 B_{12} 喷雾，证实患者能够耐受。手术后 1 个月，大多数患者的总血清维生素 B_{12} 水平达到治疗水平（高于正常范围）。对耐受性研究的一个特别鼓舞人心的发现是，经触觉检测（大直径神经纤维功能），那些 B_{12} 血清水平比正常基线水平高很多的患者比那些 B_{12} 水平增加少的患者损伤更轻[65]。

18.8.2　鼻内维生素 B_{12} 改善神经损伤的效果

随后，进行了探索性随机临床试验，在正颌外科手术后患者中设置两组对照：鼻内维生素 B_{12} 喷雾剂 + 感觉再训练（sensory retraining, SR）组和只采用感觉再训练组，通过比较两组患者感觉损伤的变化，获得了关于维生素 B_{12} 对小直径（热阈值）以及大直径神经纤维功能的影响的试验数据。感觉再训练不改变神经再生的过程或受损神经部位的触觉绝对阈值[5, 22, 23, 45]，仅改善患者对施加于损伤区域皮肤的刺激的认知能力和适应性反应[14, 61, 62, 64]。出于这些原因，我们推断维生素 B_{12} 与感觉再训练的联合应用可能为三叉神经损伤患者实现感觉功能的最佳恢复提供了无创手段。

尽管只进行了一项小型试验，采用了平行随机区组设计，两个治疗组（维生素 B_{12}+SR 与 SR）在性别、手术类型和手术时平均年龄方面无差别，两组在手术前的任何阈值测量的平均值都没有显著差异[66]。在手术时（SR+维生素 B_{12} 组鼻内维生素 B_{12} 喷雾开始后约 3 周）和术后 6 个月，两组的平均血清维生素 B_{12} 水平有显著差异，两组患者术前和术后 6 个月的血清维生素 B_{12} 差值变化无统计学差异（图 18-4）。正如预期的那样，SR+维生

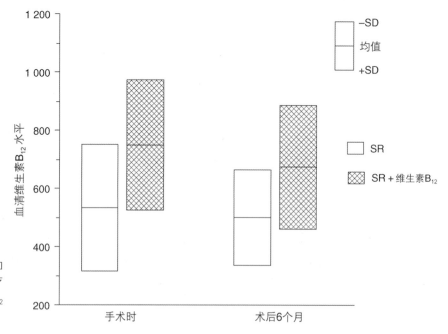

图 18-4　手术时和术后 6 个月两个治疗组中血清维生素 B_{12} 水平的比较[66]

素B_{12}组的两次平均血清维生素B_{12}水平均显著偏高，手术时高出约40%，术后6个月时高出35%。这表明SR+维生素B_{12}组维生素B_{12}水平的增加在手术时已达到峰值，并在术后维持。

18.8.2.1　触觉检测

既然维生素B_{12}缺乏症患者补充维生素B_{12}可以影响大直径Aβ神经纤维的轴突和髓鞘结构[2,26,67]，我们推测SR+维生素B_{12}组的触觉感受阈值（contect detection threshold，CDT）受损小于SR组。这项研究的数据和以往的研究[65]都支持这一假设。在维生素B_{12}耐受性研究中，以术前维生素B_{12}血清水平为基线，下颌骨截骨患者在进行术后触觉测试时，维生素B_{12}血清水平增加多（>400 pg/ml）的患者比维生素B_{12}增加少的患者触觉损伤小。探索性随机对照试验的数据进一步表明，两组间最大差异发生在神经损伤的早期（1个月）（图18-5）。因为创伤损伤的神经纤维比例高时，不仅仅是部分轴突的裂伤，还可能产生脱髓鞘，而脱髓鞘的恢复更快[40,83]。故术后1个月，SR+维生素B_{12}组的触觉检测

灵敏度略好，可能表明SR+维生素B_{12}组的再髓鞘化速度比单纯SR组更快，

或者，由于B_{12}补充在损伤前2～3周就已经开始，因此SR+维生素B_{12}组恢复快可能表明维生素B_{12}具有神经保护作用。如果预计会发生神经损伤，这在临床上将非常重要。

18.8.2.2　两点感觉评估

因为感觉再训练可以弥补患者对机械刺激反应的不足，所以我们假设：在两点感觉方面，感觉再训练加维生素B_{12}可能不会比单独感觉再训练更优。与此假设一致，在术后1、3和6个月治疗后的两点感知评估中，SR+维生素B_{12}组和SR组之间几乎没有差异。此外，手术后损伤程度与我们之前关于感觉再训练研究中观察到的程度相似。

18.8.2.3　热敏感度

对于所有四个阈值测量方法，SR+维生素B_{12}组的损害均较SR组更少。然而，热感知阈值热不适阈值与冷感知阈值冷不适阈值比较，有较大的差异。此外，在术后3个月

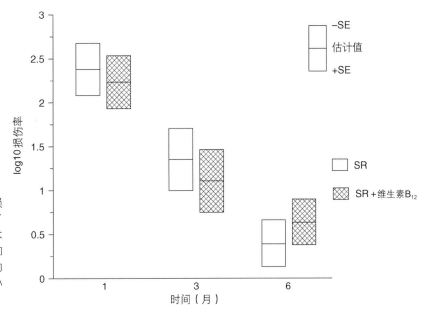

图18-5　额部CDT的损失。图中所示为控制了手术年龄、手术类型和术后1、3、6个月是否附加额成形术后，两组CDT的log10损伤率的几何最小二乘均值

图18-6　颏部热不适阈值（HPT）的改变。所示为控制了手术年龄、手术类型和术后1、3、6个月是否附加颏成形术后，两组热不适阈值改变的最小二乘均值[66]

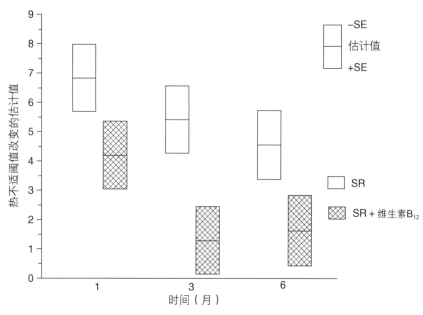

和6个月时，受试者均对冷表现出超敏反应，而接受维生素B_{12}的患者比未接受维生素B_{12}的患者反应小。但指导性实验报告中冷不适的阈值与冷诱发烧灼感、刺感或刺痛的阈值的差异不支持维生素B_{12}可能有降低冷异常性疼痛的可能性或严重程度的观点。两组之间在热感知阈值和热不适阈值之间的巨大差异，与支配这两种热敏感的无髓传入神经的功能性神经密度的差异一致。术后6个月，未接受维生素B_{12}的受试者的热不适阈值比术前高出4.5℃（图18-6）[66]；相反，接受维生素B_{12}的受试者只高出约1.5℃。

　　总而言之，维生素B_{12}和感觉再训练是治疗急性周围神经损伤的无创治疗方法。感觉再训练在不同时间应用的有效性，以及维生素B_{12}的使用方法和剂量，需要进一步研究。这种无创性疗法可以减少创伤性神经损伤后感觉障碍导致烦躁或功能丧失患者的手术治疗的需求。

致谢：对Debora Price在研究过程中数据收集与分析方面付出的努力，以及Andrew Blank在稿件准备中给予的技术支持，笔者表示衷心感谢。

（张文豪　陈敏洁）

参考文献

[1] Abe N, Cavalli V (2008) Nerve injury signaling. Curr Opin Neurobiol, 18: 276-283.

[2] Al-Shubaili A F, Farah S A, Hussein J M, et al (1998) Axonal and demyelinating neuropathy with reversible proximal conduction block, an unusual feature of vitamin B12 deficiency. Muscle Nerve, 21: 1341-1343.

[3] Atusmi Y, Imai T, Matsumoto K, et al (2000) Effects of different types of injury to the inferior alveolar nerve on the behavior of Schwann cells during the regeneration of periodontal nerve fibers of rat incisor. Arch Histol Cytol, 63: 43-54.

[4] Becerra L, Morris S, Bazes S, et al (2006) Trigeminal neuropathic pain alters responses in CNS circuits to mechanical (brush) and thermal (cold and heat) stimuli. J Neurosci, 26: 10646-10657.

[5] Bell-Krotoski J, Weinstein S, Weinstein C (1993) Testing sensibility, including tough-pressure,

two-point discrimination, point localization, and vibration. J Hand Ther, 6: 114-123.

[6] Bouhassira D, Attal N, Fermanian J, et al (2004) Development and validation of the neuropathic pain symptom inventory. Pain, 108(3): 248-257.

[7] Bouhassira D, Attal N, Alchaar H, et al (2005) Comparison of pain syndromes associated with nervous or somatic lesions and development of a new neuropathic pain diagnostic questionnaire. Pain, 114(1-2): 29-36.

[8] Boyd J G, Gordon T (2003) Neurotrophic factors and their receptors in axonal regeneration and functional recovery after peripheral nerve injury. Mol Neurobiol, 27: 277-324.

[9] Callahan A D (1995) Methods of compensation and re-education for sensory dysfunction.// Hunter J M, Mackin E J, Callahan A D (eds). Rehabilitation of the hand. Mosby, St. Louis.

[10] Campbell R L, Shamaskin R G, Harkins S W (1987) Assessment of recovery from injury to inferior alveolar and mental nerves. Oral Surg Oral Med Oral Pathol, 64: 519-526.

[11] Cunningham L L, Tiner B D, Clark G M, et al (1996) A comparison of questionnaire versus monofilament assessment of neurosensory deficit. J Oral Maxillofac Surg, 54: 454-459.

[12] Cusick C G, Wall J T, Whiting J H J, et al (1990) Temporal progression of cortical reorganization following nerve injury. Brain Res, 537(1-2): 355-358.

[13] Daniele H R, Aguado L (2003) Early compensatory sensory re-education. J Reconstr Microsurg, 19: 107-110.

[14] Dellon A L (1988) Re-education of sensation. John D Lucas, Baltimore.

[15] Dubner R, Ruda M A (1992) Activity-dependent neuronal plasticity following tissue injury and inflammation. Trends Neurosci, 15(3): 96-103.

[16] Edin B B, Johansson N (1995) Skin strain patterns provide kinaesthetic information to the human central nervous system. J Physiol (Lond), 1: 243.

[17] Essick G K (1992) Comprehensive clinical evaluation of perioral sensory function. Oral Maxillofac Surg Clin North Am, 4(2): 503-526.

[18] Essick G (2004) Psychophysical assessment of patients with posttraumatic neuropathic trigeminal pain. J Orofac Pain, 18: 345-354.

[19] Essick G, Patel J, Trulsson M (2002) Mechanosensory and thermosensory changes across the border of impaired sensitivity to pinprick after mandibular nerve injury. J Oral Maxillofac Surg, 60(11): 1250-1266.

[20] Essick G, Guest S, Martinez E, et al (2004) Site-dependent and subject-related variations in perioral thermal sensitivity. Somatosens Mot Res, 21: 159-175.

[21] Essick G K, Phillips C, Turvey T A, et al (2007) Facial altered sensation and sensory impairment after orthognathic surgery. Int J Oral Maxillofac Surg, 36: 577-582.

[22] Essick G K, Phillips C, Zuniga J (2007) Effect of facial sensory retraining on sensory thresholds. J Dent Res, 86: 571-575.

[23] Essick G K, Phillips C, Kim S K, et al (2009) Sensory retraining following orthognathic surgery: effect on threshold measures of sensory function. J Oral Rehabil, 36: 415-426.

[24] Faggin B M, Nguyen K T, Nicolelis M A L (1997) Immediate and simultaneous sensory reorganization at cortical and subcortical levels of the somatosensory system. Proc Natl Acad Sci USA, 94: 9428-9433.

[25] Feldman S, Essick G, Zuniga J R, et al (1997) Interexaminer reliability of three subjective clinical neurosensory tests. Int J Adult Orthod Orthognath Surg, 12: 273-275.

[26] Fine E J, Soria E D (1991) Myths about vitamin B12 deficiency. South Med J, 84(12): 1475-1481.

[27] Fiorio M, Haggard P (2005) Viewing the body prepares the brain for touch: effects of TMS over somatosensory cortex. Eur J Neurosci, 22: 773-777.

[28] Florence S L, Boydston L A, Hackett T A, et al (2001) Sensory enrichment after peripheral nerve injury restores cortical, not thalamic, receptive field organization. Eur J Neurosci, 13: 1755-1766.

[29] Fridrich K L, Holton T J, Pansegrau K J, et al (1995) Neurosensory recovery following the mandibular bilateral sagittal split osteotomy. J Oral Maxillofac Surg, 53: 1300-1306.

[30] Gandevia S C, Phegan C M L (1999) Perceptual distortions of the human body image produced by

local anaesthesia, pain and cutaneous stimulation. J Physiol, 2: 609−616.

［31］ Gregg J M (1990) Studies of traumatic neuralgias in the maxillofacial region: surgical pathology and neural mechanisms. J Oral Maxillofac Surg, 48(s): 228−237.

［32］ Gregg J M (1992) Nonsurgical management of traumatic trigeminal neuralgias and sensory neuropathies. Oral Maxillofac Surg Clin North Am, 4: 375−392.

［33］ Hanz S, Fainzilber M (2006) Retrograde signaling in injured nerve—the axon reaction revisited. J Neurochem, 99: 13−19.

［34］ Hashiba Y, Ueki K, Marukawa K, et al (2007) A comparison of lower lip hypoesthesia measured by trigeminal somatosensory-evoked potential between different types of mandibular osteotomies and fixation. Oral Surg Oral Med Oral Pathol Oral Radiol Endod, 104(2): 177−185.

［35］ Havelius U, Hindfelt B, Rosén I (1982) Reversibility of neurological deficits in vitamin B12 deficiency. Arch Psychiatr Nervenkr, 232: 473−478.

［36］ Herdegen T, Skene P, Bahr M (1997) The c-Jun transcription factor−bipotential mediator of neuronal death, survival and regeneration. Trends Neurosci, 20: 227−231.

［37］ Ide H, Fujiya S, Asanuma Y, et al (1987) Clinical usefulness of intrathecal injection of methylcobalamin in patients with diabetic neuropathy. Clin Ther, 9: 183−192.

［38］ Imai H, Tajima T, Natsumi Y (1991) Successful reeducation of functional sensibility after median nerve repair at the wrist. J Hand Surg, 16: 60−65.

［39］ Jääskeläinen S K (2004) The utility of clinical neurophysiological and quantitative sensory testing for trigeminal neuropathy. J Orofac Pain, 18: 355−359.

［40］ Jääskelainen S K, Teerijoki-Oksa T, Virtanen A, et al (2004) Sensory regeneration following intraoperatively verified trigeminal nerve injury. Neurology, 62: 1951−1957.

［41］ Jalaludin M A (1995) Methylcobalamin treatment of Bell's palsy. Methods Find Exp Clin Pharmacol, 17: 539−544.

［42］ Jenkins W M, Merzenich M M, Ochs M T, et al (1990) Functional reorganization of primary somatosensory cortex in adult owl monkeys after behaviorally controlled tactile stimulation. J Neurophysiol, 63: 82−104.

［43］ Jian-bo L, Cheng-ya W, Jia-wei C, et al (2010) The preventive efficacy of methylcobalamin on rat peripheral neuropathy influenced by diabetes via neural IGF−1 levels. Nutr Neurosci, 13: 79−86.

［44］ Jones T A, Hawrylak N, Klintsova A Y, et al (1998) Brain damage, behavior, rehabilitation, recovery, and brain plasticity. Ment Retard Dev Disabil Res Rev, 4: 231−237.

［45］ Jones T A, Ghu C J, Grande L A, et al (1999) Motor skills training enhances lesion-induced structural plasticity in the motor cortex of adult rats. J Neurosci, 19(22): 10153−10163.

［46］ Kaas J H, Collins C E (2003) Anatomic and functional reorganization of somatosensory cortex in mature primates after peripheral nerve and spinal cord injury. Adv Neurol, 93: 87−95.

［47］ Kaji R, Kodama M, Imamura A, et al (1998) Effect of ultrahigh-dose methylcobalamin on compound muscle action potentials in amyotrophic lateral sclerosis: a double-blind controlled study. Muscle Nerve, 21: 1775−1778.

［48］ Karas N D, Boyd S B, Sinn D P (1990) Recovery of neurosensory function following orthognathic surgery. J Oral Maxillofac Surg, 48: 124−134.

［49］ Kuwabara S, Nakazawa R, Azuma N, et al (1999) Intravenous methylcobalamin treatment for uremic and diabetic neuropathy in chronic hemodialysis patients. Intern Med, 38: 472−475.

［50］ Lundborg G (2003) Nerve injury and repair—A challenge to the plastic brain. J Peripher Nerv Syst, 8: 209−226.

［51］ Lundborg G, Rosen B (2001) Sensory relearning after nerve repair. Lancet, 358: 809−810.

［52］ Mandolesi G, Madeddu F, Bozzi Y, et al (2004) Acute physiological response of mammalian central neurons to axotomy: ionic regulation and electrical activity. FASEB J, 18: 1934−1936.

［53］ Marchettini P (2005) The burning case of neuropathic pain wording. Pain, 114(3): 313−314.

［54］ Merzenich M M, Recanzone G, Jenkins W M, et al (1988) Cortical representational plasticity.// Rakic P, Singer W (eds). Neurobiology of neocortex. John Wiley & Sons, New York.

[55] Meyer R A, Rath E M (2001) Sensory rehabilitation after trigeminal nerve injury or nerve repair. Atlas Oral Maxillofac Surg Clin North Am, 13: 365−376.

[56] Morani A S, Bodhankar S L (2010) Early co-administration of vitamin E acetate and methylcobalamin improves thermal hyperalgesia and motor nerve conduction velocity following sciatic nerve crush injury in rats. Pharmacol Rep, 62: 405−409.

[57] Nakagawa K, Ueki K, Takatsuka S, et al (2003) Trigeminal nerve hypesthesia after sagittal split osteotomy in setback cases: correlation of post-operative computed tomography and long-term trigeminal somatosensory evoked potentials. J Oral Maxillofac Surg, 61: 898−903.

[58] Navarro X, Vivó M, Valero-Cabré A (2007) Neural plasticity after peripheral nerve injury and regeneration. Prog Neurobiol, 82(4): 163−201.

[59] Panula K, Finne K, Oikarinen K (2004) Neurosensory deficits after bilateral sagittal split ramus osteotomy of the mandible—influence of soft tissue handling medial to the ascending ramus. Int J Oral Maxillofac Surg, 33: 543−548.

[60] Phillips C, Essick G, Zuniga J, et al (2006) Qualitative descriptors used by patients following orthognathic surgery to portray altered sensation. J Oral Maxillofac Surg, 64: 1751−1760.

[61] Phillips C, Essick G, Preisser J S, et al (2007) Sensory retraining following orthognathic surgery: effect on patient perception of altered sensation. J Oral Maxillofac Surg, 65(6): 1162−1173.

[62] Phillips C, Kim S, Essick G, et al (2009) Sensory retraining following orthognathic surgery: effect on patient report of the presence of altered sensation. Am J Orthod Dentofacial Orthop, 136(6): 788−794.

[63] Phillips C, Kim S, Tucker M, et al (2010) Sensory retraining: burden in daily life related to altered sensation after orthognathic surgery, a randomized clinical trial. Orthod Craniofac Res, 13(3): 169−178.

[64] Phillips C, Blakey G Ⅲ, Essick G K (2011) Sensory retraining: a cognitive behavioral therapy for altered sensation. Atlas Oral Maxillofac Surg Clin North Am, 19: 109−118.

[65] Phillips C, Blakey G Ⅲ, Essick G K (2012) A tolerability study in orthognathic surgery patients of intranasal cyanocobalamin spray: a potential treatment for acute peripheral nerve injury. J Maxillofac Trauma, 1: 13−19.

[66] Phillips C, Essick G K, Chung Y, et al (2012) Non-invasive therapy for altered facial sensation following orthognathic surgery: an exploratory randomized clinical trial of intranasal vitamin B12 spray. J Maxillofac Trauma, 1: 20−29.

[67] Puri V, Chaudhry N, Goel S, et al (2005) Vitamin B12 deficiency: a clinical and electrophysiological profile. Electromyogr Clin Neurophysiol, 45(5): 273−284.

[68] Recanzone G H, Jenkins W M, Hradek G T, et al (1992) Progressive improvement in discriminative abilities in adult owl monkeys performing a tactile frequency discrimination task. J Neurophysiol, 67: 1015−1030.

[69] Recanzone G H, Merzenich M M, Jenkins W M, et al (1992) Topographic reorganization of the hand representation in cortical area 3b of owl monkeys trained in a frequency-discrimination task. J Neurophysiol, 67: 1031−1056.

[70] Recanzone G H, Merzenich M M, Schreiner C E (1992) Changes in the distributed temporal response properties of SI cortical neurons reflect improvements in performance on a temporally based tactile discrimination task. J Neurophysiol, 67: 1071−1091.

[71] Ro T, Wallace R, Hagedorn J, et al (2004) Visual enhancing of tactile perception in the posterior parietal cortex. J Cogn Neurosci, 16: 24−30.

[72] Rosen B, Lundborg G (2004) Sensory re-education after nerve repair: aspects of timing. Handchir Mikrochir Plast Chir, 36: 8−12.

[73] Rostand S G (1976) Vitamin B12 levels and nerve conduction velocities in patients undergoing maintenance hemodialysis. Am J Clin Nutr, 29: 691−697.

[74] Sathian K, Greenspan A I, Wolf S L (2000) Doing it with mirrors: a case study of a novel approach to neurorehabilitation. Neurorehabil Neural Repair, 14: 73−76.

[75] Sato Y, Honda Y, Iwamoto J, et al (2005) Amelioration by mecobalamin of subclinical

carpal tunnel syndrome involving unaffected limbs in stroke patients. J Neurol Sci, 231: 13-18.

[76] Scalabrino G, Buccellato F R, Veber D, et al (2003) New basis of the neurotrophic action of vitamin B12. Clin Chem Lab Med, 41: 1435-1437.

[77] Shieh S-J, Chiu H O Y, Lee J-W, et al (1995) Evaluation of the effectiveness of sensory reeducation following digital replantation and revascularization. Microsurgery, 16: 578-582.

[78] Sun Y, Lai M-S, Lu C-J (2005) Effectiveness of vitamin B12 on diabetic neuropathy: systematic review of clinical controlled trials. Acta Neurol, 14: 48-54.

[79] Taylor-Clarke M, Kennett S, Haggard P (2002) Vision modulates somatosensory cortical processing. Curr Biol, 12: 233-236.

[80] Teerijoki-Oksa T, Jääskeläinen S K, Forssell K, et al (2002) Risk factors of nerve injury during mandibular sagittal split osteotomy. Int J Oral Maxillofac Surg, 31: 33-39.

[81] Teerijoki-Oksa T, Jääskelainen S, Forssell K, et al (2003) An evaluation of clinical and electrophysiologic tests in nerve injury diagnosis after mandibular sagittal split osteotomy. Int J Oral Maxillofac Surg, 32(1): 15-23.

[82] Teerijoki-Oksa T, Jääskelainen S K, Forssell K, et al (2004) Recovery of nerve injury after mandibular sagittal split osteotomy. Diagnostic value of clinical and electrophysiologic tests in the follow-up. Int J Oral Maxillofac Surg, 33(2): 134-140.

[83] Teerijoki-Oksa T, Jääskelainen S K, Soukka T, et al (2011) Subjective sensory symptoms associated with axonal and demyelinating nerve injuries after mandibular sagittal split osteotomy. J Oral Maxillofac Surg, 69: e208-e213.

[84] Trulsson M, Essick G K (1997) Low-threshold mechanoreceptive afferents in the human lingual nerve. J Neurophysiol, 77: 737-748.

[85] Van Boven R, Johnson K (1994) A psychophysical study of the mechanisms of sensory recovery following nerve injury in humans. Brain, 117(Pt 1):

149-167.

[86] Van Boven R, Johnson K (1994) The limits of tactile spatial resolution in humans: grating orientation discrimination at the lip, tongue, and finger. J Neurol, 44: 2361-2366.

[87] Wall J T, Kaas J H, Sur M, et al (1986) Functional reorganization in somatosensory cortical areas 3b and 1 of adult monkeys after median nerve repair: possible relationships to sensory recovery in humans. J Neurosci, 6: 218-223.

[88] Wall J T, Xu J, Wang X (2002) Human brain plasticity: an emerging view of the multiple substrates and mechanisms that cause cortical changes and related sensory dysfunctions after injuries of sensory inputs from the body. Brain Res Rev, 39(2-3): 181-215.

[89] Wang Z, Gan Q, Rupert R L, et al (2005) Thiamine, pyridoxine, cyanocobalamin and their combination inhibit thermal, but not mechanical hyperalgesia in rats with primary sensory neuron injury. Pain, 114: 266-277.

[90] Watanabe T, Kaji R, Oka N, et al (1994) Ultra-high dose methylcobalamin promotes nerve regeneration in experimental acrylamide neuropathy. J Neurol Sci, 122: 140-143.

[91] Waylett-Rendall J (1988) Sensibility evaluation and rehabilitation. Orthop Clin North Am, 19: 43-56.

[92] Wei F-C, Ma H-S (1995) Delayed sensory reeducation after toe-to-hand transfer. Microsurgery, 16: 583-585.

[93] Woolf C J, Walters E T (1991) Common patterns of plasticity contributing to nociceptive sensitization in mammals and Aplysia. Trends Neurosci, 14(2): 74-78.

[94] Wynn Parry C B, Slater M (1976) Sensory re-education after median nerve lesions. Hand, 8: 250-257.

[95] Yaqub B A, Siddique A, Sulimani R (1992) Effects of methylcobalamin on diabetic neuropathy. Clin Neurol Neurosurg, 94: 105-111.

[96] Yoshida T, Nagamine T, Kobayashi T, et al (1989) Impairment of the inferior alveolar nerve after sagittal split osteotomy. J Craniomaxillofac Surg, 17: 271-277.

三叉神经修复的疗效

19

Peter P. Robinson, Keith G. Smith & Søren Hillerup

19.1 引言

本章主要介绍英国谢菲尔德和丹麦哥本哈根两个研究中心的三叉神经修复的疗效，同时与已发表文献中相关内容进行对比。本章将比较其他机构进行的研究，提出一些问题。由于大部分数据都是关于舌神经以及下牙槽神经，本章将着重介绍这两个分支手术修复的疗效。分析结果表明：对大部分患者而言，对舌神经采用神经外膜缝合的对位吻合术是值得尝试的方法，但这种方法不能减少疼痛或自发性感觉异常患者的数量，只能减轻这些症状的程度；舌神经损伤后6个月内修复的疗效优于延期修复，但超过6个月进行修复仍可获得显著的感觉功能改善；下牙槽神经内减压术和神经外松解术是一种简单的术式，术后可明显降低病理性感觉异常，同时提高感觉敏感性，但由于完全恢复的可能性小，有些患者甚至没有丝毫改善，故只有症状较重的患者才考虑采用此疗法。

19.2 舌神经修复的疗效

19.2.1 简介

许多关于舌神经修复的早期文章缺少疗效[12,18,33]或疗效评估[36]的记载，最早关于感觉测试评估疗效的文章发表于20世纪八九十年代[5,19,22,43,48,72]。虽然部分评估结果令人欣喜，但仍存在评估样本量过少或手术方法各不相同等问题。数据量最大的一项报道是通过邮寄回访问卷的形式评估了美国7个机构共205位接受舌神经修复患者的疗效[27]。报道中所采用的修复手术方法包括神经减压术、神经直接吻合术、神经移植术，尽管文中报道手术的成功率高达80%，但其初步结论是"针对神经受损的情况以及受损神经对显微外科干预的反应仍需进行详细的前瞻性研究"，而之后的一些文章也支持这一观点[11]。鉴于以上，本章所介绍的大部分疗效是基于英国一研究中心开展的前瞻性研究，该研究对实验组患者均采取相同的修复方法。另一部分引用来自丹麦一中心的结果，来达到对照以及总结疗效共同点的目的。

英国研究中心对持续性舌神经感觉障碍的患者采取的治疗方法均有大量动物实验数据的支持。结合电生理学以及电子显微镜，测评了经过一系列治疗措施和一定恢复期后，三叉神经分支舌神经以及面神经鼓索支中每一类型神经纤维束的功能恢复程度。研究内容包括测评受损神经再生后其机械敏感性、热敏性、味觉敏感性的特征，通过定量分析唾液分泌量以及血管收缩率,评估自主神经的恢复。研究数据显示以下五点:① 神经横断比神经挤压伤更易产生永久性感觉异常[23,45,46];② 神经外膜缝合比神经套管术修复效果更好[24,55,56];③ 对于神经缺损的修复,采用松解神经末梢再吻合比采用腓肠神经移植或自体冷冻骨骼肌移植更有效[57,58];④ 3个月内的神经修复,疗效均无差异[59,60];⑤ 在神经修复段使用神经营养剂对于预后效果没有明显改善[61]。基于这些研究,我们制订了临床治疗的相关原则,设立了神经修复术前、术后序列感觉测试的前瞻性研究项目,以期获得统计学比较,并解决以下问题:

- 舌神经修复术是否有意义?
- 术后神经的某些感觉功能是否比其他的功能恢复得更好?
- 神经修复术能否减轻病理性感觉异常?
- 是否早期修复比延期修复疗效更好?
- 是否存在其他影响手术效果的因素?

19.2.2 英国研究中心的患者信息以及研究方法

8年内就诊于英国谢菲尔德神经损伤门诊的53名患者纳入此项临床试验[50]。所有患者的损伤来源均为第三磨牙拔除术,患者的手术指征是损伤后3个月未见恢复的迹象[4]或恢复程度有限。53名患者中15名为男性,38名为女性;平均年龄为30岁(16～54岁);30人左侧神经损伤,23人右侧神经损伤。神经受损后4～47个月(平均15个月)接受神经修复手术,随访期至少1年。

试验中所采用修复手术皆由本章一位作者在全身麻醉下采用同一术式完成。翻开舌侧龈瓣后,分离舌侧黏骨膜,钝性分离直至暴露舌神经,找到神经的近心和远心断端。受损部位的神经往往贴近黏骨膜,且周围包裹

致密的瘢痕组织,有时甚至形成神经瘤(图19-1a)。近半数患者,近心端和远心端神经仍有一定程度的连续性,其他患者的近心端和远心端完全断开并回缩。有时发现金属碎片嵌入神经外膜和瘢痕组织内,这些金属碎片大概是之前拔除智齿时手术器械残留的。在手术显微镜下切除损伤的神经节段,切除的长度为4～14(平均9.5)mm,并且尽可能切除增生的神经瘤。由于不采用神经移植,切除段的长度受到两个神经残端延伸性的限制。用8/0单股聚酰胺缝线(Ethilon, Ethicon Ltd, UK)5～10(平均7)针缝合神经外膜(图19-1b),可吸收线910(Vicryl)缝合创口,所有患者均预防性使用抗生素和地塞米松(术前和术后12 h各8 mg)。

术前以及术后大约1、4和12个月或更长时间(中位数:13个月),所有患者均需评估患侧舌的感觉。首先,每个患者被问及一系列标准问题,包括:舌头的损伤部位是否完全麻木;是否出现疼痛;是否出现自发的或因触碰/运动诱发的刺痛(病理性感觉异常);是否出现意外咬舌;说话以及味觉是否受到影响。随后,笔者进行了检查以确定舌头两侧是否有菌状乳头,在第三磨牙区域是否存在可触及的神经瘤,在该区域触诊是否引起舌部感觉。本章一位作者在安静的房间里,嘱患者闭眼伸舌进行了一系列神经感觉测试,包括使用von Frey刷测试轻触觉、针刺(疼痛)测试、两点辨别距离测试、味觉刺激以及电味觉测试。所用方法的细节描述见其他文献[49,50]。只有在最后一项测试时,要求患者以0～10的等级对手术的效果给出主观评分,并告诉患者0表示手术完全是浪费时间,10表示手术效果完美。评分时,要求患者仅从主观角度评判,不考虑感觉测试的结果和手术医师的意见。

除非另有说明,不同阶段的检测结果

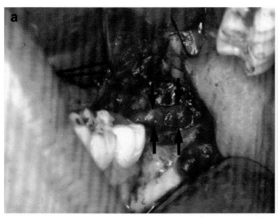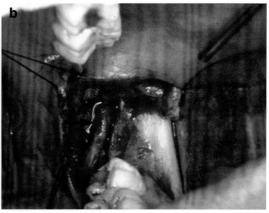

图19-1　（a）拔除阻生第三磨牙后18个月，损伤部位的舌神经上出现大型神经瘤（箭头）;（b）切除神经瘤，松解并拉拢神经末端，神经外膜缝合修复（箭头）（来自 Robinson 等[50]；经 Elsevier 许可转载）

之间的统计比较均采用卡方检验或U检验，Pearson相关系数评估损伤和修复之间的延迟时间与治疗结果的关联。

19.2.3　英国研究中心的结果

19.2.3.1　问题的回复

表19-1显示了术前和最终测试时患者问卷的比较。认为患侧舌头完全麻木的患者人数有显著差异（34:6, $p<0.0001$）。术前问卷中，相当一部分患者（$n=16$）报告受累区域的舌部疼痛，近一半患者（$n=25$）有自发性

感觉异常。在最终评估中报告这些问题的人数没有显著变化，尽管一些患者报告这些症状的强度有所减少，但我们无法量化这种差异。触碰或移动舌头引发感觉异常的患者人数有少量增加，但无统计学差异，这表明舌的神经再支配受体的异常特性。术前问卷中39名患者存在意外咬舌的问题，但在最终评估中该数字明显减少（$n=26$, $p<0.02$）。术前问卷中很大一部分患者报告了言语障碍（$n=30$）和味觉障碍（$n=34$），这些比例在最终评估中没有显著变化。

表19-1　英国研究中心接受舌神经修复的患者术前和术后测试问卷的比较

	术　　前	术　　后	p值
完全麻木	34（64%）	6（11%）	<0.000 1
疼痛	16（30%）	14（26%）	0.8
自发刺痛	25（47%）	24（45%）	1
触诊诱发刺痛	9（17%）	15（28%）	0.3
运动诱发刺痛	10（19%）	17（32%）	0.2
咬舌	39（74%）	26（49%）	<0.02
言语影响	30（57%）	30（57%）	1
味觉障碍	34（64%）	30（57%）	0.6

患者数量（$n=53$）

19.2.3.2　一般临床检查

患侧舌部菌状乳头减少的患者术前34例占74%，术后评估时减为24例占45%（$p<0.01$）。触诊到膨大神经瘤的患者，术前5例，而神经修复术后减为4例（$p=1$）。触压舌神经损伤区的舌侧牙龈，能诱发舌连带感觉的患者，术前为31例（58%），术后29例（55%）。

19.2.3.3　神经感觉测试

在正常的、未受伤的（对照）一侧舌体，所有患者都能感觉到20 mN von Frey刷的轻微刺激、150 mN的针刺刺激，以及用于电味觉测试的电刺激；两点辨别距离范围为2～10 mm（中位数为4），能正确识别8种味觉刺激中的1～8（中位数为6）种。

损伤侧神经感觉测试的结果以两种图形显示。首先，对轻触和针刺刺激的反应，在每个测试间隔能以某种方式做出反应的患者数量如图19-2所示。图19-2的两幅图均显示在术后能做出反应的患者数量较术前减

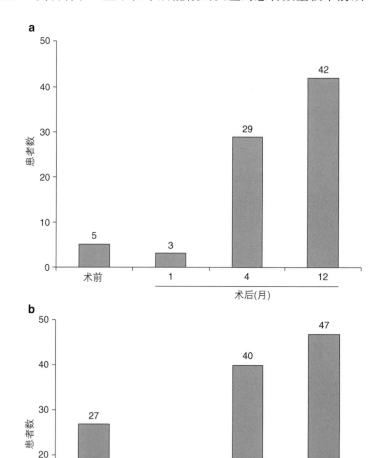

图19-2　（a）术前和术后不同阶段，损伤侧可感受到20 mN von Frey刷轻度触觉刺激的患者数；（b）术前和术后不同阶段，损伤侧可感受到150 mN针刺刺激的患者数（来自Robinson等[50]；经Elsevier许可转载）

少，随后逐渐增加，并超过最初数量，直至在最后一次测试中分别达42例（79%）和47例（89%）。

　　更重要的评估是通过比较术前和术后的量化评分得出的。图19-3显示了对轻触刺激反应的数据，表明在最终评估中27例（51%）患者对大部分或所有区域的测试做出了反应，合并反应显著改善（$p<0.0001$）。图19-4显示了对针刺反应的数据，在最终评估中41例（77%）患者对大部分或所有区域的测试做出了反应，同样可见合并反应显著改善（$p<0.0001$）。由于舌的大小不同，只有当两点辨别距离阈值<14 mm时，才能

进行此项检测，其结果见图19-5，也显示了显著的阈值缩短（$p<0.0001$）。图19-6显示了味觉恢复的程度：11例（21%）术前可感知部分味觉测试溶液，术后为33例（62%）（$p<0.0001$）。术前有13例患者的电味觉诱发反应阈值平均为497（31）μA，术后有42例患者（$p<0.0001$）平均阈值为312（27）μA（$p<0.001$，t检验）。

19.2.3.4 主观评价

　　患者对手术疗效的主观评价见图19-7。评分为0～10，4例患者评分为0，42例患者评分超过5，中位数为7。

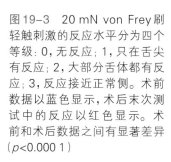

图19-3　20 mN von Frey刷轻触刺激的反应水平分为四个等级：0，无反应；1，只在舌尖有反应；2，大部分舌体都有反应；3，反应接近正常侧。术前数据以蓝色显示，术后末次测试中的反应以红色显示。术前和术后数据之间有显著差异（$p<0.0001$）

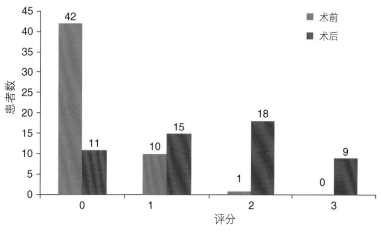

图19-4　150 mN针刺刺激的反应水平分为四个等级：0，无反应；1，只在舌尖有反应；2，刺激超过正常阈值时，大部分舌体都有反应；3，反应接近正常侧。术前数据以蓝色显示，术后末次测试中的反应以红色显示。术前和术后数据之间有显著差异（$p<0.0001$）

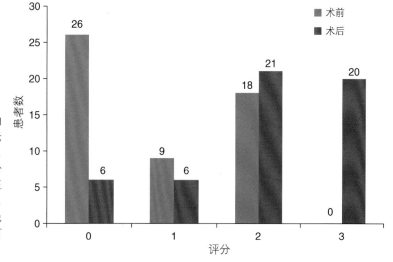

图19-5 术前测量(蓝色)和术后末次测试(红色)的两点辨别距离阈值。由于舌大小不同,超过14 mm的阈值无法可靠评估,这些患者被放置在>14 mm的图形中。术前和术后数据之间有显著差异(*p*<0.000 1)

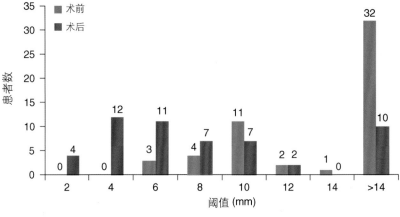

图19-6 对味觉刺激的反应水平分为三个等级:0,无反应;1,部分正确;2,与正常侧的正确数相似。术前数据以蓝色显示,术后末次测试中的反应以红色显示。术前和术后数据之间有显著差异(*p*<0.000 1)

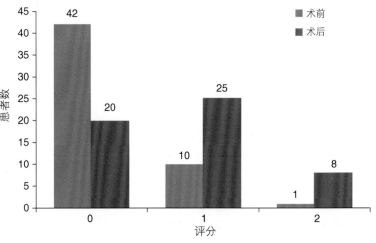

图19-7 患者(*n*=51)对手术效果的主观评价(0~10分)(来自Robinson等[50];经Elsevier许可转载)

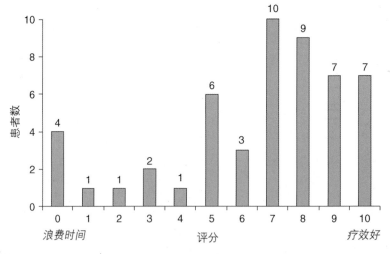

19.2.3.5 延期手术的效果

延期修复术的术前及术后最终随访期的评估采用了神经感觉测试及患者主观评分,结果发现在任何情况下术前、术后都没有任何显著的相关性。如图19-8所示,将最终测试中舌体健、患侧的两点辨别距离阈值之差作为判定恢复程度的指标,来评价延期手术的效果。

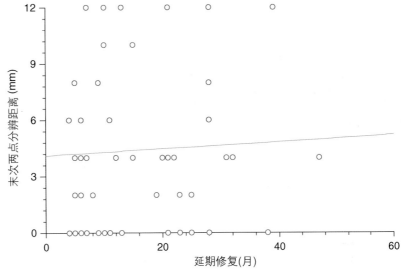

图19-8 以健、患侧舌体两点辨别距离阈值之差来评价不同延期手术时间(月)与疗效之间的关系(*p*>0.2)(来自Robinson等[50];经Elsevier许可转载)

19.2.4 丹麦研究中心的患者信息以及研究方法

1987—2005年,就诊于丹麦哥本哈根一家神经损伤专科门诊的67例舌神经损伤患者纳入此项临床试验[21]。其中女性患者(47,70%)明显多于男性(20,30%; *p*<0.000 1),中位年龄为30岁(19～53岁),年龄与性别无明显相关性。舌神经损伤全部由第三磨牙拔除手术引起,损伤和手术间的平均延迟时间为12个月(<1～57个月)。

手术方法与英国研究中描述的相似,不同之处在于丹麦中心使用头戴手术放大镜(3.5×)代替手术显微镜进行手术。将近心残端上的神经瘤切除至可见正常神经束,并将远心残端的瘢痕组织清除。用一个隧道拉钩置于下颌骨内侧以增加手术空间。神经断端先用7/0单股尼龙线减张固定,再用8/0单股尼龙线外膜缝合6～8针以完成修复。

如果可能,所有患者均在术前和术后1、3、6、12个月按照标准指南评估患侧舌体的感觉[20,21]。询问患者是否出现感觉异常(病理性感觉异常、感觉迟钝等),并要求以四级评分(0～3)对其感觉功能进行主观性评价。此外,对触觉(羽毛轻触、针刺、锐性和钝性感觉的区分)、温度觉(冷,0～20℃和热,45～50℃)和位置刺激(触觉定位和毛刷方向辨别)进行了评估。对这些刺激的反应分为四个等级[0=没有触觉;1=有触觉但分辨困难(锐/钝,热/冷,位置,毛刷的方向);2=具有区分能力但比正常侧弱;3=正常]。所有评分的总和代表神经感觉功能的总体水平,因此范围从0到21。0分表示完全没有感觉,21分表示正常神经感觉功能,即总分代表感觉恢复改善的程度。

两点辨别距离阈值以5 mm、10 mm、15 mm和20 mm四个值进行评估。用组织镊夹捏的方式来评估疼痛感,根据患者报告的疼痛、眨眼反射或保护性反应评定为痛觉存在或不存在。

一旦患者能感知各种刺激,就可以开始神经感觉训练,继续刺激损伤侧和健康侧舌体,以训练对不同物质的辨别力,如使用金属、木头、织物、纸等物品。

各类评分之间的统计学差异采用符号检

验；另卡方检验或秩和检验用于评价分布之间的差异。

19.2.5 丹麦研究中心的结果

在这项研究中，神经修复的结果跨度很大，有7例患者（10%）没有任何恢复的迹象，但其他患者有很大程度的感觉恢复。

19.2.5.1 主观感觉评价

术前，38例患者（57%）损伤侧感觉主观评价分为0，24例患者的平均评分为0.9（0.5～2），5例患者无术前数据。术后主观评分平均为1.2分（0～2.5）。

舌神经修复之前，39例患者（58%）出现感觉异常，11例（17%）患者有病理性感觉异常，2例患者（3%）发生异常性疼痛。神经修复后，感觉异常仍是最普遍的问题，40例患者（60%）仍有感觉异常，其次是8例（12%）伴有病理性感觉异常，1例（2%）有异常性疼痛。29例患者感觉异常持续存在，19例偶发，仅11例（16%）无神经病理性感觉障碍，6例无数据。因此，神经修复并未影响神经源性感觉异常的发生率。

术前，55例患者（82%）中，触诊神经损伤部位的舌侧沟会引发舌体的连带感觉，提

示存在创伤性神经瘤。在术后末次检查中，51例患者（76%）观察到类似的反应。

19.2.5.2 触觉感知

术前感觉测试显示，31例患者（46%）的损伤侧舌体感觉完全丧失（总分0），其余36例患者的总分中位数为2.0分（1～8分），其中冷感是最常见的反应（$n=23$，34%）。修复后，末次感觉测试总分中位数为14（25%分位：9.0，75%分位：16.0；最低0，最高20）（图19-9）。手术后前6个月恢复的速度最快，此后逐渐下降（图19-10）。一些患者表现出感觉恢复的高峰，随后的下降速度超出了神经感觉测试变化所预期的水平。

如图19-11所示，所有患者对刺激的应答均明显恢复。其中，羽毛的轻触和热刺激（45℃）患者只是轻微感觉到，这两项刺激的最终评分平均为1（对刺激的反应只在于能否感知，不区分强弱）。其余的测试，针刺、锐性/钝性的辨别力、冷刺激、触觉定位和毛刷定向，患者均能感知到，普遍给予2分（辨认能力比正常差）。然而，没有一个患者完全恢复至正常的神经感觉，但感觉测评总分改善与患者主观评分相关性良好（$r=0.58$，$p<0.01$）。

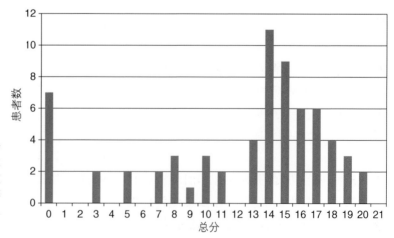

图19-9 65例患者舌神经修复术后末次随访的总体感觉水平。总分是对7种测试刺激（羽毛轻触、针刺、锐/钝性辨别、热、冷、触觉定位和毛刷定向）反应的综合评分

图19-10 67例患者在舌神经修复后不同阶段的整体感觉水平（总分）（来自Hillerup和Stoltze[21]；经Elsevier许可转载）

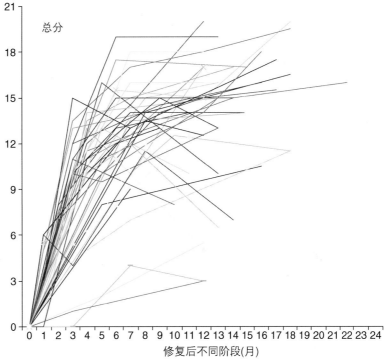

图19-11 术前（浅阴影）和术后末次检查（深阴影）对特定刺激反应的平均评分；羽毛轻触、针刺、锐/钝性辨别、热、冷、触觉定位和毛刷定向。所有测试均提示明显恢复，***p<0.001（来自Hillerup和Stoltze[21]；经Elsevier许可转载）

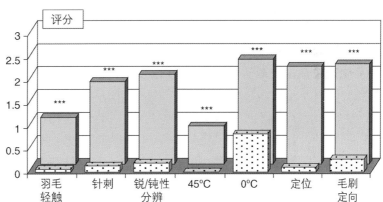

19.2.5.3 两点辨别距离阈值

只有1例患者的术前两点辨别距离阈值为15 mm，其他患者均≥20 mm。神经修复后，25例患者仍≥20 mm，其余41例患者末次随访平均阈值为9.9 mm。对照未损伤侧阈值5.6 mm，p<0.000 1（sd.1.8）。

19.2.5.4 痛觉感知

术前，19例患者（28%）在钳捏损伤侧舌缘时感到疼痛或疼痛样感觉。术后末次检查，55例患者（82%）有疼痛感，表明恢复效果显著（p<0.001）。

19.2.5.5 影响术后恢复的因素

未发现年龄或性别对神经感觉恢复存在显著的影响。样本内全部67例患者中，损伤至修复手术之间的延迟时间似乎也未影响术后的恢复。推测其他因素可能是失败病例恢复不良的决定因素，此项研究对成功病例（最终总分>9，随访>11个月，n=48）进

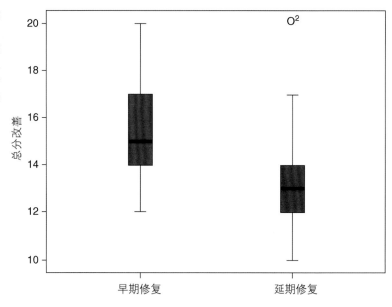

图 19-12　方框图显示在受伤 6 个月内（早期修复）或 6 个月后（延期修复）手术的患者的总分改善（*p*<0.01）。数据显示，48 例患者的最终总分 >9 分（来自 Hillerup 和 Stoltze[21]；经 Elsevier 许可转载）

行了分析。结果表明：早期修复病例（在受伤后 6 个月内手术）显示总分平均提高 15.9（SD–2.4，最低 12，最高 20），比延期修复患者［平均总分改善为 12.6（SD=3.1，最低 2，最高 19），*p*=0.002］恢复更好（图 19-12）。患者的年龄在这一亚分类中仍然没有影响（*p*=0.13）。

19.2.6　舌神经修复效果的讨论

本次讨论将针对前文中提出的五个问题。

19.2.6.1　舌神经修复手术是否有意义？

采用本章提出的修复方法，术后感觉恢复的程度虽然不同，但总体效果良好。在英国的研究结果中，患者术后对轻触觉、针刺觉和味觉刺激（包括电味觉检测）的反应有非常显著的改善，同时两点辨别距离阈值显著降低。对大多数或全部轻触刺激做出反应的患者比例从 0 增加到 51%，对大部分或全部针刺刺激做出反应的患者比例从 34% 增加到 77%。这种感觉功能的改善使得意外咬舌的患者数量显著减少，但 57% 的患者仍有持续

性的言语和味觉障碍。大多数患者认为手术有价值，其主观评分中位数为 7 分（0～10 计分制），这与 Zuniga 等报道的"整体满意度"相似（中位评分 2.5，0～4 计分制）[72]。

丹麦研究中心的患者的结果非常相似。疼痛感知患者比例从术前的 26% 增加到修复后的 82%，对 7 种刺激反应的总分中位数从 2 增加到 14（0～21 计分制），这与患者的主观评分相一致。Susarla 等人认为神经感觉功能与患者满意度之间有很强的相关性[64]。丹麦研究中的总体评分与英国研究中的患者主观评分之间存在惊人的相似性（图 19-7 和图 19-9）。

由于方法的差异，将我们的结果和其他研究报告的结果进行比较很困难，但也有一些相似之处。Riediger 等报道直接缝合修复的 16 例患者中有 44% 表现出良好的恢复（"防御敏感性"的恢复）[43]。Rutner 等报道 20 例不同方法修复的患者中有 90% 神经感觉功能有所改善[54]。LaBanc 和 Gregg 的大型回顾性研究报道中，80% 的患者可以在超过 80% 的时间内检测到 von Frey 刷或骆

驼毛刷的轻度触觉刺激，但这种类型的研究很难达到观察者一致性的要求[27]。最近一项对222例舌神经修复术的回顾性研究报道90.5%的患者感觉功能恢复完全或有效，尽管该人群包括一系列不同病因的损伤并使用多种不同方法进行修复[2]。对马萨诸塞州总医院两个时期进行的舌神经修复的回顾性研究发现，"功能性感觉恢复"的患者分别为81%[65]和75%[13]。

总结本章和其他研究的数据，对于大多数患者来说，直接神经外膜缝合的舌神经修复方式是有效的手术方式，其结果似乎比其他修复方法如神经移植术[19,36,39]、人工支架导管[41]或神经外松解术[5]要好。尽管如此，神经修复的效果仍然不理想，一些患者没有改善，语言和味觉可能仍然受到影响，并且恢复很少，甚至完全没有恢复。

19.2.6.2 术后神经的某些感觉功能是否比其他功能恢复得更好？

在英国中心的研究分析中，没有提及评价不同感觉检查的恢复水平的指标。动物实验有可能实现这种比较，大直径神经纤维似乎比小直径纤维再生成功率高[9]，并且特定的功能与特定的纤维直径相关。这也解释了我们实验中小直径味觉神经纤维恢复不良的原因[45,56]。当然，少部分人群中，再生味觉纤维恰巧进入远端神经残端特定的神经鞘膜，能够引导至合适的味蕾感受器位点，味觉可以恢复。鉴于此，我们研究中62%的患者术后对部分味觉刺激有反应，对这一结果我们有些惊讶。这与Riediger等人的实验中仅有1例患者味觉恢复的结果[43]完全不同，但与Hillerup[22]、Zuniga[71]等报道的部分患者恢复的结果一致。Zuniga等人近期报道的结果[72]，10例患者中有5例出

现了味觉的恢复，这与我们的结果相似。损伤侧菌状乳头减少的患者数量在修复术后降低，是味觉纤维再支配的表现，早期文献已有报道[48,71]。

在英国和丹麦的研究中，对针刺（痛觉）刺激有反应的患者比例比对轻触刺激有反应的高。这并不一定表明伤害性感觉纤维的再生比低阈值机械感受纤维的再生更好，可能仅反映了针刺刺激的强度较高。同样，在丹麦的研究中，最有可能在修复后感受到的刺激是0℃冷刺激，这也可能是由于这种刺激的强度高而不是冷敏感纤维的优先再生。相反，丹麦研究发现羽毛轻触和热刺激的感知力恢复很少。先前的实验室研究表明，即使经过长时间的恢复，神经再支配的机械感受器的敏感性也会降低[29]，因此可能只对更高强度的刺激产生反应。英国的研究发现，舌体上神经支配的感受器可能无法对20 mN von Frey刷的刺激做出反应[46]。

三叉神经和其他周围神经的实验室研究证明了再生神经纤维的许多其他特征，其中包括近心和远心神经残端有髓和无髓轴突的数量和直径的改变[23-25]、传导速度的变化以及机械感受域的变化[25,44-46]。鉴于此，有些患者舌体神经再支配后仍未恢复正常感觉或持续感觉异常。LaBanc和Gregg指出，尽管体检有恢复迹象，但一些患者仍感到"麻木"[27]，而且在英国和丹麦的研究中，没有患者认为神经修复手术后能恢复完全正常的感觉。

19.2.6.3 神经修复手术能否减轻病理性感觉异常？

在英国和丹麦的研究中，神经修复后疼痛或自发性感觉异常的患者人数并没有显著变化。令人奇怪的是，本章涉及所有手术

医师都认为病理性感觉异常的症状可以通过手术而缓解。然而，无论评估方案中是否包括对这些症状的量化，其他研究都明确指出了修复后的病理性感觉异常的减轻。Gregg在文章中报道了31例患者舌神经修复后疼痛严重程度减轻49%，并指出疗效可能会根据感觉障碍的性质而有所不同[15]。此外，LaBanc和Gregg的多中心回顾性研究发现，67.5%感觉过敏的患者在修复术后疼痛程度下降30%[27]。Pogrel和Kaban均认为在消除病理性感觉异常方面，手术疗效优秀[39]，但很难解释英国、丹麦研究结果和以上医师结果的明显差异。

我们的经验是，舌神经损伤后病理性感觉异常的治疗依旧是最困难的临床问题之一。术前，30%的英国患者和19%的丹麦患者有疼痛，有一项研究报告舌神经病理性感觉异常发生率低[73]。复杂感觉障碍的病因尚不确定[10,51]，但我们的动物实验显示了神经损伤部位持续的自发神经活动增加，以及受损轴突的机械敏感性增加[6,7,69]。这可以解释英国58%的患者和丹麦82%的患者存在触压神经损伤部位可引发舌体连带感觉的现象，Zuniga等指出76%的舌神经损伤的患者存在"扳机点"[73]。由于修复后55%的英国患者（和76%的丹麦患者）仍然可以引发这一征象，表明在该区域仍然存在许多机械敏感的轴突芽胞包裹于瘢痕组织中。部分原因可能是修复时神经瘤切除不充分，因为很难区分梭形神经瘤的末端和正常神经束的界限。然而，即使在最好的吻合术后，仍可能有一些再生轴突不能重新与远端残端对接，并将形成新的连续性神经瘤。

19.2.6.4 是否早期修复比延期修复疗效更好?

有几篇论文提出，延期修复的疗效比早期修复差[36,39]，Riediger等人对受伤后超过12个月的修复效果持怀疑态度[43]。Meyer报道[34]，如果在3个月内进行修复，有90%的成功率，但在12个月内修复，成功率降至10%，然而他如何得出的结论尚不清楚。在同一组病例扩展数据的后续报道中，结果以简单的评分分类，66%的患者令人惊讶地被定义为"感觉完全恢复"[2]。作者计算出，当损伤后6个月内进行修复时，94%的患者获得了"有效的感觉恢复"，但如果在损伤6个月后修复，只有85.4%的患者获得了相同的改善。在对64名患者的类似评估中，Susarla等报道，伤后90天内修复有93%的患者获得了"功能性感觉恢复"，而超过90天修复的患者有78%达到同样效果[65]。尽管早期修复组的恢复更快，但疗效差异并不显著。此外，由于进行了多种类型的手术，并且各组之间样本配对不佳，因此很难得出明确的结论。来自同一组病例的最新研究发现，早期修复与任何阳性结果测量之间没有相关性[13]，Rutner等也有类似的发现[54]。

在英国的患者中，延期修复与任何结局指标之间没有显著相关性。丹麦的研究在评估整个研究组时也没有发现相关性，但当排除那些恢复非常差的患者（可能涉及其他因素的情况，见下文）时，早期修复有更好的结果。动物研究的结果也各不相同，但通常认为早期修复再生应该有更好的疗效，因为此时中枢和外周的退行性改变还都有限[59,60]。动物实验和临床研究之间差异的一个可能解释是，当研究是个大样本时，其他因素可能占主导地位并可能掩盖修复时机的影响。但是，对于单个患者而言，早期修复可能会产生最佳结果。

但这场争辩意义很有限，因为大部分人认为，应早期转诊到三叉神经损伤专科中心，一旦明确患者不会自主恢复到令人满意的程度就应采取手术干预[52]。难点在于手术时机的选择，以避免对本可自行恢复的患者采取不必要的手术，同时避免长时间的监测，延误患者愈合的机会。丹麦的数据表明，伤后6个月内的修复可能有更好的预后，因此修复不应再推迟。同样，我们目前的和之前的[48]研究结果，以及其他研究结果清楚地表明，延期修复也是有价值的，因此对于延期来诊的患者也应考虑手术修复。

19.2.6.5 是否存在其他影响手术效果的因素？

神经损伤的程度不可避免地影响术后的疗效，并且神经损伤的常用分类基于二者之间的关系（例如Sunderland分类[63]）。由于绝大多数三叉神经是"闭合性"损伤（或非可见性损伤），仅在术后症状才显现，因此患者或临床医师无法亲见神经损伤类型，从而进行预后推测。大多数损伤可能是由外科手术钻头导致的，损伤程度可从部分神经横断到完全断裂，更复杂的情况是神经的过度牵拉导致大段的神经内纤维化。大多数挤压伤神经恢复较快，可以与其他损伤因素相区分[4]，但其他损伤因素即使是在修复手术时也很难鉴定。术前感觉功能越好，修复后功能恢复越快[13]，即术前神经受损程度影响术后效果。术前受损程度的不同也妨碍寻找其他可能影响疗效的因素。例如，前文提及的早期修复和延期修复的差异可能是由于研究人群中损伤程度的差异造成的。同样，丹麦研究显示患者年龄（或性别）对康复没有影响，而Bagheri的文章中报道，45岁以上患者恢复的机会逐渐减少[2]，Fagin等也表明年龄是结果的一个预测指标[13]。一些其他因素似乎也可能影响疗效，如神经瘤的大小、神经切除的长度、吻合口的张力、修复质量和神经束是否

对齐等，但在临床研究中验证这些潜在因素的影响是非常困难的。

19.3 下牙槽神经修复的疗效

19.3.1 引言

目前极度缺乏关于任何形式的探查或修复下牙槽神经效果的数据。由于通常的损伤部位位于下颌神经管内，除非创伤造成的缺损非常小，其他情况下切除损伤神经段、松解神经残端以及直接对位神经断端都难以实现。各种替代方法也有报道，包括神经移植[40,42]、神经支架[8,38,41]或神经共享[17,26]。虽然其他作者描述了大量治疗神经损伤的方法[28]，但大多数报道只有少量的数据或包含在其他神经损伤的数据中，所以其参考价值尚不明确。比较突出的是，Mozsary和Syers报道了23例经过某种形式的显微手术重建下牙槽神经的患者，其中有20例完全康复，但他们没有使用任何形式的客观测试[37]。数据量最大的文献是美国7家医疗机构通过追溯邮寄调查问卷的方式评估的316例下牙槽神经手术[27]。文献记录了一系列手术过程，总体成功率为74%。近期，一项单中心的167例手术患者的回顾性研究发现，81%的患者实现了功能性感觉恢复[3]。作者使用单一的总体评分对结果进行分级，但未提及恢复的程度和症状的缓解程度，"手术成功"似乎相对容易实现。这可以解释为什么无论使用什么样的术式，成功的结果都相同。

下牙槽神经减压术首先由Merrill提出[31]，并在随后狗的实验中提出手术去除压迫神经的骨后，神经再生更为成功[32]。自此以后还有人提出，骨性减压术后可再进行神

经松解[16]，分离神经外膜周围的瘢痕[30]。Greenwood 和 Corbett[14]、Strass 等[62]最近发表了有关此类手术效果有参考价值的研究结果。我们采用了相同的方法，本节所述的结果是在英国中心进行的手术，对所有患者使用一致的方法。同时，通过前瞻性研究，从25位连续患者中收集了至少1年的随访资料，并且对手术前后进行的一系列神经感觉测试的结果进行了量化，以便进行统计学比较。这些数据连同相关文献的综述将用于解决以下问题：

- 下牙槽神经减压和神经松解是否能显著减少病理性感觉异常？
- 下牙槽神经手术是否能显著改善感觉功能？
- 就术后感觉功能的改善而言，手术是否有意义？

19.3.2　患者信息与研究方法

Robinson 等人对外科手术干预指征进行了总结[52]：如果影像显示下牙槽神经管顶部骨皮质向下移位并阻塞下牙槽神经管，则应进行早期干预（本次研究中有1例患者）；如果患者出现实质性神经感觉缺陷或持续性病理性感觉异常，则采取延期干预[16]。对轻微感觉迟钝或轻度感觉异常的患者不建议手术。此外，所有手术患者均有影像学证据（通常是全景片），显示下牙槽神经管在损伤部位的破坏（图19-13）。

样本25人中，下牙槽神经损伤原因为第三磨牙拔除（n=18）、第一磨牙拔除（n=1）、阻生前磨牙拔除（n=2）、种植体植入（n=2）、囊肿刮治（n=1）或骨折手术（n=1）。其中，4名为男性（年龄22～43岁），21名为女性（年龄34～62岁），左侧14例，右侧11例。手术前的延迟时间从2个月（只有一人为早期修复）

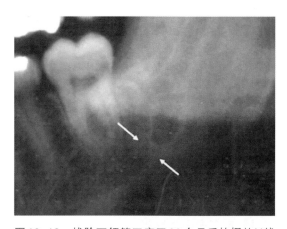

图19-13　拔除下颌第三磨牙23个月后拍摄的X线片。下牙槽神经管被破坏，影像学和随后的减压术中都可以看出几乎没有连续性。白色箭头表示横跨原神经管的骨形成区域，其近端部分具有皮质轮廓（来自 Robinson 等[52]；经 Elsevier 许可转载）

到96个月，平均为（28.4 ± 24.8）个月（SD）。

19.3.2.1　手术步骤

所有手术均由英国两位作者之一在全身麻醉下进行，且每位患者的术式相同。口内进路，在下牙槽神经管损伤部位去除一段2～3 cm长的颊侧骨板，前、后、上界是由小球钻磨的沟槽，用骨凿去除骨皮质。这种方法类似于 Miloro[35]描述的方法，但不延伸到下颌骨的下界。然后用大球钻（直径约为4 mm）或超声刮匙以及牙科钻小心地去除更多的骨，直到可以很轻松方便地从神经管的侧面检查神经血管束（图19-14）。在手术显微镜下，切除损伤部位的外侧神经瘤（不分离神经干），切开一条或多条纵向神经外膜（神经松解）来松解瘢痕组织的压力。6例患者使用了一针或多针8/0单股聚酰胺缝线（Ethilon, Ethicon Ltd, 英国）缝合。1例患者在此手术的同时去除了导致下牙槽神经损伤的牙种植体。使用聚乳糖910线（Vicryl）关闭创口，所有患者均预防性给予抗生素和地塞米松（术前、术后12 h各8 mg）。

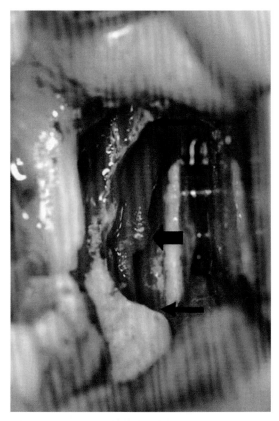

图19-14　左侧下牙槽神经暴露和减压的术中照片。细箭头所示为颊侧骨板去除前的前、后界骨皮质切开部位。粗箭头所示为神经血管束外侧、向牙槽嵴延伸的神经瘤，神经瘤远端的神经变窄（来自Robinson等[53]；经Wiley许可转载）

19.3.2.2　神经功能评估

所有患者在手术前和术后12个月或更长时间（平均16.63个月，12～41个月）评估患侧下唇和颏部的感觉。首先，每位患者都被问到一系列标准问题，包括以下内容：患侧损伤部位是否完全或部分麻木；是否过度敏感（感觉过敏）；他们的主观感觉在0（麻木）到100%（正常）的哪个数值；他们是否可以感觉到正常的热刺激；是否存在自发性或通过对该区域的触摸、划动或热刺激而引起的疼痛或刺痛（感觉异常）；是否常常无意识地咬到嘴唇；是否影响到了说话。患者还进行三种视觉模拟评分（VAS），以指示患侧区

域的疼痛、麻刺和不适的程度。临床通过对损伤部位表面的黏膜触诊（例如拔牙部位的牙槽嵴）检查，看是否引起患侧的唇或颏部连带感觉。然后，在一个安静的房间里，患者在闭眼状态下进行一系列感觉测试，包括对von Frey刷的轻触刺激的反应、针刺测试（疼痛）和两点辨别距离阈值测试。详细方法见参考文献[49,53]。

最后，仅在最后一次测试期间，要求患者以0～10的等级对手术进行主观评分，0表示手术完全是浪费时间，10表示手术效果完美。并根据情况，用配对t检验、卡方检验或Fisher精确检验对不同阶段的检测结果进行统计比较。

19.3.3　下牙槽神经减压术和神经松解术的疗效

19.3.3.1　临床发现

手术中所见的下牙槽神经血管束的破坏程度差异很大。一些有明显症状的患者，神经以肉眼观似乎完好无损，而在另一些患者可见神经明显窄缩、瘢痕化，或神经管大部分被骨组织阻断。一些因拔除第三磨牙而导致下牙槽神经受损的患者，修复手术中发现部分软组织通过牙槽窝将神经血管束与表面黏膜连接在一起，神经减压术前X线片或CT扫描显示此处神经血管被拉向表面（图19-15）。在减压之前，5例患者的损伤部位黏膜的触诊可引起唇或颏部的连带感觉。这意味着来自下牙槽神经的一些受损的轴突通过拔牙窝或骨缺损异位再生，再支配覆盖的黏膜。有一特殊的病例，在拔除低位阻生的下颌第二前磨牙时神经损伤，触诊其舌侧沟可引发下唇的连带感觉，手术时见神经血管束和口底之间的骨壁缺损。神经减压和松解术后，2例患者存在触诊损伤部位表面软组织

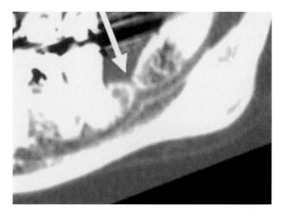

图19-15　CT扫描显示拔除第三磨牙部位的下牙槽神经管向牙槽骨移位。箭头表示神经血管束和覆盖黏膜之间软组织连接的部位（来自Robinson等[53]；经Wiley许可转载）

引发下唇或颏部连带感觉的现象，但这2例患者术前均未出现过此症状。

19.3.3.2　问题的回复

术前和末次测试中，患者回答之间的比较见表19-2。所有患者在减压术后的末次测试中仍表示有部分麻木感。下唇和颏部感觉过敏的患者数量，在术前和术后评估中相同，但11例患者有所改善；4例术前有感觉敏感的患者症状消失，而另外有4例患者在术后出现了此症状。患者主观感觉显著提高

（平均改善21%），其中大多表示可以正常感知热刺激。认为语言功能受感觉缺陷影响或意外咬唇的患者人数略有减少，但尚无统计学意义。

图19-16所示为自发地或通过触压、划动、热刺激引起的疼痛或麻刺的情况，表明具有这些症状的患者数量通常在减压术后减少，唯一的例外是热诱发疼痛或冷诱发麻刺感的患者数量有所增加。没有自发性或诱发性疼痛的患者数量从术前的9个增加到术后的16个（p=0.048），无麻刺感的麻木患者人数从2个增加到4个（p=0.33）。

19.3.3.3　VAS评分

图19-17显示了术前和术后的疼痛、麻刺感和不适的VAS评分。所有三项参数在减压术后均有降低，疼痛平均减少约12%，麻刺感减少27%，不适感减少17%。然而，由于患者之间差异很大，这种差异仅在麻刺感上具有统计学意义（p=0.009）。

19.3.3.4　神经感觉测试

患者正常侧的下唇和颏部，能感知20 mN von Frey刷的轻触刺激、150 mN的针刺刺激，

表19-2　接受下牙槽神经减压和松解术的患者术前和末次测试问卷的比较

	术　　前	术　　后	p值
完全麻木	4（16%）	0	0.055
部分麻木	21（84%）	25（100%）	0.055
感觉过敏	11（44%）	11（44%）	1
平均主观感觉	35%（0～85%）	56%（5%～100%）	0.01
能正常感知热刺激	3（12%）	9（36%）	0.046
言语影响	11（44%）	8（32%）	0.31
咬唇	15（60%）	12（48%）	0.21

患者数量（n=25）

图 19-16 自发地或通过触压、划动、热刺激引起的疼痛（a）或麻刺感（b）的患者数目。数据显示为术前测试和减压后的末次测试（来自 Robinson 等[53]；经 Wiley 许可转载）

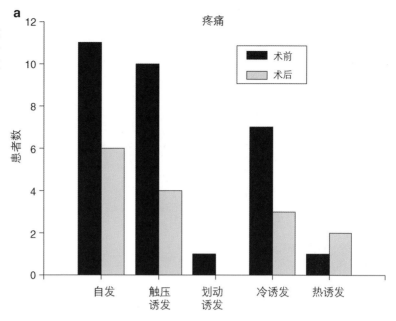

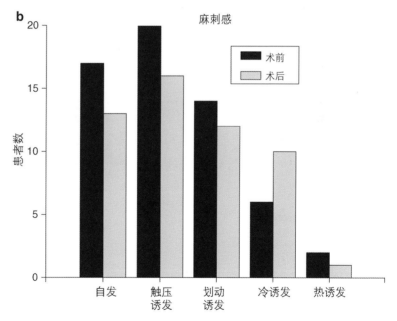

下唇的两点辨别距离阈值通常在 2～4 mm，颏部的两点辨别距离阈值在 6～10 mm。

减压术后患者患侧轻触刺激的感知能力得到改善。使用评分等级（0，没有反应；1，偶尔有反应；2，在大部分区域都有反应；3，反应与正常侧相似），术前平均评分为 1.96±0.98（SD），术后显著提高（2.48±0.59，

p=0.003，配对 t 检验）。同样，术后对针刺刺激的反应评分也有所提高（术前为 1.88±0.72；术后为 2.28±0.46，p=0.015）。所有患者下唇及颏部术前、术后的两点辨别距离阈值如图 19-18 所示，可见术后阈值低的患者增多，平均阈值也证实了这一点［下唇：术前阈值（11.2±5.1）mm，术后（8.4±4.0）mm，

图 19-17　术前和术后的疼痛、麻刺感和不适的平均（±SD）VAS 评分。无症状标记在评分的左侧，最严重（疼痛，不适）或持续（刺痛）症状标记在评分的右侧。术后麻刺感显著降低（$p=0.009$，配对 t 检验），但疼痛（$p=0.07$）和不适（$p=0.051$）的减轻并不明显（来自 Robinson 等[53]；经 Wiley 许可转载）

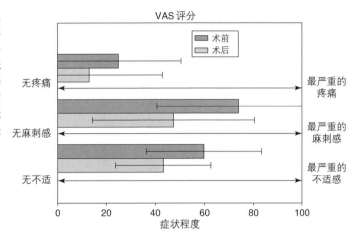

图 19-18　减压手术前后的下唇（a）和颏部（b）的两点辨别距离阈值。受被测区域大小的限制，超过 18 mm 的阈值无法可靠地评估，所有这些结果都放置在 >18 mm 的柱列中。两幅图都显示了患者数量在减压后向左侧（较低阈值）的转变（来自 Robinson 等[53]；经 Wiley 许可转载）

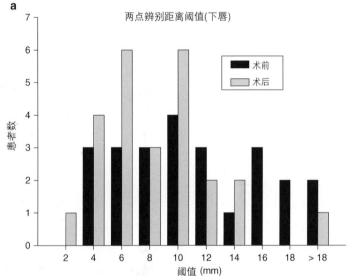

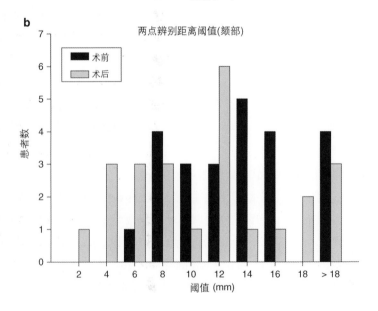

p=0.006；颏部：术前（13.3±4.2）mm，术后（11±5.6）mm，p=0.03]。尽管降低了阈值（平均降低了约21%），但患侧阈值仍明显高于正常侧。

19.3.3.5 主观评估

患者对手术意义的主观评估如图19-19所示。评分从0到10均有，中位数是7。

19.3.4 下牙槽神经减压术及神经松解术疗效的讨论

本次讨论将基于引言中提出的三个问题。

19.3.4.1 下牙槽神经减压和神经松解是否能显著减少病理性感觉异常？

在英国的研究中，术前64%的患者有感觉障碍区域的疼痛，68%的患者有自发性麻刺感，44%的患者有感觉过敏。手术似乎减轻了患者的病理性感觉异常，因为减压术后，所有类别中除了热诱发疼痛和冷诱发麻刺感，疼痛的患者（36%）明显减少，麻木伴诱发

性疼痛或麻刺感的人数都显著减少。热诱发疼痛和冷诱发麻刺感的患者有所增加，可能是由于外周组织中神经支配密度增加而引起的，即更多的神经纤维已经再生，但功能仍然异常。此外，疼痛、麻刺感和不适感的VAS评分均显示术后症状减轻，尽管只有麻刺感的减少有统计学差异。

以往关于下牙槽神经手术效果的研究几乎没有提供关于病理性感觉异常的发生率或程度变化的信息。Gregg[16]对手术治疗下牙槽神经损伤导致的病理性感觉异常的疗效持保留意见，并极其反对早期干预。此外，英国的关于舌神经修复结果的研究（如上所述）未显示病理性感觉异常患者的数量明显减少，尽管症状有所缓解。但本研究中的下牙槽神经减压和神经松解术的积极疗效令人振奋。Pogrel和Kaban[39]的研究表明，尽管其样本人群混杂了修复下牙槽神经和舌神经的患者，但大部分患者在三叉神经修复术后病理性感觉异常的症状得以缓解。在Bagheri等[3]报道的大型队列研究中，66.6%的患者

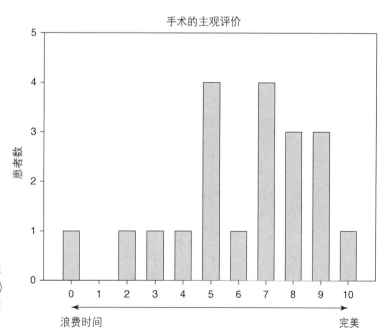

图19-19 患者对手术的主观评价，0（浪费时间）～10（完美结果）（n=20）（来自Robinson等[53]；经Wiley许可转载）

在术前自述疼痛（伴或不伴麻木），但疼痛的存在似乎不影响疗效。

患者在神经受损后常常会问的一个关于手术干预的问题是"手术是否会使我的症状变得更糟？"对于已经有一种不良并发症的患者来说，这是一个可以理解的问题。一般情况下，症状恶化不是常见的结果，术前无病理性感觉异常症状的患者术后通常也不会出现病理性感觉异常症状。Greenwood和Corbett[14]指出，他们的12例患者在下牙槽神经松解后均无症状加重。Bagheri等[3]指出，术前未出现疼痛的患者术后也未出现疼痛。然而，如上所述，受损神经纤维再生的加快可能导致周围神经终末支再支配过程中的功能异常。事实上，患者在神经再支配的过程中常会出现感觉异常。若统计麻木伴皮肤感觉过敏患者的人数，可发现其他表明术后预后不良的证据。虽然此症状的患者数量未因手术而改变，但有4例（16%）术前无感觉过敏的患者，术后出现感觉过敏。虽然不常见，但当患者考虑进行神经修复手术时，应提前告知患者这种可能性。

19.3.4.2 下牙槽神经手术是否能显著改善感觉功能？

本研究提供了明确的证据，表明神经减压和松解术可以改善感觉功能。患者对感觉功能的术后主观评分显著升高，神经感觉测试中，患者对轻微触觉刺激和针刺的反应有明显改善，并且两点辨别距离阈值降低。然而改善的程度很小，且显著的感觉改善是就整个实验人群而言，对单个患者而言疗效不定，一些患者甚至没有改善。

以往对下牙槽神经手术的研究也表明术后感觉会有所改善。在早期的研究中，Riediger及其同事[43]发现80%的直接缝合

修复受损神经的患者获得优良效果，仅有28%的接受腓肠神经移植的患者获得优良效果。在一项专门针对神经减压术和松解术的研究中，Greenwood和Corbett[14]指出12名患者中有5名表现为感觉改善，重获"正常"的感觉。同样，Strauss及其同事[62]对28例患者术前和术后数据进行了统计学比较，发现所有感觉测试结果均有显著改善，Bagheri等[3]发现综合评分显著提高。尽管由于评价方法和标准的差异，各研究之间的直接比较是困难的。但一般的结论是，有些患者通过神经减压和松解可以改善感觉功能。

19.3.4.3 就术后感觉功能的改善而言，手术是否有意义？

手术意义的主观评分中位数为7（10分制），这表明患者通常还是认为手术是有意义的。然而有4名患者的评分低于5分，其中1名评分为0分。由于术前无法预测哪些患者将会有良好的术后效果，因此所有患者都必须了解术后可能出现的情况。Strauss及其同事[62]对28名患者的研究中，10人有显著改善，15人轻度改善，3人没有改善，这些结果看起来与我们的相似。Susarla及其同事[64]指出，三叉神经修复后，患者满意度与感觉测试结果之间存在很强的相关性，但他们的19名患者中只有2名是下牙槽神经损伤。

Ziccardi等[70]在比较舌神经和下牙槽神经显微手术的结果时未发现显著差异，但我们的研究结果表明，下牙槽神经减压和松解术改善感觉功能的疗效更好些。在我们的研究中，改善的程度是通过记录的各种参数的变化来确定的。由此得出：患者自述的主观感觉改善程度平均提高21%；疼痛VAS评分平均减少12%，麻刺感平均减少27%，不适感平均减少17%；下唇和颏部

的两点辨别距离阈值平均减少约21%。综上所述，尽管术后可能会有更好或更糟的结果，但术前告知患者手术可能改善病情的程度为20%还是合理的。我们的实验中，没有一个患者完全恢复正常，所有患者还是有持续性的局部麻木，因此术前必须告知患者无论手术多么成功都会出现术后感觉恢复不良的可能。笔者的研究结果表明，这种遗留的感觉障碍可能继续影响他们的语言功能，并且仍可能出现意外咬唇。这些信息可以让患者对手术效果有正确的认识，并对是否进行手术做出有依据的判断，同时这也有助于手术适应证的选择，即只有那些症状严重且认为只要有一点改善就满意的患者才适合手术。

19.3.4.4 其他观测

值得注意的是，目前接受这种治疗的患者主要为女性（84%），且通常为中年人，这与英国三叉神经损伤专科门诊的患者特征相一致[47]。女性高比例现象也出现在以往的研究中，如Greenwood和Corbett（75%[14]）、Strauss（61%[62]）、Susarla（74%[64]，68%[66]）、Bagheri（75%[3]）等人的报告。实验室证据表明，性别差异会导致神经损伤引起的疼痛易感性差异[67]，流行病学研究表明，年龄较大的女性更可能出现慢性神经病理性疼痛[68]。因此，中年女性患者因出现症状需要拔除下颌第三磨牙时，如果发生神经损伤，更容易出现病理性感觉异常。另一个值得注意的现象是，下颌骨骨折或正颌外科手术导致下牙槽神经损伤的患者（通常是年轻人）很少出现病理性感觉异常，而且很少寻求治疗。因此，除了患者易感性之外，最初损伤的性质也可能很重要。

令人惊讶的是，一些患者在神经减压和松解术后第一天就表述感觉有改善。尽管我们在这个阶段未进行任何感觉测试，但我们预计不会出现术后的立即改善，只是有些患者希望早点减轻病理性感觉异常的强烈愿望，会导致感觉异常暂时减轻。类似的评价也出现于舌神经修复的患者[50]。

我们的大多数患者都是在初次受伤后较长时间后才进行评估和手术治疗的，平均延迟时间为28个月，最长达96个月。可能早期减压会取得更好的效果，关于早期或延期手术干预的争论与上述舌神经损伤的争论类似。Strauss等指出[62]，下牙槽神经减压和松解术后的结果显示，修复前延迟时间与恢复程度之间没有显著相关性。在接受各种下牙槽神经手术治疗的系列患者中，Bagheri等[3]发现，修复前时间延长与患者年龄增加都会使疗效打折扣，特别是51岁以上的患者。在此强调，对于个体患者而言，早期手术可能会有很好的预后，但是当对大样本进行研究时，其他因素可能更占优势，并且掩盖了手术时间的影响。进一步改善神经功能可能要着力于神经再生潜力的开发。例如，由于神经松解术后不可避免有新的瘢痕形成，因此可以通过降低损伤部位的瘢痕形成程度来达到更好的预后。同时需要引进其他治疗方法来改善患者的病理性感觉异常。

总之，我们得出这样的结论：下牙槽神经减压和松解术可以减少病理性感觉异常并改善感觉功能，对于仔细筛选的症状严重的患者，手术是值得的。但应该告知患者，手术后感觉和症状改善程度的平均值为20%，并且不可能恢复至正常的感觉；术后少量患者会出现损伤区域的感觉过敏或热诱发病理性感觉异常。

（张文豪　陈敏洁）

参考文献

[1] Atkins S, Smith K G, Robinson P P, et al (2006) Scarring impedes regeneration at sites of peripheral nerve repair. Neuroreport, 17: 1245−1249.

[2] Bagheri S C, Meyer R A, Khan H A, et al (2010) Retrospective review of microsurgical repair of 222 lingual nerve injuries. J Oral Maxillofac Surg, 68: 715−723.

[3] Bagheri S C, Meyer R A, Cho S H, et al (2012) Microsurgical repair of the inferior alveolar nerve: success rate and factors that adversely affect outcome. J Oral Maxillofac Surg, 70: 1978−1990.

[4] Blackburn C W (1990) A method of assessment in cases of lingual nerve injury. Br J Oral Maxillofac Surg, 28: 238−245.

[5] Blackburn C W (1992) Experiences in lingual nerve repair. Br J Oral Maxillofac Surg, 30: 72−77.

[6] Bongenhielm U, Robinson P P (1996) Spontaneous and mechanically evoked afferent activity originating from myelinated fibres in ferret inferior alveolar nerve neuromas. Pain, 67: 399−406.

[7] Bongenhielm U, Robinson P P (1998) Afferent activity from myelinated inferior alveolar nerve fibres in ferrets after constriction or section and regeneration. Pain, 74: 123−132.

[8] Crawley W A, Dellon A L (1992) Inferior alveolar nerve reconstruction with a polyglycolic acid bioresorbable nerve conduit. Plast Reconstr Surg, 90: 300−302.

[9] Devor M, Govrin-Lippmann R (1979) Selective regeneration of sensory fibres following nerve crush injury. Exp Neurol, 65: 243−254.

[10] Devor M, Seltzer Z (1999) Pathophysiology of damaged nerves in relation to chronic pain.// Wall P D, Melzak R (eds). Textbook of pain. Churchill Livingstone, London, pp129−164.

[11] Dodson T B, Kaban L B (1997) Recommendations for management of trigeminal nerve defects based on a critical appraisal of the literature. J Oral Maxillofac Surg, 55: 1380−1386.

[12] Donoff R B, Guralnick W (1982) The application of microneurosurgery to oral-neurological problems. J Oral Maxillofac Surg, 40: 156−159.

[13] Fagin A P, Susarla S M, Donoff R B, et al (2012) What factors are associated with functional sensory recovery following lingual nerve repair? J Oral Maxillofac Surg, 70: 2907 −2915, http://dx.doi.org/10.1016/j. joms.2012.03.019.

[14] Greenwood M, Corbett I P (2005) Observations on the exploration and external neurolysis of injured inferior alveolar nerves. Int J Oral Maxillofac Surg, 34: 252−256.

[15] Gregg J M (1990) Studies of traumatic neuralgia in the maxillofacial region: symptom complexes and response to microsurgery. J Oral Maxillofac Surg, 48: 135−140.

[16] Gregg J M (1995) Surgical management of inferior alveolar nerve injuries (part II): the case for delayed management. J Oral Maxillofac Surg, 53: 1330−1333.

[17] Haschemi A (1981) Partial anastomosis between the lingual and mandibular nerves for restoration of sensibility in the mental area after injury to the mandibular nerve. J Maxillofac Surg, 9: 225−227.

[18] Hausamen J E (1981) Principles and clinical application of micronerve surgery and nerve transplantation in the maxillofacial area. Ann Plast Surg, 7: 428−433.

[19] Hausamen J E, Schmelzeisen R (1996) Current principles in microsurgical nerve repair. Br J Oral Maxillofac Surg, 34: 143−157.

[20] Hillerup S (2007) Iatrogenic injury to oral branches of the trigeminal nerve: records of 449 cases. Clin Oral Investig, 11: 133−142.

[21] Hillerup S, Stoltze K (2007) Lingual nerve injury II. Observations on sensory recovery after micro-neurosurgical reconstruction. Int J Oral Maxillofac Surg, 36: 1139−1145.

[22] Hillerup S, Hjørting-Hansen E, Reumert T (1994) Repair of the lingual nerve after iatrogenic injury. J Oral Maxillofac Surg, 52: 1028−1031.

[23] Holland G R, Smith K G, Robinson P P, et al (1996) A quantitative morphological study on the recovery of cat lingual nerves after transection or crushing. J Anat, 188: 289−297.

[24] Holland G R, Smith K G, Robinson P P, et al (1996) A quantitative morphological comparison of cat lingual nerve repair using epineurial sutures or entubulation. J Dent Res, 75: 942−948.

[25] Horch K W, Lisney S J W (1981) On the number

and nature of regenerating myelinated axons after lesions of cutaneous nerves in the cat. J Physiol, 313: 275－286.

[26] Kaban L B, Upton J (1986) Cross mental nerve graft for restoration of lip sensation after inferior alveolar nerve damage: report of a case. J Oral Maxillofac Surg, 44: 649－651.

[27] LaBanc J P, Gregg J M (1992) Trigeminal nerve injuries. Basic problems, historical perspectives, early successes and remaining challenges.//LaBanc J P, Gregg J M (eds). Oral and Maxillofacial Surgery Clinics of North America: trigeminal nerve injury: diagnosis and management. W B Saunders, Philadelphia, pp277－283.

[28] LaBanc J P, Van Boven R W (1992) Surgical management of inferior alveolar nerve injuries.// LaBanc J P, Gregg J M (eds). Oral and Maxillofacial Surgery Clinics of North America: trigeminal nerve injury: diagnosis and management, vol 4. W B Saunders, Philadelphia, pp425－437.

[29] Loescher A R, Robinson P P (1991) Properties of periodontal mechanoreceptors supplying the cat's lower canine at short and long periods after reinnervation. J Physiol, 444: 85－97.

[30] Mazal P R, Millesi H (2005) Neurolysis: is it beneficial or harmful? Acta Neurochir Suppl, 92: 3－6.

[31] Merrill R G (1964) Decompression for inferior alveolar nerve injuries. J Oral Surg Anesth Hosp Dent Serv, 22: 291－300.

[32] Merrill R G (1966) Further studies in decompression for inferior alveolar nerve injury. J Oral Surg, 24: 233－238.

[33] Merrill R G (1979) Prevention, treatment and prognosis for nerve injury related to the difficult impaction. Dent Clin North Am, 23: 471－488.

[34] Meyer R A (1992) Applications of microneurosurgery to the repair of trigeminal nerve injuries.//LaBanc J P, Gregg J M (eds). Oral and Maxillofacial Surgery Clinics of North America: trigeminal nerve injury:diagnosis and management. W B Saunders, Philadelphia, pp405－416.

[35] Miloro M (1995) Surgical access for inferior alveolar nerve repair. J Oral Maxillofac Surg, 53: 1224－1225.

[36] Mozsary P G, Middleton R A (1984) Microsurgical reconstruction of the lingual nerve. J Oral Maxillofac Surg, 42: 415－420.

[37] Mozsary P G, Syers C S (1985) Microsurgical correction of the injured inferior alveolar nerve. J Oral Maxillofac Surg, 43: 353－358.

[38] Pitta M C, Wolford L M, Mehra P, et al (2001) Use of Goretex tubing as a conduit for inferior alveolar and lingual nerve repair: experience with 6 cases. J Oral Maxillofac Surg, 59: 493－496.

[39] Pogrel M A, Kaban L B (1993) Injuries to the inferior alveolar and lingual nerves. J Can Dent Assoc, 21: 50－54.

[40] Pogrel M A, Maghen A (2001) The use of autologous vein grafts for inferior alveolar and lingual nerve reconstruction. J Oral Maxillofac Surg, 59: 985－988.

[41] Pogrel M A, McDonald A R, Kaban L B (1998) Gore-Tex tubing as a conduit for repair of lingual and inferior alveolar nerve continuity defects: a preliminary report. J Oral Maxillofac Surg, 56: 319－321.

[42] Rath E M (2002) Skeletal muscle autograft for repair of human inferior alveolar nerve: a case report. J Oral Maxillofac Surg, 60: 330－334.

[43] Riediger D, Ehrenfeld M, Cornelius C P (1989) Micronerve surgery on the inferior alveolar and lingual nerve with special consideration for nerve replacement.//Riediger D, Ehrenfeld M (eds). Microsurgical tissue transplantation. Quintessence Publishing Co, San Francisco, 189－194.

[44] Robinson P P (1981) The reinnervation of teeth, mucous membrane and skin following inferior alveolar nerve section in the cat. Brain Res, 220: 241－253.

[45] Robinson P P (1989) The reinnervation of the tongue and salivary glands after lingual nerve injuries in cats. Brain Res, 483: 259－271.

[46] Robinson P P (1992) The effect of injury on the properties of afferent fibres in the lingual nerve. Br J Oral Maxillofac Surg, 30: 39－45.

[47] Robinson P P (2011) Characteristics of patients referred to a UK trigeminal nerve injury service. Oral Surg, 4: 8－14.

[48] Robinson P P, Smith K G (1996) A study on the efficacy of late lingual nerve repair. Br J Oral Maxillofac Surg, 34: 96－103.

［49］ Robinson P P, Smith K G, Johnson F P, et al (1992) Equipment and methods for simple sensory testing. Br J Oral Maxillofac Surg, 30: 387－389.

［50］ Robinson P P, Loescher A R, Smith K G (2000) A prospective, quantitative study on the clinical outcome of lingual nerve repair. Br J Oral Maxillofac Surg, 38: 255－263.

［51］ Robinson P P, Boissonade F M, Loescher A R, et al (2004) Peripheral mechanisms for the initiation of pain following trigeminal nerve injuries. J Orofac Pain, 18: 287－292.

［52］ Robinson P P, Loescher A R, Yates J M, et al (2004) Current management of damage to the inferior alveolar and lingual nerves as a result of removal of third molars. Br J Oral Maxillofac Surg, 42: 285－292.

［53］ Robinson P P, Yates J M, Smith K G (2008) A prospective, quantitative study on the clinical outcome of inferior alveolar nerve decompression and neurolysis. Oral Surg, 1: 35－44.

［54］ Rutner T W, Ziccardi V B, Janal M N (2005) Long-term outcome assessment for lingual nerve microsurgery. J Oral Maxillofac Surg, 63: 1145－1149.

［55］ Smith K G, Robinson P P (1995) An experimental study of lingual nerve repair using epineurial suture or entubulation. Br J Oral Maxillofac Surg, 33: 211－219.

［56］ Smith K G, Robinson P P (1995) The reinnervation of the tongue and salivary glands after two methods of lingual nerve repair in the cat. Arch Oral Biol, 40: 373－383.

［57］ Smith K G, Robinson P P (1995) Lingual nerve defect repair by three methods. J Oral Maxillofac Surg, 53: 1052－1062.

［58］ Smith K G, Robinson P P (1995) The reinnervation of the tongue and salivary glands after lingual nerve repair by stretch, sural nerve graft or frozen muscle graft. J Dent Res, 74: 1850－1860.

［59］ Smith K G, Robinson P P (1995) An experimental study on the recovery of the lingual nerve after injury with or without repair. Int J Oral Maxillofac Surg, 24: 372－379.

［60］ Smith K G, Robinson P P (1995) The effect of delayed nerve repair on the properties of regenerated afferent fibres in the chorda tympani.

Brain Res, 691: 142－152.

［61］ Smith K G, Yates J M, Robinson P P (1998) The use of neurotrophic factors to enhance lingual nerve repair. Br J Oral Maxillofac Surg, 36: 228.

［62］ Strauss E R, Ziccardi V B, Janal M N (2006) Outcome assessment of inferior alveolar nerve microsurgery: a retrospective review. J Oral Maxillofac Surg, 64: 1767－1770.

［63］ Sunderland S (1951) A classification of peripheral nerve injuries producing loss of function. Brain Res, 74: 491－516.

［64］ Susarla S M, Lam N P, Donoff R B, et al (2005) A comparison of patient satisfaction and objective assessment of neurosensory function after trigeminal nerve repair. J Oral Maxillofac Surg, 63: 1138－1144.

［65］ Susarla S M, Kaban L B, Donoff R B, et al (2007) Does early repair of lingual nerve injuries improve functional sensory recovery? J Oral Maxillofac Surg, 65: 1070－1076.

［66］ Susarla S M, Kaban L B, Donoff R B, et al (2007) Functional sensory recovery after trigeminal nerve repair. J Oral Maxillofac Surg, 65: 60－65.

［67］ Tall J M, Stuess S L, Cruce W L, et al (2001) Gender and the behavioral manifestations of neuropathic pain. Pharmacol Biochem Behav, 68: 99－104.

［68］ Torrance N, Smith B H, Bennett M I, et al (2006) The epidemiology of chronic pain of predominantly neuropathic origin. Results from a general population survey. J Pain, 7: 281－289.

［69］ Yates J M, Smith K G, Robinson P P (2000) Ectopic neural activity from myelinated afferent fibres in the lingual nerve of the ferret following three types of injury. Brain Res, 874: 37－47.

［70］ Ziccardi V B, Rivera L, Gomes J (2009) Comparison of lingual and inferior alveolar nerve microsurgery outcomes. Quintessence Int, 40: 295－301.

［71］ Zuniga J R, Chen N, Miller I J (1994) Effects of chorda-lingual injury and repair on human taste. Chem Senses, 19: 657－665.

［72］ Zuniga J R, Chen N, Phillips C L (1997) Chemosensory and somatosensory regeneration after lingual nerve repair in humans. J Oral Maxillofac Surg, 55: 2－13.

［73］ Zuniga J R, Meyer R A, Gregg J M, et al (1998) The accuracy of clinical neurosensory testing for nerve injury diagnosis. J Oral Maxillofac Surg, 56: 2－8.

三叉神经损伤的诊治指南

20

Salvatorel L. Ruggiero, Michael Proothi

  三叉神经的损伤风险公认与某些常规牙科治疗和口腔外科手术相关。对创伤性三叉神经病变患者的评估和治疗需要一个逐步的、合理的过程。

  各种感觉神经测试的正确应用和解读对于建立准确的诊断至关重要。手术或非手术治疗的选择不仅基于损伤程度诊断，还要考虑多种因素，包括患者年龄、受伤的时间和特点以及情绪或心理因素。

  舌神经(lingual nerve，LN)、下牙槽神经(inferior alveolar nerve，IAN)和眶下神经(infraorbital nerve，ION)的损伤可来自医源性损伤(拔牙术、种植体植入术、正颌手术、骨移植或增量术、根尖手术、肿瘤或囊肿手术、局部麻醉注射)或非治疗性创伤(如骨折、撕裂伤和枪伤)。这些损伤造成的神经感觉功能障碍的表现是多变的、无特异性的。例如，一个已萌出下颌第三磨牙的简单拔除术可能造成长期的IAN或LN的感觉功能障碍(麻木和/或疼痛)，而一个严重错位的下颌角骨折的治疗可能仅导致感觉暂时改变。对于那些三叉神经一个或多个分支创伤性神经病变的患者，这也强调了初步评估和不断重复评估其神经功能状态的重要性。

  类似于其他疾病，对感觉神经紊乱患者的评估和治疗需要一个逐步的、合理的过程，包括详细的病史、临床神经感觉检查、诊断的建立和治疗方案的制订。最初的评估和临床检查是最重要的，所有后续检查都会与之比较，以确定随着时间的推移神经感觉状态是否有改善或恶化。依照流程对创伤性神经病变患者的相关临床特征进行分层分析是一种历史悠久的方法，被证实是很有用的。这些流程被不断地改进，体现了许多在治疗各类神经损伤方面极富经验的外科医师的集体智慧[2]。本章我们也将利用这些流程来整理各种诊断和治疗方法。

20.1 评价和诊断

20.1.1 患者访谈

  当患者被要求描述和重建对他们来说是新的功能障碍的细节时，最初的评估和讨论往往会让患者感到非常不安。真正的同情态度会让患者放心，从而允许临床医师获得建立诊断所需的必要信息。在初次面谈中，首先要确定受伤的时间。在4～6周内恢复的感觉障碍可能是神经传导障碍型损伤，通常预后很好。需要更长恢复或改善时间(2～3个月)的患者代表损伤更严重(轴突断裂型)，其自行恢复的程度可能因人而异。那些超过3个月仍没有感觉功能恢复征象的患者提示为最严重的损伤（神经断裂型），自行恢复的预后不佳。无论损伤的性质如何，如果受伤的时间超过12个月，即便手术治疗，其改善功能的可能性也将大大降低[3]。一些损伤原因可能与某些临床操作相关。更具体地说，虽然注射相关的损伤很少通过手术治疗来解决，但牙髓治疗引起的神经损伤通常需要尽快进行手术治疗[10]。

虽然患者的症状多种多样，但根据患者的感觉改变是感觉减退（麻木、感觉异常）还是病理性疼痛（感觉障碍、触诱发痛），可以将患者进行初步分类（图20-1）。这种初步区分的意义在于这两类患者的治疗和评价方法是完全不同的。在这方面，患者对感觉障碍的描述对辨别类型非常有帮助。诸如麻木、麻刺感、肿胀和紧绷等描述语提示感觉功能降低，而诸如针刺痛、烧灼痛和触诱发痛之类的词汇更暗示神经病理性疼痛。但临床医师

也必须意识到，患者可能会对他们的病情带有愤怒的情绪，并出于医疗法律或其他原因夸大他们的症状。因此，很重要的一点是区分患者带有恼怒情绪或沮丧情绪表达的麻木究竟是病理性疼痛还是感觉减退。此外，患者对功能缺陷的耐受力也是重要因素，因为这通常是促使患者考虑手术治疗的原因[20,54]。这种耐受力将取决于哪根感觉神经受到损伤以及感觉改变是否伴有疼痛。应该询问IAN或LN损伤的患者是否存在咬唇或咬舌、流涎、唇或舌烧灼感、口齿不清、咀嚼或吞咽或饮水困难、无法区分过热和过冷的食物、在接吻或与伴侣亲密时感到困难、在进行常规的口腔清洁时感到疼痛或受到限制，以及无法正常演奏乐器（表20-1）。如果存在这些现象，这种功能障碍也可能影响自我感觉，导致社交障碍和抑郁症[52]。

还应该询问患者的疼痛或麻木在损伤后是逐渐加重了，还是改善或恢复了。如果患

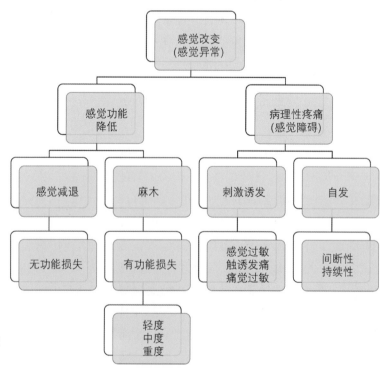

图20-1 神经损伤的感觉改变
（改编自 Zuniga 和 Essick[63]）

表20-1　常见的下牙槽神经、舌神经损伤的功能障碍

团块状食物咀嚼困难

流涎

口齿不清

味觉减弱

口腔卫生差

咬唇、咬颊、咬舌

自我感觉差

者接受过既往手术或药物治疗，其疗效对今后治疗方法的选择和预后评估是很重要的。

20.2　体检和神经感觉测试

如何选择对患者有益的、最适当的治疗方法，临床神经感觉检查是最重要的工具。如前文提到的，详细的损伤病史、当前的主诉以及主观/客观检查将决定患者治疗方法的选择。询问病史将有助于临床医师判断患者是感觉减退还是病理性疼痛（图20-1）。一旦类型确定，后续的检查将遵循特定的流程。

感觉减退是指不伴有疼痛的感觉丧失。这类患者对痛性或非痛性刺激反应降低（感觉迟钝），或者完全没有感觉（麻木）。如果是麻木状态，还要确定该患者的功能障碍的程度：轻度、中度、重度。常见的IAN和LN损伤的功能障碍表现如表20-1所示[43,63]。

初步筛选下来有明显疼痛的患者列入图20-1的另一类流程。首先需要确定的是疼痛是诱发的还是自发的。诱发性疼痛的特点是痛觉过敏（对锐性疼痛刺激产生过度反应，如针刺）、触诱发痛（对通常不会引起疼痛的刺激产生疼痛反应，如洗脸、接吻、刷牙），或迟发痛（对正常痛性刺激的延迟反

应）。自发性疼痛可以是间歇性或持续性的。间歇性疼痛是无法预测的，不能与诱发性疼痛中的迟发痛相混淆。持续性疼痛可发生在深部或浅表组织，是一种慢性的、钝性的、搏动性的疼痛，有时也可伴有撕裂样或电击样感觉[43,61]。

在确定了患者属于流程图中的哪一类后（图20-1），可以为患者选择相应的体检以确认诊断并制订治疗计划。彻底的头颈部检查后，重点检查受损区域。通过黏膜破损、红斑、溃疡、过度角化、纹理改变或自伤迹象，神经损伤的程度和位置是可以判定的。扳机点的触诊可能引起受伤部位或远端的异常感觉（Tinel征）。对侧或正常侧的检查可以作为对照[61]。神经感觉测试方法的选择是建立在与患者交谈并判定了患者是属于病理性疼痛还是感觉减退的基础上。如果患者没有疼痛，感觉测试遵循"感觉减退"流程图；如果患者伴有疼痛，感觉测试遵循另外的流程[43]。感觉减退患者的神经感觉测试分为三个等级（图20-2）。A级测试的是对轻拂方向的感知力和两点辨别力。轻拂方向辨别力的评估方法：用一个软刷（0.75 cm × 0.5 cm），以测试部位为中心，向四个方向轻拂。这个测试需要反复多次，并与对侧比较。两点辨别力测试是测量空间敏感度，刺激装置必须提供两点皮肤接触并且易于调节。大多数人群中，大于6.5 mm的两点辨别距离是诊断感觉障碍的可靠指标。刺激物应该尖端圆钝，并垂直于皮肤表面施力，所施压力不应引起组织的不适、变白或振动。刺激时间持续2 s，并且要求患者在每次刺激后报告"一个点"还是"两个点"。两点间的距离应从6.5 mm这个临界值开始增加或减少，并与对侧相比较。如果患者对轻拂方向辨别力连续几次正确，且两点辨别距离

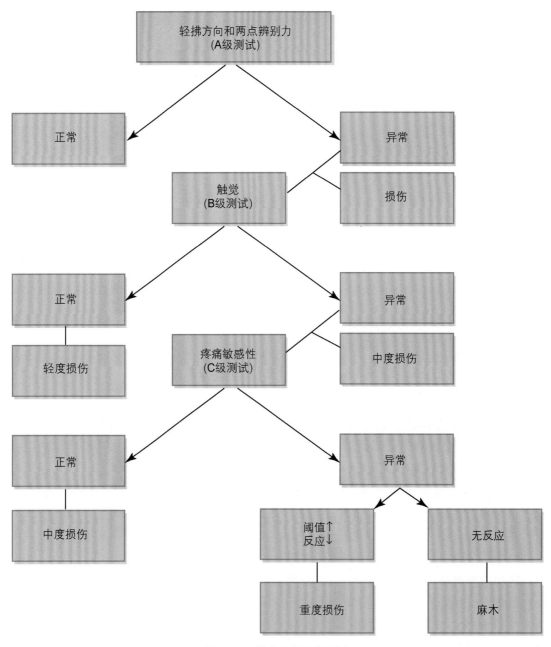

图 20-2　临床神经感觉测试

≤ 6.5 mm，则表示损伤非常轻微，感觉测试可以终止。但是，如果感觉减退的患者在等级 A 的测试中显示异常，就要继续进行 B 级测试[17]。B 级测试是用 Semmes-Weinstein 压力测试仪（也称为 von Frey 纤毛）检查触觉。如果测试侧或受伤侧的阈值比对照侧高 250% 或高于正常平均值两个标准差以上，则视为异常[17]。因此，测试侧比对照侧敏感的患者可以诊断为轻度受损，并且不需要再继续测试。只需少量轴突再生就能达到测试的正常结果。测试侧的敏感度低于对照侧，或低于公认的正常值，诊断为中度损伤，需要进行C级测试。C级测试是评估测试区域对有害刺激（机械和热刺激）的反应。机械刺激可以采用针尖，但这类刺激可能引起组织损伤（出血）和对照侧的明显疼痛，而且引发的反应是主观的，难以量化。可以使用痛觉测试仪（加载弹簧的尖锐探针），代替传统的针刺来量化这些患者产生疼痛所需的力，并与对照组进行比较。温度觉测试是最后一项C级神经感觉测试。使用装有热或冷生理盐水的烧杯或任何其他温度调节方法，获得热（>40℃）和冷（<20℃）金属探针，并放置在测试侧和对照侧进行温度觉评估。正常组织中，50℃的探针会引发难以忍受的疼痛，但不会造成组织损伤。异常的热刺激反应是在测试侧加载比对照侧更高的热刺激才能引发疼痛。C级测试中，阈值明显增高的患者诊断为重度损伤，而那些反应基本正常的患者仍维持B级测试中度损伤的诊断[17]。

区别于感觉减退的患者，所有病理性疼痛患者都要进行三级神经感觉测试（A，B和C）。A级测试采用无害的机械刺激（刷子），可能会引发疼痛反应，称为触诱发痛，即移动的刷子会在受损神经支配区域诱发疼痛反应。当移动刺激诱发不适时，临床医师应记录疼痛发作频率、持续时间和强度。B级测试是评估疼痛患者可能发生的延迟反应。这类患者表现为延迟发作的爆发性、放射性、难以定位的疼痛，并可能持续较长时间。B级测试是用超阈值的von Frey纤毛反复探测受试侧，通常连续10次触觉刺激，休息1 min，观察有无延迟性疼痛出现，临床医师应记录疼痛发作频率、持续时间和强度。疼痛患者的C级测试是用有害的机械刺激和温度刺激（热的和冷的金属探针）诱发疼痛反应。在A级、B级和C级神经感觉测试后，疼痛患者还将接受诊断性神经阻滞来区分疼痛的外周与中枢病因，并评估交感神经输出对疼痛维持的作用[38]。

对舌神经损伤的患者，不论症状是感觉减退还是疼痛，最后还要做味觉检查，但有一定的难度。在患者不知情的状态下，预先准备糖水和盐水烧杯，用棉签蘸取糖水涂布受损舌神经的支配黏膜，请患者辨别味道。等患者回答后，用同样的方法测试对照侧。然后用清水漱口，再用盐水重复以上操作。记录这些测试结果作为功能损伤的客观依据。

20.3 影像检查

神经损伤患者的病史和体检是进行诊断和治疗决策的最重要部分。然而，在部分患者中，影像技术也会有所帮助。由于其二维特性，全景X线片提供的信息较少，但对LN或IAN区域的异物有诊断价值。钻孔工具、残留的根尖、种植体洞穿骨壁或根管充填材料都能在全景片上显示，帮助定位损伤部位。CT的应用有助于明确IAN和牙齿的解剖关系，促进IAN损伤的风险评估[26,56]。CT或CBCT能三维显示异物以及对下牙槽神经管的骨皮质或舌侧骨板的侵害程度，从而有助于手术计划的制订。然而，这些影像检查很难诊断神经损伤的程度。

MRI已用于多个解剖部位以评估粗大神经的完整性及其病理状态[6,8,9,30,40,46,49,58,60]。高分辨率MRI可以对舌神经损伤特性提供一些有用信息。神经直径改变可能预示损伤远端的瓦勒变性，神经位置或形状的突然改变可能是由于断端回缩或神经瘤形成[44]。应强调的是，这些影像检查只能作为全面的病史询问和临床神经感觉检查的辅助信息。

20.4 手术治疗指南

是否进行显微神经外科手术治疗是建立在个体基础上的,取决于每位患者的特定表现和临床过程。当患者比较在意其感觉功能障碍,且临床有确凿证据显示中、重度甚至完全感觉损伤、味觉丧失或周围神经病理性疼痛,可以考虑手术修复。参考不同阶段的序列神经感觉检查,临床医师应特别关注感觉恢复的进展和特点(图20-3和图20-4)。由

Mackinnon和Dellon[39]制订的MRCS量表是评估严重损伤的感觉功能的指南(表20-2)。并已被其他医师用来评价三叉神经区域的感觉恢复[11,42]。基于几项神经感觉检测,可以确定分级指数,从S0(未恢复)到S4(完全恢复)。如果有临床证据显示有效的防御性感觉自发恢复(MRCS ≥ 3),那么通常不会选择手术干预。

要考虑的最重要的变量是受伤后的病程时间量。由于手术干预的主要目的是重建近心端神经断端与远心端器官(唇或舌)的神

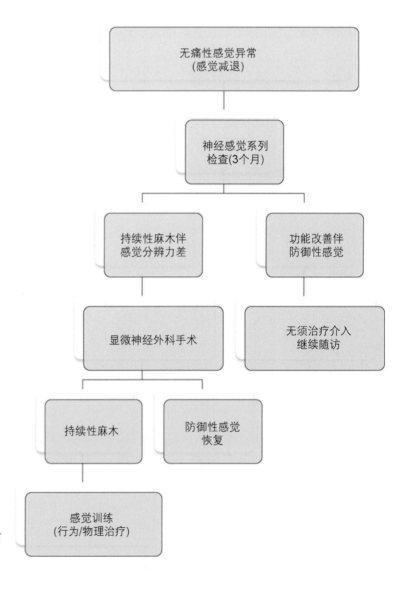

图20-3 感觉减退患者的评价和治疗指南

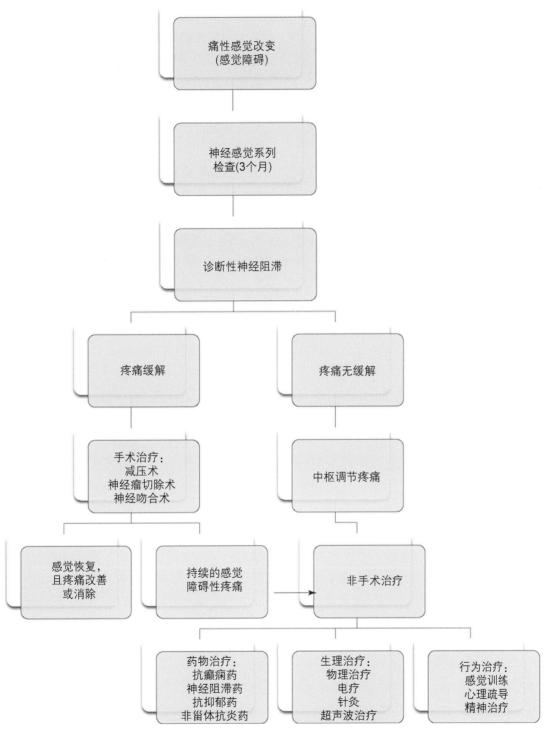

图20-4 痛性感觉障碍患者的评价和治疗指南

表20-2　神经感觉恢复的MRCS量表

分级	描　述
S0	无感觉
S1	损伤区的皮肤深部疼痛
S2	轻度的浅表痛和触痛
S2+	浅表痛和触痛，伴感觉过敏
S3	浅表痛和触痛，不伴有感觉过敏；静止两点辨别距离>15 mm
S3+	S3+刺激定位良好；静止两点辨别距离为7～15 mm
S4	S3；静止两点辨别距离为6 mm

经连续性，所以在损伤部位远心端神经断端的完整性是保证手术成功的关键。由于神经远心断端与中枢神经系统和神经胞体离断，失去了近心端的神经营养供给，则会发生萎缩和变性（瓦勒变性）。随着退行性病变的继续，远心断端的神经内小管被瘢痕组织替代，从而阻断了轴突再生至远心断端的可能性[53,61]。据估计，受伤后1年，远端神经的重要成分将萎缩并且手术不可修复[55,61]。对神经损伤超过12个月的患者尝试修复的结果和临床发现也证实了这一点[41]。尽管有零星报道感觉神经损伤几年后的恢复[21]，但大多数临床研究表明在受伤6个月后神经感觉恢复较差[5,13,32]。Donoff对44例舌神经和下牙槽神经损伤病例的研究发现，感觉功能改善与损伤后6个月内的神经显微外科修补明确相关[14]。同样地，Bagheri[3]回顾了222例舌神经损伤病例发现：那些损伤超过9个月的患者，即便修补了，感觉功能的恢复也很差，而且对数据进行逻辑回归分析表明，每延迟1个月，改善率下降5.8%；那些损伤后9个月之内修复的患者，经MRCS评估（表20-2），65%获得了感觉完全恢复，25%达到有效恢复。

在同一项研究中发现，感觉恢复的结果和年龄之间也存在关系，45岁及以上患者在统计学上不太可能有阳性结果[3]。在他们的分析中，45岁以上的患者，年龄每增加1岁，恢复的机会减少5.5%。在其他研究中，尚未报道类似的年龄和术后感觉恢复之间的关系[54,57]。

在进行手术治疗前，必须仔细分辨感觉障碍的特点。神经病理性疼痛患者的主要治疗目标是消除或显著降低其疼痛程度（图20-4）。对521例手术治疗患者的多中心回顾研究发现，感觉过敏患者的手术成功率明显低于那些无痛性感觉障碍的患者[34]。Gregg[23]的研究发现，不同手术治疗的结果取决于感觉异常的特性。在这篇报道中，伴有麻木（14.6%）和交感性疼痛（20.7%）的患者，显微外科修复后疼痛减轻的程度差；而痛觉过敏（60.5%）和痛觉过度（56.3%）的患者，术后疼痛控制效果较好。Donoff和Colin报道了类似的发现，其中77%的麻木患者的感觉功能得到改善，而只有42%的疼痛患者疼痛缓解[14]。病理性疼痛的病程长短也是重要因素。病程短的病理性疼痛（<6个月）表示神经瘤形成的早期，而病程长的病理性疼痛（>6个月）可能导致中枢皮质改变，以致无法修复外周神经。因此，以减轻病理性疼痛为目的的手术治疗，对早期感觉障碍患者的成功率高于晚期感觉障碍患者。

局部阻滞麻醉可用于区分病理性疼痛患者[7]。如果局部阻滞麻醉后疼痛完全或基本缓解，说明神经损伤的部位在外周，而不是中枢。诊断性神经阻滞有效的患者手术缓解疼痛的可能性大[23]。为了确定神经损伤的确切部位，经典的方法是从远端的浸润麻醉开始，逐步向近中阻滞麻醉。

在初步评估时，还应确定可见（开放）神经损伤和不可见（闭合）神经损伤之间的区别。对于那些手术医师或后续治疗医师能明确损伤性质的少量病例，不需要连续数月的序列神经感觉检查来确定神经感觉损伤的程度。如果在肿瘤切除术、矢状劈开截骨术或第三磨牙拔除术中发生LN或IAN断裂，即刻神经修复对感觉功能的恢复效果最佳。即刻神经修复的指征如下：① 在软组织内可见横断的、不连续的神经断端（舌神经、颏神经）；② 神经断端在手术入路中充分暴露（矢状劈开截骨术、外科切除术）[43]。即刻神经修复的优势建立在损伤的当下就重建神经连续性上，神经变性和瘢痕组织形成程度轻。在术者经验不足、术区组织不良或患者身体情况差的情况下，即刻神经修复无法实施，7～10天内的延迟或二期修复也可以达到与即刻修复相同的疗效[29]。撕脱型神经损伤在损伤后21天仍可考虑延迟的神经修复，向近中和远中分离显露更多的神经组织；另外，此时神经损伤部位的嗜神经因子和神经营养因子最多。

大多数神经损伤的病例都是闭合性即不可见的神经损伤，需要常规的神经感觉评价。在这种情况下，没有关于损伤性质或损伤程度的直接临床信息。这些患者必须通过序列神经感觉检测来评估（图20-3和图20-4）。这种评估可以鉴别和区分轻度或重度、可以自行恢复的损伤（Sunderland Ⅰ、Ⅱ、Ⅲ级）和那些需要介入治疗的损伤（Sunderland Ⅳ、Ⅴ级）。神经传导障碍型损伤的患者早期就会表现出感觉功能的改善，不需要手术介入。那些表现为持续性麻木、无法忍受或持久的扳机疼痛（触诱发痛、痛觉过敏）、感觉功能持续减退超过3个月的患者，可能与更复杂的损伤（轴突断伤或神经断伤）相关，并且需要显微外科手术治疗。

三叉神经的化学性损伤很少见，但也会导致从轻度感觉异常到完全麻木、疼痛的各类神经感觉问题[10]。大多数这类损伤的报道集中于IAN，因为它邻近根管填充材料、拔牙窝填塞药物、下颌骨囊肿和相关肿瘤手术中应用的各种填塞材料（表20-3）。

表20-3 化学损伤的神经反应

化学物质	组织反应
氯仿	神经传导速度改变
碘仿	神经传导速度改变
四环素	束膜周围炎，巨细胞反应
氧化纤维素（Surgicel®）	神经传导速度改变，炎症反应
牙胶	炎症反应
氢氧化钙	炎症反应
苯酚（丁香油酚）	直接神经毒性

这些不同试剂诱发的化学损伤的程度通常取决于暴露时IAN外膜的完整性。如果神经外膜在牙槽外科手术或根管过度充填后已被破坏，则束膜将直接暴露于这些有毒物质中。在这种情况下，神经炎症、巨细胞反应、神经退化和轴突死亡都有相关报道[1,12,16,18,35-37,45,48]。IAN开放性化学损伤，指拔牙窝、囊肿或肿瘤根治性手术后的骨缺损区，IAN开放暴露于填塞材料，有时可以将填塞材料去除并将该部位冲洗干净，从而减少暴露时间。由于多数这类损伤将导致神经病理性疼痛，可采用序列神经感觉检测帮助选择适当的治疗方法（图20-4）。神经闭合性化学损伤主要发生于根管治疗，化学制剂与IAN相邻，将导致IAN长期暴露于毒性化学制剂下，引起更严重的损伤（图20-5）。根管治疗导致神经损伤的发生机制包括以下4个方面：① 过度使用仪器造成的机械损伤；② 直接化学损伤；③ 超充材料（异物）对IAN的直接挤压；④ 神经炎

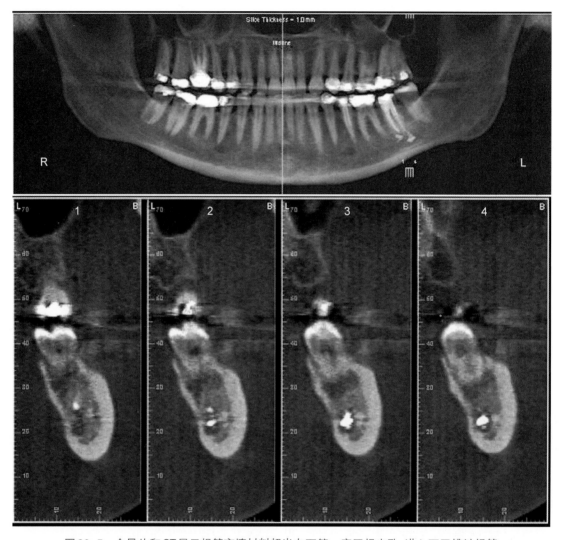

图20-5　全景片和CT显示根管充填材料超出左下第一磨牙根尖孔,进入下牙槽神经管

症和水肿导致的神经微循环障碍(房室综合征)。在这些病例中,通常都是这些因素的合并作用导致的感觉障碍。根管中存在可辨识异物(牙胶、密封剂)的患者,如果发生严重的无痛性感觉障碍或痛性感觉障碍,应尽快考虑手术治疗(减压、清创或神经重建)。如果根管治疗后感觉障碍持续几天,将产生对这些化学制剂的强烈炎症反应。如果有证据显示下牙槽神经管内有异物,应立即清除,如果没有异物证据,应考虑抗感染治疗和抗生素治疗。

局麻注射后的持续或永久的感觉障碍是IAN和LN损伤的另一个罕见现象,但也是公认的病因。这类损伤的发生率从1∶750 000到1∶30 000报道不一[24,25,32,51]。不像其他创伤性三叉神经损伤,注射损伤发生于LN多于IAN[51,59],更易导致神经病理性疼痛[51],女性患者多见[51],感觉功能障碍的范围可能超出受损神经支配范围(如包括V2和V1区)。理论上,注射损伤的发生机制与针尖插入的直接机械创伤[47]或局麻药物渗透的化学损伤[19,28]相关。然而,在注射损伤患者中,与注射相关的"电击样感觉"(直接机械损伤的证据)的发生率却很低[25],意味着化学损伤可能起更重要的作用。鉴于手术暴露所需的解剖学挑战,对这些损伤的治疗大多是非手术性的。大多数这类损伤的部位位于下颌孔,其标准解剖位置在翼下颌间隙内,距下颌支前缘深度为1.5～2 cm,这使得外科暴露和修复非常困难。Pogrel和Schmidt[50]对进行显微神经外科手术的口腔颌面外科医师进行了重点调查,并询问他们这类损伤的术中发现和术后结果。在手术的病例中,除了少量的周围组织纤维化外,未发现可识别的神经损伤,并且术后感觉的改善程度都很有限。目前,在如何预防或治疗这类神经损伤方面,还没有循证研究或专家共识。以个人经验为基础的治疗方法,包括早期手术探查、局部冲洗和即刻类固醇治疗,已被用于局部麻醉剂以外的化学制剂注射损伤,但尚未用于三叉神经。因此,对痛性和无痛性的注射诱导神经病变,非手术治疗是最佳选择,包括行为、药物和物理治疗。

种植相关损伤是另一种特殊类型的闭合性神经损伤。种植钉植入过程中,IAN损伤的机制包括钻针的直接机械损伤、钻孔过程中的热损伤、种植钉植入时的压力损伤。这些损伤发生率的报道范围很广[15],可能是涉及的变量较多的原因。对于那些需要神经移位或转位手术的患者,种植后感觉障碍的发生率显著增加[38]。种植后感觉损伤患者的治疗策略取决于种植手术花费的时间和感觉障碍的性质(图20-6)。对那些无痛性感觉异常患者或在种植后不久即疼痛的患者,应首先用非甾体或类固醇抗感染药物进行治疗。如果有影像证据显示种植钉压迫神经(图20-7),则种植钉应该旋离神经或取出。如果由于骨支撑不足或颌间高度限制,种植钉部分旋出后无法稳定,应该取出种植钉,可能的话更换稍短的植体。如果种植时间已较长,种植钉已完成骨整合(神经损伤发现或发展晚期),去除种植钉可能没有任何益处,反而有造成进一步医源性神经损伤的风险。神经感觉测试可以监测神经的恢复和功能。种植损伤后重度感觉障碍或神经源性疼痛超过3个月的患者,不太可能自行恢复,是显微神经外科的指征[33,62]。

无论什么病因,外周感觉神经损伤的显微外科修复的目标应该包括疼痛感的减轻、刺激检测结果的改善和防御性感觉的恢复。LN损伤的病例中,味觉的改善和恢复不像其他感觉那样可预测。患者还必须了解,尽管通过显微神经外科手术可以成功完成神经吻合,术前不愉快的感觉和无法表征的刺痛感仍可能会存在。这些恢复的差异性可能归因于损伤部位的局部因素、中枢神经系统水平的神经调节或心理因素。在这种情况下,感觉功能的恢复(基于MRCS)可以通过进一步的特殊非手术治疗来进行。

20.5　非手术治疗

非手术治疗除了对于自行恢复或术后恢复的患者可能具有支持作用之外,还被认为是大多数长期神经功能损伤或疼痛的患者的主要治疗方式。非手术治疗的目标包括减轻疼痛、预防或逆转成瘾性、避免成功可能性较低的外科手术,以及提高患者日常生活的能力。这类治疗的临床指征已由Gregg[22]和Meyer[43]提出,包括:

- 外周神经瘤手术治疗失败的患者
- 中枢性疼痛
- 交感神经性疼痛

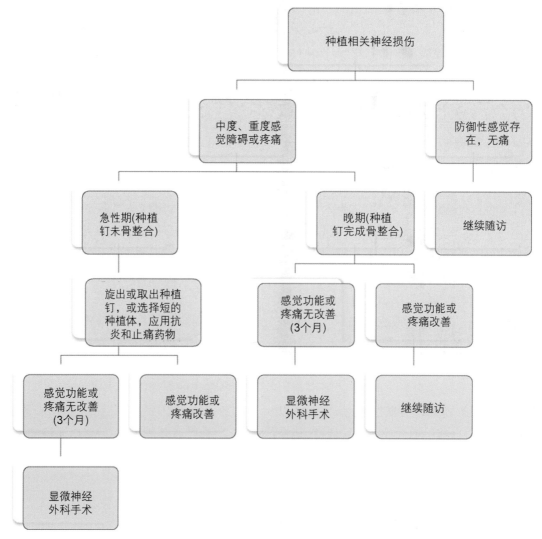

图20-6　种植相关神经损伤患者的评价和治疗指南

- 代谢性神经病变
- 与其他情况不符的非典型性疼痛
- 不能通过局部麻醉注射缓解的疼痛
- 无法修复的损伤(近中枢的损伤,远中神经断端萎缩,广泛的周围软组织损伤)
- 患者全身状况不良,无法耐受手术
- 影响生活质量的无痛性神经病变

非手术治疗的方式可分为行为治疗、物理治疗和药物治疗。某些患者可以采用几种非手术治疗方法。

20.5.1　行为治疗

在患者处于焦虑状态时,应该以令人放心的方式告知患者损害的性质、自行恢复的漫长时间过程、治疗方案选择以及可能的结果。亲切的方式更容易获得患者在先前的临床医师那里已失去的信任和信心。对于那些慢性损伤,感觉训练可能是有益的[42]。感觉训练是一种生物反馈,包括对着镜子,对累及的皮肤进行各种反复刺激,从而使中枢神经

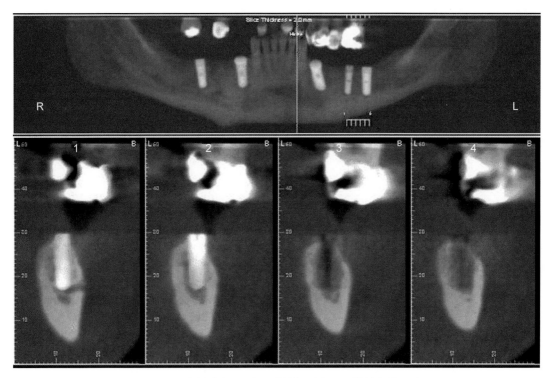

图20-7 全景片和CT显示种植钉对左下牙槽神经的压迫

系统重新组织和处理已损伤的感觉信息，以实现反馈。放松疗法（瑜伽，冥想）和其他专业治疗也可能是有益的。

20.5.2 物理治疗

神经损伤的即刻，如果条件许可，可以采用冰敷和制动以限制神经损伤的程度[22]。对慢性病理性疼痛综合征，也可采用物理刺激治疗，如经皮电刺激（transcutaneous electrical nerve stimulation, TENS）和针灸。低频和高频TENS疗法通过内啡肽的释放（Lo TENS）或中枢伤害性感受器活动的阻断（Hi TENS）来调节疼痛，并显示了其在治疗创伤性神经痛方面的有效性[4]。针刺疗法的有效性被认为与下行疼痛抑制通路的兴奋和疼痛阈值的升高有关。纳洛酮可以逆转某些针刺疗法的疗效，这一现象表明阿片样物质释放也可能在发病中起作用[27]。

20.5.3 药物治疗

有些药物类别在治疗或预防与神经外伤相关的疼痛和心理创伤方面有效。药物或药物联合疗法应针对每位患者量身定制，并根据问题的特征（急性或慢性疼痛）、预设的结果或终点以及患者对滴定测试的反应而变化。在某些情况下，当需要多种药物方案来解决复杂的神经病理性疼痛综合征时，组建疼痛团队、采用多学科治疗通常是最有效的方法。

在神经损伤的急性期，药物治疗的作用是减轻炎症反应、焦虑情绪和疼痛。短期的甾体类抗炎药和麻醉止痛药通常有助于缓解急性损伤期的疼痛。苯二氮䓬类药物（氯硝西泮，安定）可用于缓解经常出现的焦虑和紧张感。除维持抗炎治疗外，慢性神经病理性疼痛患者通常可接受抗惊厥药物治疗（加巴喷丁,普瑞巴林)。如果疼痛综合征伴有抑郁症,则可将三环类抗抑郁药(阿米替林)加入医疗方案中。如果其他药物治疗失败,可以考虑口服或经皮给予麻醉止痛剂。

20.6　总结

三叉神经损伤是众所周知的许多常规牙科治疗和口腔外科手术的风险之一。对创伤性三叉神经病变患者的评估和治疗需要逐步的、合理的方法。

正确应用和解读各种神经感觉测试和操作对于建立准确的诊断至关重要。手术或非手术治疗选择不仅基于已知的诊断,还基于多种变量,包括患者年龄、损伤病程、损伤性质以及其对患者情绪或心理的影响。本章介绍的治疗参数仅作为参考,因为创伤性三叉神经病变的治疗策略必须针对每个患者的个体特征进行调整。

(陈敏洁)

参考文献

[1] Alkan A, İnal S, Yildirim M, et al (2007) The effects of hemostatic agents on peripheral nerve function: an experimental study. J Oral Maxillofac Surg, 65(4): 630-634.

[2] Alling C, Schwartz E, Campbell R, et al (1992) Algorithms for diagnostic assessment and surgical treatment of traumatic trigeminal neuropathies and neuralgias. Oral Maxillofac Surg Clin North Am, 4: 555.

[3] Bagheri S, Meyer R, Khan H, et al (2010) Retrospective review of microsurgical repair of 222 lingual nerve injuries. J Oral Maxillofac Surg, 68: 715-723.

[4] Bemerich A, Wiegel W, Thien T, et al (1988) Transcutaneous electric nerve stimulation (TENS) in the therapy of chronic pain. J Craniomaxillofac Surg, 16: 379.

[5] Blackburn C, Bramley P (1985) Lingual nerve damage associated with the removal of lower third molars. Br Dent J, 167: 103.

[6] Bowers C A, Taussky P, Duhon B S, et al (2011) Malignant peripheral nerve sheath tumour of the trigeminal nerve: case report and literature review (Translated from Eng). Br J Neurosurg, 25(6): 750-753 (In Eng).

[7] Campbell R (1992) The role of diagnostic nerve blocks in the diagnosis of truamatic trigeminal neuralgia. Oral Maxillofac Surg Clin North Am, 4: 369.

[8] Chhabra A, et al (2011) MR neurography: past, present, and future (Translated from Eng). AJR Am J Roentgenol, 197(3): 583-591 (In Eng).

[9] Chhabra A, Faridian-Aragh N (2012) High-resolution 3-T MR neurography of femoral neuropathy (Translated from Eng). AJR Am J Roentgenol, 198(1): 3-10 (In Eng).

[10] Conrad S (2001) Neurosensory disturbance as a result of chemical injury to the inferior alveolar nerve. Oral Maxillofac Surg Clin North Am, 13: 255-263.

[11] Dodson T B, Kaban L B (1997) Recommendations for management of trigeminal nerve defects based on a critical appraisal of the literature. J Oral Maxillofac Surg, 55(12): 1380-1386.

[12] Donoff R B (1995) Experimental topical tetracycline-induced neuritis in the rat. J Oral Maxillofac Surg, 53(4): 434.

[13] Donoff R B (1997) Recommendations for management of trigeminal nerve defects based on a critical appraisal of the literature. J Oral Maxillofac Surg, 55(12): 1387.

[14] Donoff R B, Colin W (1990) Neurologic complications of oral and maxillofacial surgery. Oral Maxillofac Surg Clin North Am, 2: 453.

[15] Ellies L G (1999) The incidence of altered sensation of the mental nerve after mandibular implant placement. J Oral Maxillofac Surg, 57(12): 1410-1412.

[16] Eslami A, Van Swol R L, Sadeghi E M (1987) Connective tissue reactions to 3% tetracycline

ointment in rat skin. J Oral Maxillofac Surg, 45(10): 866－872.

[17] Essick G (1992) Comprehensive clinical evaluation of perioral sensory function. Oral Maxillofac Surg Clin North Am, 4: 503.

[18] Frerich B, Cornelius C-P, Wiethölter H (1994) Critical time of exposure of the rabbit inferior alveolar nerve to Carnoy's solution. J Oral Maxillofac Surg, 52(6): 599－606.

[19] Garisto G, Gaffen A, Lawrence H, et al (2010) Occurrence of paresthesia after dental local anesthetic administration in the United States. J Am Dent Assoc, 141: 836.

[20] Ghali G, Epker B (1989) Clinical neurosensory testing: practical applications. J Oral Maxillofac Surg, 47: 1074.

[21] Girard K (1979) Considerations in the management of damage to the mandibular nerve. J Am Dent Assoc, 98: 65.

[22] Gregg J (2001) Nonsurgical management of traumatic trigeminal neuralgias and sensory neuropathies. Oral Maxillofac Surg Clin North Am, 13: 375.

[23] Gregg J (1990) Studies of traumatic neuralgias in the maxillofacial region: symptom complexes and response to microsurgery. J Oral Maxillofac Surg, 48: 135.

[24] Haas D, Lennon D (1995) A 21-year retrospective study of reports of paresthesia following local anesthetic administration. J Can Dent Assoc, 61: 319.

[25] Harn S, Durham T (1990) Incidence of lingual nerve trauma and postinjection complications in conventional mandibular block anesthesia. J Am Dent Assoc, 121: 519.

[26] Hatano Y, Kurita K, Kuroiwa Y, et al (2009) Clinical evaluations of the coronectomy (intentional partial odontectomy) for mandibular third molars using dental computed tomography: a case-control study. J Oral Maxillofac Surg, 67: 1806－1814.

[27] He L (1987) Involvement of endogenous opioid peptides in acupuncture analgesia. Pain, 31: 99.

[28] Hillerup S, Jensen R, Ersboll B (2011) Trigeminal nerve injury associated with injection of local anesthetic: needle lesion or neurotoxicity. J Am Dent Assoc, 142: 531－539.

[29] Jabaley M (1981) Current concepts in nerve repair. Clin Plast Surg, 8: 33.

[30] Kermarrec E, et al (2010) Ultrasound and magnetic resonance imaging of the peripheral nerves: current techniques, promising directions, and open issues (Translated from Eng). Semin Musculoskelet Radiol, 14(5): 463－472 (In Eng).

[31] Kipp D, Goldstein B, Weiss W (1980) Dysesthesia after mandibular third molar surgery: a retrospective study and analysis of 1,377 surgical procedures. J Am Dent Assoc, 100(2): 185－192.

[32] Krafft T, Hickel R (1994) Clinical investigation into the incidence of direct damage to the lingual nerve caused by local anesthesia. J Craniomaxillofac Surg, 22: 294.

[33] Kraut R, Chahal O (2002) Management of patients with trigeminal nerve injuries after mandibular implant placement. J Am Dent Assoc, 133(10): 1351－1354.

[34] LaBanc J, Gregg J (1992) Basic problems, historical perspectives, early successes and remaining challenges. Oral Maxillofac Surg Clin North Am, 4: 277.

[35] Leist J, Zuniga J (1995) Experimental topical tetracycline-induced neuritis in the rat. J Oral Maxillofac Surg, 53: 432.

[36] Loescher A, Robinson P (1998) The effect of surgical medicaments on peripheral nerve function. Br J Oral Maxillofac Surg, 36: 330.

[37] Loescher A R (2005) The effect of injury and protocols for management. J Oral Maxillofac Surg, 63(8): 10.

[38] Louis P (2001) Inferior alveolar nerve transposition for endosseous implant placement. Oral Maxillofac Surg Clin North Am, 13: 265.

[39] Mackinnon S, Dellon A (1988) Surgery of the peripheral nerve. Thieme Medical Publishers, New York.

[40] Martinoli C (2010) Imaging of the peripheral nerves (Translated from Eng). Semin Musculoskelet Radiol, 14(5): 461－462 (In Eng).

[41] Meyer R (1992) Applications of microneurosurgery to the repair of trigeminal nerve injuries. Oral Maxillofac Surg Clin North Am, 4: 405.

[42] Meyer R, Rath E (2001) Sensory rehabilitation after trigeminal nerve injury or repair. Oral

Maxillofac Surg Clin North Am, 13: 365.

[43] Meyer R, Ruggiero S (2001) Guidelines for diagnosis and treatment of peripheral trigeminal nerve injuries. Oral Maxillofac Surg Clin North Am, 13: 383.

[44] Miloro M (2001) Radiologic assessment of the trigeminal nerve. Oral Maxillofac Surg Clin North Am, 13: 315-323.

[45] Moore J, Brekke J (1990) Foreign body giant cell reaction related to placement of tetracycline-treated polylactic acid. J Oral Maxillofac Surg, 48: 808.

[46] Morani A C, Ramani N S, Wesolowski J R (2011) Skull base, orbits, temporal bone, and cranial nerves: anatomy on MR imaging (Translated from Eng). Magn Reson Imaging Clin N Am, 19(3): 439-456 (In Eng).

[47] Morris C, Rasmussen J, Throckmorton G, et al (2010) The anatomic basis of lingual nerve trauma associated with inferior alveolar block injections. J Oral Maxillofac Surg, 68: 2833-2836.

[48] Nagamatsu M, Podratz J, Windebank A (1997) Acidity is involved in the development of neuropathy caused by oxidized celluose. J Neurol Sci, 146: 97.

[49] O'Shea K, Feinberg J H, Wolfe S W (2011) Imaging and electro diagnostic work-up of acute adult brachial plexus injuries (Translated from Eng). J Hand Surg Eur, 36(9): 747 -759 (In Eng).

[50] Pogrel M, Schmidt B (2001) Trigeminal nerve chemical neurotrauma from injectable materials. Oral Maxillofac Surg Clin North Am, 13: 247.

[51] Pogrel M, Thamby S (2000) Permanent nerve involvement from inferior alveolar nerve blocks. J Am Dent Assoc, 31: 901.

[52] Pogrel M A, Jergensen R, Burgon E, et al (2011) Long-term outcome of trigeminal nerve injuries related to dental treatment. J Oral Maxillofac Surg, 69(9): 2284-2288.

[53] Rath E (2001) Peripheral neurotrauma-induced sensory neuropathy. Oral Maxillofac Surg Clin North Am, 13: 223-235.

[54] Robinson P (1988) Observations on the recovery of sensation following inferior alveolar nerve injuries. Br J Oral Maxillofac Surg, 26: 117.

[55] Sunderland S (1978) Nerves and nerve injuries. Churchill Livingstone, Edinburgh.

[56] Susarla S, Dodson T B (2007) Preoperative computed tomography imaging in the management of impacted mandibular third molars. J Oral Maxillofac Surg, 65: 83-88.

[57] Susarla S, Kaban L, Donoff R, et al (2007) Functional sensory recovery after trigeminal nerve repair. J Oral Maxillofac Surg, 65: 60-65.

[58] Tagliafico A, et al (2010) Traumatic neuropathies: spectrum of imaging findings and postoperative assessment (Translated from Eng). Semin Musculoskelet Radiol, 14(5): 512-522 (In Eng).

[59] Tay A, Zuniga J (2007) Clinical characteristics of trigeminal nerve injury referrals to a university center. Int J Oral Maxillofac Surg, 36: 922.

[60] Woertler K (2010) Tumors and tumor-like lesions of peripheral nerves (Translated from Eng). Semin Musculoskelet Radiol, 14(5): 547-558 (In Eng).

[61] Zuniga J (1992) Normal response to nerve injury. Oral Maxillofac Surg Clin North Am, 4: 323-337.

[62] Zuniga J (2007) Trigeminal nerve injury. Quintessence, Hanover Park.

[63] Zuniga J, Essick G (1992) A contemporary approach to the clinical evaluation of trigeminal nerve injuries. Oral Maxillofac Surg Clin North Am, 4: 353.

专业词汇表^①

ageusia	味觉丧失	缺乏味觉知觉
allodynia	异常性疼痛	正常情况下非痛性刺激所诱发的疼痛
analgesia	痛觉丧失	对正常情况下的痛性刺激无痛感
anesthesia	感觉丧失	对正常情况下的痛性或非痛性刺激均无反应
anesthesia dolorosa	麻木痛	在麻木区域的疼痛
atypical neuralgia	非典型性神经痛	不符合典型非创伤性三叉神经痛的疼痛症群
axonotmesis (Seddon) or second-through fourth-degree injuries (Sunderland)	轴突中断（Seddon分类）或2～4级损伤（Sunderland分类）	伴随轴突变性和再生的神经损伤
causalgia	灼痛	神经部分损伤后的烧灼痛、异常性疼痛和痛觉过敏
central pain	中枢性疼痛	中枢神经系统损伤（脊髓或脑创伤、血管病变、肿瘤）产生的疼痛
chemoreceptor	化学感受器	感受化学性物质（包括儿茶酚胺）的外周神经感受器
deafferentation pain	传入神经阻滞性疼痛	发生在部分或完全神经损伤区域的、因传入途径中断或其他机制的破坏而导致传入冲动中断所产生的疼痛
dysesthesia	病理性感觉异常	自发或诱发的、令人不愉快的非正常感觉。所有的病理性感觉异常都是感觉异常，但不是所有的感觉异常都是病理性的
dysgeusia	味觉异常	味觉的失真（如金属味）通常与味觉丧失和味觉减退相关
endoneurium	神经内膜	每根神经纤维外包裹的结缔组织鞘和施万细胞
epineurium	神经外膜	包裹整个神经干的疏松结缔组织鞘

---

① LaBanc J P，Gregg J M. Glossary. Trigeminalnerve injury: diagnosis and management. Oral MaxillofacSurg Clin North Am, 1992(4): 563.

（续表）

fascicle	神经束	由神经束膜包裹的神经纤维丛
hypesthesia	感觉减退	对各种形式的刺激的反应减弱
hyperalgesia	痛觉过敏	对正常痛觉刺激反应增强
hyperesthesia	感觉过敏	对除特殊感觉（如视觉、听觉、味觉、嗅觉）之外的刺激的敏感性增强
hyperpathia	病理性感觉过敏	对刺激（特别是重复刺激）的反应增加所导致的一种疼痛症群，疼痛阈值相应升高
hypoalgesia	痛觉减退	对正常痛性刺激的反应减弱
hypoesthesia	感觉迟钝	对除特殊感觉（如视觉、听觉、味觉、嗅觉）之外的刺激的敏感性降低
hypogeusia	味觉减退	味觉敏感性降低
mechanoreceptor	机械性刺激感受器	优先感受压力引起的物理变形的外周神经感受器，与粗大的感觉轴突相关
mesoneurium	神经系膜	类似于肠系膜、悬吊神经干与软组织的结缔组织鞘
monofascicular pattern	单束型	神经横截面上只包含一根粗大神经束
neuralgia	神经痛	一根或多根神经支配区域的疼痛
neurapraxia（Seddon）or first-degree injury (Sunderland)	神经传导阻滞（Seddon 分型）或1级损伤（Sunderland分型）	以神经传导暂时性阻断为特征的神经损伤，感觉或功能可以迅速、完全恢复，无轴突变性
neuritis	神经炎	炎症累及神经引起的特殊的神经病变
neurolysis	神经松解术	分离粘连的外周神经的手术术式
neuroma	神经瘤	外周神经损伤后异常再生形成的组织团块，解剖上显示胶原和神经束排列紊乱，无法行使正常功能
neuropathy	神经病变	神经功能紊乱或病理改变
neurotization	神经再生	轴突延伸入神经干远心端
neurotmesis (Seddon) or fifth-degree injury (Sunderland)	神经断裂（Seddon分类）或5级损伤（Sunderland分类）	神经干的结缔组织成分严重破坏，感觉和功能的恢复能力受损。（Sunderland 3级损伤：轴突破坏和神经内膜损伤，导致神经束内的崩解，神经束膜和外膜完整。损伤机制主要是牵拉和受压。Sunderland 4级损伤：轴突、神经内膜、神经束膜破坏，导致神经束严重分解，外膜完整。可能的损伤机制有牵拉、受压、注射和化学损伤。Sunderland 5级损伤：神经干的完全破坏，可能伴有组织缺损。其损伤机制可能有切割伤、撕脱伤和化学损伤。）
nociceptor	伤害感受器	对有害刺激或长期施加的可能有害的刺激优先产生反应的感受器

（续表）

oligofascicular pattern	少束型	神经横截面上包含2～10根相对粗大的神经束
paresthesia	感觉异常	自发或诱发的、会令人不愉快的非正常感觉。包含所有神经损伤类型的通用词
perineurium	神经束膜	包裹神经丛的较厚的结缔组织鞘
polyfascicular pattern	多束型	神经横截面上包含10根以上不同粗细的神经束,以细神经束为主
protopathia	感觉模糊	分辨两种不同感觉的能力丧失,如痛性和非痛性针刺
sympathetically mediated pain	交感性疼痛	一组相关不适症状的统称,包括灼痛、反射性交感神经营养不良、轻微灼痛、苏德克萎缩和带状疱疹后神经痛,这些可能是交感神经维持的
synesthesia	联觉	肌体的一部分受到刺激,另一部分产生感觉
Wallerian degeneration	瓦勒变性	神经损伤后轴突和髓鞘的远心端退变

（陈敏洁　郭智霖）

通信名录

J. M. Gregg, DDS, MS, PhD
Department of Oral and Maxillofacial Surgery,
Virginia Commonwealth University, Medical
College of Virginia, Richmond, VA, USA

Virginia Tech Carilion School of Medicine,
Roanoke, VA, USA
e-mail: jgregg@vt.edu

J. R. Zuniga, DMD, MS, PhD
Division of Oral and Maxillofacial Surgery,
Department of Surgery, University of Texas
Southwestern Medical Center at Dallas,
5323 Harry Hines Blvd., Dallas,
TX 75390–9109, USA
e-mail: john.zuniga@utsouthwestern.edu

A. M. Radwan, DDS
Division of Oral and Maxillofacial Surgery,
Department of Surgery, Parkland Hospital and
Health Services, University of Texas
Southwestern Medical Center at Dallas,
5323 Harry Hines Blvd., Dallas,
TX 75390–9109, USA
e-mail: dr.aradwan@gmail.com

R. A. Meyer, DDS, MS, MD, FACS
Division of Oral and Maxillofacial Surgery,
Department of Surgery, Northside Hospital,
Atlanta, GA, USA

Georgia Oral and Facial Surgery,
1880 West Oak Parkway, Suite 215,
Marietta, GA 30062, USA

Department of Oral and Maxillofacial Surgery,
Georgia Health Sciences University,
Augusta, GA, USA

Medicolegal Services, Maxillofacial Consultants,
Ltd.,
1021 Holt's Ferry, Greensboro, GA 30642, USA
e-mail: rameyer@aol.com

S. C. Bagheri, DMD, MD, FACS
Division of Oral and Maxillofacial Surgery,
Department of Surgery, Northside Hospital,
Atlanta, GA, USA

Georgia Oral and Facial Surgery,
1880 West Oak Parkway, Suite 215,
Marietta, GA 30062, USA

Eastern Surgical Associates and Consultants,

2795 Peachtree Rd, Suite 2008,
Atlanta, GA 30303, USA

Department of Oral and Maxillofacial Surgery,
Georgia Health Sciences University,
Augusta, GA, USA

Department of Surgery, Emory University,
School of Medicine,
Atlanta, GA, USA
e-mail: sbagher@hotmail.com

S. Hillerup, PhD, Dr.Odont.
Department of Oral and Maxillofacial Surgery,
University of Copenhagen Rigshospitalet,
Blegdamsvej 9, DK-2100, Copenhagen Ø,
Denmark

Institute of Odontology, Panum Instituttet,
University of Copenhagen, Norre Alle 20,
2200, Copenhagen, Denmark
e-mail: shil@sund.ku.dk, soren@hillerup.net

E. Valmaseda-Castellón, DDS, PhD
Faculty of Dentistry, IDIBELL Institute,
University of Barcelona,
Barcelona, Spain
e-mail: eduardvalmaseda@ub.edu

C. Gay-Escoda, DDS, MD, PhD
Faculty of Dentistry, IDIBELL Institute,
University of Barcelona,
Barcelona, Spain

Department of Oral and Maxillofacial Surgery,
Teknon Medical Center, Barcelona, Spain
e-mail: cgay@ub.edu

S. C. Bagheri, DMD, MD, FACS, FICD
Division of Oral and Maxillofacial Surgery,
Department of Surgery,
Northside Hospital, Atlanta, GA, USA

Georgia Oral and Facial Surgery,
1880 West Oak Parkway, Suite 215,
Marietta, GA 30062, USA

Eastern Surgical Associates and Consultants,
2795 Peachtree Rd, Suite 2008,
Atlanta, GA 30303, USA

Department of Oral and Maxillofacial Surgery,
Georgia Health Sciences University,
Augusta, GA, USA

Department of Surgery, Emory University,
Atlanta, GA, USA
e-mail: sbagher@hotmail.com

A. Hassani, DMD
Department of Oral and Maxillofacial Surgery,
Tehran Azad University of Medical Sciences,
Dental Branch, Tehran, Iran
e-mail: drhassani.omfs@gmail.com

S. Saadat, DMD
Craniomaxillofacial Research Center,
Shariati Hospital,Tehran University of Medical
Sciences, Tehran, Iran
e-mail: ss_saadat@yahoo.com

A. Westermark, DDS, PhD
Department of Oral and Maxillofacial Surgery,
Åland Central Hospital, PB 1055, AX 22111,
Mariehamn, Åland, Finland
e-mail: a.h.westermark@aland.net

M. B. Steed, DDS
Division of Oral and Maxillofacial Surgery,
Department of Surgery,
Emory University School of Medicine,
1365 Clifton Road, Suite 2300 B,
Atlanta, GA 30322, USA
e-mail: msteed@emory.edu

M. Miloro, DMD, MD, FACS
Department of Oral and Maxillofacial Surgery,
University of Illinois at Chicago,
801 S. Paulina Street, MC 835, Chicago,
IL 60612, USA
e-mail: mmiloro@uic.edu

A. Kolokythas, DDS, MS
Department of Oral and Maxillofacial Surgery,
University of Illinois at Chicago,
801 S. Paulina Street, MC 835, Chicago,
IL 60612, USA

Cancer Center, University of Illinois at Chicago,
801 S. Paulina Street, MC 835, Chicago,
IL 60612, USA
e-mail: ga1@uic.edu

**T. Renton, BDS, MDSc, PhD, FRACDS (OMS),
FDS, RCS, FHEA, ILTM**
Department of Oral Surgery, Kings College
London, Kings College Hospital London,
Bessemer Rd, Denmark Hill,
London SE5 9RS, UK
e-mail: tara.renton@kcl.ac.uk

V. B. Ziccardi, DDS, MD, FACS
R. M. Shanti, DMD, MD
Department of Oral and Maxillofacial Surgery,

University of Medicine and Dentistry of
New Jersey, New Jersey Dental School,
110 Bergen Street, Room B-854,
Newark, NJ 07103-2400, USA
e-mail: ziccarvb@umdnj.edu
       shantira@umdnj.edu

M. A. Pogrel, DDS, MD, FRCS, FACS
Department of Oral and Maxillofacial Surgery,
University of California, San Francisco,
Room C -522, 521 Parnassus Avenue, Box 0440
San Francisco, CA 94143-0440, USA
e-mail: tony.pogrel@ucsf.edu

A. Snyder-Warwick, MD
T. H. Tung, MD
S. E. Mackinnon, MD
Division of Plastic and Reconstructive Surgery,
Washington University School of Medicine,
660 South Euclid Ave., Campus 8238,
St. Louis, MO, 63110, USA
e-mail: snyderak@wudosis.wustl.edu
       tungt@wudosis.wustl.edu
       mackinnon@wudosis.wustl.edu

L. M. Wolford, DMD
Department of Oral and Maxillofacial Surgery,
Texas A&M University Health Science Center,
Baylor College of Dentistry,
Private Practice at Baylor University Medical
Center,
3409 Worth Street - Suite 400, Dallas,
TX 75246, USA
e-mail: lwolford@swbell.net

D. B. Rodrigues, DDS
Department of Oral and Maxillofacial Surgery,

Universidade Federal da Bahia/Obras Sociais
Irma Dulce and Private Practice,
Avenida ACM n 3244 sala 917. Caminho das
Arvores,
Salvador, BA CEP 41800–700, Brazil
e-mail: dbarrosr@yahoo.com.br

T. Schlieve, DDS, MD
Department of Oral and Maxillofacial Surgery,
University of Illinois at Chicago,
801 S. Paulina St., MC 835, Chicago,
IL 60612, USA
e-mail: tschlieve@gmail.com

G. K. Essick, DDS, PhD
Department of Prosthodontics,
School of Dentistry CB# 7450,
Regional Center for Neurosensory Disorders,
University of North Carolina at Chapel Hill,
Chapel Hill, NC 27599-7450, USA
e-mail: greg_essick@dentistry.unc.edu

G. Blakey III, DDS
Department of Oral and Maxillofacial Surgery,
University of North Carolina at Chapel Hill,
Chapel Hill, NC 27599-7450, USA
e-mail: blakeyg@dentistry.unc.edu

C. Phillips, MPH, PhD
Department of Orthodontics,
University of North Carolina at Chapel Hill,
Chapel Hill, NC 27599–7450, USA
e-mail: ceib_phillips@dentistry.unc.edu

P. P. Robinson, BDS, FDSRCS, PhD, DSc,
F.Med.Sci
K. G. Smith, BDS, FDSRCS, PhD
Unit of Oral & Maxillofacial Medicine and
Surgery,
University of Sheffield, School of Clinical
Dentistry,
Claremont Crescent, Sheffield, S10 2TA, UK
e-mail: p.robinson@sheffield.ac.uk
　　　 k.g.smith@sheffield.ac.uk

S. L. Ruggiero, DMD, MD, FACS
M. Proothi, DMD, MD
Stony Brook School of Dental Medicine,
Hofstra LIJ-NorthShore School of Medicine,
New York Center for Orthognathic
and Maxillofacial Surgery,
2001 Marcus Ave, Suite N10,
Lake Success, NY 11042, USA
e-mail: drruggiero@nycoms.com
　　　 drproothi@nytcoms.com